全国中医药行业高等教育“十三五”规划教材

全国高等中医药院校规划教材（第十版）

系统解剖学

（新世纪第二版）

（供临床医学、中西医临床医学、中医学、护理学、针灸推拿学等专业用）

主　审

严振国（上海中医药大学）

杨茂有（长春中医药大学）

主　编

武煜明（云南中医学院）

副主编

李新华（湖南中医药大学）

孙红梅（北京中医药大学）

王怀福（河北中医学院）

王龙海（安徽中医药大学）

罗亚非（贵阳中医学院）

黎　辉（广州中医药大学）

蒋　葵（广西中医药大学）

编　委（按姓氏笔画排序）

牛晓军（山西中医药大学）

刘　斌（黑龙江中医药大学佳木斯学院）

关建军（陕西中医药大学）

李良文（成都中医药大学）

宋　波（云南中医学院）

关晓伟（南京中医药大学）

郭春霞（上海中医药大学）

高书亮（江西中医药大学）

谢永财（福建中医药大学）

潘　波（湖南中医药大学湘杏学院）

田新红（河南中医药大学）

刘海兴（辽宁中医药大学）

李一帆（长春中医药大学）

汪永锋（甘肃中医药大学）

陈志宏（承德医学院学报编辑部）

赵　伟（天津中医药大学）

高　杰（山东中医药大学）

韩永明（湖北中医药大学）

楼航芳（浙江中医药大学）

学术秘书　褚　鑫（云南中医学院）

中国中医药出版社

·北　京·

图书在版编目（CIP）数据

系统解剖学 / 武煜明主编 . –2 版 . —北京：中国中医药出版社，2018.12（2019.7重印）

全国中医药行业高等教育“十三五”规划教材

ISBN 978 – 7 – 5132 – 5188 – 4

Ⅰ. ①系… Ⅱ. ①武… Ⅲ. ①系统解剖学 – 中医学院 – 教材 Ⅳ. ① R322

中国版本图书馆 CIP 数据核字（2015）第 208452 号

中国中医药出版社出版

北京经济技术开发区科创十三街 31 号院二区 8 号楼

邮政编码 100176

传真 010–64405750

赵县文教彩印厂印刷

各地新华书店经销

开本 850 × 1168 1/16 印张 19.75 字数 512 千字

2018 年 12 月第 2 版 2019 年 7 月第 2 次印刷

书号 ISBN 978 – 7 – 5132 – 5188 – 4

定价 72.00 元

网址 www.cptcm.com

社长热线 010–64405720

购书热线 010–89535836

维权打假 010–64405753

微信服务号 zgzyycbs

微商城网址 https://kdt.im/LIdUGr

官方微博 http://e.weibo.com/cptcm

天猫旗舰店网址 https://zgzyycbs.tmall.com

如有印装质量问题请与本社出版部联系（010–64405510）

全国中医药行业高等教育“十三五”规划教材

全国高等中医药院校规划教材（第十版）

专家指导委员会

名誉主任委员

王国强（国家卫生计生委副主任　国家中医药管理局局长）

主 任 委 员

王志勇（国家中医药管理局副局长）

副主任委员

王永炎（中国中医科学院名誉院长　中国工程院院士）

张伯礼（教育部高等学校中医学类专业教学指导委员会主任委员
天津中医药大学校长）

卢国慧（国家中医药管理局人事教育司司长）

委　　员（以姓氏笔画为序）

王省良（广州中医药大学校长）

王振宇（国家中医药管理局中医师资格认证中心主任）

方剑乔（浙江中医药大学校长）

孔祥骊（河北中医学院院长）

石学敏（天津中医药大学教授　中国工程院院士）

卢国慧（全国中医药高等教育学会理事长）

匡海学（教育部高等学校中药学类专业教学指导委员会主任委员
黑龙江中医药大学教授）

吕文亮（湖北中医药大学校长）

刘　力（陕西中医药大学校长）

刘振民（全国中医药高等教育学会顾问　北京中医药大学教授）

安冬青（新疆医科大学副校长）

许二平（河南中医药大学校长）

孙忠人（黑龙江中医药大学校长）

编审专家组

组　长

王国强（国家卫生计生委副主任　国家中医药管理局局长）

副组长

张伯礼（中国工程院院士　天津中医药大学教授）
王志勇（国家中医药管理局副局长）

组　员

卢国慧（国家中医药管理局人事教育司司长）
严世芸（上海中医药大学教授）
吴勉华（南京中医药大学教授）
王之虹（长春中医药大学教授）
匡海学（黑龙江中医药大学教授）
王　键（安徽中医药大学教授）
刘红宁（江西中医药大学教授）
翟双庆（北京中医药大学教授）
胡鸿毅（上海中医药大学教授）
余曙光（成都中医药大学教授）
周桂桐（天津中医药大学教授）
石　岩（辽宁中医药大学教授）
黄必胜（湖北中医药大学教授）

前 言

为落实《国家中长期教育改革和发展规划纲要（2010–2020年）》《关于医教协同深化临床医学人才培养改革的意见》，适应新形势下我国中医药行业高等教育教学改革和中医药人才培养的需要，国家中医药管理局教材建设工作委员会办公室（以下简称“教材办”）、中国中医药出版社在国家中医药管理局领导下，在全国中医药行业高等教育规划教材专家指导委员会指导下，总结全国中医药行业历版教材特别是新世纪以来全国高等中医药院校规划教材建设的经验，制定了“‘十三五’中医药教材改革工作方案”和“‘十三五’中医药行业本科规划教材建设工作总体方案”，全面组织和规划了全国中医药行业高等教育“十三五”规划教材。鉴于由全国中医药行业主管部门主持编写的全国高等中医药院校规划教材目前已出版九版，为体现其系统性和传承性，本套教材在中国中医药教育史上称为第十版。

本套教材规划过程中，教材办认真听取了教育部中医学、中药学等专业教学指导委员会相关专家的意见，结合中医药教育教学一线教师的反馈意见，加强顶层设计和组织管理，在新世纪以来三版优秀教材的基础上，进一步明确了“正本清源，突出中医药特色，弘扬中医药优势，优化知识结构，做好基础课程和专业核心课程衔接”的建设目标，旨在适应新时期中医药教育事业发展和教学手段变革的需要，彰显现代中医药教育理念，在继承中创新，在发展中提高，打造符合中医药教育教学规律的经典教材。

本套教材建设过程中，教材办还聘请中医学、中药学、针灸推拿学三个专业德高望重的专家组成编审专家组，请他们参与主编确定，列席编写会议和定稿会议，对编写过程中遇到的问题提出指导性意见，参加教材间内容统筹、审读稿件等。

本套教材具有以下特点：

1. 加强顶层设计，强化中医经典地位

针对中医药人才成长的规律，正本清源，突出中医思维方式，体现中医药学科的人文特色和“读经典，做临床”的实践特点，突出中医理论在中医药教育教学和实践工作中的核心地位，与执业中医（药）师资格考试、中医住院医师规范化培训等工作对接，更具有针对性和实践性。

2. 精选编写队伍，汇集权威专家智慧

主编遴选严格按照程序进行，经过院校推荐、国家中医药管理局教材建设专家指导委员会专家评审、编审专家组认可后确定，确保公开、公平、公正。编委优先吸纳教学名师、学科带头人和一线优秀教师，集中了全国范围内各高等中医药院校的权威专家，确保了编写队伍的水平，体现了中医药行业规划教材的整体优势。

3. 突出精品意识，完善学科知识体系

结合教学实践环节的反馈意见，精心组织编写队伍进行编写大纲和样稿的讨论，要求每门教材立足专业需求，在保持内容稳定性、先进性、适用性的基础上，根据其在整个中医知识体系中的地位、学生知识结构和课程开设时间，突出本学科的教学重点，努力处理好继承与创新、理论与实践、基础与临床的关系。

4. 尝试形式创新，注重实践技能培养

为提升对学生实践技能的培养，配合高等中医药院校数字化教学的发展，更好地服务于中医药教学改革，本套教材在传承历版教材基本知识、基本理论、基本技能主体框架的基础上，将数字化作为重点建设目标，在中医药行业教育云平台的总体构架下，借助网络信息技术，为广大师生提供了丰富的教学资源和广阔的互动空间。

本套教材的建设，得到国家中医药管理局领导的指导与大力支持，凝聚了全国中医药行业高等教育工作者的集体智慧，体现了全国中医药行业齐心协力、求真务实的工作作风，代表了全国中医药行业为“十三五”期间中医药事业发展和人才培养所做的共同努力，谨向有关单位和个人致以衷心的感谢！希望本套教材的出版，能够对全国中医药行业高等教育教学的发展和中医药人才的培养产生积极的推动作用。

需要说明的是，尽管所有组织者与编写者竭尽心智，精益求精，本套教材仍有一定的提升空间，敬请各高等中医药院校广大师生提出宝贵意见和建议，以便今后修订和提高。

国家中医药管理局教材建设工作委员会办公室

中国中医药出版社

2016 年 6 月

编写说明

《系统解剖学》是全国中医药行业高等教育“十三五”规划教材和全国高等中医院校规划教材之一，由国家中医药管理局、全国高等中医药教材建设研究会统一规划建设。本教材是以武煜明主编的全国中医药行业高等教育“十二五”规划教材《系统解剖学》（中国中医药出版社，2015年）为蓝本，由二十五所全国高等医药院校专家、教授共同编写而成，供临床医学、中西医临床医学、中医学、护理学、针灸推拿学等专业使用。

《系统解剖学》教材在编写中遵照“三基”“五性”“三特定”的教材编写理念。以全国中医院校教学大纲为依据，适应国家中医药执业医师资格考试的要求；以满足中医药高等教育事业的发展和人才培养为目标；本着以学生为中心，以能力培养为导向，创新教学方法的原则，将“知识、能力、素质”有机融合于教材之中。在编写思路上保持本学科的系统性与完整性，充分体现基础教材的科学性，遵照解剖学科的发展现状，强调基本理论、基本知识、基本技能及素质教育的综合培养，使学生在知识、能力和素质协调发展方面打下良好的基础。体现教材对于人才培养、知识创新和知识传播的独特功能。

本教材在基本保持原有中医药类规划教材的整体结构的基础上，继续遵循精简内容、突出重点、联系应用、图文并茂、便于自学等传统原则，编写上力求做到删繁就简，掌握内容重点突出，精益求精的原则。

本教材在编写和审定过程中，得到兄弟院校同行及中国中医药出版社的帮助和支持，使本教材的编写工作得以顺利完成，在此表示诚挚的感谢！感谢严振国和杨茂有教授在教材编写过程中的指导和对插图制作工作的大力支持。

由于编者水平有限，教材中若存在不足之处，恳请广大师生和专家、读者提出宝贵意见，以便再版时修订提高。

《系统解剖学》编委会

2018年10月

目 录

第十章 内分泌系统 298

绪 论

一、系统解剖学的定义和任务

系统解剖学 systematic anatomy 是按照人体器官功能系统阐述正常人体形态结构的科学，是医学科学中一门重要的基础课程。只有在学习和掌握人体正常形态结构的基础上，才能正确理解人体的生理功能和病理变化，否则就无法区别人体的正常与异常、生理与病理状态，更不能对疾病进行正确诊断和治疗。据统计，医学名词中约有 1/3 来源于解剖学。因此，通过学习系统解剖学可以理解和掌握人体各器官正常形态结构知识，为学习其他基础医学课程和临床医学课程奠定必需的形态学基础。

二、人体解剖学分科

广义的解剖学包括**解剖学**、**组织学**、**细胞学**和**胚胎学**。解剖学又分为**系统解剖学**和**局部解剖学**。

系统解剖学是按人体器官功能系统（如运动系统、消化系统、呼吸系统、神经系统等）阐述人体器官形态构造的科学。

局部解剖学 regional anatomy 是在系统解剖学基础上，研究人体各个局部的层次结构、器官的位置与毗邻关系及临床意义的科学，其与外科手术的关系密切，是学习医学基础课与临床课之间的桥梁课程。

组织学 histology 是借助显微镜观察，描述人体器官、组织微细构造的科学。

胚胎学 embryology 是研究人体胚胎发生、发展规律的科学。

系统解剖学和局部解剖学主要用肉眼观察，描述人体的形态结构，故又称之为巨视解剖学；而把借助显微镜观察的组织学、细胞学和胚胎学，称之为微观解剖学。

三、解剖学发展简史

我国历史悠久，春秋战国时代（前 770—前 221）《黄帝内经》中就有关于人体形态结构的记载，“若夫八尺之士，皮肉在此，外可度量切循而得之，其死可解剖而视之”，“其脏之坚脆，腑之大小，谷之多少，脉之长短……皆有大数”，而且认识到“诸血皆居于心”，“心主全身血脉”。秦汉至两宋时，有解剖的文字记载和《五脏六腑》《存真图》等关于人体结构的绘制。宋慈著《洗冤集录》（1247），对全身骨骼和胚胎的记录更为详细，并附有检骨图。清代王清任著《医林改错》，作者亲自解剖观察 30 余具尸体，对脑的描述有：“灵机记性不在心在于脑”“听之声归于脑”“两目即脑质所生”“两系如线长于脑”“所见之物归于脑”。

古希腊名医 Hippocrates（前 460—前 377）和另一位学者 Aristotle（前 384—前 322），在

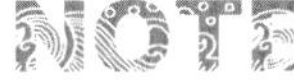

其著作中有对头骨、人体其他器官参照动物的躯体结构记载。Galen（前 201—前 130）的《医经》中，有许多解剖学记载。Avicenna（980—1037）的《医典》对四肢的静脉有较正确的记载。15~16 世纪，Leonardo Da Vinci 的解剖学图谱，描绘精细正确。A.Vesalius（1514—1564）是现代解剖学的奠基人，他亲自从事人的尸体解剖，进行详细观察，于 1543 年出版《人体构造》（全书共七册），系统、完善地记述了人体各器官系统的形态结构。17 世纪，W.Harvey（1578—1657），首先提出心血管是一套封闭的管道系统。M.Malpighi（1628—1694）用显微镜观察蛙的毛细血管，证明动脉与静脉沟通。19 世纪，C.Darwin（1809—1882）的《物种起源》《人类起源与性的选择》，提出人类起源和进化理论。20 世纪 30 年代，电子显微镜被发明并广泛运用于细胞的超微结构研究。

我国现代解剖学研究：在新中国成立后，医学解剖事业蓬勃发展，在组织学、组织化学、超微结构、神经解剖学、神经生物学及分子生物学等方面达到相当水平。在应用解剖学、显微解剖学、断面解剖学、运动解剖学，以及应用生物学、流体力学等原理进行形态学研究方面，都取得了相当的进展，并在许多领域达到国际水平。

四、人体的器官、系统和分部

人体由许多器官构成，每一器官由数种组织构成，每种组织由特定的细胞和细胞间质组成。人体诸多器官按其功能的不同，分为下列各系统：运动系统，包括骨、关节（骨连结）和骨骼肌，具有保护躯体与运动功能；消化系统具有消化食物，吸收营养物质功能；呼吸系统具有机体与外界环境间的气体交换功能；泌尿系统具有排出机体内溶于水的代谢产物的功能；生殖系统具有生殖繁衍后代的功能；脉管系统包括心血管系统和淋巴系统，具有输导血液、淋巴液在体内流动的功能；感觉器官具有感受机体内、外环境刺激的功能；神经系统具有调节全身各系统器官的活动协调统一的功能；内分泌系统具有控制系统器官活动的功能。人体主要局部有头部、颈部、胸部、腹部、盆部、会阴部、上肢、下肢、脊柱等。

五、人体解剖学的基本术语

为了正确描述人体的形态结构，必须有一些众所公认的统一标准的描述术语，以避免不必要的误解，为此确定一些轴、面和方位名词 。

（一）解剖学姿势

身体直立，面向前，两眼向前平视，两足并拢，足尖向前，上肢下垂于躯干两侧，掌心向前。

（二）方位术语（绪论图 -1）

按照解剖学姿势，规定了相对的方位名词，按照这些方位名词，可以正确地描述器官或结构的相互位置关系。

上 superior 与**下** inferior，是描述部位高低的名词。按照解剖学姿势，头在上、足在下，故近头（颅）侧的为上，近足侧为下。在描述中枢神经时，常用颅侧和尾侧代替上和下。

前 anterior 或**腹侧** ventral 与**后** posterior 或**背侧** dorsal，凡距身体腹面近者为前，距背面近者为后。

NOTE

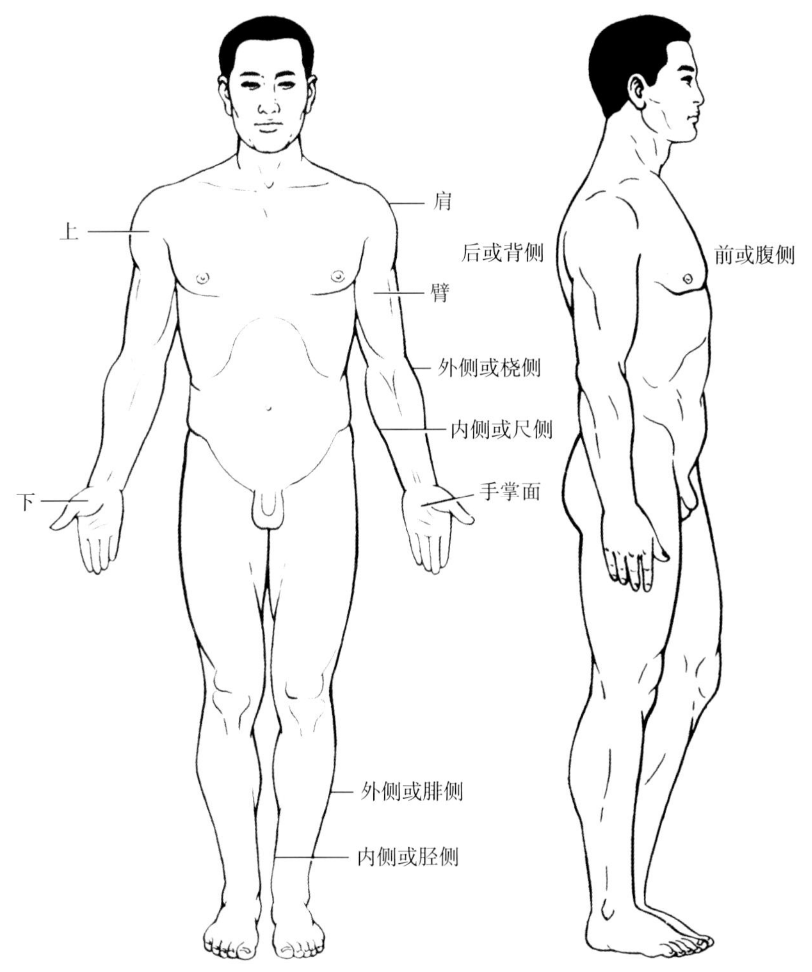

绪论图 –1 常用方位术语

内侧 medial 与**外侧** lateral，是描述各部位器官或结构与正中矢状面相对距离关系的名词，近正中矢状面者为内侧，反之为外侧。

内 internal 与**外** external，是表示器官或结构与空腔相互关系的名词，也表示管或腔壁的结构距腔的远、近关系，凡近者为内，远者为外。

浅 superficial 与**深** profundal，是指与皮肤表面的相对距离关系的名词，离皮肤近者为浅，远者为深。

在四肢，上又称为**近侧** proximal，指距肢体根部近；下称为**远侧** distal，指距肢体根部远。前臂的**尺侧** ulnar 与**桡侧** radial 和下肢的**胫侧** tibial 与**腓侧** fibular，则相当于内侧和外侧，其名词是根据前臂和小腿相应的骨，即尺骨、桡骨与胫骨、腓骨而来的。还有**左** left 与**右** right，**垂直** vertical、**水平** horizontal 与**中央** central 等则与一般概念相同。

（三）轴和面（绪论图 –2）

1. 轴 axis 为了分析关节的运动，可按解剖学姿势做出相互垂直的三个轴：

（1）**垂直轴** vertical axis 自上而下与地面垂直，与人体长轴平行。

（2）**矢状轴** sagittal axis 由前向后与地面平行，与人体长轴垂直。

（3）**冠状轴** coronal axis 或称**额状轴** frontal axis，由左向右与地面平行，与上述两条轴垂直。

NOTE

绪论图 –2　人体切面术语

2. 面　按上述三条轴，人体可有互相垂直的三个面：

（1）**矢状面** sagittal plane　按矢状轴方向，将人体分成左、右两部的纵切面，其**正中矢状面**将人体分为左、右相等的两部分。

（2）**冠（额）状面** coronal（frontal）plane　按冠状轴方向，将人体为前、后两部的切面，这个面与矢状面互相垂直。

（3）**水平面** horizontal plane　或称**横切面**，与上述两个平面相互垂直，将人体分为上、下部分。

在描述关节运动时必须明确其轴。在描述个别器官的切面时则可以按其自身长轴为准，与长轴平行的切面称纵切面，与长轴垂直的切面称横切面。

六、解剖学课程的学习方法

人体解剖学是一门形态科学，必须重视对尸体标本与模型的学习，学会运用图谱联系活体学习，全面、正确地认识人体形态结构。

（一）局部与整体统一的观点

人体是一个统一整体，由许多系统和器官组成，也可分为若干局部。任何一个器官或局部都是整体不可分割的一部分，器官或局部与整体之间、局部与局部之间、器官与器官之间，在结构和功能上都是既相互联系又互相影响的统一整体。学习中必须始终注意局部与整体的关系，注意各器官系统或局部在整体中的地位，注意它们的相互关系及影响，即从整体角度来理解各器官、系统或局部，以便更深入地理解局部与整体的关系。

（二）形态与功能的相互关系

每一个器官都表现出一定的功能，器官的形态结构是功能的基础，形态结构的变化必然导致功能的改变，功能的变化又会反过来影响形态的改变。理解这些相互影响关系，对更好地认

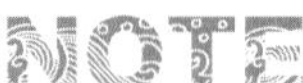

识与掌握人体器官结构特征是十分重要的。

（三）进化发展的观点

人类是由动物进化发展而来的，是种系发生的结果，而人的个体发生反映了种系发生。从种系发生或个体发生的过程来探讨，常可发现其返祖现象或胚胎发育异常，有时形态上出现变异或畸形。人在出生后也在不断生长发育，不同的年龄，不同的社会生活、劳动条件等，均可影响人体的形态发展。

（四）理论联系实际的观点

学习的目的在于应用，学习人体解剖学课程就是为了更好地认识人体，为进一步学习医学理论与医疗实践奠定基础。因此，学习人体形态结构的基本特点，必须注意与生命活动密切相关的形态特点，必须掌握与诊治疾病有关的器官的形态结构特征，为学习其他医学基础课和临床医学课打好必要的基础。

第一章　运动系统

学习目标

1. 运动系统的组成和功能。
2. 骨的形态、构造。
3. 躯干骨各骨的名称、数目、位置和主要形态结构。
4. 上肢骨的名称、数目及肩胛骨、锁骨、肱骨、尺骨和桡骨的位置及主要形态结构。
5. 下肢骨的名称、数目及髋骨、股骨、胫骨和腓骨的位置及主要形态结构。
6. 颅骨的名称、数目及颅的整体观的重要结构。

运动系统由骨、骨连结和骨骼肌 3 部分组成，在成人约占体重的 60%。骨借骨连结构成骨骼，骨骼肌附着于骨。在运动中，骨起着杠杆作用，骨连结是运动的枢纽，骨骼肌则是运动的动力器官，故骨骼肌是运动的主动部分，而骨和骨连接则是运动的被动部分。

此外，运动系统构成人体的支架，并赋予人体基本形态，起着保护、支持的作用。

第一节　骨　学

一、总论

骨 bone 主要由骨组织构成，坚硬有弹性，具有一定的形态和结构，有丰富的血管、淋巴管及神经，故每块骨均是一个器官。骨不断地进行新陈代谢活动，具有生长发育、修复、再生、改建的能力。身体锻炼可促进骨的发育、生长，长期废用则可出现骨质疏松和废用性萎缩。

（一）骨的分类

成人有 206 块骨，按部位的不同，可分为**颅骨**、**躯干骨**、**上肢骨**和**下肢骨** 4 部分（图 1–1），前二者统称为中轴骨，后二者合称四肢骨。其中躯干骨 51 块，颅骨 29 块，上肢骨 64 块，下肢骨 62 块。

形态和功能密切相关，由于功能的不同，骨的形态也不同，可分为以下 4 类：长骨、短骨、扁骨和不规则骨（图 1–2）。

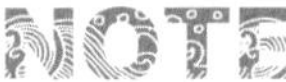

1. 长骨 long bone　呈长管状，分布于四肢，在运动中起杠杆作用。长骨具有一体和两端，其体又称**骨干**，内有空腔，称**骨髓腔**，容纳骨髓。骨干表面某些部位有 1 ～ 2 个血管出入的**滋**

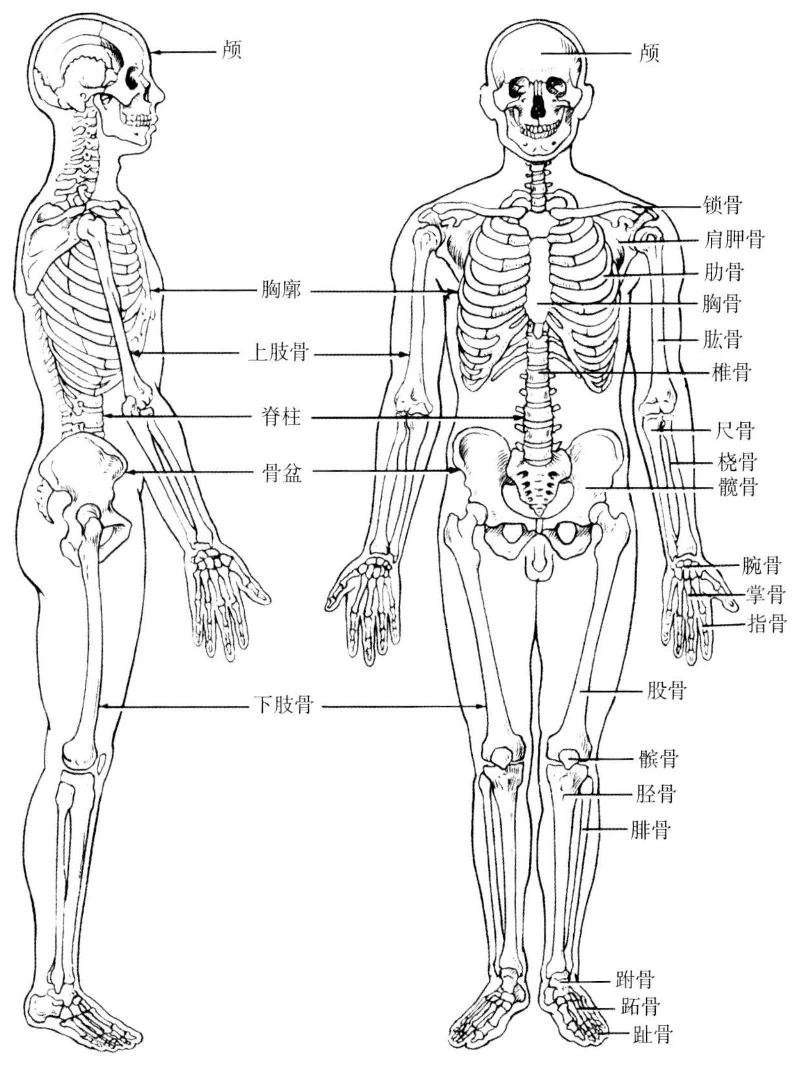

图 1-1 人体骨骼

养孔。长骨的上、下端膨大称骺，骺具有光滑的关节面，关节面有关节软骨覆盖，与相邻骨的关节面构成关节。骺与骨干相移行的部分称**干骺端**，幼年时为一片软骨，称**骺软骨**，骺软骨的软骨细胞能不断地分裂繁殖、增生和骨化，长骨不断增长变长。成年后，骺软骨完全骨化，骺与骨干融合为一体，骨不再增长，在骺与骨干融合处遗留下一条线状痕迹，称**骺线**。

2. 短骨 short bone 其外形近似立方体，成群地连结在一起，分布于承受压力较大、连结牢固且运动较复杂的部位，如腕骨和跗骨。

3. 扁骨 flat bone 呈板状，主要构成颅腔、胸腔和盆腔的壁，起保护腔内器官的作用，如颅盖骨保护脑，胸骨和肋骨保护心、肺等。

4. 不规则骨 irregular bone 形态不规则，如椎骨、下颌骨等。有些不规则骨内具有含气的空腔，称**含气骨**，如位于骨性鼻腔周围的上颌骨、蝶骨等，发音时，它们能起共鸣作用，并可减轻骨的重量。

NOTE

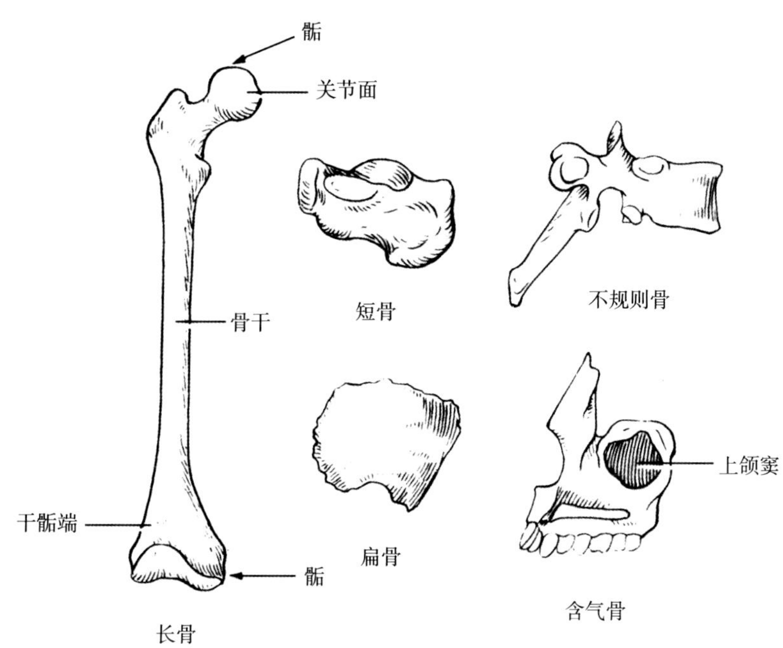

图 1–2　骨的形态

在某些肌腱内有扁圆形的小骨，称**籽骨** sesamoid bone，其在运动中起减少摩擦和改变肌牵引方向的作用，如位于膝部的髌骨是人体最大的籽骨。

（二）骨的表面形态

骨的表面形态受其功能和邻近器官的影响，按其形态的不同予以命名。

1. 骨的突起　高而明显的突起称为突 process，其中尖锐而小的突起称棘 spine，基底较广、较大的突起称隆起 eminence，粗糙的隆起称粗隆 tuberosity，圆形的隆起称结节 tuber，窄长的条形隆起称嵴 crest，低而粗涩的长形隆起称线 line。这些突起常与肌腱和韧带的附着有关。

2. 骨的凹陷　大的凹陷称窝 fossa，小的凹陷称凹 fovea 或小凹 foveola，浅的凹陷称压迹 impression，窄长的凹陷称沟 sulcus。

3. 骨的空腔　骨内的腔洞称腔 cavity、窦 sinus 或房 antrum，小的称小房 cellules，长形的称管 canal 或道 meatus。腔或管的开口，称口 aperture 或孔 foramen，不整齐的口称裂孔 hiatus。这些都与容纳某些结构或有某些结构穿行有关。

4. 骨端的膨大　较圆者称头 head 或小头 capitulum，头下略细的部分称颈 neck，椭圆的膨大称髁 condyle，髁上突出部分称上髁 epicondyle。头与髁表面有关节面参与形成关节。

5. 平滑的骨面　平滑的骨面称骨面 surface，骨的边缘称骨缘 border，骨边缘的缺口称切迹 notch。

（三）骨的构造

骨由骨质、骨膜和骨髓构成，并有神经、血管及淋巴管分布（图 1–3）。

1. 骨质 bone substance　是骨的主要成分，主要由骨组织构成，分为骨密质和骨松质两种。骨密质质地致密，抗压性强，分布于骨的外层；骨松质呈海绵状，由相互交织呈片状的**骨小梁**构成，分布于骨的内部，骨小梁的排列方向与骨所承受的张力和压力的方向一致，因而骨能承受较大的重量。颅盖骨表面的密质分别形成内板和外板，内板薄而且脆，外板厚而坚韧，富有弹性，故颅盖骨发生骨折时，内板骨折多于外板骨折。内、外板之间的骨松质称**板障** diploë，

NOTE

有板障静脉通过。

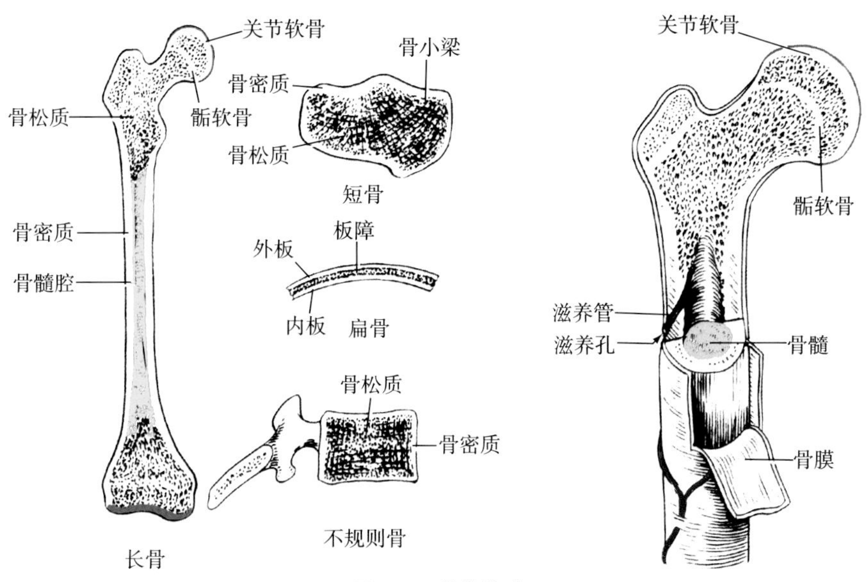

图 1-3　骨的构造

2. 骨膜 periosteum　由致密结缔组织构成，除关节面外，骨的表面都覆有骨膜。骨膜含有丰富的神经和血管，对骨的营养、生长、再生、修复和感觉有重要作用。骨膜可分为内、外两层。内层疏松，有成骨细胞和破骨细胞，分别具有合成新骨质和破坏旧骨质的功能。外层致密，有许多胶原纤维束穿入骨质，使之附着于骨面。衬覆于骨髓腔内面和骨松质间隙内表面的膜称**骨内膜**，它是菲薄的结缔组织膜，也含有成骨细胞和破骨细胞，也具有造骨和破骨的功能。在幼年期，成骨细胞和破骨细胞功能活跃，参与骨的生长，至成年期转为静止状态。但当发生骨损伤时，如骨折，骨膜又重新恢复功能，参与骨损伤的修复。故手术时要尽量保护骨膜，以免发生骨的坏死和延迟骨的愈合。

3. 骨髓 bone marrow　是充填于骨髓腔和骨松质间隙内的柔软而富有血液的组织，分**红骨髓**和**黄骨髓**。在胎儿和幼儿期，骨髓全为红骨髓，内含处于不同发育阶段的血细胞，呈红色，故红骨髓有造血功能。约在 5 岁以后，长骨骨髓腔内的红骨髓逐渐被脂肪组织代替，由红色变为黄色，称黄骨髓，失去造血功能。但红骨髓仍保留于各类型骨的骨松质内继续造血。在慢性失血或重度贫血时，黄骨髓可逐渐转化为红骨髓，恢复造血功能。

知识链接

骨髓移植（bone marrow transplantation，BMT）：是人体组织移植的一种，它是将正常骨髓由静脉输入患者体内，以取代病变骨髓的治疗方法。骨髓移植主要有自体骨髓移植和异体骨髓移植。自体骨髓移植用自身的骨髓，不需供髓者。异体骨髓移植又包括异基因骨髓移植和同基因骨髓移植。异基因骨髓移植需要与人类白细胞抗原（HLA）相匹配的同胞兄弟、姐妹，以及极少数无亲缘关系的供髓者所提供的异体骨髓，或家庭成员之间，如父母和子女的骨髓，以及与患者 HLA 不很匹配的无关供者的骨髓移植。同基因骨髓移植即是极少数的同卵双胎孪生兄弟或姐妹间的骨髓移植。骨髓移植可治疗造血功能异常、免疫功能缺陷、血液系统恶性肿瘤及其他一些恶性肿瘤。通过骨髓移植治疗，可提高疗效，改善预后，延长生存期，促进康复。

NOTE

4. 骨的血管、淋巴管和神经

血管：长骨的动脉包括滋养动脉、干骺端动脉、骺动脉及骨膜动脉等。滋养动脉是长骨的主要动脉，一般有 1 ～ 2 条，经骨干的滋养孔进入骨髓腔，分升支、降支达骨端，滋养骨干密质的内层、骨髓和干骺端。干骺端动脉和骺动脉均发自长骨邻近动脉。不规则骨、胸骨和短骨的动脉来自骨膜动脉或滋养动脉。上述各动脉均有静脉伴行，汇入各骨附近的静脉。

淋巴管：骨膜有丰富的淋巴管，但骨质的淋巴管是否存在，还未确定。

神经：骨的神经伴滋养血管进入骨内，分布到哈佛管的血管周围间隙中，多为内脏运动纤维，分布于血管壁。骨膜、骨内膜等有躯体感觉纤维分布，骨膜的神经丰富，对张力或撕扯的刺激较为敏感，故骨脓肿、骨折时，常引起剧痛。

（四）骨的化学成分和物理特性

骨由有机质和无机质两大部分构成。有机质主要是由骨胶原纤维束和黏多糖蛋白等构成，约占骨重的 1/3，主要构成骨的支架，并使骨有一定的弹性和韧性，而无机质主要是碱性磷酸钙，约占骨重的 2/3，使骨坚硬挺实。这两种成分的比例，随年龄的增长而发生变化，从而决定着骨的物理性质。幼儿的骨有机质和无机质约各占一半，故弹性较大，柔软，易变形，在外力作用下不易发生骨折或折而不断，称青枝状骨折。成年人骨有机质和无机质的比例约为 3∶7，骨质坚韧，具有很大的硬度和相当的弹性。老年人的骨无机质相对较多，但因激素水平下降，影响钙、磷的吸收和沉积，骨质易出现多孔性，骨组织的总量减少，表现为骨质疏松，故脆性较大而易发生骨折。

（五）骨的发生和发育

从胚胎第 8 周开始，由中胚层的间充质先分化成膜。以后有的骨从膜的基础上骨化，称膜化骨，如颅盖骨和面颅骨等；有的骨则是由间充质先发育成软骨雏形，以后软骨再骨化为骨，称软骨化骨，如躯干骨和四肢骨等。

1. 膜化骨 此种骨化方式见于一些扁骨如颅骨。在间充质膜内有些细胞分化为成骨细胞，成骨细胞产生骨胶原纤维和基质，然后在基质内逐渐出现钙沉积，构成骨质。开始产生骨的部位，称骨化点（骨化中心），从此点向外周放射状增生，形成海绵状骨质，新生骨质周围的间充质膜即成为骨膜，膜下的成骨细胞不断产生骨质，使骨不断加厚，骨化点边缘不断产生骨质，使骨不断加宽。同时，破骨细胞将已形成的骨质破坏吸收，成骨细胞再将其改造和重建，如此不断地改变着骨的外形和内部结构，以达到成体骨的形态。

2. 软骨化骨 此种骨化方式见于长骨、短骨和一些不规则骨。以长骨为例，在间充质内首先形成初具骨体形状的软骨雏形，在软骨外围的间充质即形成软骨膜，该膜深面的一些细胞分化为成骨细胞，在软骨体中部周围产生骨质，称骨领。骨领处的软骨膜即成为骨膜，在骨领不断生成的同时，间充质随侵入软骨体的血管进入中央部，形成红骨髓，其中的间充质细胞分化为成骨细胞与破骨细胞，开始造骨，此处即称原发骨化点（初级骨化中心），中心被破坏而形成的腔，即骨髓腔。胎儿出生前后，在长骨骺内出现骨化点，称继发骨化点（次级骨化中心）。骨膜、原发骨化点和继发骨化点均不断造骨，分别形成骨干与骺，但二者之间有骺软骨。此后，外周的骨膜层层造骨，使骨干不断加粗，骨髓腔内也不断破骨、造骨与重建，使骨髓腔不断扩大，而骨干的骨质则保持一定的厚度。另外，骺软骨也不断增长，与其接近的干骺端与骺又不断骨化，使骨不断长长。发育到近成年时，骺软骨停止增长，完全被骨化而形成界于骨干

NOTE

与骺之间的骺线。骺形成关节面部分的关节软骨，终身不骨化。全身各骨骨化点的出现、干骺愈合形成骺线，均发生在一定的时间内。

（六）骨的可塑性

骨的基本形态是由先天（遗传因素）决定的，然而其形态构造可受体内、外环境的影响不断发生变化。神经、内分泌、营养、物理、化学因素及疾病等均可影响骨的生长发育。神经系统调节骨的营养过程，当机能加强时，可促使骨质生长，骨粗壮坚韧，反之，则变得疏松。如瘫痪患者，由于缺少运动，致其骨脱钙、萎缩和骨质吸收等现象，甚至可出现自发性骨折。内分泌系统也影响骨的发育，如在成年以前，若垂体分泌的生长激素过多，促使骨生长过快，可形成巨人症，反之，则发育停滞，成为侏儒症。维生素 A 有调节、平衡成骨细胞和破骨细胞的作用，保持骨的正常生长。维生素 D 能促进肠道对钙、磷的吸收，缺乏时，可导致体内钙磷减少，影响骨的钙化，在儿童期造成佝偻病，在成年人则导致骨软化病。此外，机械因素对骨的生长发育也起一定作用，加强锻炼可影响骨的形态结构，使骨正常发育。长期对骨的不正常压迫，可引起骨的变形，如儿童期，某些不正确的姿势及肿瘤对骨的压迫等。

二、躯干骨

躯干骨由椎骨、胸骨和肋组成，它们分别参与脊柱、胸廓和骨盆的构成。

（一）椎骨

椎骨 vertebrae：幼儿时期，椎骨总数一般为 33 ～ 34 块，从上至下包括颈椎 7 块，胸椎 12 块，腰椎 5 块，骶椎 5 块，尾椎 3 ～ 4 块。至成人，5 块骶椎愈合成 1 块骶骨，3 ～ 4 块尾椎愈合成 1 块尾骨，因此，成人椎骨总数一般为 26 块。

1. 椎骨的一般形态　椎骨由前部的椎体和后部的椎弓组成（图 1–4）。

椎体 vertebral body：呈短圆柱形，是椎骨负重的主要部分，其表面为较薄的骨密质，内部为骨松质，上下面皆粗糙，借椎间盘与相邻椎骨连结。

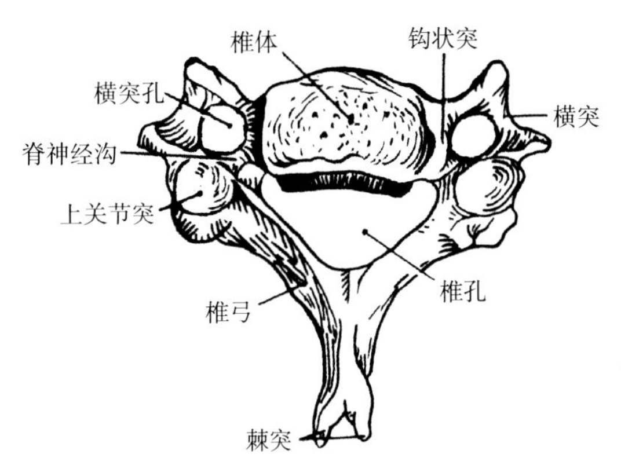

图 1–4　颈椎

椎弓 vertebral arch：位于椎体后方的弓形骨板，其与椎体连接的缩窄部分，称椎弓根，椎弓根的上、下缘各有一切迹，分别称**椎上切迹**和**椎下切**迹，相邻椎骨的椎上、下切迹，共同围成**椎间孔**，有脊神经和血管通过。两侧的椎弓根向后内侧延伸为宽阔的骨板，称**椎弓板**，在正中线上两侧椎弓板彼此结合。椎体与椎弓共同围成**椎孔** vertebral foramen。各椎骨的椎孔连接起来构成**椎管** vertebral canal，向下与骶管相通，椎管内容纳脊髓及被膜等。从椎弓上发出 7 个突起：**棘突** spinous process 1 个，在正中线上向后方或后下方伸出，尖端可在体表摸到。**横突** transverse process 1 对，分别向左、右两侧伸出，棘突和横突都是肌和韧带的附着处。**关节突** articular process 2 对，分别是**上关节突**和**下关节突**，它们分别是在椎弓根与椎弓板结合处向上、向下的突起，相邻上关节突和下关节突构成关节突关节。

2. 各部椎骨的主要特征

（1）**颈椎** cervical vertebrae（图 1–4） 椎体较小，横断面呈横椭圆形。椎孔较大，呈三角形。横突有孔，即称**横突孔** transverse foramen，有椎动脉和椎静脉等结构通过。第 6 颈椎横突末端前面的结节特别大，称颈动脉结节，颈总动脉行经其前方，当头部出血时，可在体表将颈总动脉压向此结节，进行临时止血。第 2 ～ 6 颈椎的棘突较短，末端分叉。

第 1 颈椎又名**寰椎** atlas（图 1–5），无椎体、棘突和关节突，呈环状，由前弓、后弓及两侧块组成。其前弓较短，后面正中有一小关节面称**齿突凹**，与枢椎的齿突相关节。后弓较长，其上面有横行的椎动脉沟，有椎动脉通过。侧块位于寰椎的两个侧部，连接于前、后弓之间，其上面有椭圆形的上关节面，与枕髁相关节，其下面为圆形的下关节面，与枢椎上关节面相关节。

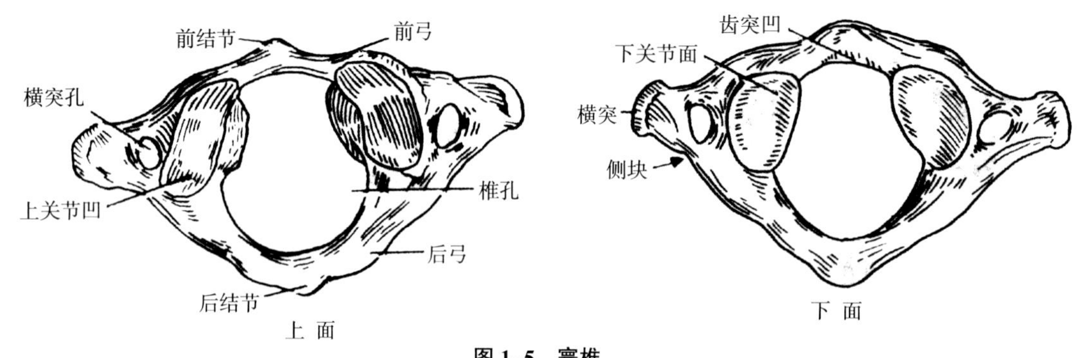

图 1–5　寰椎

第 2 颈椎又名**枢椎** axis（图 1–6），其特点是椎体向上伸出指状突起，称**齿突**，齿突与寰椎齿突凹相关节。齿突原为寰椎的椎体，发育过程中脱离寰椎而与枢椎椎体融合。

第 7 颈椎又名**隆椎**（图 1–7），棘突较长，末端不分叉，在活体头前屈时，该突起特别隆起，易于触及，为计数椎骨序数标志。

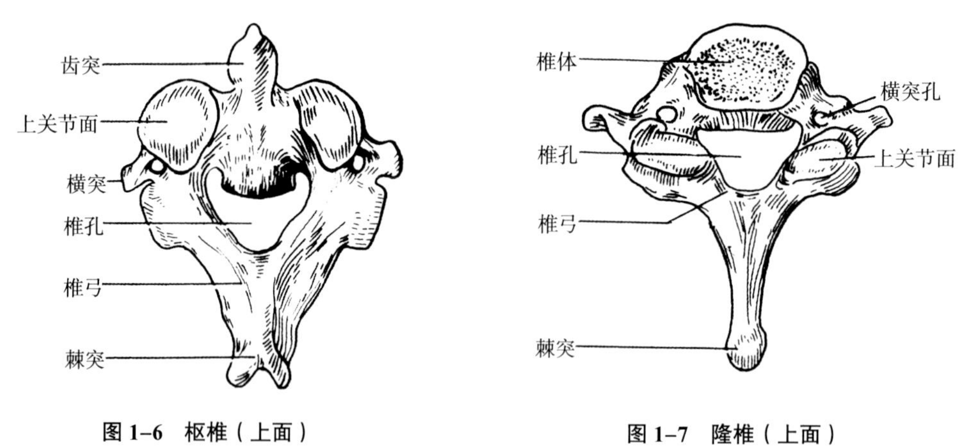

图 1–6　枢椎（上面）　　**图 1–7　隆椎（上面）**

（2）**胸椎** thoracic vertebrae（图 1–8） 胸椎椎体从上向下逐渐增大，横断面呈心形。椎体侧面后份、接近椎体上缘和下缘处，各有一近似半圆形关节面，称**肋凹**，与肋头构成关节。横突末端前面，也有与肋结节相关节的横突肋凹。第 1 胸椎和第 9 以下的胸椎的肋凹不典型。关节突的关节面几乎呈冠状位。棘突较长，伸向后下方，彼此呈叠瓦状排列。

NOTE

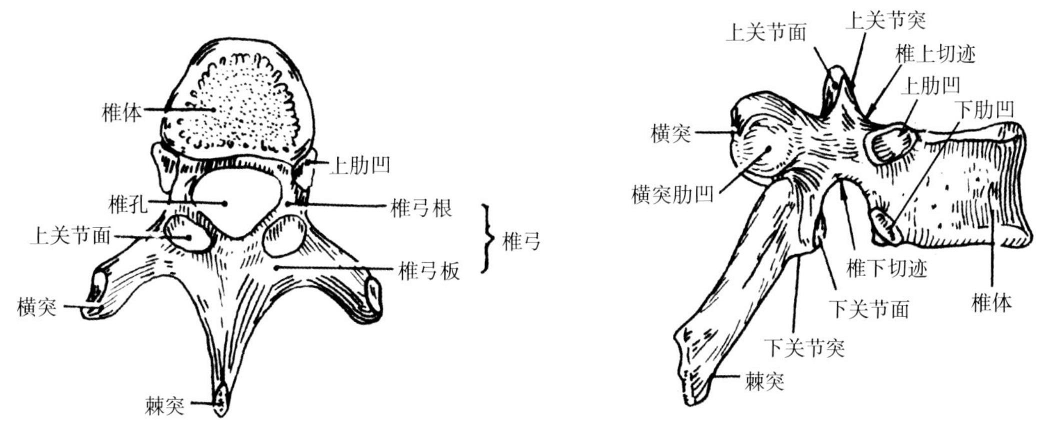

图 1-8　胸椎

（3）**腰椎** lumbar vertebrae（图 1-9）　腰椎椎体比胸椎椎体大，其椎体横断面呈肾形。椎孔大，呈三角形。上、下关节突关节面呈矢状位。棘突宽而短，呈板状，几乎水平地伸向后方，各棘突之间的间隙较宽，临床上可于此行腰椎穿刺术。

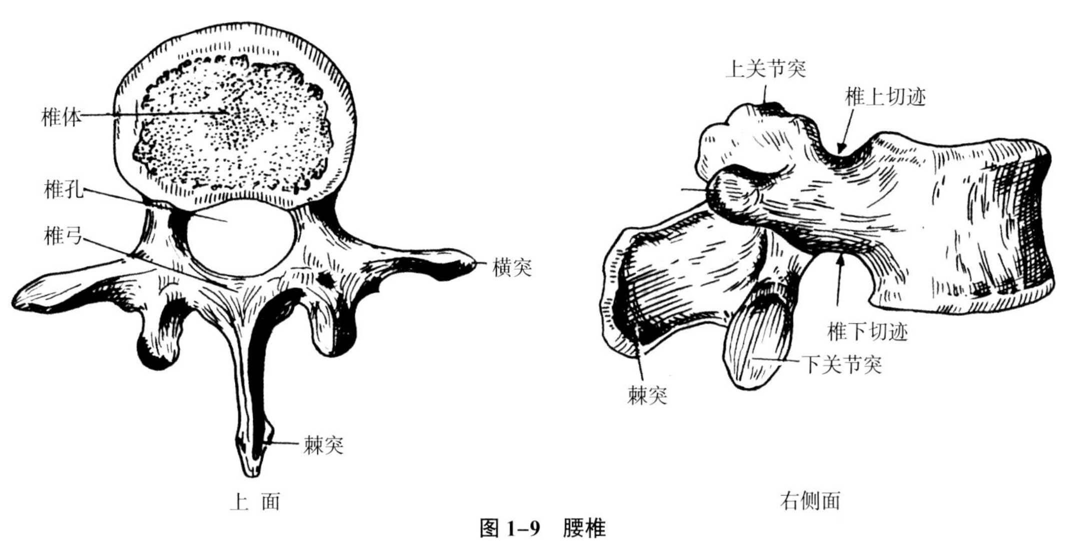

图 1-9　腰椎

（4）**骶骨** sacrum　呈三角形，由 5 块骶椎融合而成（图 1-10）。其底向上，借纤维软骨与第 5 腰椎相连结。尖向下，与尾骨相接。盆面（前面）凹陷，其上缘中份向前隆凸，称**岬**，其中部有并列的 4 条横线，是各骶椎椎体融合的痕迹，每条横线两端各有一个**骶前孔**，故盆面共 4 对骶前孔。背面粗糙隆凸，沿正中线上的隆起为**骶正中嵴**，由骶椎棘突融合而成，骶正中嵴的外侧有 4 对**骶后孔**。骶前、后孔均与骶管相通，分别有骶神经的前支和后支通过。骶管由骶椎的椎孔连接而成，上端与椎管续连，下端为一裂口，称**骶管裂孔** sacral hiatus，骶管裂孔两侧有向下突出的**骶角**，临床上进行骶管麻醉时即以骶角作为确定骶管裂孔位置的标志。骶骨的外侧部上宽下窄，上份有耳状的关节面，称**耳状面**，它与髋骨的耳状面相关节，其后方的骨面凹凸不平，称**骶粗隆**。

（5）**尾骨** coccyx　由 3 ～ 4 块退化的尾椎融合而成（图 1-10）。

NOTE

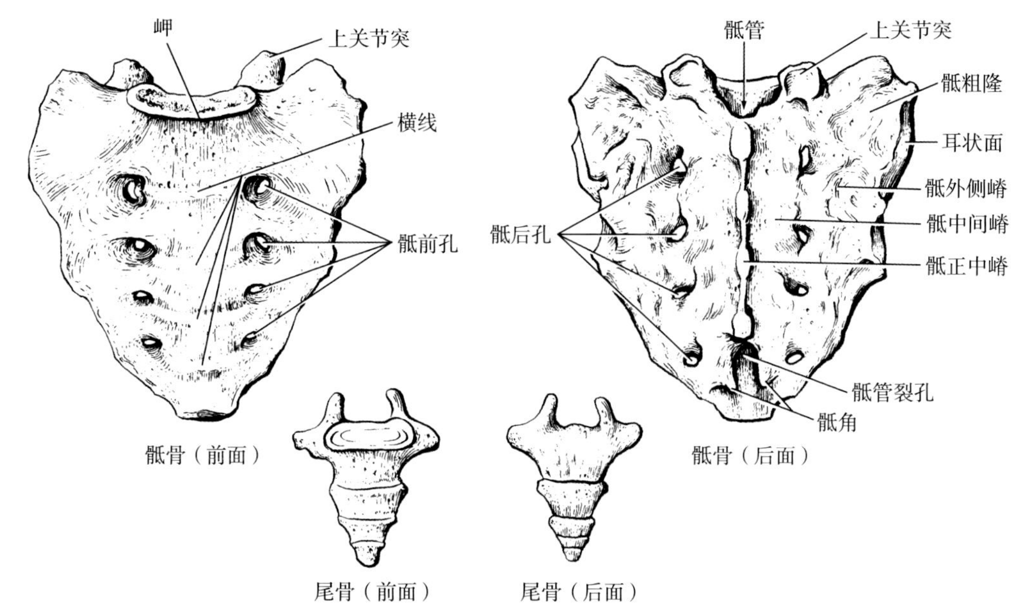

图 1–10　骶骨和尾骨

（二）胸骨

胸骨 sternum（图 1–11）：是位于胸前壁正中的扁骨，自上而下可分为胸骨柄、胸骨体和剑突三部分。胸骨前面微凸，后面凹陷。上部和两侧缘分别与锁骨及上 7 对肋软骨相连结。**胸骨柄**上部宽厚，下部则较薄而窄，胸骨柄上缘的中份为**颈静脉切迹**，其两侧有**锁切迹**，与锁骨相关节。胸骨柄与胸骨体连接处，形成微向前突的角，称**胸骨角** sternal angle，可在活体上摸到，胸骨角两侧平对第 2 肋，是计数肋的重要标志。胸骨角向后平对第 4 胸椎体下缘。**胸骨体**是长方形的骨板，两侧缘与第 2 ～ 7 肋软骨相连结。**剑突**扁而薄，形状变化颇大，紧接胸骨体下端，其下端游离。

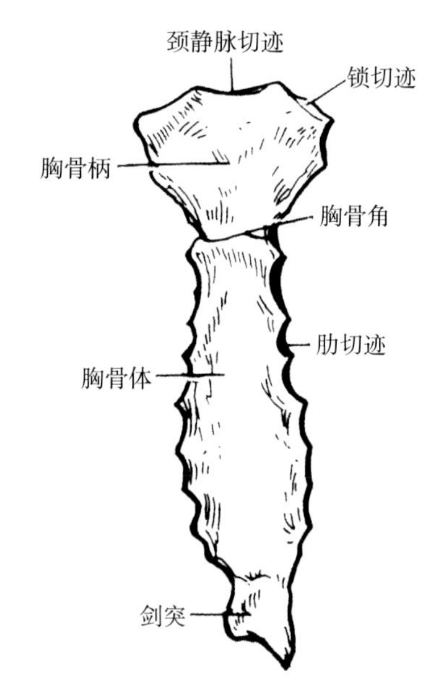

图 1–11　胸骨

（三）肋

肋 rib：共 12 对，由肋骨与肋软骨组成。第 1 ～ 7 对肋的前端，都与胸骨直接相连结，称真肋。第 8 ～ 12 对肋不与胸骨直接相连结，称假肋。其中第 8 ～ 10 对肋前端借肋软骨依次与上位的肋软骨相连结，形成**肋弓**，间接同胸骨相连，而第 11、12 对肋的前端游离，不与上位肋软骨相连结，称浮肋。

1. 肋骨 costal bone（图 1–12） 呈细长的弓形，属扁骨，可分为体和前、后两端。肋骨后端稍膨大，称**肋头**，有关节面与相应胸椎肋凹相关节。肋头外侧稍细的部分，称**肋颈**。肋颈的外侧端与肋体交界处向后方的粗糙突起，称**肋结节**，其表面有关节面与相应胸椎的横突肋凹相关节。**肋体**长而扁，分为内、外两面和上、下两缘，内面近下缘处有**肋沟**，是肋间神经、肋间后动静脉经过处，体的后份曲度最大，其急转处称**肋角**。肋骨前端稍宽，与肋软骨相接，肋的后端与胸椎相关节。

第 1 肋骨上下扁，宽而短，无肋角和肋沟，分为上、下面和内、外缘，在上面靠近内缘的前份有前斜角肌结节，为前斜角肌腱附着处。在前斜角肌结节的前、后方各有一浅沟，分别为锁骨下静脉和动脉的压迹。第 2 肋骨较细长，为第 1 肋骨与典型肋骨的过渡型。第 11、12 肋骨无肋结节、肋颈及肋角。

2. 肋软骨 costal cartilage　位于各肋骨的前端，由透明软骨构成，终生不骨化。

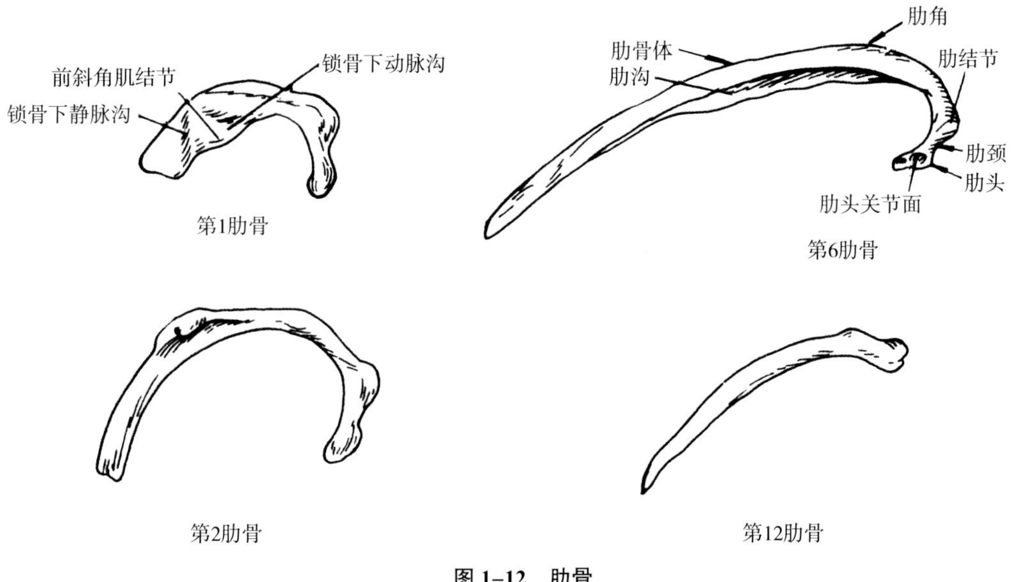

图 1–12　肋骨

三、上肢骨

上、下肢骨分别由与躯干骨连接的上、下肢带骨和自由肢骨组成。由于直立，上肢摆脱了支撑功能，成为灵活的运动器官，其形体比下肢骨轻巧，而下肢骨因为承受全身重量，形态比上肢骨明显粗壮。

（一）上肢带骨

上肢带骨包括锁骨和肩胛骨。

1. 锁骨 clavicle（图 1–13） 呈“”形弯曲，位于胸廓前上部两侧。全长均可在体表扪到，是重要的骨性标志。锁骨内侧 2 / 3 凸向前，外侧 1 / 3 凸向后。内侧端粗大为**胸骨端**，与胸骨柄相关节，外侧端扁平为**肩峰端**，与肩胛骨的肩峰相关节。锁骨上面光滑，下面粗糙，有肌和韧带附着。锁骨支撑肩胛骨，使肩胛骨离开胸廓，有利于上肢的运动。锁骨骨折多发生在其中、外 1/3 交界处。

2. 肩胛骨 scapula（图 1–14） 三角形扁骨，位于背部外上方，介于第 2 ～ 7 肋骨之间，有三缘、三角和两面。

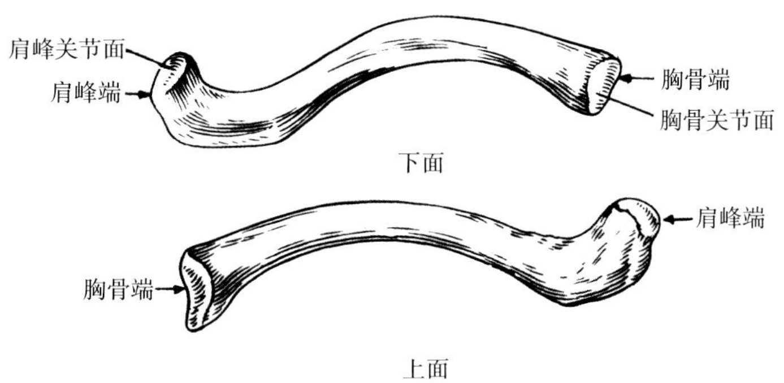

图 1–13　锁骨

NOTE

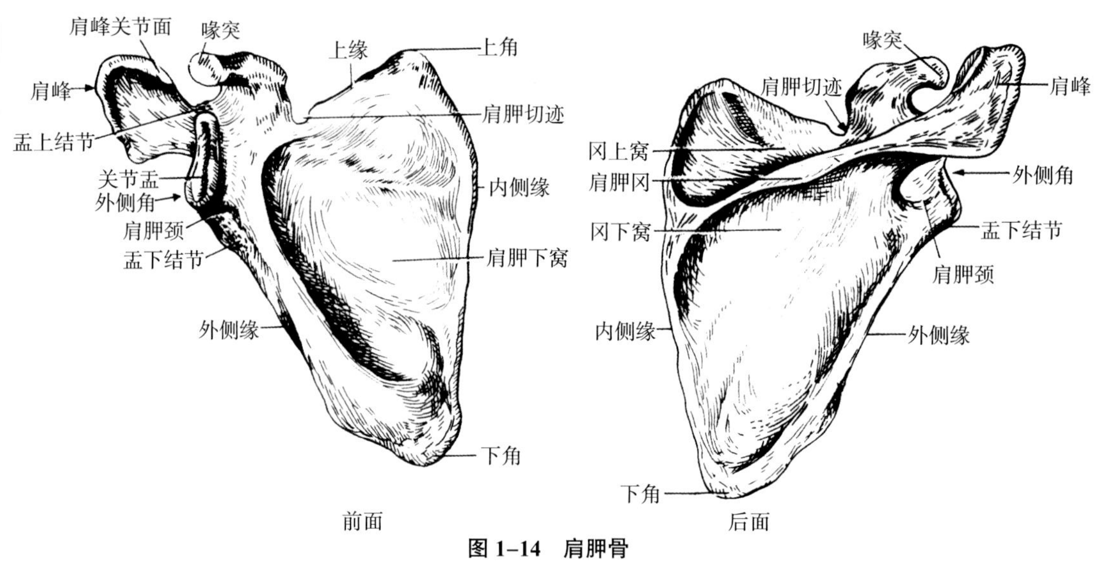

图 1–14 肩胛骨

三缘：即上缘、内侧缘和外侧缘。上缘短而薄，其外侧份的小切迹称肩胛切迹，有肩胛上神经通过。肩胛切迹的外侧有一鸟嘴状的突起，称**喙突**，于体表可在锁骨外侧 1/3 段的下方摸到它的尖端。内侧缘薄而长，靠近脊柱，又称脊柱缘。外侧缘稍肥厚，邻近腋窝，又称腋缘。

三角：即上角、下角和外侧角。上角和下角分别为内侧缘的上端和下端，分别平对第 2 肋和第 7 肋，在体表易触及，是背部计数肋骨的重要标志。外侧角为上缘和外侧缘会合处，最肥厚，其朝外侧的梨形浅窝称**关节盂**，与肱骨头相关节。

两面：肩胛骨的前面与肋骨相贴，为一大的浅窝，称**肩胛下窝**。后面微突，被一横行的**肩胛冈**分成上方的**冈上窝**和下方的**冈下窝**。肩胛冈向外侧延伸至关节盂上方的扁平隆起称**肩峰**，肩峰内侧缘有小关节面与锁骨的肩峰端相关节。

（二）自由上肢骨

自由上肢骨包括肱骨、桡骨、尺骨和手骨。除手骨中的腕骨为短骨外，其余皆为长骨。

1. 肱骨 humerus 位于臂部，分为一体和两端。上端有朝向后内上方的半球形膨大，称**肱骨头**，与肩胛骨的关节盂相关节。肱骨头根部的环状浅沟称**解剖颈**，为肩关节囊附着处。肱骨头前下方的突起，称**小结节**。小结节外侧的隆起，称**大结节**，易在体表扪及。两结节向下延伸的骨嵴，分别称小结节嵴和大结节嵴。大、小结节之间的纵行浅沟称**结节间沟**，有肱二头肌长头腱通过。肱骨上端与体交界处稍细，称**外科颈**，是骨折的易发部位（图 1–15）。

肱骨体中部外侧面有一粗糙呈“V”字形的**三角肌粗隆**，是三角肌的附着处。体的后面有由内上斜向外下的浅沟，称**桡神经沟**，有桡神经通过，肱骨中段骨折易损伤此神经。

肱骨下端前后较扁而略向前卷曲，外侧份有半球形的**肱骨小头**，与桡骨相关节，内侧份有形如滑车的**肱骨滑车**，与尺骨相关节。在滑车的前上方有一浅窝，称**冠突窝**。在滑车的后上方有一深窝，称**鹰嘴窝**，伸肘时可容纳尺骨鹰嘴。肱骨小头的外上侧和肱骨滑车的内上侧各有一个突起，分别称**外上髁**和**内上髁**，为重要的骨性标志。内上髁的后下方有一浅沟，称**尺神经沟**，有尺神经通过，内上髁骨折或肘关节脱位时，有可能伤及尺神经。

2. 桡骨 radius 位于前臂外侧部，分为一体和两端。上端较下端细小，稍膨大形成**桡骨头**，头的上面有关节凹与肱骨小头相关节，头的周缘有环状关节面与尺骨的桡切迹相关节。头下方略细的部分称**桡骨颈**，颈的内下方有一粗糙隆起，称**桡骨粗隆**，为肱二头肌腱附着处。桡骨体呈三棱柱形，其内侧缘锐利，对向尺骨。桡骨下端的外侧份向下突出，称**桡骨茎突**，易在体表触及；下端的内侧面有关节面，称**尺切迹**，与尺骨头相关节；下端的下面为**腕关节面**，与腕骨相关节（图 1–16）。

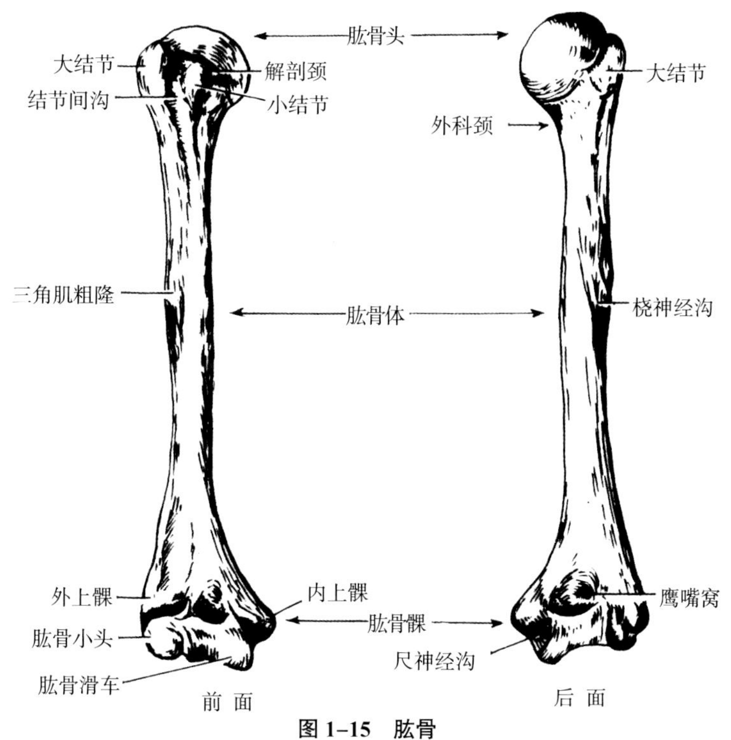

图 1–15　肱骨

3. 尺骨 ulna　位于前臂内侧部，分为一体和两端。上端粗大，下端细小。上端前面有深凹的关节面，称**滑车切迹**，与肱骨滑车相关节。在滑车切迹的上、下方各有一突起，分别称**鹰嘴**和**冠突**。鹰嘴易在肘后触及。冠突外侧面的浅凹称**桡切迹**，与桡骨头的环状关节面相关节。冠突下方的粗糙隆起，称**尺骨粗隆**。尺骨体呈三棱柱形，其外侧缘锐利，对向桡骨。尺骨下端称**尺骨头**，与桡骨的尺切迹相关节。尺骨头的后内侧有向下的突起，称**尺骨茎突**。尺骨头和尺骨茎突都可在体表摸到（图 1–16）。

4. 手骨　分为腕骨、掌骨和指骨（图 1–17）。

（1）**腕骨** carpal bones　由 8 块短骨组成，排成近、远两列，每列各有 4 块。由桡侧向尺侧，近侧列依次为**手舟骨**、**月骨**、**三角骨**和**豌豆骨**，远侧列依次为**大多角骨**、**小多角骨**、**头状骨**和**钩骨**。各腕骨均以相邻的关节面相互连接，构成一掌面凹陷的**腕骨沟**。

（2）**掌骨** metacarpal bones　共 5 块，由桡侧向尺侧，依次为第 1 ～ 5 掌骨。掌骨的近端为**底**，接腕骨；远端为头，接指骨；中间部为体。握拳时，掌骨头即显露于皮下。

（3）**指骨** phalanges of fingers　共 14 节。拇指为 2 节，其余各指均为 3 节。由近侧至远侧依次为**近节指骨**、**中节指骨**和**远节指骨**。指骨的近端为**底**，中部为**体**，远端为**滑车**，但远节指骨远端无滑车，其掌面的粗糙隆起称**远节指骨粗隆**（**甲粗隆**）。

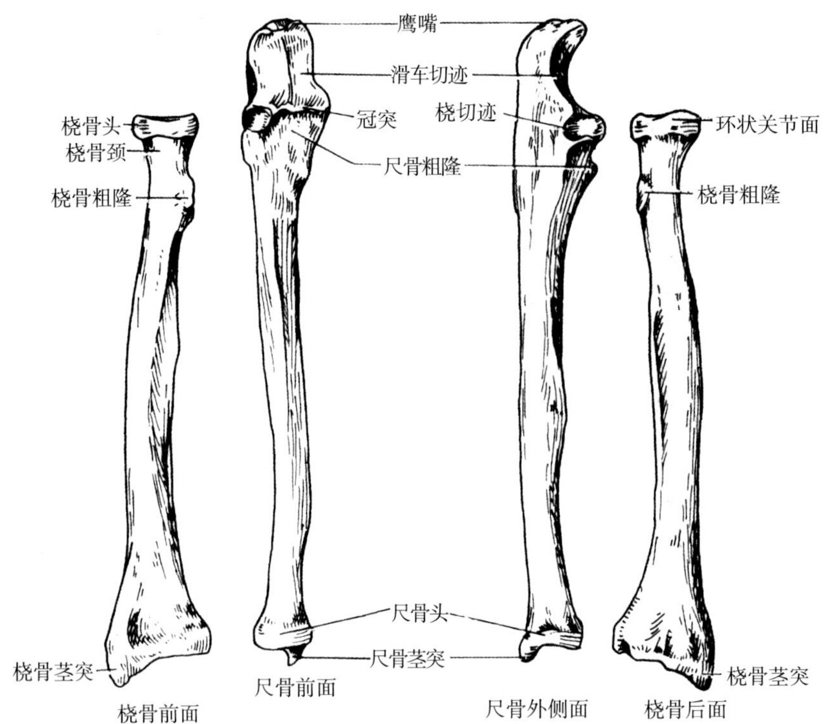

图 1-16 桡骨和尺骨

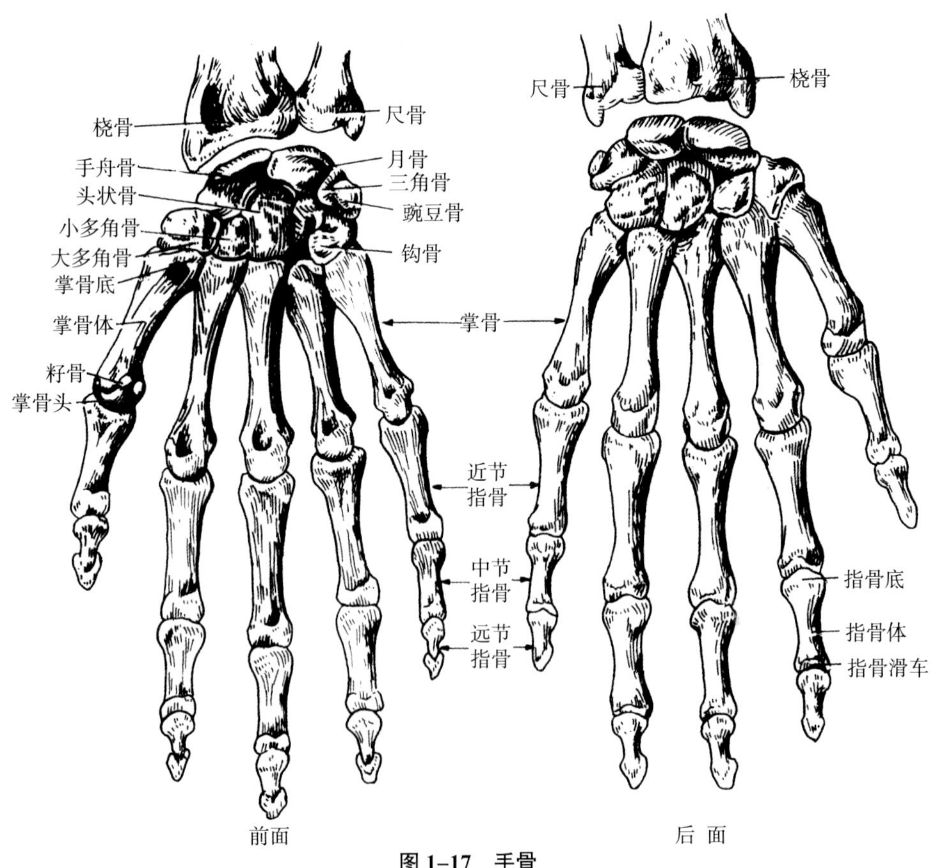

图 1-17 手骨

知识链接

外科颈骨折：跌倒时，肘部或手掌着地，可发生外科颈骨折。骨折线常位于肱骨大结节、肱骨小结节与胸大肌、背阔肌止点之间。因骨折线上、下方肌肉的牵拉方向不同，至近折端（骨折线近端）呈外展外旋位，远折端（骨折线远端）呈内收内旋位，此时易损伤腋神经。在整复固定时，须使远折端处于外展外旋位。

四、下肢骨

下肢骨分为下肢带骨和自由下肢骨，自由下肢骨借下肢带骨连于躯干骨。

（一）下肢带骨

髋骨 hip bone：是形状不规则的扁骨，由上部的**髂骨**、后下部的**坐骨**和前下部的**耻骨**构成。幼年时三骨借软骨相连，至16岁左右时，软骨骨化，逐渐融合成为一块髋骨。三骨融合处的外面有一深窝，称**髋臼**，与股骨头相关节。髋骨的前下份有一大孔，称**闭孔**（图1-18、19）。

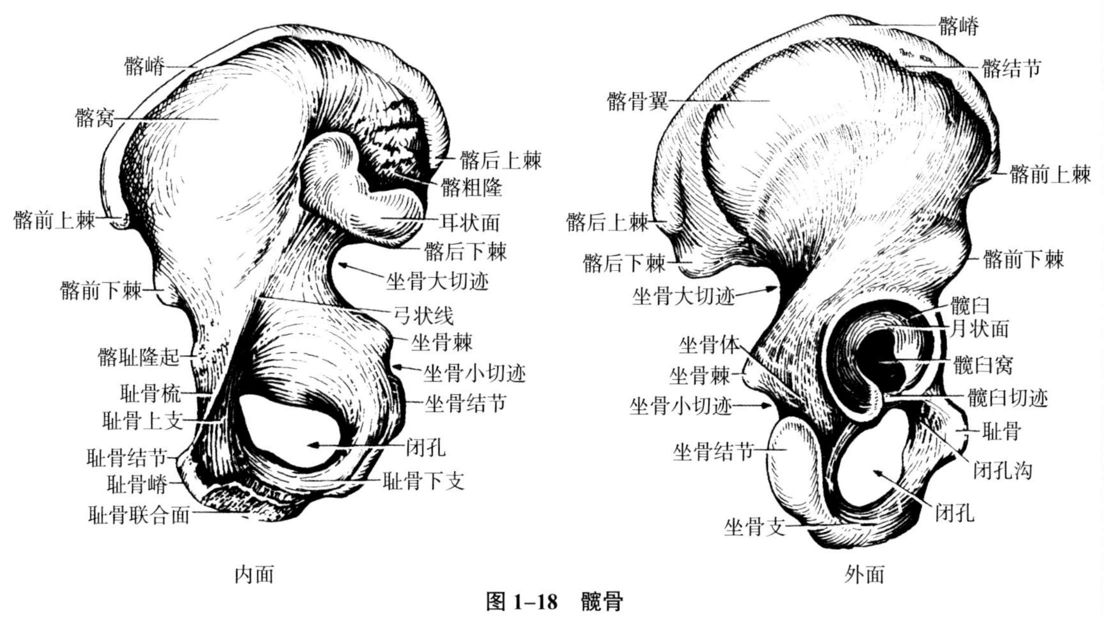

图1-18　髋骨

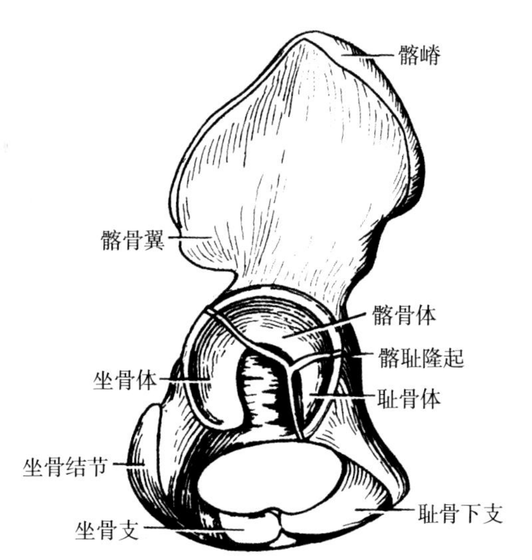

图1-19　5岁幼儿的髋骨

1. 髂骨 ilium　构成髋骨的上部，可分为肥厚的髂骨体和扁薄的髂骨翼。**髂骨体**构成髋臼的上 2/5。**髂骨翼**位于髂骨体上方，其上缘增厚，称**髂嵴**，两侧髂嵴最高点的连线约平第 4 腰椎棘突，可作为腰椎穿刺的定位标志。髂嵴的前、后端分别称**髂前上棘**和**髂后上棘**，两者的下方各有一突起，分别称**髂前下棘**和**髂后下棘**。髂前上棘后方 5 ～ 7cm 处髂嵴向外突出，形成**髂结节**。髂骨翼内面的大浅窝，称**髂窝**，髂窝的下界为弧形的骨嵴，称**弓状线**，髂窝的后方有粗糙的**耳状面**与骶骨相关节。髂前上棘、髂后上棘、髂结节均可在体表触及。

2. 坐骨 ischium　构成髋骨的后下部，分为**坐骨体**和**坐骨支**。坐骨体构成髋臼的后下 2/5，其下份转折向前移行为坐骨支。体与支会合处的后部肥厚而粗糙，称**坐骨结节**，为坐骨最低处，可在体表扪到。坐骨结节的上方有一锐棘，称**坐骨棘**，坐骨棘的上、下方分别为**坐骨大切迹**和**坐骨小切迹**。

3. 耻骨 pubis　构成髋骨的前下部，可分为**耻骨体**和耻骨上、下支。耻骨体构成髋臼的前下 1/5，与髂骨体的结合处骨面粗糙隆起，称**髂耻隆起**。体向前内侧延伸为**耻骨上支**，此支向下弯曲移行为**耻骨下支**。耻骨上支上面的锐嵴称**耻骨梳**，向后移行于弓状线，向前终于**耻骨结节**，后者是常用的骨性标志。耻骨上、下支移行部的内侧面为长圆形粗糙面，称**耻骨联合面**。

（二）自由下肢骨

自由下肢骨包括股骨、髌骨、胫骨、腓骨和足骨。除髌骨和足骨的跗骨外，其他都属于长骨。

1. 股骨 femur　位于大腿部（股部），是人体最长的骨，其长度约占身高的 1/4，分为一体和两端（图 1–20）。

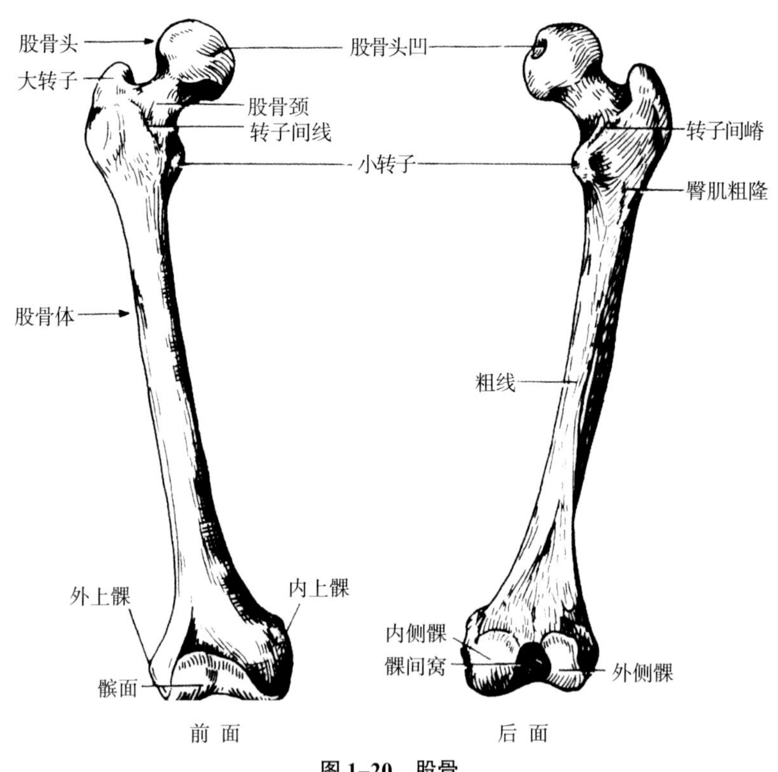

图 1–20　股骨

股骨上端有球形的**股骨头**，与髋臼相关节。股骨头关节面中央有一小凹陷，称**股骨头凹**，是股骨头韧带的附着处。股骨头下外侧的狭细部分称**股骨颈**。颈与体交界处有 2 个隆起，上外侧的方形隆起称**大转子**，下内侧的小隆起称**小转子**，均为肌腱附着处。大转子可在体表扪到，是重要的体表标志。大、小转子之间，前面有**转子间线**相连，后面有**转子间嵴**相连。颈与体之间形成约 130°的**颈干角**。

股骨体微向前凸，前面光滑，后面有纵行的骨嵴，称**粗线**，此线向上外延续为**臀肌粗隆**。

股骨下端有 2 个膨大，分别称**内侧髁**和**外侧髁**。髁的前面、下面和后面都有光滑的关节面，分别与髌骨和胫骨相关节。股骨内、外侧髁前面的关节面彼此相连，称**髌面**。股骨内、外侧髁后份之间的深窝称**髁间窝**。股骨内、外侧髁侧面最突起处分别称**内上髁**和**外上髁**，均易在体表触摸到。

2. 髌骨 patella　是全身最大的籽骨，位于股四头肌腱内，上宽下尖，前面粗糙，后面有光滑的关节面与股骨的髌面相关节。髌骨的位置浅表，易受外力直接打击而发生骨折（图 1–21）。

3. 胫骨 tibia　位于小腿内侧部，是小腿主要负重的骨，故较粗壮，可分为一体和两端。上端膨大，其上面有关节面，与股骨两髁相关节，关节面中部有向上突出的小隆起，称**髁间隆起**，此隆起将胫骨上端分为内侧的**内侧髁**和外侧的**外侧髁**。在外侧髁的后下有**一腓关节面**，与腓骨头相关节。胫骨上端与体相移行处的前面，有一粗糙隆起，称**胫骨粗隆**，是股四头肌腱的附着处。胫骨体呈三棱柱形，其**前缘**和内侧面紧贴皮下，在体表都可摸到；外侧缘为小腿骨间膜所附着，称**骨间缘**；后面上份有斜向下内侧的**比目鱼肌线**。胫骨下端的内侧部凸隆，称**内踝**；外侧面有三角形的**腓切迹**，与腓骨相连结。下端的下面和内踝的外侧面均有关节面，与距骨滑车相关节（图 1–22）。

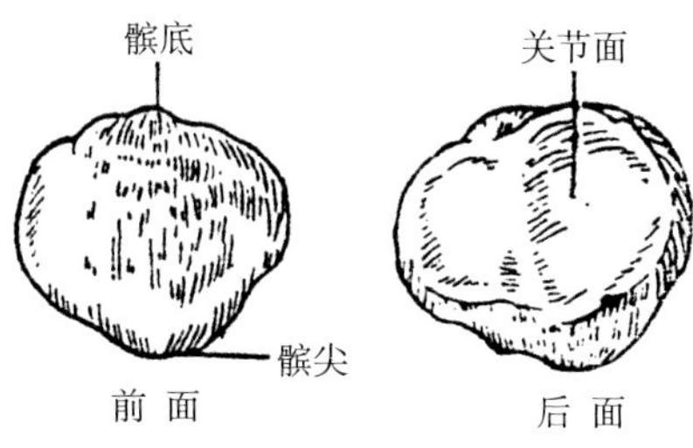

图 1–21　髌骨

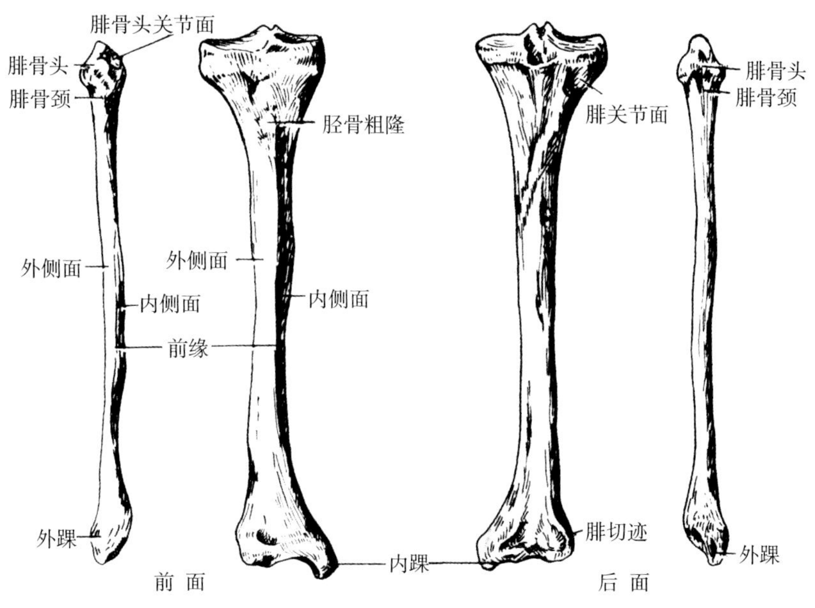

图 1–22　胫骨和腓骨

4. 腓骨 fibula　位于小腿外侧部，细长，可分为一体和两端。上端略膨大，称**腓骨头** fibular head，其内上面为关节面，与胫骨相关节。腓骨头浅居皮下，为重要的骨性标志。头下方变细，称**腓骨颈**。体的内侧缘锐利，称**骨间缘**，有小腿骨间膜附着。腓骨下端膨大为**外踝**

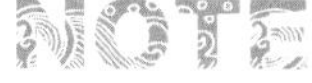

lateral malleolus，其内侧的关节面与距骨相关节（图 1–22）。

5. 足骨 bones of foot 可分为跗骨、跖骨和趾骨。跗骨属于短骨，跖骨和趾骨属于长骨（图 1–23）。

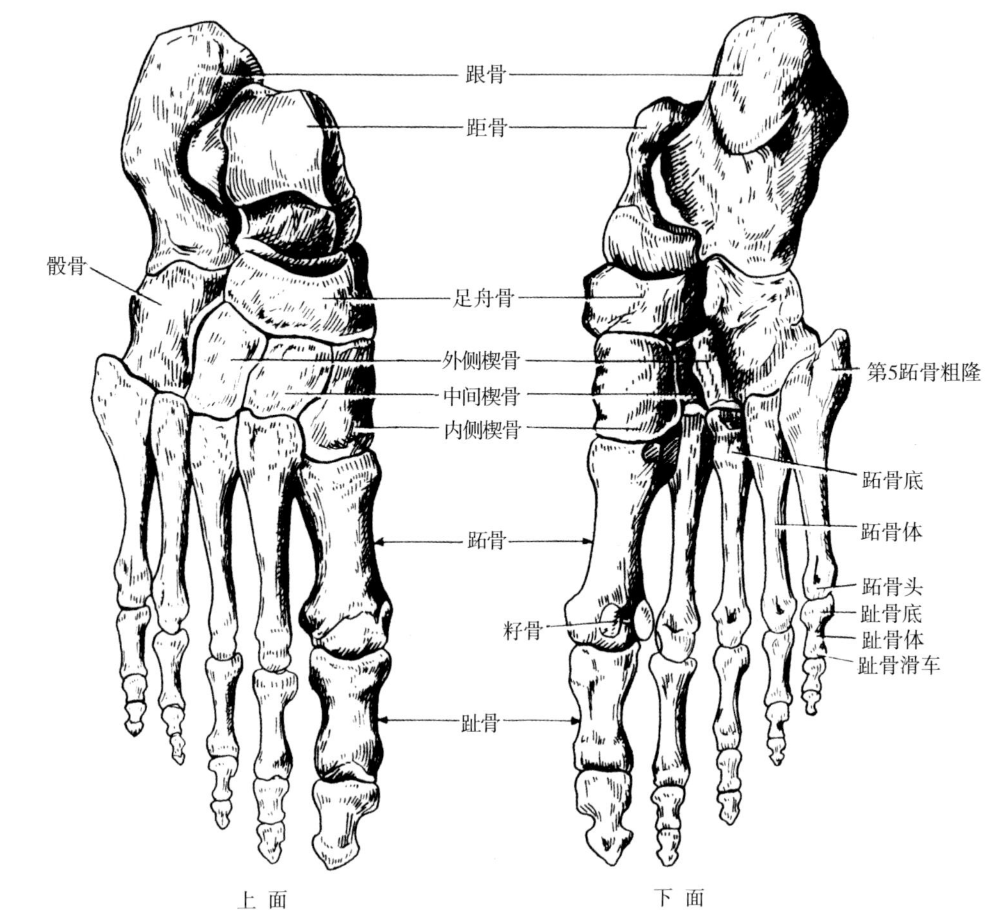

图 1–23 足骨

（1）**跗骨** tarsal bones 共 7 块，为短骨。排列为前、中、后 3 列。后列有上前方的**距骨**和下后方的**跟骨**；中列为位于距骨前方的**足舟骨**；前列由内侧至外侧，依次为**内侧楔骨**、**中间楔骨**和**外侧楔骨**，以及位于跟骨前方的**骰骨**。

距骨上面有前宽后窄的关节面，称**距骨滑车**，与胫、腓骨下端相关节。跟骨在距骨后下方，其后端隆凸，称**跟骨结节**。足舟骨内下部的隆起称为**舟骨粗隆**。跟骨结节、舟骨粗隆均易在体表触及。

（2）**跖骨** metatarsal bones 共 5 块，从内侧向外侧依次称第 1 ～ 5 跖骨，其形状和排列相当于手的掌骨，但较粗壮。跖骨近端为**底**，中间为**体**，远端为**头**。第 1 ～ 3 跖骨底与楔骨相关节，第 4、5 跖骨底与骰骨相关节。第 5 跖骨底向后突出，称**第 5 跖骨粗隆**，易在体表扪及。

（3）**趾骨** phalanges of toes 共 14 节，趾为 2 节，其余各趾均为 3 节。趾骨的排列、命名与指骨相同。

知识链接

股骨颈骨折：老年人摔倒时，常发生股骨颈骨折。骨折的部位可以位于股骨头根部（头下骨折）、股骨颈中点附近、股骨颈根部（基底骨折）。股骨颈骨折在固定时，要注意恢复正常的颈干角，否则将引起髋内翻畸形，影响髋关节的活动和正常步态。因股骨头的营养动脉与股骨颈平行进入股骨头，当股骨颈骨折时，此营养动脉极易受到损伤，有可能导致股骨头坏死及髋关节出血。

五、颅骨

颅骨 cranial bones：共 29 块，其中 6 块听小骨，因与听觉有关，故列入前庭蜗器章节内介绍。除下颌骨和舌骨外，其他各骨都借缝或软骨牢固地结合在一起，彼此间不能活动。

以眶上缘和外耳门上缘的连线为界，将颅分为脑颅和面颅两部分。**脑颅**位于颅的后上部，近卵圆形，形成颅腔，容纳并保护脑。**面颅**为颅的前下部，形成颜面的基本轮廓，并参与构成口腔、鼻腔和眶。

（一）脑颅骨

脑颅骨 bones of cerebral cranium：共 8 块，额骨、枕骨、蝶骨和筛骨各 1 块，顶骨和颞骨各 2 块，它们共同构成颅腔。颅腔的顶称颅盖，由前方的额骨、后方的枕骨和中间的顶骨构成。颅腔的底称颅底，由中间的蝶骨、后方的枕骨、两侧的颞骨、前方的额骨和筛骨构成。筛骨只有一小部分参与脑颅，其余构成面颅（图 1–24、25）。

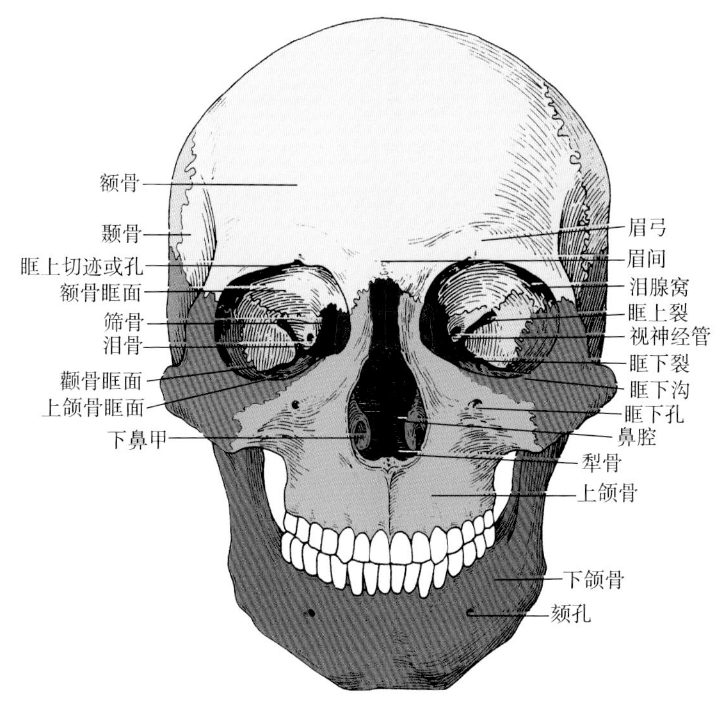

图 1–24　颅的前面观

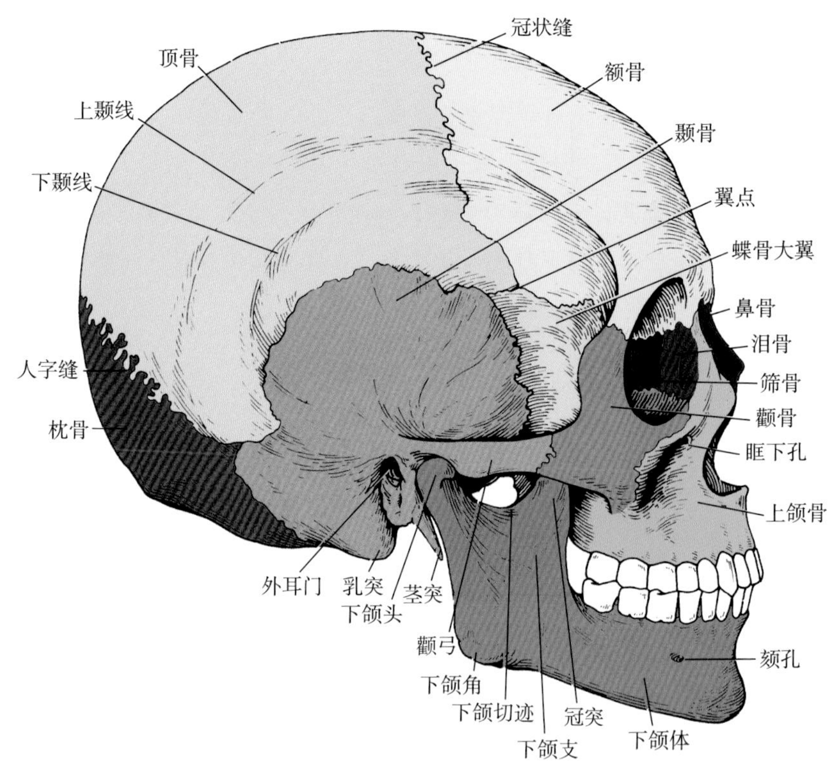

图 1–25　颅的侧面观

1. 额骨 frontal bone　1 块，位于颅的前上部，分为**额鳞**、**眶部**和**鼻部**，构成颅盖和颅底的前部。额鳞内含有空腔，称**额窦**。眶部为后伸的水平薄骨板，构成眶上壁。鼻部位于两侧眶部之间。

2. 筛骨 ethmoid bone　1 块，为骨质菲薄的含气骨，位于颅底前部，在蝶骨的前方及左右两眶之间，呈"巾"字形，分为**筛板**、**垂直板**和**筛骨迷路**三部分。筛板呈水平位，构成鼻腔的顶，其前份向上突起的骨嵴称**鸡冠**。垂直板自筛板中线下垂，构成鼻中隔的上部。筛骨迷路位于垂直板的两侧，由许多蜂窝状小房构成，称**筛窦**（**筛小房**）。迷路内侧壁有上、下两个向下卷曲的骨片，即上鼻甲和中鼻甲。

3. 蝶骨 sphenoid bone　1 块，形似蝴蝶，位于颅底中央，其中央部称**蝶骨体**，内含有空腔，称**蝶窦**。

4. 枕骨 occipital bone　1 块，位于颅的后下部，前下部有**枕骨大孔**，孔下方的两侧有椭圆形关节面称**枕髁**，与寰椎相关节。

5. 顶骨 parietal bone　成对，位于颅盖部中线的两侧，介于额骨与枕骨之间。

6. 颞骨 temporal bone　成对，位于颅的两侧，参与颅底和颅腔侧壁的构成。它参与构成颅底的部分呈三棱锥形，称**颞骨岩部**，内有前庭蜗器。

（二）面颅骨

面颅骨 bones of facial cranium：共 15 块。计有：犁骨、下颌骨和舌骨各 1 块；上颌骨、鼻骨、泪骨、颧骨、下鼻甲及腭骨各 2 块。上颌骨和下颌骨是面颅的主要部分，其他骨都较小。除舌骨游离外，其余均与上颌骨相邻接（图 1–24、25）。

1. 上颌骨 maxilla　成对，位于面颅中央。骨内有一大的含气腔，称**上颌窦**。上颌骨下缘

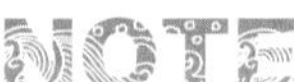

游离，有容纳上颌牙根的**牙槽**。

2. 鼻骨 nasal bone　成对，在额骨的下方，为长方形的小骨片，上宽下窄，构成外鼻的骨性基础。

3. 泪骨 lacrimal bone　成对，位于眶内侧壁的前部，为一小而薄的骨片，参与构成泪囊窝。

4. 颧骨 zygomatic bone　成对，位于上颌骨的外上方，形成面颊部的骨性隆凸，参与颧弓的构成。

5. 下鼻甲 inferior nasal concha　成对，位于鼻腔外侧壁的下部，薄而卷曲，附于上颌骨和腭骨垂直板的内侧面上。

6. 腭骨 palatine bone　成对，位于上颌骨的后方，分为水平部和垂直部，水平部参与构成骨腭的后部，垂直部构成鼻中隔外侧壁的后份。

7. 犁骨 vomer　1块，为垂直位呈斜方形的骨板，构成骨性鼻中隔的后下部。

8. 下颌骨 mandible（图 1–26）　1块，居上颌骨的下方，可分为一体和两支。**下颌体**居中央，呈马蹄铁形，其上缘有容纳下颌牙根的牙槽，体的外侧面左右各有一孔，称**颏孔**。**下颌支**为长方形骨板，由下颌体后端向上伸出，其上缘有2个突起，前突称**冠突**，后突称**髁突**，髁突上端的膨大称**下颌头**，与颞骨的下颌窝相关节。下颌头下方较细处为**下颌颈**。冠突与髁突之间的凹陷称**下颌切迹**，为“下关穴”的位置。下颌支内面中央有一**下颌孔**，由此孔通入**下颌管**，并开口于颏孔，管内有分布于下颌牙的神经和血管通过。下颌体和下颌支会合处为**下颌角**，角的外面粗糙，称咬肌粗隆，是咬肌附着处。

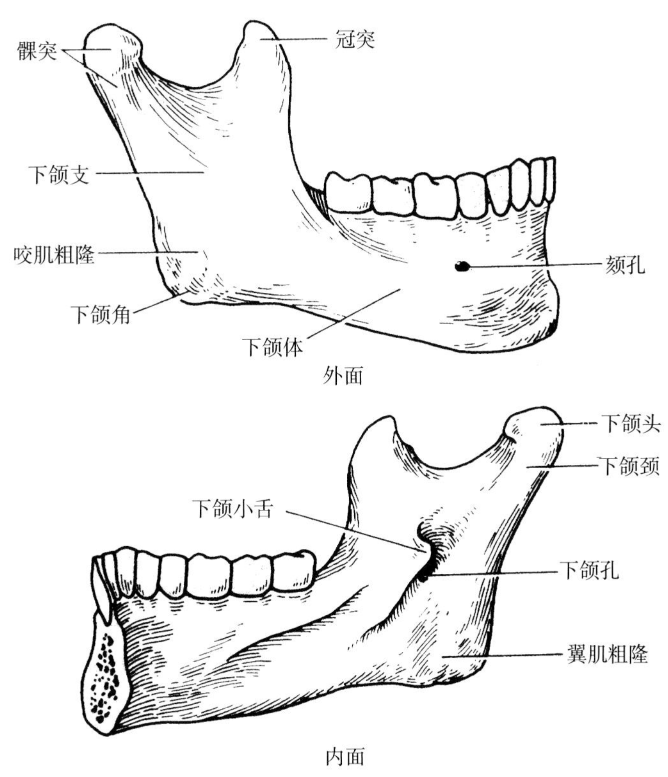

图 1–26　下颌骨

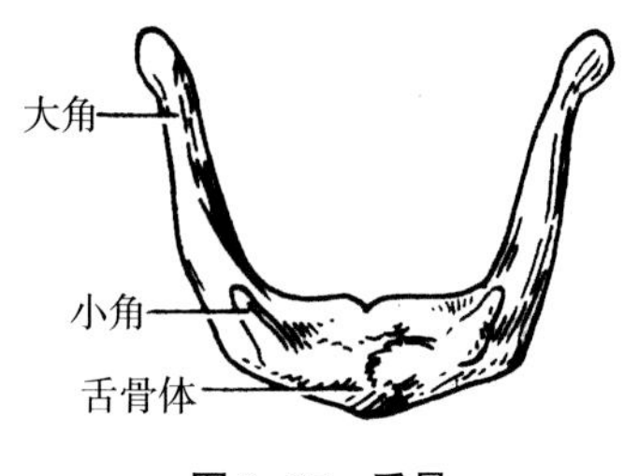

图 1–27　舌骨

9. 舌骨 hyoid bone（图 1–27）　1 块，呈马蹄铁形，位于下颌骨的下后方，与其他颅骨之间借韧带和肌相连。

（三）颅的整体观

1. 颅盖 calvaria　呈卵圆形，前宽后窄。各骨之间有缝相连，额骨与顶骨之间有**冠状缝** coronal suture，左、右顶骨之间有**矢状缝** sagittal suture，顶骨与枕骨之间有**人字缝** lambdoid suture。在眶上缘上方有弓形隆起，称**眉弓**。

2. 颅底 base of skull　可分为内面和外面。

（1）*颅底内面观*（图 1–28）　由前向后呈阶梯状排列着 3 个窝，分别称**颅前窝**、颅中窝和颅后窝。各窝内有许多孔、裂和管，它们大多通于颅底外面。

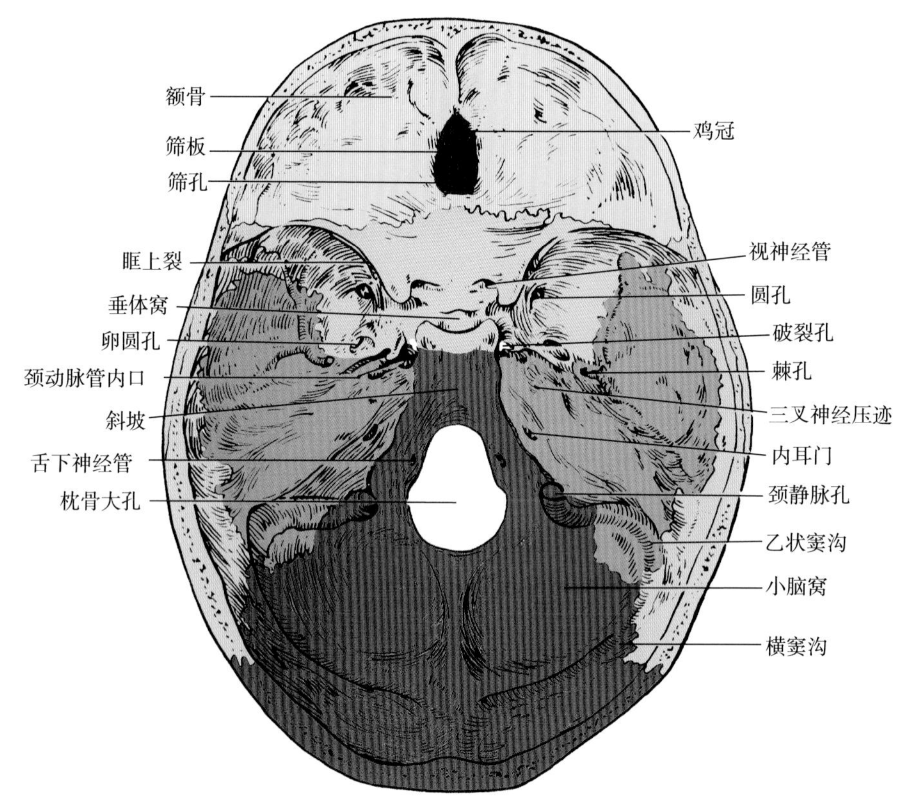

图 1–28　颅底内面

颅前窝 anterior cranial fossa：位置最高，由额骨眶部、筛骨和蝶骨构成。中央低凹部分是筛骨的**筛板**，板上有许多**筛孔**，有嗅神经通过。筛板正中向上突起形成鸡冠，是大脑镰前端的附着处。颅前窝骨质较薄，其下方与鼻腔和眶相邻。

颅中窝 middle cranial fossa：较颅前窝低，由蝶骨和颞骨等构成。中间是蝶骨体，体上面形如马鞍，称**蝶鞍**，其中央的凹陷为**垂体窝**。窝前方两侧有**视神经管**，管的外侧有**眶上裂**，它们都通入眶。蝶鞍的两侧，有**破裂孔**，该孔的后外侧壁上有**颈动脉管内口**。该孔的外侧，从前内向后外依次有**圆孔**、**卵圆孔**和**棘孔**。自棘孔起有脑膜中动脉沟行向外上方，很快分为前支和后支。在颞骨岩部的尖端、破裂孔的后方有一浅窝，称**三叉神经压迹**。

颅后窝 posterior cranial fossa：最深，由枕骨和颞骨岩部后面构成。中央最低处有**枕骨大孔**，孔前方的倾斜面称**斜坡**，承托脑干。枕骨大孔的前外侧缘有**舌下神经管内口**，孔的后上方有“十”字形隆起，称**枕内隆凸**，隆凸的两侧为**横窦沟**，此沟转向前下移行为**乙状窦沟**，再转向下内终于**颈静脉孔**。颞骨岩部后面中央有一卵圆形开口，称**内耳门**，向前外续于**内耳道**。

（2）*颅底外面观*（图 1–29）凹凸不平，孔裂较多。由前向后主要可见以下结构：由两侧牙槽突结合形成的**牙槽弓**和由上颌骨与腭骨水平部构成的**骨腭**。骨腭以上，有被犁骨分隔的一对**鼻后孔**。鼻后孔后外侧，有**卵圆孔**和**棘孔**，二者的内侧是**破裂孔**。鼻后孔的后方为**枕骨大孔**，孔两侧有椭圆形隆起的关节面，称**枕髁**，与寰椎相关节。枕髁外上方有**舌下神经管外口**，其外侧由前向后依次为**颈静脉孔**和**颈动脉管外口**，后者的后方为细长的**茎突**和圆隆的**乳突**，茎突和乳突之间有**茎乳孔**。茎乳孔前方大而深的凹陷为**下颌窝**，与下颌头相关节。下颌窝前方的横行隆起，称**关节结节**。枕骨大孔的后上方有**枕外隆凸**，后者下方为“风府穴”的位置。

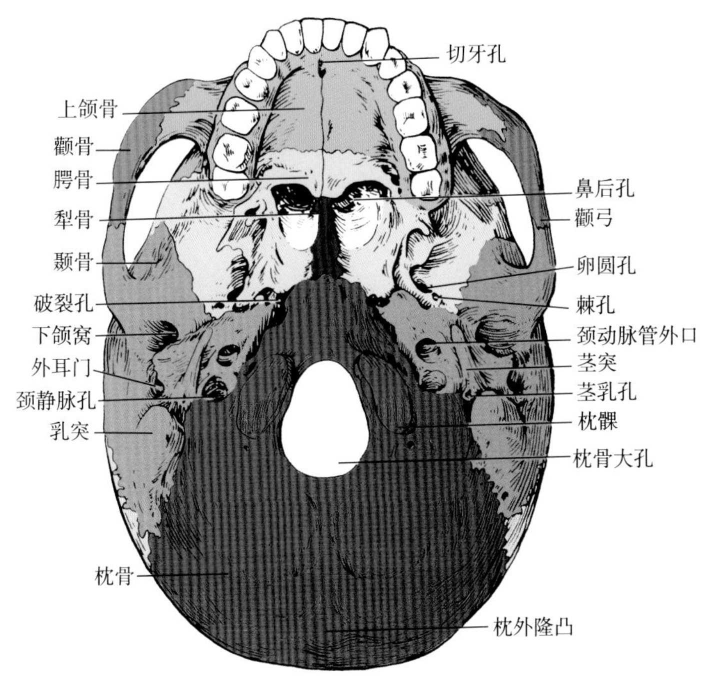

图 1–29　颅底外面

上述颅底的孔、管都有血管或神经通过，颅底骨折时往往沿这些孔道断裂，引起严重的血管、神经损伤。

3. 颅的前面观　由大部分面颅和部分脑颅构成，并共同围成眶、骨性鼻腔。

（1）**眶** orbit　容纳眼球和眼副器，呈四面锥体形，尖向后内方，经**视神经管**通入颅腔。底向前外，它的上、下缘分别称**眶上缘**和**眶下缘**。眶上缘的中、内 1/3 交界处有**眶上切迹**（或**眶上孔**）。眶下缘中点的下方有**眶下孔**。眶的上壁薄而光滑，是颅前窝的底。眶的下壁是上颌窦的顶，此处骨面上有沟，称**眶下沟**，向前移行为**眶下管**，通眶下孔。眶的内侧壁很薄，主要由

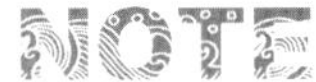

泪骨和筛骨眶板构成，邻接筛窦，该壁近前缘处有**泪囊窝**，向下延伸为**鼻泪管**，通鼻腔。眶外侧壁后半的上、下部各有**眶上裂**和**眶下裂**。

（2）**骨性鼻腔** bony nasal cavity（图 1–30、31） 位于面颅的中央，上方以筛板与颅腔相隔，下方以骨腭与口腔分界，两侧邻接筛窦、眶和上颌窦。骨性鼻腔被骨性鼻中隔分为左右两半，其前方的开口称**梨状孔**。骨性鼻中隔由筛骨垂直板和犁骨构成。

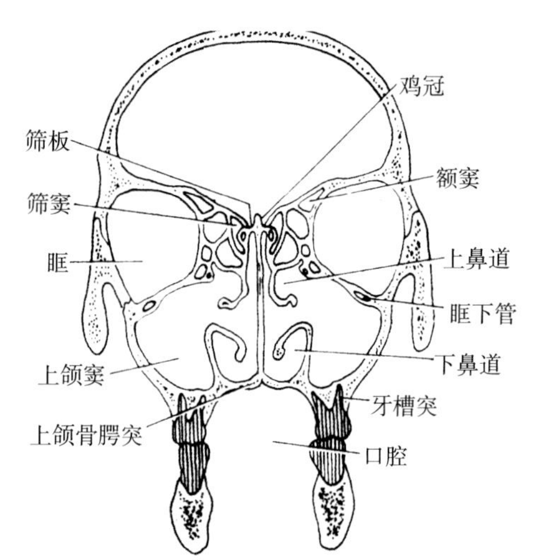

图 1–30　颅的冠状切面

鼻腔外侧壁有 3 个卷曲的骨片，由上至下依次为**上鼻甲**、**中鼻甲**和**下鼻甲**（图 1–31）。下鼻甲为独立骨块，上、中鼻甲都属于筛骨的一部分。各鼻甲下方的空隙，分别称为**上鼻道**、**中鼻道**和**下鼻道**，上鼻甲后上方与蝶骨之间的小空隙称**蝶筛隐窝**。

（3）**鼻旁窦** paranasal sinuses（图 1–30、31） 鼻腔周围的颅骨，有些含气的空腔与鼻腔相通，称鼻旁窦，共 4 对，包括额窦、上颌窦、筛窦和蝶窦，它们皆与鼻腔相通。

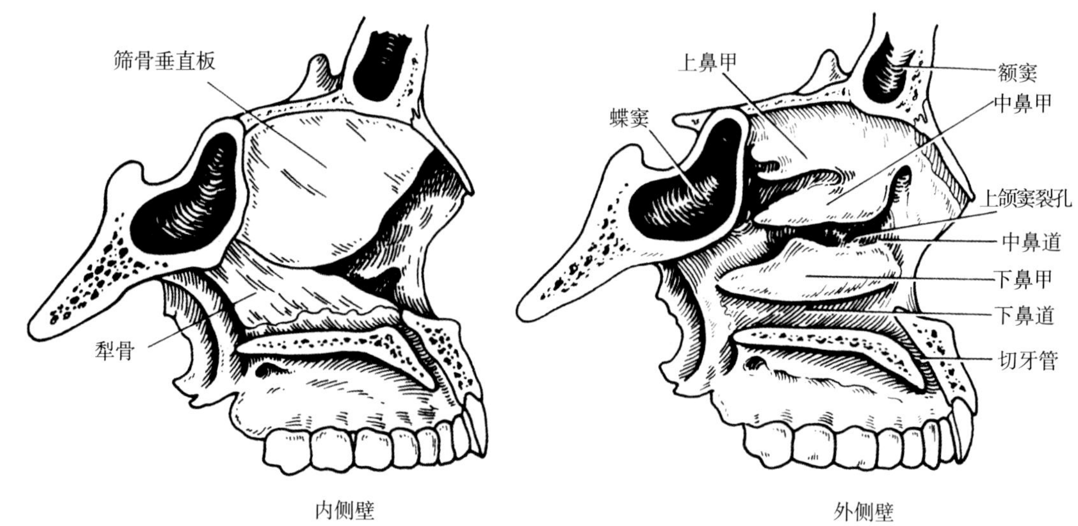

图 1–31　鼻腔

额窦：位于眉弓深面，左右各一，其窦口向下开口于中鼻道。

上颌窦：最大，位于鼻腔两侧的上颌骨体内，顶为眶下壁，底为上颌骨牙槽突，开口于中鼻道。由于窦口高于窦底部，故在直立位时不易引流。

筛窦：位于筛骨内，由筛骨迷路内许多蜂窝状小房组成，按其所在部位可分为前、中、后三群**筛小房**。前、中筛小房开口于中鼻道，后筛小房开口于上鼻道。

蝶窦：位于蝶骨体内，开口于上鼻甲后上方的蝶筛隐窝。

4. 颅的侧面观（图 1–25） 在乳突的前方有**外耳门**，向内入**外耳道**。外耳门前方，有一由颞骨和颧骨共同形成的弓状骨梁，称**颧弓**，可在体表摸到。颧弓以上的凹陷，称**颞窝**，容纳颞肌。在颞窝区内，额、顶、颞、蝶四骨的会合处，骨质比较薄弱，常构成一“H”形缝，称**翼点** pterion，其内面有脑膜中动脉前支经过，若此处骨折，容易损伤该动脉。

（四）新生儿颅的特征

新生儿颅与身长的比例相对较大，约占 1/4，而成年人颅占身长的 1/7。新生儿颅没有发育完全，其颅顶各骨之间留有间隙，由结缔组织膜所封闭，称**颅囟**。最大的囟在矢状缝与冠状缝相交处，呈菱形，称**前囟**（额囟），在 1 岁半左右前囟逐渐骨化闭合。在矢状缝和人字缝相交处，有三角形的**后囟**（枕囟），在生后 3 个月左右即闭合。前囟在临床上常作为婴儿发育和颅内压变化的检查部位之一（图 1–32）。

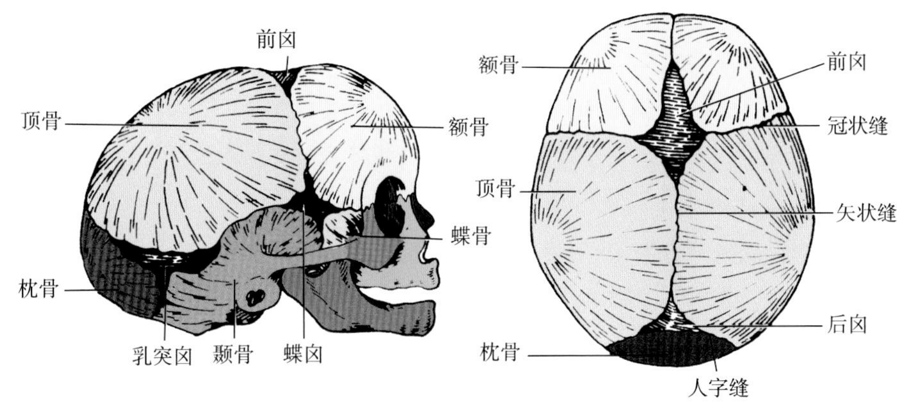

图 1–32　新生儿颅（示囟）

知识链接

颅底骨折：颅骨受到猛烈打击时，暴力可从受打击部位传至颅底，因颅底较脆弱，易发生骨折。颅前窝的骨折，可伤及额窦、筛窦、额骨眶板、筛板等结构，引起鼻腔及口腔出血、脑脊液经鼻溢出、眼结膜下出血、嗅觉障碍等临床表现。颅中窝的骨折，可因伤及蝶窦、外耳道等结构，引起口腔出血、耳溢出血或脑脊液等表现。

复习思考题

1. 椎孔与椎间孔有何不同？
2. 胸骨位于何处？它分哪三部分？什么叫胸骨角？
3. 颈椎、胸椎、腰椎如何鉴别？
4. 上肢部、下肢部、颅部有哪些临床常用的骨性体表标志？请在活体指认这些体表标志。
5. 鼻腔周围有哪些鼻旁窦？其开口位置分别位于何处？

第二节 骨连结

学习目标

1. 骨连结的分类。

2. 关节的基本构造、辅助结构及运动形式。

3. 椎骨的连接，脊柱整体观及运动。

4. 胸廓的组成、形态和特点。

5. 肩关节、肘关节、桡腕关节的组成、结构特点和运动形式。

6. 桡尺远侧关节、胸锁关节和肩锁关节的构成和运动形式，手关节的名称和组成。

7. 髋关节、膝关节、踝关节的组成、结构特点和运动形式。

8. 髋骨与骶骨及髋骨与髋骨之间的连结，骨盆的组成、分部和性差。

9. 小腿骨间的连结，足关节的名称和组成，足弓的组成及意义。

10. 颞下颌关节的组成、结构特点和运动形式。

一、总论

骨与骨之间借纤维结缔组织、软骨或骨组织相连，形成**骨连结**。按照人体各部骨连结的不同方式，可分为**直接连结**和**间接连结**两种。直接连结多位于颅骨及躯干骨之间；间接连结多见于四肢骨之间，以适应人体的活动（图 1–33）。

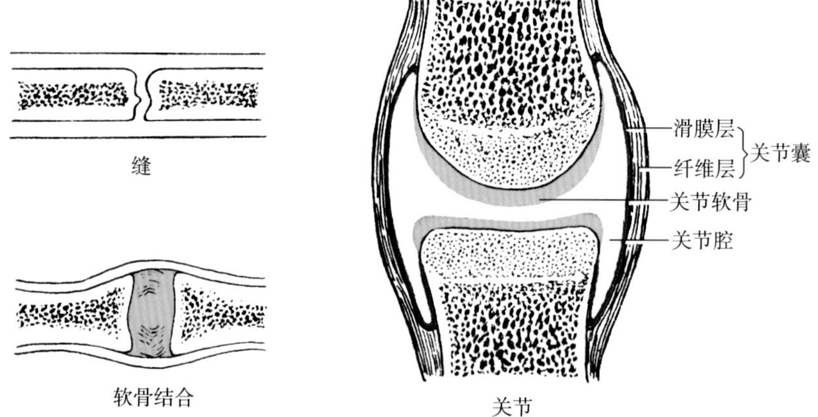

图 1–33 骨连结的分类和构造

（一）直接连结

两骨间借纤维结缔组织或软骨相连，其间无间隙，不能活动或仅有少许活动。根据骨间连结组织的不同，直接连结又可分为**纤维连结**、**软骨连结**和**骨性结合**三种。

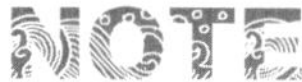

1. 纤维连结 fibrous joint　两骨之间借助纤维结缔组织相连。如颅骨的缝连结、椎骨棘突间的韧带连结和前臂骨间膜等。

2. 软骨连结 cartilaginous joint　两骨之间借助软骨相连。软骨具有弹性和韧性，有缓冲震荡的作用，如椎体间的椎间盘和耻骨间的耻骨联合。

3. 骨性结合 synostosis　纤维连结和软骨连结如发生骨化，则成为骨性结合，如各骶椎之间的骨性融合，坐骨、耻骨和髂骨之间的骨性结合。

（二）间接连结

间接连结又称**关节** joint，其特点是骨与骨之间借膜性囊互相连结，其间有腔隙及滑液，有较大的活动性。关节的结构可分为主要结构和辅助结构两部分。

1. 关节的主要结构　包括关节面、关节囊和关节腔（图 1–33）。

（1）**关节面** articular surface　是两骨互相接触的光滑面，通常一骨形成凸面，称**关节头**；另一骨形成凹面，称关节窝。关节面覆盖一层关节软骨，多数为透明软骨，关节软骨很光滑，可减少运动时的摩擦，同时软骨富有弹性，可以减缓运动时的冲击。

（2）**关节囊** articular capsule　是由纤维结缔组织构成的囊，附着于关节面周缘及附近的骨面上，封闭关节腔，在结构上可分为内、外两层。

1）纤维膜（纤维层）：为外层，厚而坚韧，由致密结缔组织构成，附着于关节面周围的骨面上，并与骨膜相连续。

2）滑膜（滑膜层）：居内层，薄而光滑，由疏松结缔组织构成，紧贴纤维层的内面，并附着于关节软骨的周缘。滑膜含有丰富的血管网，能产生滑液，滑润关节软骨面，以减少关节运动时关节软骨间的摩擦，并营养关节软骨。有些关节的滑膜面积大于纤维膜，可形成皱襞，突入关节腔，形成**滑膜襞**；有时滑膜也可经纤维膜的薄弱处呈囊状向外突出，形成**滑膜囊**，滑膜囊多位于肌腱与骨面之间，可减少肌活动时与骨面之间的摩擦。

（3）**关节腔** articular cavity　为关节囊滑膜层与关节软骨之间所围成的密闭腔隙，内含有少量滑液。关节腔内呈负压，对维持关节的稳固有一定作用。

2. 关节的辅助结构　某些关节为适应其功能形成了特殊的辅助结构，这些辅助结构对于增加关节的灵活性或稳定性有重要作用。关节的辅助结构包括韧带、关节盘、关节半月板和关节唇。

（1）**韧带** ligament　呈束状或膜状，由致密纤维结缔组织构成，位于关节周围或关节囊内，分别称**囊外韧带或囊内韧**带，有增加关节的稳固性和限制关节运动的作用。

（2）**关节盘** articular disc 和**关节半月板** articular meniscus　两者均属于关节内软骨，由纤维软骨构成。关节盘和关节半月板可使两骨关节面更为适合，增加关节的运动范围，并有缓和与减少外力冲击和震荡的作用。

（3）**关节唇** articular labrum　为附着于关节窝周缘的纤维软骨环，有加深关节窝并扩大关节面的作用，使关节更加稳固，如盂唇和髋臼唇等。

3. 关节的运动　关节的运动形式和运动范围取决于关节面的形态、关节轴的数量和位置，其运动的形式基本上可依照关节的三种轴而分为三组拮抗性的动作。

（1）*屈和伸*　是关节绕冠状轴进行的运动。运动时组成关节的两骨互相靠拢，向前的角度减小称**屈**；相反，角度加大的称**伸**。但在膝关节向后的角度减小为屈，加大为伸。在足部则将

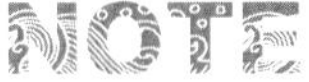

踝关节的伸，即足背向小腿前面靠拢，其间的角度减小，称为**背屈**，将与其相反的动作屈称为**跖屈**。

（2）内收和外展　是关节绕矢状轴进行的运动。运动时骨向躯干或正中矢状面靠拢者，称内收（或收）；反之，离开躯干或正中矢状面者称外展（或展）。手指的运动以中指中轴为准；足趾则以第 2 趾中轴为准。

（3）旋内和旋外　是关节绕垂直轴进行的运动。骨的前面转向内侧的称**旋内**；反之，转向外侧的称**旋外**。在前臂，桡骨是围绕通过桡骨头和尺骨头的轴线旋转的，其旋内即将手掌向内侧转、手背转向前方，使桡骨、尺骨交叉的运动，又称**旋前**；其旋外即将手掌恢复到向前、手背转向后方，使桡骨、尺骨并列的运动，又称**旋后**。

凡二轴或三轴关节可做**环转运动**，即关节头原位转动，骨的远端可做圆周运动，运动时全骨描绘成一圆锥形的轨迹。环转运动实际上是屈、展、伸、收依次结合的连续运动。

二、躯干骨连结

（一）脊柱

脊柱 vertebral column：由 24 块分离椎骨、1 块骶骨和 1 块尾骨，借椎间盘、韧带和关节紧密连结而成。位于躯干背面正中，形成躯干的中轴，上承颅骨，下连髋骨，中附肋骨，参与构成胸腔、腹腔和盆腔的后壁。脊柱中央有椎管，容纳脊髓及其被膜和脊神经根。

1. 椎骨间的连结

（1）**椎间盘** intervertebral disc（图 1–34）是连结相邻两个椎体之间的纤维软骨盘，由内、外两部分构成。其外部为**纤维环**，由多层呈环形排列的纤维软骨环组成，前宽后窄，围绕在**髓核**的周围，可防止髓核向外突出，纤维环坚韧而有弹性。内部为**髓核**，是一种富有弹性的胶状物质，位于椎间盘的中部稍偏后方，有缓和冲击的作用。它被限制在纤维环之内，施加压力则有向外膨出之趋势。

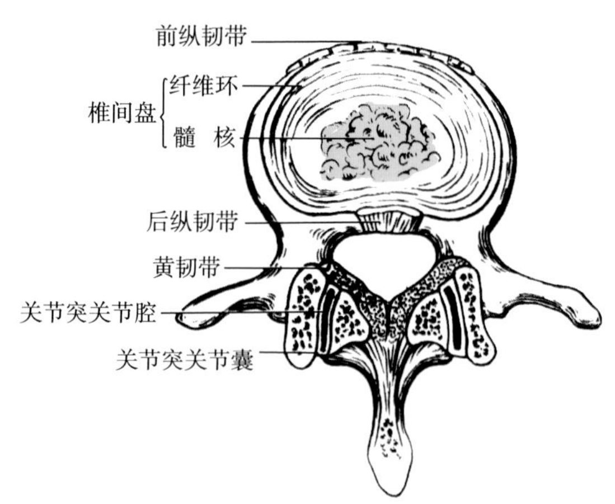

图 1–34　椎间盘和关节突关节

成人的椎间盘除第 1、2 颈椎之间缺如外，共有 23 个椎间盘，最上一个在第 2、3 颈椎体之间，最末一个在第 5 腰椎体与骶骨底之间。椎间盘除连结椎体外，还可承受压力，吸收震荡，减缓冲击以保护脑。此外，它还有利于脊柱向各方运动。在脊柱运动时，椎间盘可相应地改变形状。当脊柱向前弯曲时，椎间盘的前份被挤压变薄，后份增厚，伸直时又恢复原

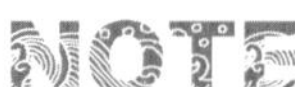

状。椎间盘后部较薄弱，但椎体正后方有后纵韧带加固，而椎间盘的后外侧部无韧带加固，较薄弱。

知识链接

椎间盘突出症：成年人由于椎间盘的退行性改变，在过度劳损、体位骤变、猛力动作或暴力撞击下，使纤维环破裂时，髓核多向后外侧突出，突入椎管或椎间孔，常压迫相邻的脊髓或脊神经根，形成椎间盘突出症。由于腰椎的活动度较大，故此病多发生于腰部，以腰$_4$～腰$_5$、腰$_5$～骶$_1$椎间盘发病率最高。随着年龄的增长，成人椎间盘的纤维环和髓核含水量逐渐减少，髓核张力下降，失去弹性，易发生退行性变。而积累伤力是椎间盘突出的主要诱因。反复弯腰、扭转动作最易引起椎间盘破坏，因此，椎间盘突出与某些职业、工作有密切关系。常见于20~50岁者。患者多有弯腰劳动或长期坐位工作史，主要表现为腰腿痛。

（2）韧带（图1–35、36）

1）前纵韧带 anterior longitudinal ligament：为全身最长的韧带，很坚韧，位于椎体的前面，上起枕骨大孔前缘，下达第1或第2骶椎体。前纵韧带有防止脊柱过分后伸和椎间盘向前脱出的作用。

2）后纵韧带 posterior longitudinal ligament：位于各椎体的后面（椎管前壁），较前纵韧带狭窄，起自枢椎，终于骶管前壁。后纵韧带有限制脊柱过分前屈和防止椎间盘向后脱出的作用。

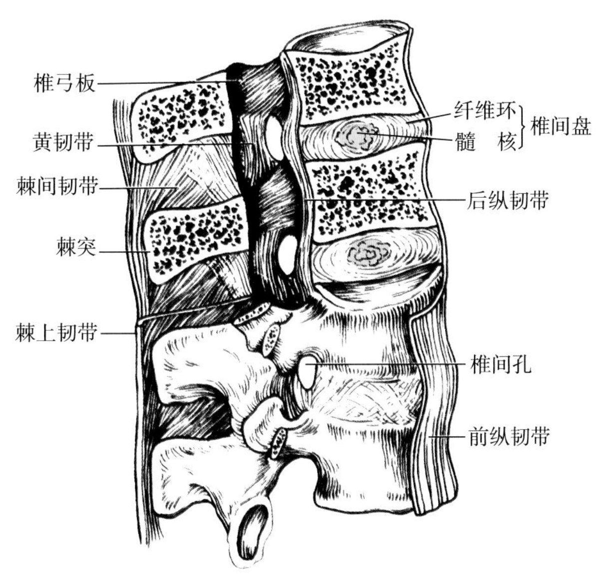

图1–35　脊柱的韧带

3）黄韧带 ligamenta flava：是连结相邻椎弓的韧带，由黄色弹力纤维构成，坚韧而富有弹性。黄韧带协助围成椎管，并有限制脊柱过分前屈的作用。

4）棘上韧带 supraspinal ligament：是连结胸、腰、骶椎各棘突尖的纵行韧带，有限制脊柱过分前屈的作用。

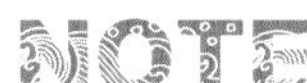

5）棘间韧带 interspinal ligament：连结于各棘突之间，后续棘上韧带或项韧带。

6）项韧带 ligamentum nuchae（图 1–36）：为在项中线呈矢状位的板状韧带，由弹力纤维构成。向上附着于枕外隆凸，向下附着于第 7 颈椎棘突并续于棘上韧带，其后缘游离，前缘附着于棘突。

7）横突间韧带 intertransverse ligament：位于相邻的横突之间的韧带。

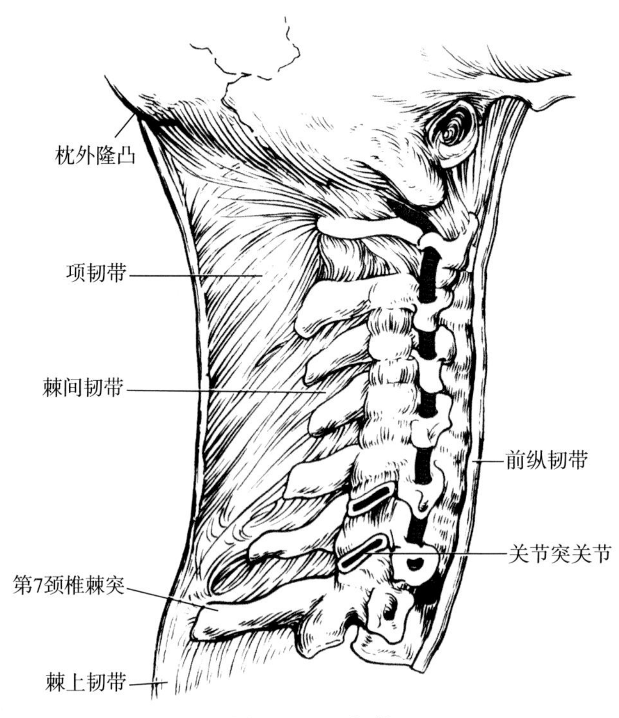

图 1–36　项韧带

（3）关节

1）关节突关节（图 1–34）：由相邻椎骨的上、下关节突构成，可做微量运动。

2）腰骶关节：由第 5 腰椎的下关节突与骶骨上关节突构成。

3）寰枕关节：由枕骨的枕髁和寰椎上关节凹构成，可使头做俯仰和侧屈运动。

4）寰枢关节：包括左、右寰枢外侧关节和寰枢正中关节，可使头做俯仰、侧屈和旋转运动。

5）钩椎关节：又称 Luschka 关节，在下 6 个颈椎体之间，共 5 对，由椎体上面两侧缘的钩状突与上位椎体下面两侧缘的凹陷构成。此关节增生可引起椎间孔狭窄，压迫脊神经，导致颈椎病。

2. 脊柱的整体观（图 1–37） 成年男性脊柱长约 70cm，女性及老年人的脊柱略短。脊柱的长度因姿势不同而略有差异。如长期卧床与长期站立者相比，一般可相差 2 ～ 3cm，这是由于站立时椎间盘受到重力作用压缩所致。

从侧面观察脊柱，有 4 个生理弯曲，即**颈曲**、**胸曲**、**腰曲**及**骶曲**。颈曲和腰曲凸向前，而胸曲和骶曲凸向后。脊柱的弯曲使脊柱更具有弹性，可减轻震荡并与维持人体的重心有关，且扩大了胸腔和盆腔的容积，以容纳众多的脏器。脊柱侧面，相邻上、下两椎弓根之间，有脊神经和血管通过椎间孔，两侧有 23 对椎间孔。

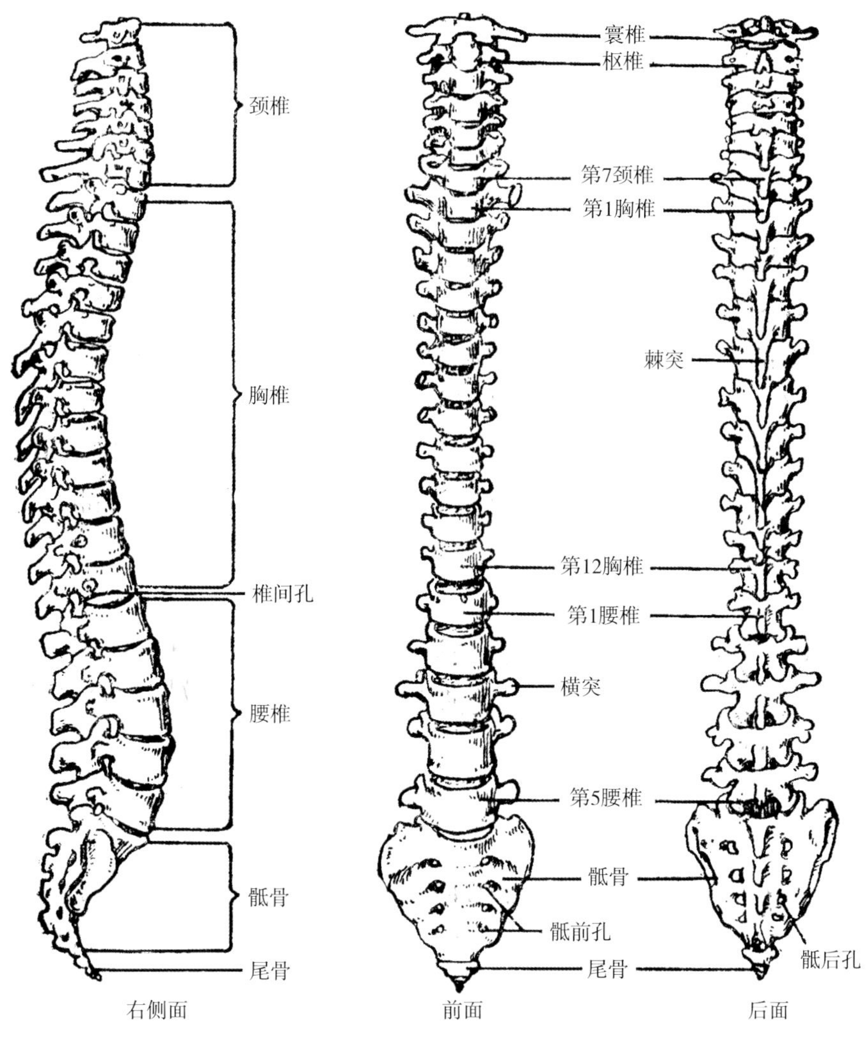

图 1–37　脊柱

3. 脊柱的功能　脊柱除有支持体重、保护脊髓的作用外，还有运动的功能。在相邻 2 个椎骨之间的活动很小，但就整个脊柱而言，运动幅度很大，而且能做各种方向的运动。脊柱的运动可分为 4 种：①冠状轴上的前屈和后伸运动。②矢状轴上的侧屈运动。③垂直轴上的旋转运动。在矢状轴和冠状轴运动的基础上，也可做环转运动。④跳跃时，由于脊柱曲度的增减变化而产生弹拨运动。脊柱颈、腰部的运动较为灵活，但损伤也多见于此两部。

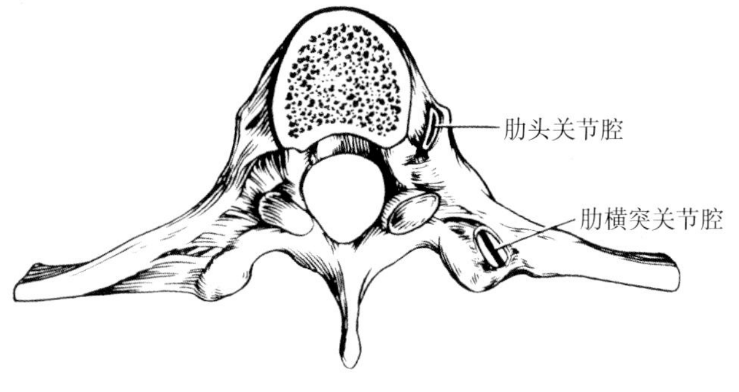

图 1–38　肋头关节和肋横突关节

（二）胸廓

1. 胸廓的组成　胸廓由 12 块胸椎、1 块胸骨和 12 对肋借椎间盘、韧带和关节连结而成。肋头的关节面与相应胸椎的椎体肋凹构成肋头关节，肋结节的关节面与相应胸椎的横突肋凹构成肋横突关节（图 1–38）。12 对肋的前端均有肋软骨。第 1 肋软骨与胸骨柄直接连结；第 2 ～ 7 对肋软骨与胸骨侧缘相应的肋切迹构成胸肋关节；第 8 ～ 10 对肋软骨不直接连于胸骨，而是依次连于上一个肋软骨，形成一对**肋弓**。第 11、12 对肋软骨前端游离于腹壁肌中，又称**浮肋**（图 1-39、40）。

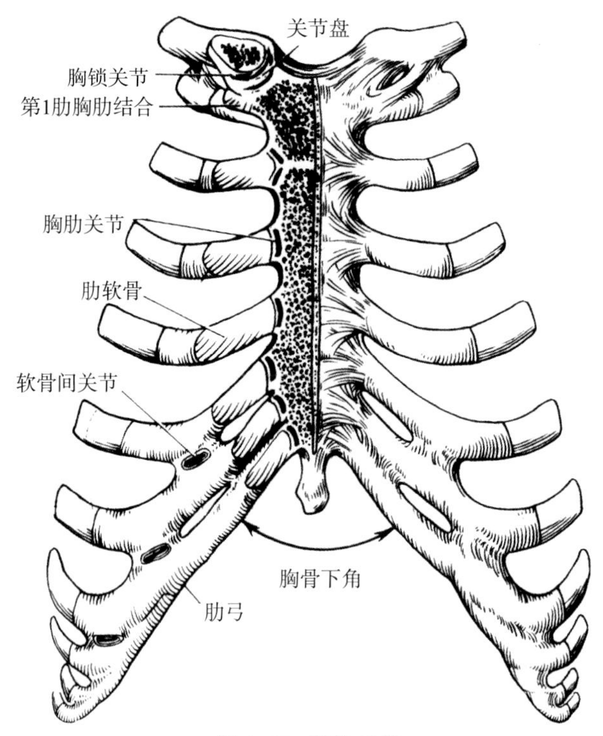

图 1-39　胸肋关节

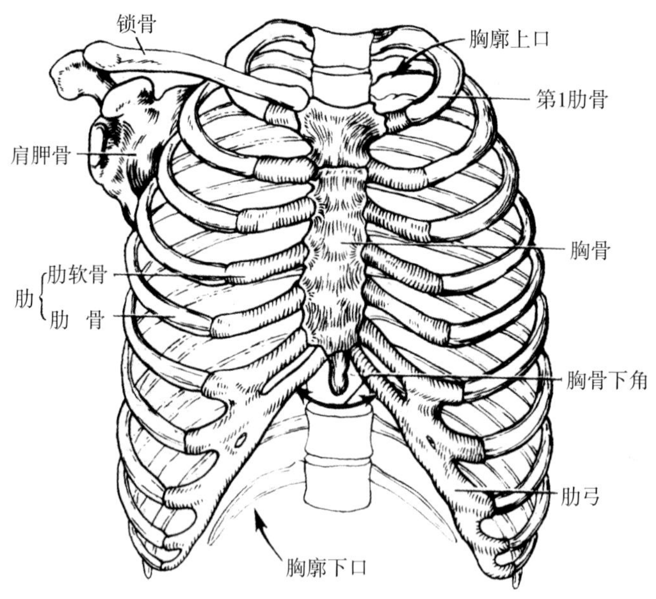

图 1-40　胸廓

2. 胸廓的形态　成人胸廓近似圆锥形，其横径长，前后径短，上部狭窄，下部宽阔。胸廓有上、下两口（图 1-40）。**胸廓上口**由第 1 胸椎、第 1 对肋及胸骨柄上缘所围成，是食管、气管、大血管和神经等出入胸腔的通道；**胸廓下口**宽阔而不整齐，由第 12 胸椎和第 11、12 对肋及两肋弓还有剑突共同围成，被膈封闭。相邻各肋之间的间隙，称**肋间隙**，均由肌和韧带封闭。左右肋弓在正中线形成向下开放的胸骨下角。一侧肋弓与剑突之间的锐角称**剑肋角**。胸廓的内腔称**胸腔**，容纳心及其大血管、肺、气管、食管和神经等。

3. 胸廓的功能　保护和支持胸廓内的重要脏器，通过胸廓的运动，完成胸式呼吸运动。在肌的作用下，使肋的后端沿着贯穿肋结节与肋头的轴旋转，前端连带胸骨一起做上升和下降运动，使胸廓扩大和缩小，协助吸气和呼气。

知识链接

胸廓的形态变化：胸廓的形状和大小与年龄、性别、健康状况和从事的职业等因素有关。新生儿的胸廓横径较小，呈桶状。随着年龄的增长及呼吸运动的增强，肋逐渐下降，横径逐渐增大。13~15 岁时，胸廓外形与成人的相似。女性胸廓短而圆，胸骨较短，上口倾斜，胸廓容积较男性的小。老年人因弹性减小，运动减弱，胸廓下塌，有变长变扁的倾向。儿童患佝偻病时，由于缺少钙盐，骨组织疏松，易变形，胸廓前后径增大，胸骨突出，形成“鸡胸”。患哮喘病、肺气肿的人，因长期咳喘，胸廓各径增大而呈“桶状胸”。

三、上肢骨的连结

上肢骨的连结可分为上肢带骨的连结和自由上肢骨的连结。

（一）上肢带骨的连结

上肢带骨的连结包括胸锁关节和肩锁关节等。

1. 胸锁关节 sternoclavicular joint（图 1–41）

是上肢与躯干连结的唯一关节，由锁骨内侧端与胸骨柄相应的锁切迹及第 1 肋软骨的上面共同构成。关节囊坚韧，周围有韧带加强。关节内有由纤维软骨构成的关节盘，将关节腔分隔为内下和外上两部分。该关节可在垂直轴上做前、后运动，在矢状轴上做上、下运动，在冠状轴上做旋转运动，还可做环转运动。胸锁关节的活动度虽小，但以此为支点扩大了上肢的活动范围。

2. 肩锁关节 acromioclavicular joint（图 1–42） 是由肩胛骨肩峰的关节面与锁骨肩峰端的关节面构成的微动关节。

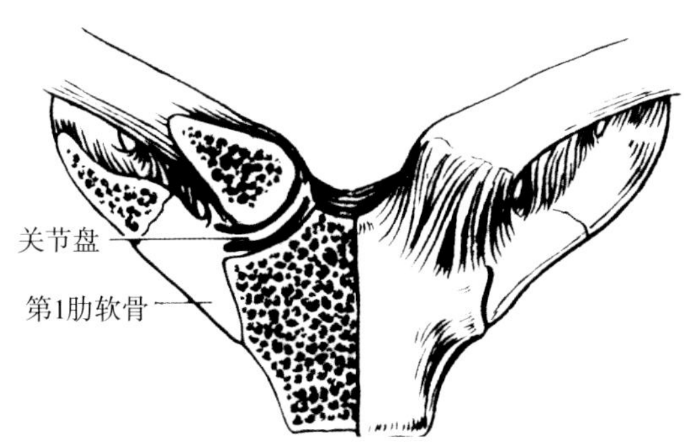

图 1–41　胸锁关节

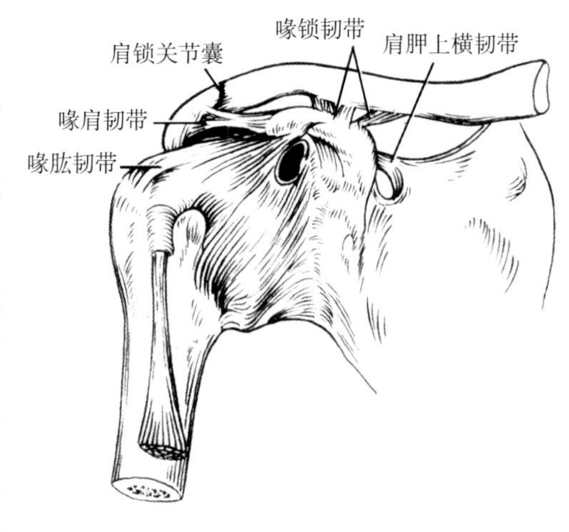

图 1-42 肩锁关节

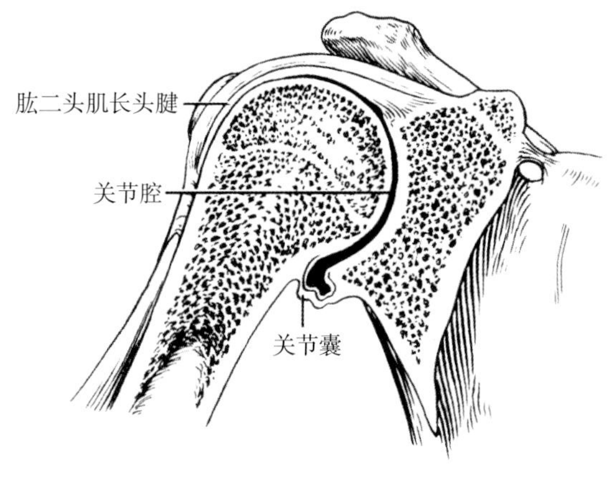

图 1-43 肩关节

（二）自由上肢连结

1. 肩关节 shoulder joint（图 1-43）

（1）组成 由肱骨头与肩胛骨的关节盂构成。

（2）特点 ①肱骨头大，关节盂浅而小。在关节盂的周缘有纤维软骨构成的盂唇，可使之略为加深，但它仍只能与 1/4 ～ 1/3 的肱骨头关节面相接触。这种关系决定了肩关节的运动幅度很大。②关节囊薄而松弛，囊内有肱二头肌长头腱通过，肌腱经结节间沟穿出囊外。③囊的上部、后部和前部有肌和肌腱纤维跨越，并且这些肌腱的腱纤维和关节囊的纤维层紧密交织，加强了关节囊，从而增加了关节的稳定性。关节囊的前下部缺乏肌和肌腱加强而较薄弱松弛，因此临床见到的肩关节脱位，肱骨头常从下壁脱出。④关节囊的上方有喙肩韧带架在肩峰与喙突之间，构成“喙肩弓”，有从上方保护肩关节和防止其向上脱位的作用。

（3）运动 肩关节为人体运动最灵活的关节，可沿三轴运动：它可绕冠状轴做屈和伸运动，屈大于伸；绕矢状轴做外展和内收运动，展大于收；绕垂直轴做旋外和旋内运动，旋内大于旋外；亦可做环转运动。

2. 肘关节 elbow joint（图 1-44）

（1）组成 由肱骨下端和桡、尺骨上端构成，包括以下 3 个关节：

1）肱尺关节：由肱骨滑车与尺骨滑车切迹构成。

2）肱桡关节：由肱骨小头与桡骨头关节凹构成。

3）桡尺近侧关节：由桡骨头环状关节面与尺骨的桡切迹构成。

（2）特点 ①上述 3 个关节被包裹在一个共同的关节囊内，有一个共同的关节腔。②关节囊的前、后壁薄弱而松弛，两侧壁厚而紧张，且有桡侧副韧带和尺侧副韧带加强。囊的后壁最薄弱，故常见桡尺二骨向后上方脱位。③关节囊纤维层的环行纤维于桡骨头处较发达，形成一坚强的桡骨环状韧带，包绕桡骨头的环状关节面，两端分别连于尺骨的桡切迹前、后缘，与尺骨桡切迹共同构成一个上大下小的漏斗样骨纤维环，将桡骨头约束其中，使其在环内旋转而不易脱出。但是，4 岁以下的幼儿，因桡骨头尚在发育之中，环状韧带松弛，因此，在肘关节伸直旋前位猛力牵拉前臂时可能发生桡骨头半脱位。

NOTE

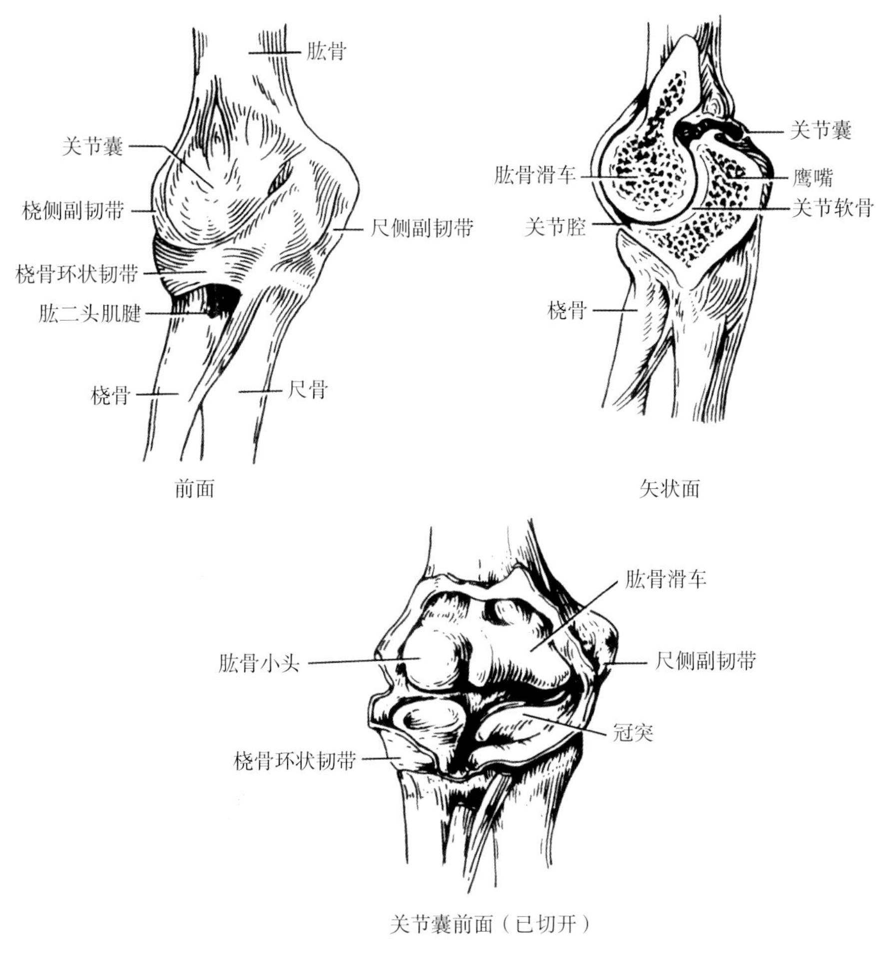

图 1-44　肘关节

尺骨鹰嘴和肱骨内、外上髁是肘部三个重要的骨性标志。正常状态下，当肘关节伸直时，上述三点连成一条直线；当肘关节前屈至 90°时，三点连成一等腰三角形，称**肘后三角**。在肘关节后脱位时，上述三点的位置关系即发生改变；而当肱骨髁上骨折时，三点的位置关系不变（图 1-45）。

（3）*运动*　肘关节可做屈、伸运动。当伸肘时，臂和前臂之间形成一开向外侧的钝角，称**提携角**，一般为 170°左右。肱桡关节与桡尺近侧关节和桡尺远侧关节同时参与前臂旋前、旋后运动。

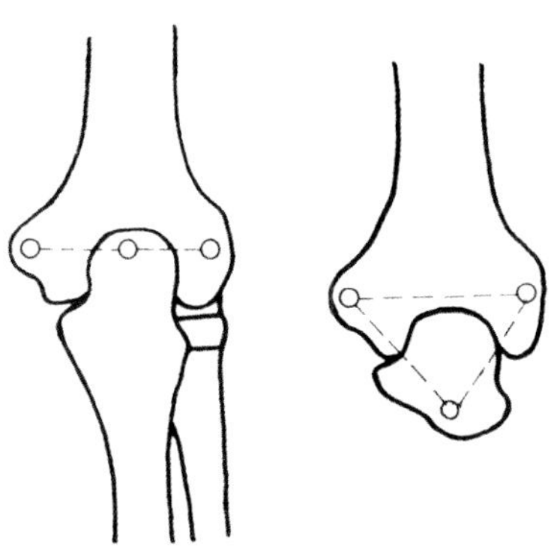

图 1-45　正常的肘后三角

3. 前臂骨间的连结（图 1-46）

包括前臂骨间膜、桡尺近侧关节和桡尺远侧关节。

（1）**前臂骨间膜** interosseous membrane of forearm　连结于尺骨与桡骨的骨间缘之间，是坚韧的纤维膜，纤维的方向主要是从桡骨斜向下内达尺骨。当前臂处于旋前与旋后的中间位时，骨间膜最紧张；前臂旋后时，骨间膜稍松弛；前臂旋前时，两骨交叉，骨间膜最松弛。故在前臂骨折时，应将前臂固定于旋前与旋后的中间位，防止骨间膜挛缩而影响前臂的愈后旋转功能。

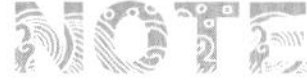

（2）**桡尺近侧关节** 见“肘关节”。

（3）**桡尺远侧关节** distal radioulnar joint 由桡骨下端的尺切迹与尺骨头环状关节面连同尺骨头下面的关节盘共同构成。关节的下方，有略呈三角形的关节盘，将尺骨头与桡腕关节分隔。关节囊松弛，附着于关节面和关节盘周缘。

桡尺近侧和远侧关节为联合关节，使前臂做旋转运动，其旋转轴可用通过桡骨头中心至尺骨头中心的连线代表，运动时，桡骨头在原位旋转，而桡骨下端携带手骨绕尺骨头旋转。桡骨旋转到尺骨前方的运动，称**旋前**，此时，桡骨与尺骨交叉；与此相反的运动，即桡骨转回到尺骨外侧，称**旋后**，此时两骨并列。

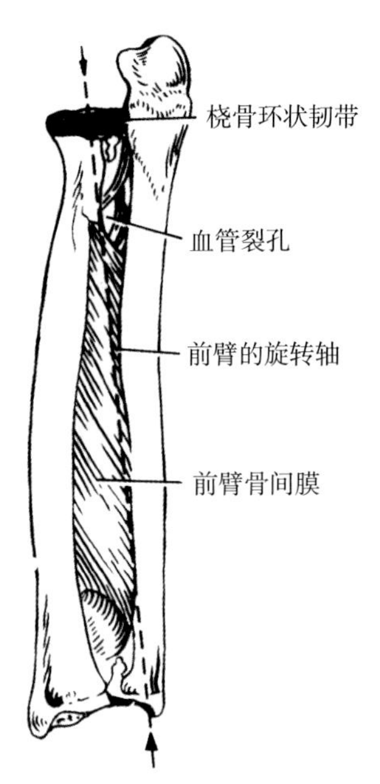

图 1–46 前臂骨间的连结

4. 手关节 joints of hand（图 1–47） 包括桡腕关节、腕骨间关节、腕掌关节、掌骨间关节、掌指关节和指骨间关节。

（1）**桡腕关节** radiocarpal joint 又称**腕关节** wrist joint。

1）组成：由桡骨下端的腕关节面和尺骨头下方的关节盘组成的关节窝，与手舟骨、月骨、三角骨的近侧面组成的关节头共同构成。

2）特点：关节囊松弛，关节腔宽广，四周均有韧带加强，在囊的两侧，分别有**腕桡侧副韧带**和**腕尺侧副韧带**加固，特别是腕掌侧韧带最为坚韧，因而使腕的后伸运动受限。

3）运动：桡腕关节可做屈、伸、收、展和环转运动。

（2）**腕骨间关节** intercarpal joint 为各相邻腕骨之间构成的关节，可分为近侧列腕骨间关节、远侧列腕骨间关节、近侧列与远侧列腕骨之间的腕中关节。但各骨又借韧带连结成一整体，关节腔彼此相通。各关节均属微动关节，只能做轻微的滑动和转动（图 1–47）。

（3）**腕掌关节** carpometacarpal joint 由远侧列腕骨与 5 块掌骨底构成。第 2 ～ 5 腕掌关节的运动范围极小，仅能做轻微的滑动，唯大多角骨与第 1 掌骨底构成的拇指腕掌关节活动性较大，它可做屈、伸、收、展和环转及对掌运动。对掌运动是拇指掌侧面向掌心，拇指尖与其余 4 指的掌侧面指尖相接触的运动。这一运动加深了手掌的凹陷，是人类进行握持和精细操作时所必需的动作（图 1–47）。

（4）**掌骨间关节** intermetacarpal joint 是第 2 ～ 5 掌骨底之间的关节，只能做轻微的滑动，其关节腔与腕掌关节腔相通（图 1–47）。

（5）**掌指关节** metacarpophalangeal joint 共 5 个，由各掌骨头与近节指骨底构成。关节囊薄而松弛，前、后有韧带增强，前面的掌侧韧带较坚韧并含有纤维软骨板；关节囊两侧也有侧副韧带，从掌骨头两侧延向下附于指骨底两侧，此韧带在屈指时紧张，伸指时松弛。当指处于伸位时，掌指关节可做屈、伸、收、展和环转运动；当指处于屈位时，掌指关节仅做屈、伸运动。收、展运动以中指为准，向中指靠拢为收，离开中指为展（图 1–47）。

（6）**指骨间关节** interphalangeal joint 共 9 个，由各指相邻两节指骨的底和滑车构成，关节囊松弛，两侧有韧带加强。各关节只能做屈、伸运动，当关节屈曲时，指背凸显的骨性突起是相应指骨的滑车（图 1–47）。

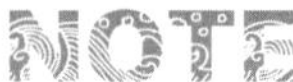

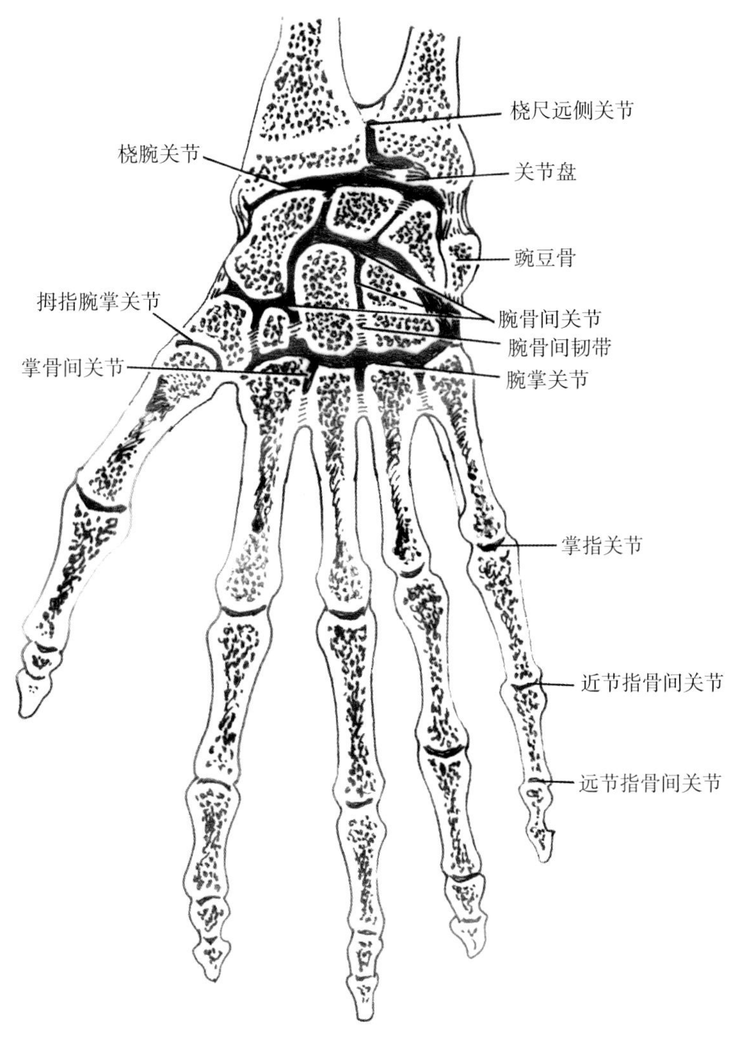

图 1–47　手关节

四、下肢骨的连结

下肢骨的连结，可分为下肢带骨的连结和自由下肢骨的连结。

（一）下肢带骨的连结

1. 髋骨与骶骨的连结　包括骶髂关节和韧带（图 1–48）。

（1）**骶髂关节** sacroiliac joint　由骶、髂两骨的耳状面构成，两个关节面彼此结合非常紧密，关节囊紧张，并有韧带加固，运动范围极小，主要是支持体重和缓冲从下肢或骨盆传来的冲击和震动。

（2）**骶结节韧带** sacrotuberous ligament　从骶、尾骨的外侧缘连至坐骨结节，是坚韧宽阔的韧带。

（3）**骶棘韧带** sacrospinous ligament　从骶、尾骨的外侧缘开始，集中地附着于坐骨棘。

上述两条韧带与坐骨大、小切迹分别围成**坐骨大孔**和**坐骨小孔**，两孔内有神经、血管和肌通过。

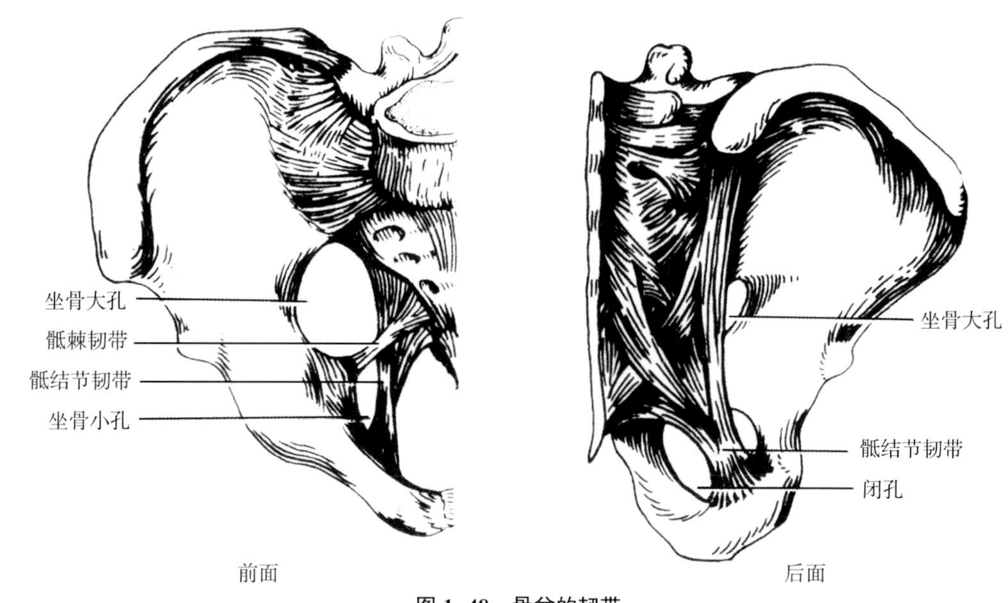

图 1-48 骨盆的韧带

2. 髋骨间的连结 耻骨联合 pubic symphysis（图 1-49），由左、右两侧耻骨的耻骨联合面，借纤维软骨构成的耻骨间盘相连而成。耻骨间盘中有纵长裂隙，在女性耻骨间盘较宽而短，裂隙较大。耻骨联合的上、下和前方均有韧带加强。耻骨联合的活动甚微，在孕妇分娩过程中则比较明显，耻骨间盘中的裂隙增宽，以增大骨盆的径线，利于胎儿娩出。两侧耻骨下支相连形成骨性弓，称耻骨弓。

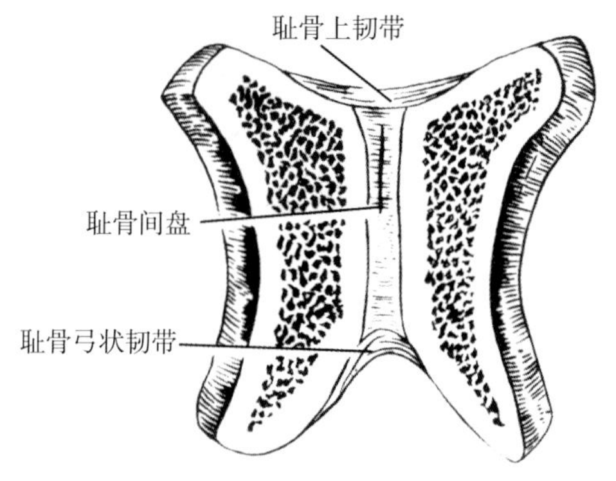

图 1-49 耻骨联合（冠状切面）

3. 骨盆 pelvis（图 1-50）

（1）骨盆的组成和分部 骨盆由骶骨、尾骨及左右髋骨借关节和韧带连结而成。其主要功能是支持体重，保护盆腔脏器，在女性还是胎儿娩出的产道。骨盆以骶骨岬至耻骨联合上缘的两侧连线为**界线**，可分为前上方的大骨盆和后下方的小骨盆。大骨盆较宽大，向前开放。小骨盆有上、下两口。**骨盆上口**由上述的界线围成，**骨盆下口**由尾骨、骶结节韧带、坐骨结节和耻骨弓等围成。两口之间为骨盆腔，小骨盆腔也称固有盆腔，腔内有直肠、膀胱和部分生殖器官。

骨盆的位置，因人体姿势的不同而变动。人体直立时，骨盆向前倾，两侧的髂前上棘和耻骨结节位于一个冠状面上。骨盆上口平面与水平面形成 50° ~60°的角，称骨盆倾斜度。

（2）骨盆的性差 在人的全身骨骼中，男、女骨盆的性差最为显著，甚至在胎儿时期的耻骨弓就有明显差异。骨盆的性差与其功能有关，由于女性骨盆要适应孕育胎儿和分娩的需要，所以女性骨盆外形宽而短，骨盆上口较大，近似圆形，骨盆腔的形态呈圆桶状，耻骨弓的角度为 90°～ 100°。而男性骨盆外形窄而长，骨盆上口较小，近似桃形，骨盆腔的形态似漏斗，耻骨弓的角度为 70°～ 75°。

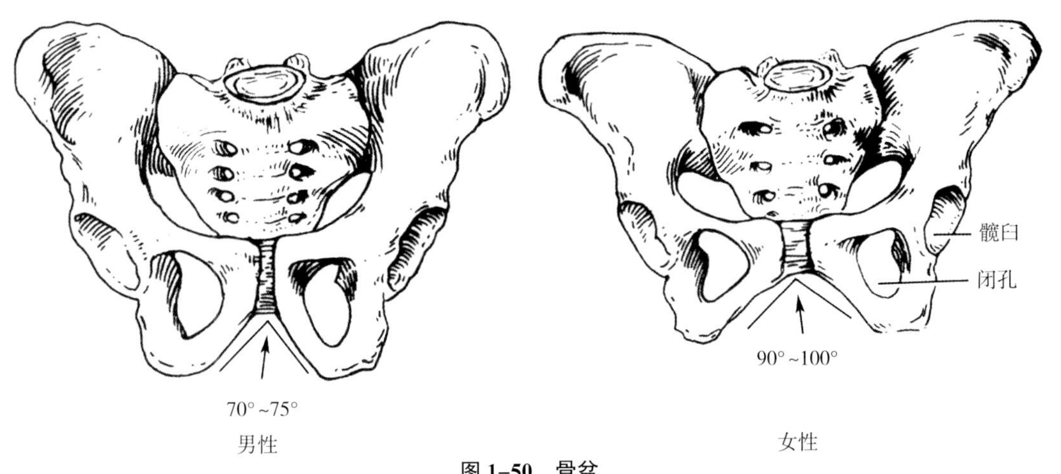

图 1–50　骨盆

（二）自由下肢连结

1. 髋关节 hip joint（图 1–51）

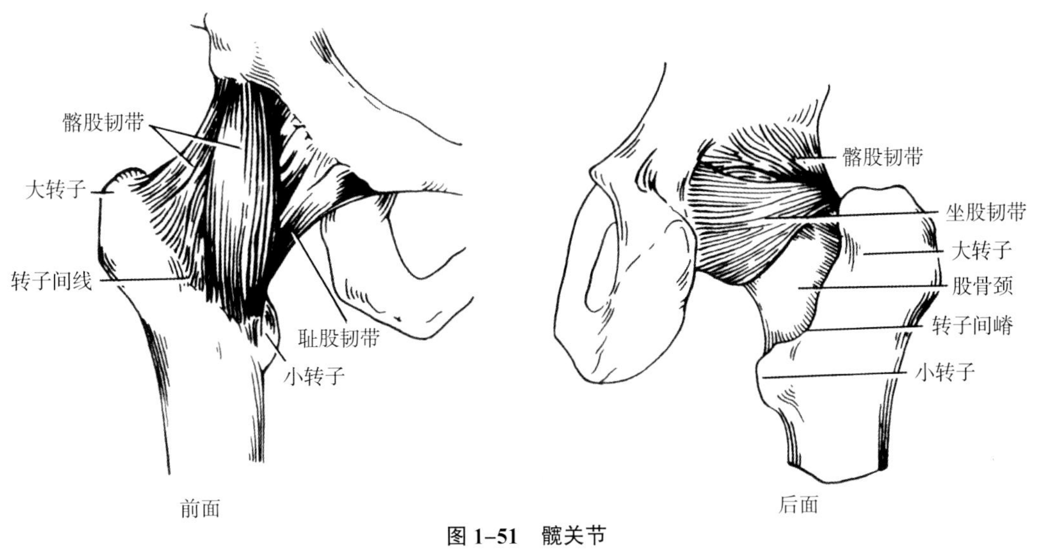

图 1–51　髋关节

（1）组成　由股骨头与髋臼构成。

（2）特点　①髋臼周缘有纤维软骨构成的髋臼唇，增加了髋臼深度并缩小其口径，可容纳股骨头的 2/3 面积，从而紧抱股骨头，增加关节的稳固性（图 1–52）。②关节囊紧张而坚韧，向上附着于髋臼周缘，向下在前面附于转子间线，将股骨颈完全包裹，后面则附于股骨颈中、外 1/3 交界处，故仅包裹股骨颈的内侧 2/3，所以股骨颈骨折可分为囊内、囊外及混合性骨折。③囊外有多条韧带加强，其中最大的是位于前方的髂股韧带，此韧带可限制大腿过度后伸，对维持人体直立有很大作用。关节囊后下部较薄弱，脱位时，股骨头易向后下方脱位。④关节囊内有股骨头韧带，连于髋臼与股骨头之间，为滑膜所包被，韧带中含有滋养股骨头的血管。

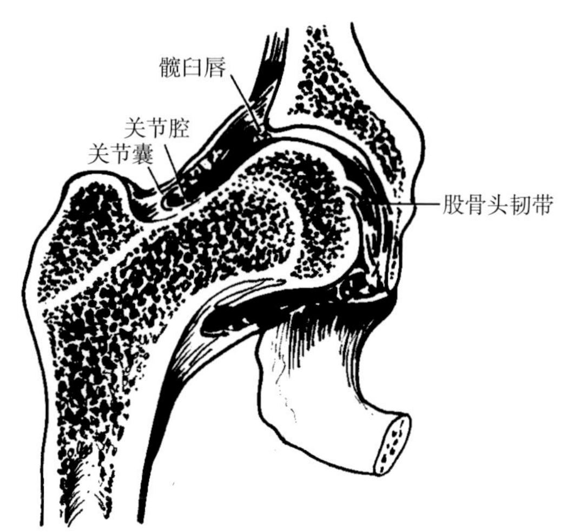

图 1–52 髋关节（冠状切面）

知识链接

股骨头的血管供应： 新生儿期，股骨近端几乎全是软骨，随着生长发育的不同阶段，股骨头逐步骨化，血管亦逐渐向股骨头生长，所以股骨头的血供系统变异较多，个体差异也较大。成人供应股骨头的血管主要有旋股内侧动脉、旋股外侧动脉、闭孔动脉、和股骨滋养动脉。旋股内、外侧动脉在股骨颈基部互相吻合形成关节囊外动脉环，但此动脉环多数不完整。旋股外侧动脉组成动脉环的前部，旋股内侧动脉组成动脉环的内、后和外侧部。从囊外动脉环发出的进入股骨颈的分支称支持带动脉，为股骨头血供的主要来源。支持带动脉成组排列，分别称前支持带动脉、后支持带动脉、后上支持带动脉和后下支持带动脉。其中后上支持带动脉最粗，源自旋股内侧动脉，供给股骨头外侧 2/3~3/4；后下支持带动脉供给股骨头内下 1/4~1/3；前支持动脉（发自旋股外侧动脉）供应股骨颈的前部，不是主要的供血动脉。股骨头韧带动脉多数来源于闭孔动脉的分支。这是一条变异最多的血管，其对股骨头的血供个体差异极大。有人认为可供应股骨头的 2/3 区域，也有人认为其对股骨头的营养无多大作用。一般认为，除少数例外，与后上、下支持带动脉相比，它不是营养股骨头的重要血管。

（3）运动　髋关节的运动与肩关节类似，既能绕冠状轴做屈、伸运动，绕矢状轴做内收、外展运动，绕垂直轴做旋内、旋外运动，还可做环转运动。因受髋臼的限制，髋关节的运动范围较肩关节小，不如肩关节灵活，但其稳固性强，以适应其支持、负重和行走的功能。

2. 膝关节 knee joint（图 1–53） 膝关节是人体内最大、最复杂的关节。

（1）组成　由股骨内、外侧髁，胫骨内、外侧髁与髌骨共同构成。

（2）特点　①关节囊广阔而松弛，各部厚薄不一。囊周围有韧带加强，前方为髌韧带，它自髌骨下缘至胫骨粗隆，是股四头肌腱的延续，临床上检查膝反射，即叩击此韧带。两侧分别为胫侧副韧带和腓侧副韧带（图 1–53），两侧的副韧带在伸膝时紧张，屈膝时松弛。②囊内有连结股骨和胫骨的前交叉韧带和后交叉韧带（图 1–54），两者相互交叉排列。前交叉韧带位于外侧，于伸膝时最紧张，防止胫骨前移；而后交叉韧带位于内侧，于屈膝时最紧张，防止胫骨后移。如果前交叉韧带损伤，胫骨可被动前移，后交叉韧带损伤，胫骨可被动后移，这种现象即临床所谓的“抽屉现象”。③在股骨与胫骨相对的内、外侧髁之间有纤维软骨板，分别称内侧半月板和外侧半月板，板的周缘厚而内缘薄，呈半月状，下面平而上面凹陷。内侧半月板较大，呈“C”形，其边缘中份与关节囊和胫侧副韧带紧密相连。外侧半月板较小，近似“O”形（图 1–55）。半月板加深了关节窝，从而使关节更加稳固，并可缓冲跳跃和剧烈运动时的震荡。④关节囊的滑膜层附着于各关节软骨的周缘。在髌骨下方中线的两旁，滑膜层向关节腔内突出，形成一对翼状襞，襞内含有脂肪组织，充填关节内的空隙。⑤在膝关节的周围，特别是肌腱附着处，有许多滑膜囊，有的与关节腔相通，如髌上囊（图 1–56），囊内充满滑液，可减少肌腱运动时与骨面的摩擦。滑膜囊常因外伤而发生滑膜囊炎或囊肿。

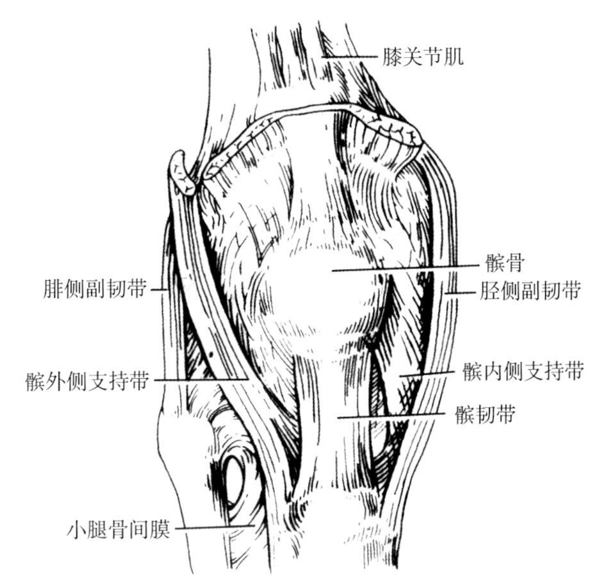

图 1–53　膝关节（前面）

（3）运动　膝关节的运动主要是绕冠状轴做屈、伸运动，在屈膝状态下，还可绕垂直轴做轻微的旋内、旋外运动。

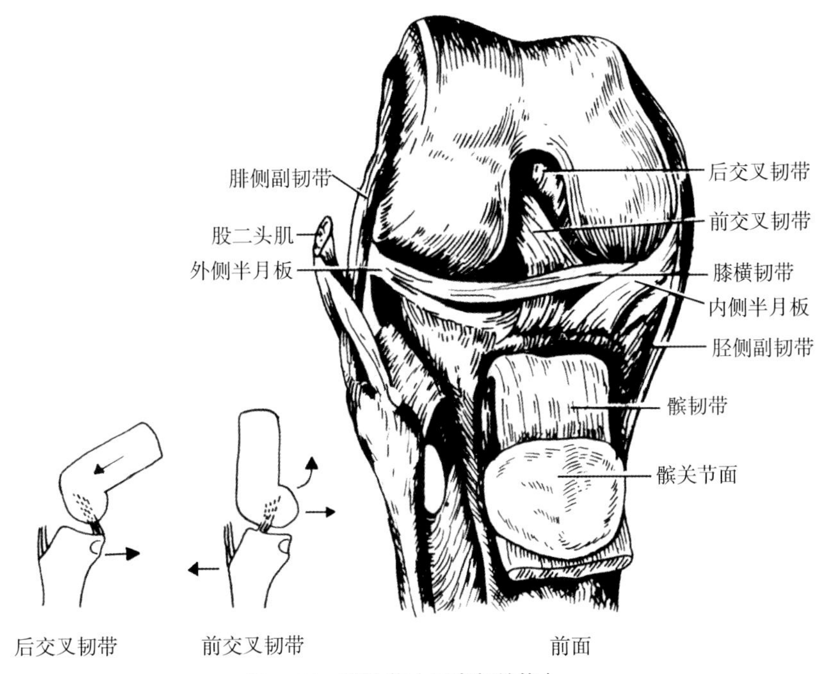

图 1–54　膝关节（示内部结构）

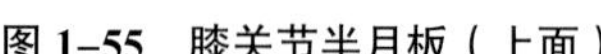

图 1-55 膝关节半月板（上面）

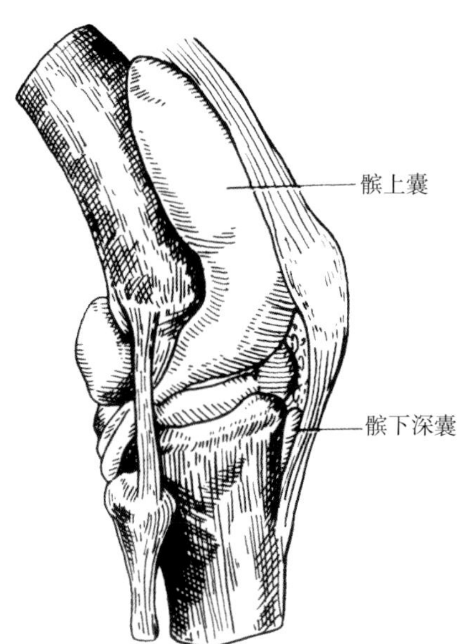

图 1-56 膝关节的滑膜囊

知识链接

半月板损伤：半月板损伤多由扭转外力引起，当一腿承重，小腿固定在半屈曲外展位时，身体及股部猛然内旋，内侧半月板在股骨髁与胫骨之间，受到旋转压力，而致半月板撕裂。外侧半月板损伤的机制相同，作用力方向相反。损伤的形状可为横裂、纵裂、水平裂或不规则形，甚至破碎成关节内游离体。半月板损伤急性期膝关节有明显疼痛、肿胀和积液，关节屈伸活动障碍。急性期过后，肿胀和积液可自行消退，但活动时关节仍有疼痛，若破裂的半月板部分滑入关节之间，使关节活动发生机械障碍，妨碍关节伸屈活动，则形成“交锁”现象。半月板属纤维软骨，其本身无血液供应，其营养主要来自关节滑液，只有与关节囊相连的边缘部分从滑膜得到一些血液供应。因此，除边缘部分损伤后可以自行修复外，半月板破裂后不能自行修复，对于严重的半月板损伤患者，手术是目前彻底治疗最有效的途径，切除损伤的半月板、取出游离的半月板碎片，而且关节镜的引入为微创治疗半月板损伤开辟了广阔的前景。

3. 小腿骨间的连结 小腿胫、腓两骨连结紧密，其上端构成可轻微活动的胫腓关节，下端是靠韧带联合的胫腓连结，两骨干之间以小腿骨间膜互相连结。所以在小腿两骨之间，几乎不能运动。

4. 足关节 joints of foot 包括距小腿关节、跗骨间关节、跗跖关节、跖骨间关节、跖趾关节和趾骨间关节。

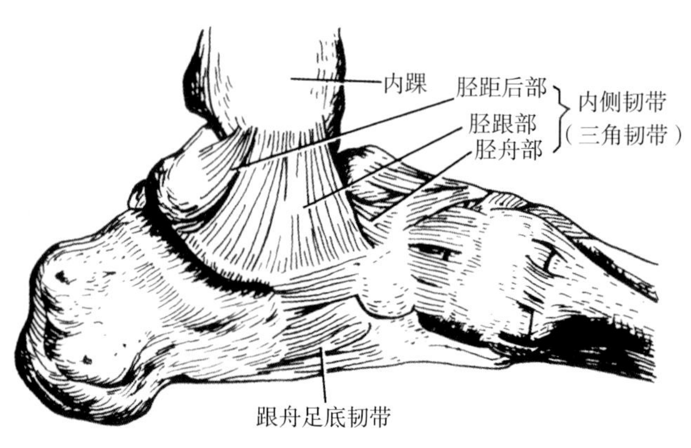

图 1-57 距小腿关节及其韧带（内侧面）

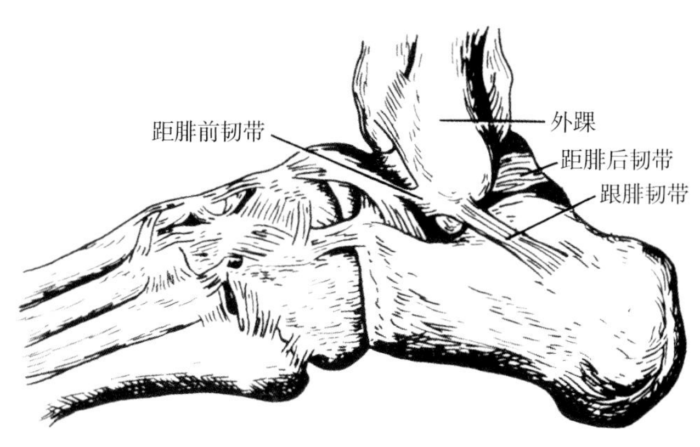

图 1-58　距小腿关节及其韧带（外侧面）

（1）**距小腿关节** talocrural joint　又称踝关节 ankle joint（图 1-57、58）。

1）组成：由胫、腓骨下端的踝关节面和距骨滑车构成。

2）特点：关节囊前、后壁薄而松弛，两侧有韧带加强。内侧有内侧韧带 medial ligament（又名三角韧带），为坚韧的三角形韧带，该韧带起自内踝，呈扇形向下展开，止于足舟骨、距骨和跟骨。外侧有 3 条独立的韧带，即前面的距腓前韧带、后面的距腓后韧带和外侧的跟腓韧带，3 条韧带起自外踝，分别向前内侧、后内侧及下后方形成弓束，前两者止于距骨，后者止于跟骨，外侧韧带相对较薄弱，常因猛力使足内翻过度而损伤，造成韧带扭伤。距骨滑车呈前宽后窄的梯形，当背屈时，滑车较宽的前部被内、外踝夹紧，比较稳固；当跖屈时，滑车较窄的后部进入关节窝内，可有轻微的侧方（收、展）运动，此时距小腿关节松动而稳定性较差，容易扭伤，其中以内翻扭伤较多见（即外侧韧带损伤）。

3）运动：在冠状轴上可做背屈（伸，足尖向上）和跖屈（屈，足尖向下）运动。当跖屈时，距骨滑车较窄的后部进入关节窝，可在矢状轴上做轻微的收、展运动。

（2）*跗骨间关节* intertarsal joint（图 1-59）跗骨间的连结比较复杂，包括距下关节（距跟关节）、距跟舟关节和跟骰关节等。跗骨间关节主要可做足内翻（足底朝向内侧）和足外翻（足底朝向外侧）运动。

（3）*跗跖关节* tarsometatarsal joint（图 1-59）由 3 块楔骨和骰骨与 5 块跖骨的底构成，活动甚微。

（4）*跖骨间关节* intermetatarsal joint（图 1-59）位于各跖骨底相邻面之间，连结紧密，活动甚微。

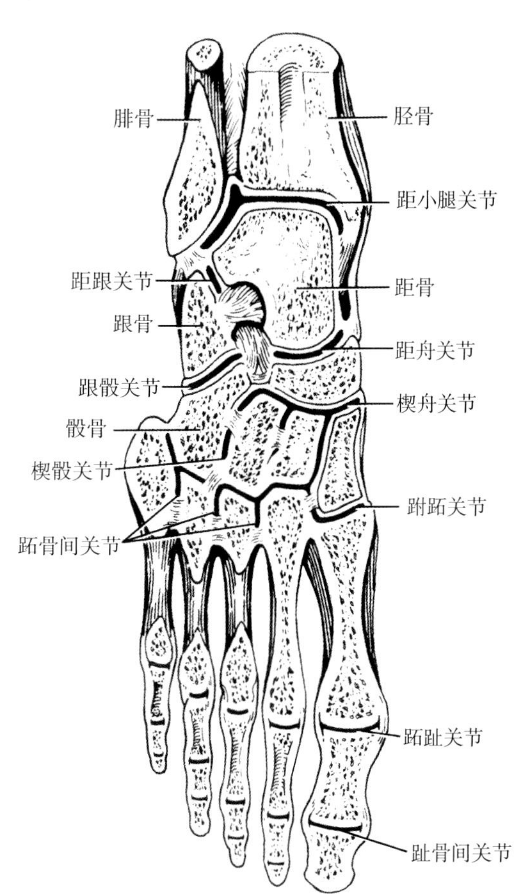

图 1-59　足关节水平切面

（5）跖趾关节 metatarsophalangeal joint（图 1–59） 由跖骨头与近节趾骨底构成，可做轻微的屈、伸、收、展运动。屈为跖屈，伸为背屈，向第 2 趾靠拢为收，离开第 2 趾为展。

（6）趾骨间关节 interphalangeal joint（图 1–59） 是相邻趾骨间的关节，只能做屈伸运动。

5. 足弓（图 1–60） 为跗骨和跖骨借韧带和肌的牵拉，形成的一个凸向上的弓，称足弓。足弓可分为前后方向的足纵弓和内外侧方向的足横弓。足纵弓较明显，纵弓又可分为内侧和外侧两个弓。当站立时，足骨仅以跟骨结节和第 1、第 5 跖骨头三点着地。足弓具有弹性，可在跳跃和行走时缓冲震荡，同时还具有保护足底血管、神经免受压迫的作用。

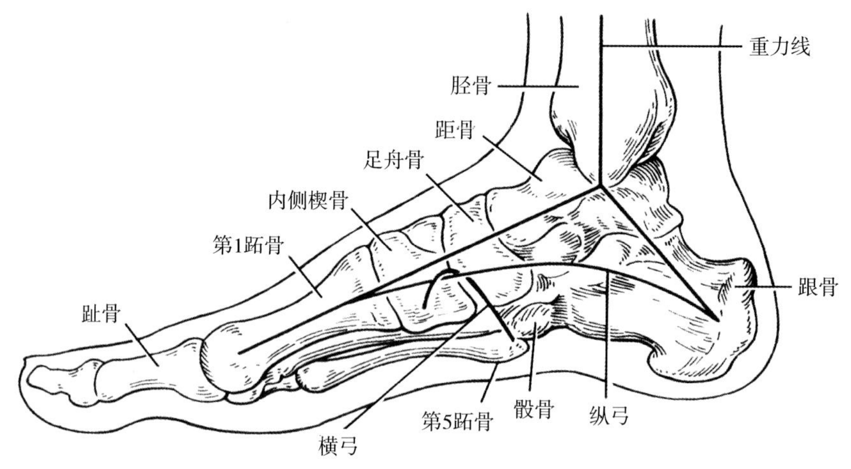

图 1–60　足弓

五、颅骨的连结

颅骨的连结分直接连结和间接连结两种，以直接连结为多。

（一）颅骨的直接连结

各颅骨之间，多借缝或软骨直接连结，连结极为牢固。颅盖骨是膜化骨，发育过程中在骨间遗留薄层结缔组织膜构成缝，随着年龄的增长，缝可发生骨化而消失。颅底诸骨是软骨化骨，骨与骨之间的连结是软骨性的，如蝶枕结合等，随着年龄的增长，软骨结合也可骨化而成为骨性结合，但破裂孔处终身未完全骨化。

（二）颅骨的关节

颞下颌关节 temporomandibular joint（图 1–61）：又名下颌关节，由下颌骨的下颌头与颞骨的下颌窝和关节结节构成，覆盖关节面的关节软骨是纤维软骨。关节囊前后壁松弛，其外侧有从颧弓根部至下颌颈的外侧韧带加强。关节囊内有纤维软骨构成的关节盘，盘的周缘附于关节囊，将关节腔分成上、下两个。关节囊的前部较薄弱，因此下颌关节易向前脱位。

关节的运动：颞下颌关节的运动关系到咀嚼、语言和表情等功能，两侧须同时运动，是联合关节。能做开口、闭口、前进、后退和侧方运动。张口时，下颌头和关节盘一起滑到关节结节的下方。倘若张口过大、过猛，关节囊又松弛，下颌头向前滑到关节结节的前方而不能退回关节窝，形成颞下颌关节前脱位。复位时必须先将下颌骨拉向下，低于关节结节，再推下颌骨向后上，才能将下颌头复位到下颌窝。闭口时，下颌头和关节盘一起滑回关节窝。前进和后退运动是下颌头和关节盘一起对下颌窝做前后滑动。侧方运动是一侧的下颌头对关节盘做旋转运动，而对侧的下颌头和关节盘对关节窝做前进运动。

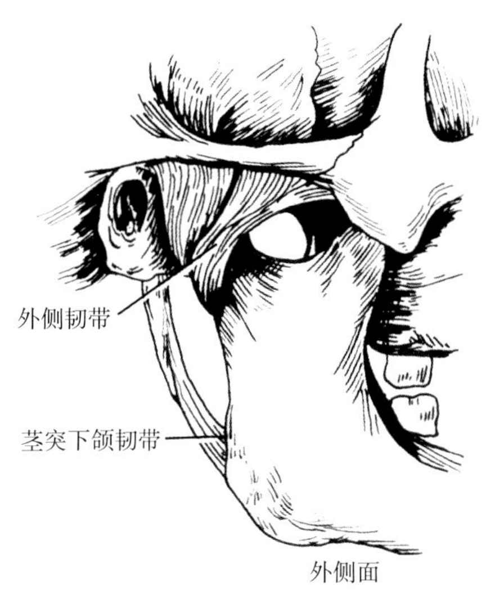

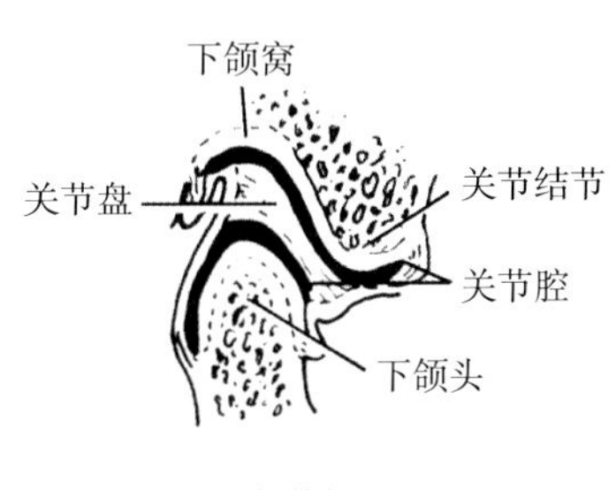

图 1-61　颞下颌关节

复习思考题

1. 举例说明直接连结和间接连结的区别。
2. 关节的基本构造。
3. 简述脊柱的组成、整体观和作用。
4. 简述胸廓的组成和形态。
5. 简述肩关节、肘关节、髋关节、膝关节、颞下颌关节的构成、形态特点及其运动。
6. 若前臂骨折应固定在什么体位？为什么？
7. 试述骨盆的组成和分部。
8. 临床上踝关节的扭伤以内翻扭伤为多见，试说明为什么？

第三节　肌　学

学习目标

1. 肌的形态和构造、起止及作用。
2. 面肌、咀嚼肌的分布和作用。
3. 胸锁乳突肌的起止和作用。
4. 斜方肌、背阔肌和骶棘肌的起止和作用 .
5. 胸大肌、肋间肌的起止和作用。
6. 膈的位置、形态和功能。
7. 腹直肌、腹外斜肌、腹内斜肌和腹横肌的起止及作用。
8. 三角肌、肱二头肌、肱三头肌的起止及作用。
9. 冈上肌、冈下肌、小圆肌、大圆肌、肩胛下肌和肱肌的位置和作用。
10. 前臂前面屈肌群、前臂后面伸肌群。
11. 臀大肌、股四头肌、股二头肌、半膜肌、半腱肌和小腿三头肌的起止及作用。
12. 枕额肌、颊肌的位置及帽状腱膜的意义。

NOTE

一、总论

肌细胞又称肌纤维，是人体运动功能的主要执行者，肌纤维收缩能使身体的各部分（包括内脏器官）产生运动。人体的**肌** muscle 按结构和功能的不同可分为**平滑肌**、**心肌**和**骨骼肌**三种。平滑肌主要参与构成内脏和血管的管壁，具有舒缩缓慢、持久、不易疲劳等特点。心肌参与构成心壁，两者都不随人的意志舒缩，故称不随意肌。骨骼肌主要分布于头、颈、躯干和四肢，通常附着于骨，收缩迅速、有力、容易疲劳，可随人的意志舒缩，故称随意肌。但有许多运动，如呼吸、眨眼、吞咽、会阴部和中耳运动等，通常不受意识支配。人体也有少数骨骼肌附着于韧带、筋膜或皮肤，如表情肌和颈阔肌等附着于皮肤，称为皮肌（图 1–62、63）。

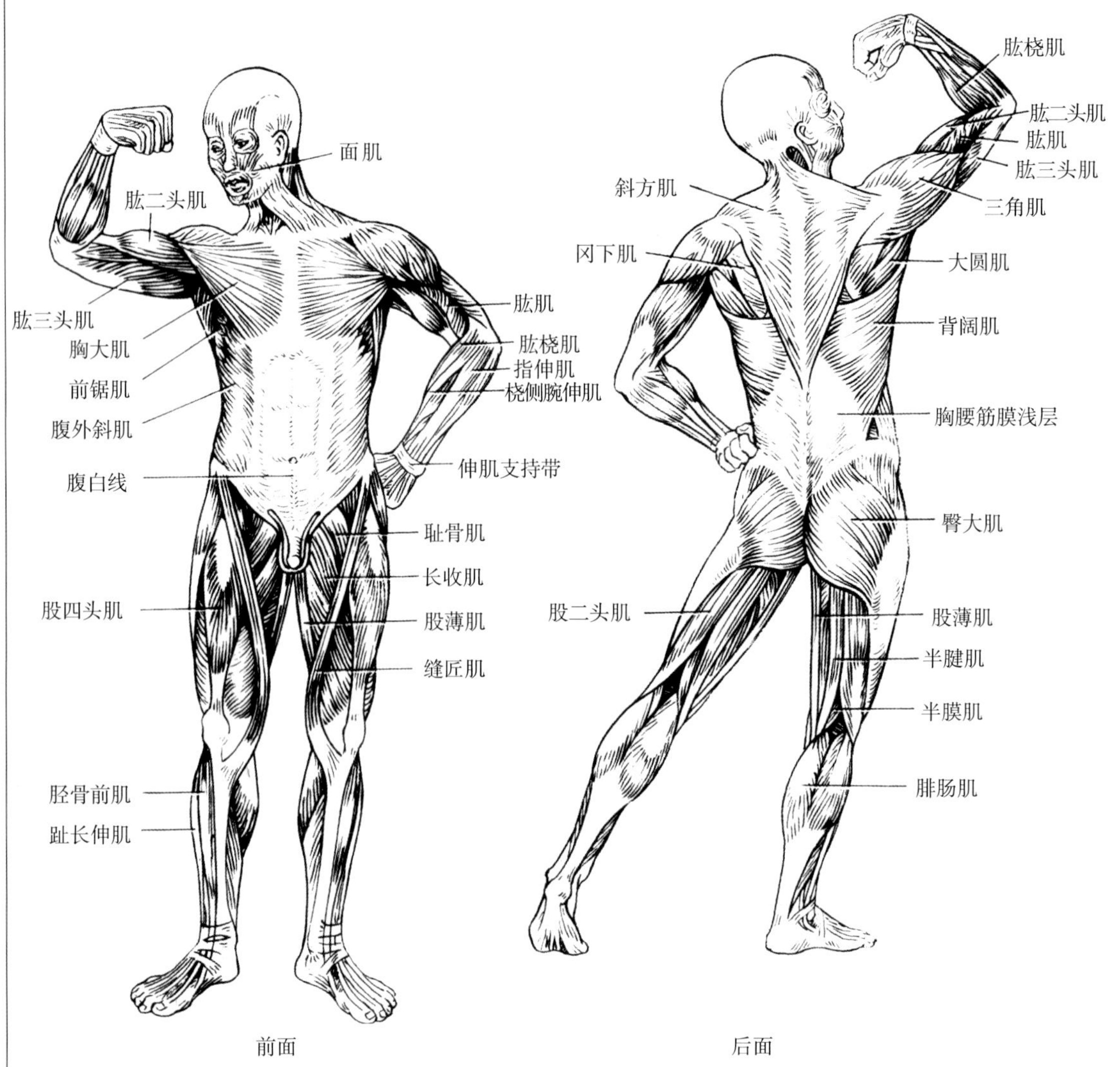

图 1–62　全身肌的配布

骨骼肌是运动系统的动力部分，在神经系统的支配下，骨骼肌收缩，牵引骨产生运动。人体骨骼肌共有 600 多块，分布广，约占体重的 40%。每块骨骼肌都具有一定的形态、结构、位置和辅助装置，并有丰富的血管和淋巴管分布，受一定的神经支配。因此，每块骨骼肌都是一个器官，有产生运动、维持姿势和产热的功能。

NOTE

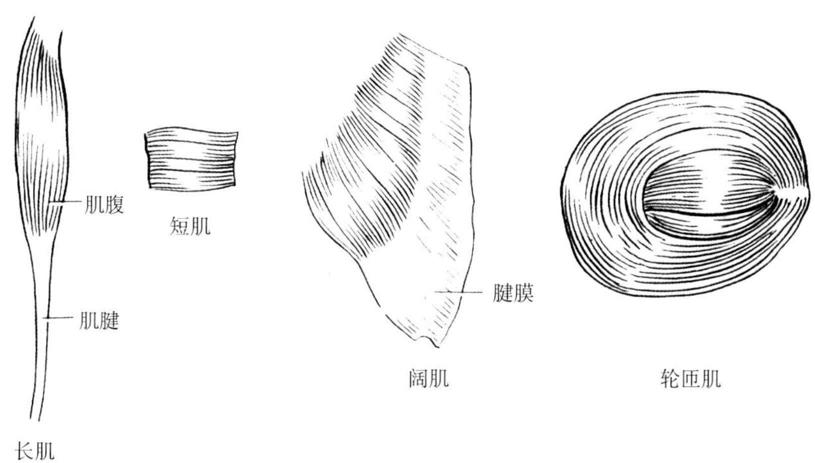

图 1-63　肌的形态

（一）肌的形态和构造

肌的形态多种多样，分为长肌、短肌、阔肌和轮匝肌 4 种（图 1-63）。肌也可按部位分为头颈肌、躯干肌、上肢肌、下肢肌。长肌多见于四肢，收缩时肌显著缩短而引起大幅度运动，有的长肌有两个以上的起始头，依其头数被称为二头肌、三头肌和四头肌。短肌多分布于躯干的深层，具有明显的节段性，收缩时运动幅度较小。阔肌扁而薄，多分布于胸、腹壁，收缩时除运动躯干外，还对内脏起保护和支持作用。轮匝肌多呈环形，位于孔、裂的周围，收缩时使孔裂关闭。

每块骨骼肌都由中间的**肌腹**和两端的**肌腱**两部分构成。

1. 肌腹 muscle belly　主要由大量的肌纤维构成，色红、柔软而有收缩能力。肌腹的外面被薄层结缔组织构成的肌外膜包裹。

2. 肌腱 tendon　主要由平行致密的胶原纤维束构成，色白、坚韧而无收缩能力，多数位于肌腹的两端，能抵抗很大的牵引力。肌腹以肌腱附着于骨。长肌的肌腹呈梭形，两端的肌腱较细小，呈条索状。有的肌腱在两个肌腹之间，称中间腱，这种肌称二腹肌。有的肌有数个腱，将肌腹分割成多个肌腹，这种腱称腱划，如腹直肌。阔肌的肌腹和肌腱均呈薄片状，其肌腱称腱膜，如腹外斜肌腱膜。

（二）肌的起止和作用

肌一般以两端附着于骨上，中间跨过一个或几个关节。当肌收缩时，牵动骨骼产生运动。肌收缩时，通常一骨的位置相对固定，另一骨的位置相对移动。通常把肌在固定骨上的附着点称**起点**或定点，在移动骨上的附着点称**止点**或动点（图 1-64）。一般接近身体正中线或肢体近侧端的附着点是起点，反之是止点。但起点和止点是相对的，在一定条件下，两者可以互换，即当移动骨被固定时，在肌的收缩牵引下，固定骨则变成移动骨，如此，原来的止点变成了起点，而起点则变成了止点。如背阔肌在通常情况下描述为起于躯干、止于肱骨，而人体在做引体向上时，就发生了描述上的转换，即肱骨上的附着点成为起点，而躯干骨上的附着点成为止点。

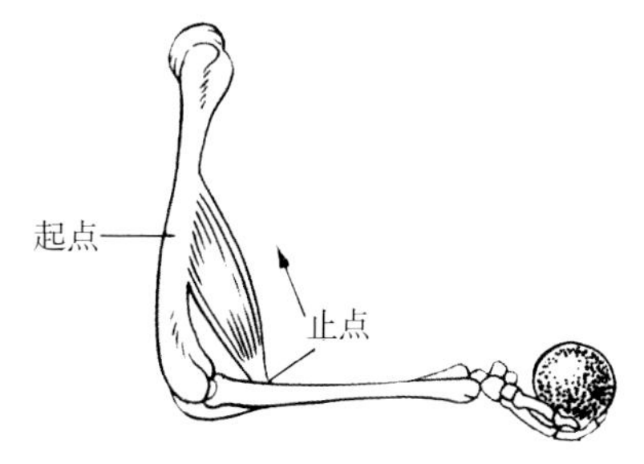

图 1-64　肌的起止点

肌有两种作用：一种是静力作用，即肌张力，使身

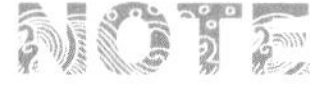

体各部之间保持一定姿势，无肌长度的变化，不产生运动，如站立、坐位和体操中的静止动作；另一种是动力作用，即肌收缩时，肌缩短，使身体完成各种动作，如伸手取物、行走和跑跳等。

（三）肌的配布和命名

骨骼肌大多配布在关节的周围，其规律是在一个运动轴的相对侧有两个作用相反的肌或肌群，称**拮抗肌**。例如，肘关节前方的屈肌群和后方的伸肌群。在运动轴一侧，作用相同的肌，称**协同肌**。如肘关节前方的各块屈肌。在日常生活中，通常完成一个动作均有许多肌参加，而且各起不同的作用，都在神经系统的统一支配下，互相协调又互相配合，共同完成该动作。

肌的命名原则很多，主要有以下几种：①根据肌的形态，如三角肌、菱形肌、斜方肌等。②根据肌的功能，如屈肌、伸肌、收肌、展肌、提肌等。③根据肌束的方向，如直肌、横肌、斜肌等。④根据肌的起止点，如肱桡肌、胸锁乳突肌等。⑤根据肌所在部位，如胸肌、腹肌、冈上肌、冈下肌、胫骨前肌、肋间肌等。⑥根据肌构造的特点，如半腱肌、半膜肌等。⑦根据肌头和肌腹的数目，如肱二头肌、肱三头肌、二腹肌等。⑧将几条原则结合起来命名，如桡侧腕长、短伸肌，指浅、深屈肌等。了解这些命名的原则，有助于加深对肌的理解和记忆。

（四）肌的辅助装置

肌的辅助装置有筋膜、滑膜囊和腱鞘等。这些结构有保护和辅助肌活动的作用。

1. 筋膜 fascia　位于肌的表面，分为浅筋膜和深筋膜两种（图 1–65）。

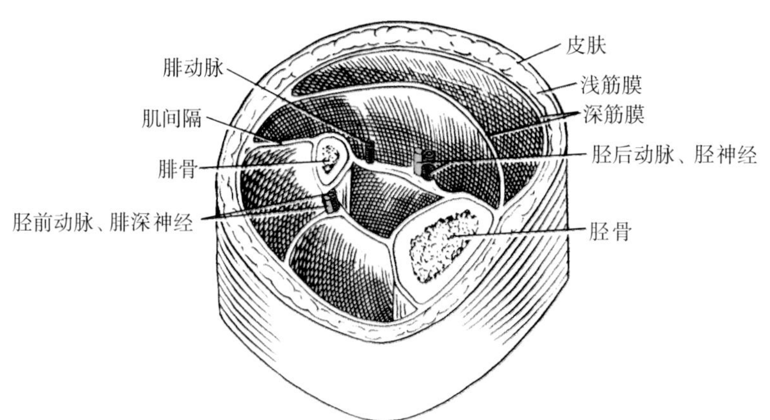

图 1–65　右侧小腿中部横切面（示筋膜）

（1）浅筋膜　又称皮下筋膜或皮下组织，位于真皮深面，包被全身各部，由疏松结缔组织构成，内含脂肪（皮下脂肪）、浅静脉、皮神经、浅淋巴结和淋巴管等。皮下脂肪的多少因个体、性别、身体部位及营养状况而不同。此筋膜有维持体温和保护深部结构的作用。临床皮下注射，即将药液注入浅筋膜内。

（2）深筋膜　又称固有筋膜，位于浅筋膜深面，包被体壁、四肢的肌和血管、神经等，由致密结缔组织构成，遍布于全身且互相连续。深筋膜包被每块肌，并深入到各肌层之间，形成各肌的筋膜鞘和筋膜间隙。四肢的深筋膜，伸入各肌群之间与长骨的骨膜相连，形成**肌间隔**，分隔肌群，以利于肌群的活动。在腕部和踝部，深筋膜显著增厚，形成支持带，对深面的肌腱起支持和约束作用。深筋膜还包被血管和神经，形成血管神经束的**筋膜鞘**。此外，深筋膜还包裹腺体，形成腺体的被膜。深筋膜有重要的功能意义，肌收缩时能在各肌和各肌群之间起缓冲作用，免受摩擦。深筋膜可作为部分肌的起止点，血管、神经在深筋膜形成的筋膜鞘内有利于

NOTE

血管扩张。另外，在炎症时，深筋膜则有限制炎症脓液扩散流动的作用。因此，熟知深筋膜配布状况，还可推测脓液扩展蔓延的去向。

2. 滑膜囊 synovial bursa　为一密闭的结缔组织扁囊，内有少量滑液。有的与关节腔相通，有的则独立存在。多位于肌腱与骨面之间，可减少两者之间的摩擦，促进肌腱活动的灵活性。滑膜囊在慢性损伤和感染时，形成滑膜囊炎。

3. 腱鞘 tendinous sheath（图 1–66、67）　为套在长腱周围的鞘管。多位于手足摩擦较大的部位，如腕部、踝部、手指掌侧和足趾跖侧等处。

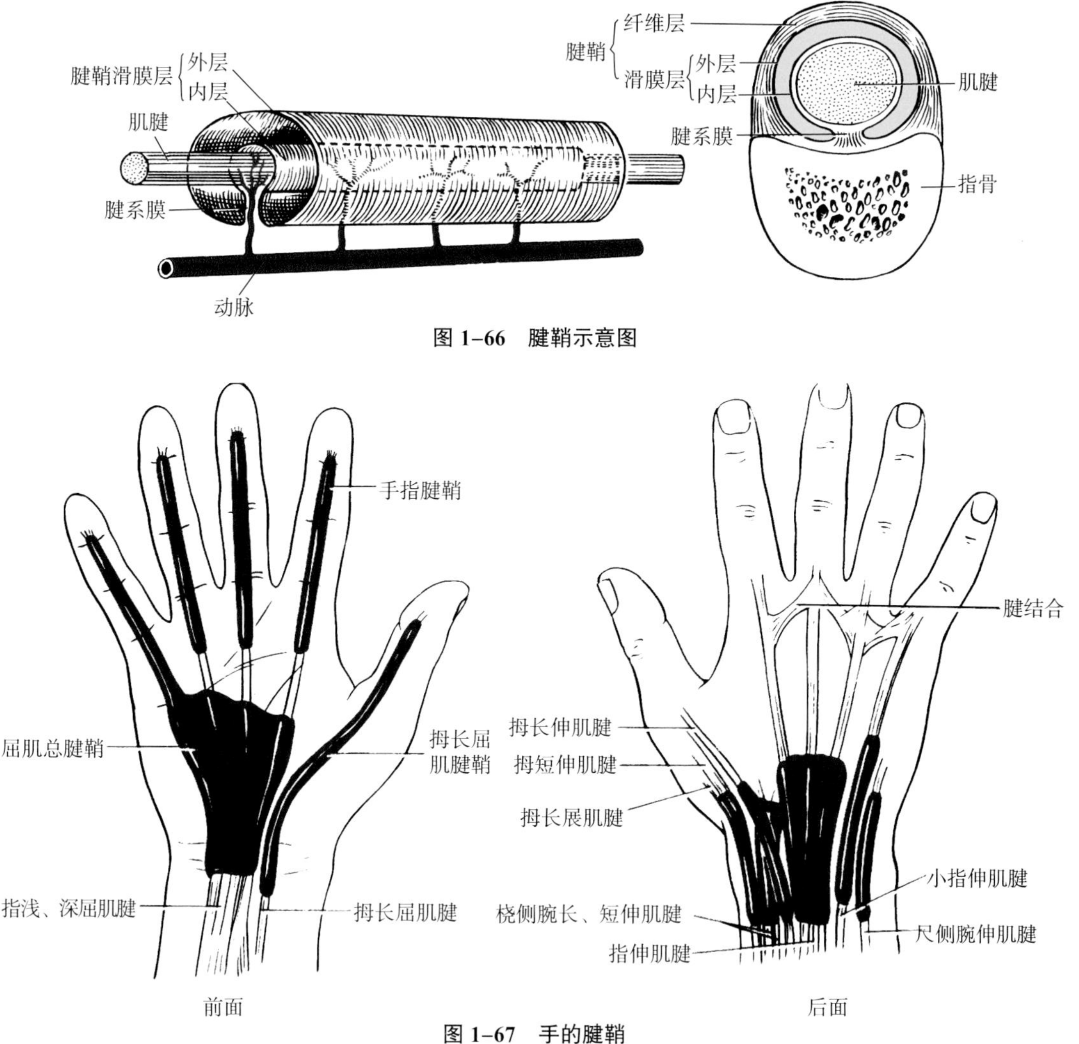

图 1–66　腱鞘示意图

图 1–67　手的腱鞘

腱鞘分为两层。外层为**纤维层**（腱纤维鞘），由增厚的深筋膜和骨膜共同构成，呈管状并附着于骨面，它容纳肌腱并对其有约束作用。内层为**滑膜层**（腱滑膜鞘），由滑膜构成，呈双层筒状，又分为脏、壁两层。脏层（内层）紧包于肌腱的表面；壁层（外层）紧贴于腱纤维鞘的内面。脏、壁两层之间含有少量滑液，这两层在肌腱的深面相互移行的部分称**腱系膜**，内有血管和神经通过。腱鞘可起约束肌腱的作用，并可减少肌腱在运动时与骨面的摩擦。另外，还有滑车、籽骨这样的辅助结构，前者有滑膜囊参与，可改变肌腱作用力的方向，后者有软骨参与，可减少肌腱与骨面的摩擦。

知识链接

腱鞘炎：常发生于手腕和手指部位，手指部位腱鞘炎又称“弹响指”。好发人群为长期、快速、用力使用手指和腕部的中老年妇女、轻工业从业者和管弦乐演奏家等。如果患者本身有先天性肌腱异常、类风湿关节炎、产后及病后虚弱无力等更易发生本病。主要表现为手指关节晨僵且缓慢活动后缓解，弹响伴明显疼痛，重者手指不能活动。

腱鞘囊肿：指发生在手、足小关节附近的一种囊性肿块。病变部位出现一缓慢长大包块，小时无症状，长大到一定程度，活动时有酸胀感。检查发现一圆形或椭圆形小包块，表面光滑，不与皮肤粘连。有时可挤压破裂而自愈，复发率高。

二、头肌

头肌 muscles of head（图 1–68、69）：可分为面肌和咀嚼肌。

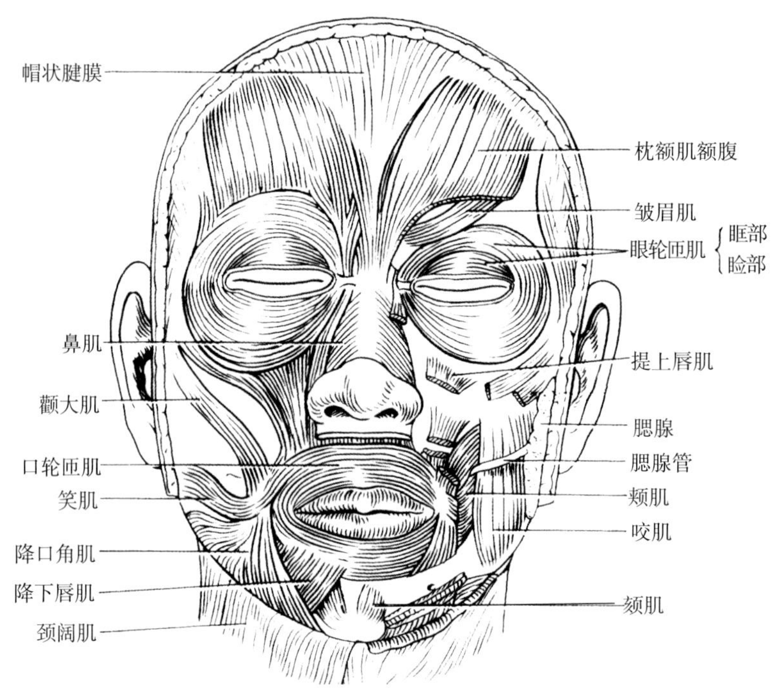

图 1–68　头肌（前面）

（一）面肌

面肌 facial muscles：又称表情肌，为扁薄的皮肌，位置表浅，大多起自颅骨的不同部位，止于面部皮肤，并主要位于口裂、眼裂和鼻孔的周围，可分为环形肌和辐射肌两种，有开大或闭合上述孔裂的作用，同时牵动面部皮肤显出喜怒哀乐等各种表情。

1. 颅顶肌 epicranius　主要由**枕额肌** occipitofrontalis 组成，覆盖于颅盖外面，阔而薄，由成对的枕腹和额腹，以及中间的**帽状腱膜**三部分构成。枕腹起自枕骨，止于帽状腱膜，收缩时，可向后下牵拉腱膜。额腹起自帽状腱膜，止于额部皮肤，收缩时，可扬眉、皱额。帽状腱膜很坚韧，以纤维束垂直穿经浅筋膜与浅层的皮肤相连，三者紧密结合构成**头皮**。帽状腱膜与深部的骨膜则隔以腱膜下疏松结缔组织，故头皮可在颅骨表面滑动。头皮外伤时，常在腱膜深面形成血肿或撕脱。

2. 孔裂周围肌　肌纤维呈环形排列的可关闭孔裂，呈放射状排列的则可开大孔裂。

（1）眼轮匝肌 orbicularis oculi　肌纤维环绕于眶和眼裂周围，呈扁椭圆形。作用：使眼裂闭合。由于少量肌束附着于泪囊后面，闭眼时可扩张泪囊，吸引泪液进入泪囊。

（2）口轮匝肌 orbicularis oris　肌纤维环绕口裂。作用：使口裂闭合。

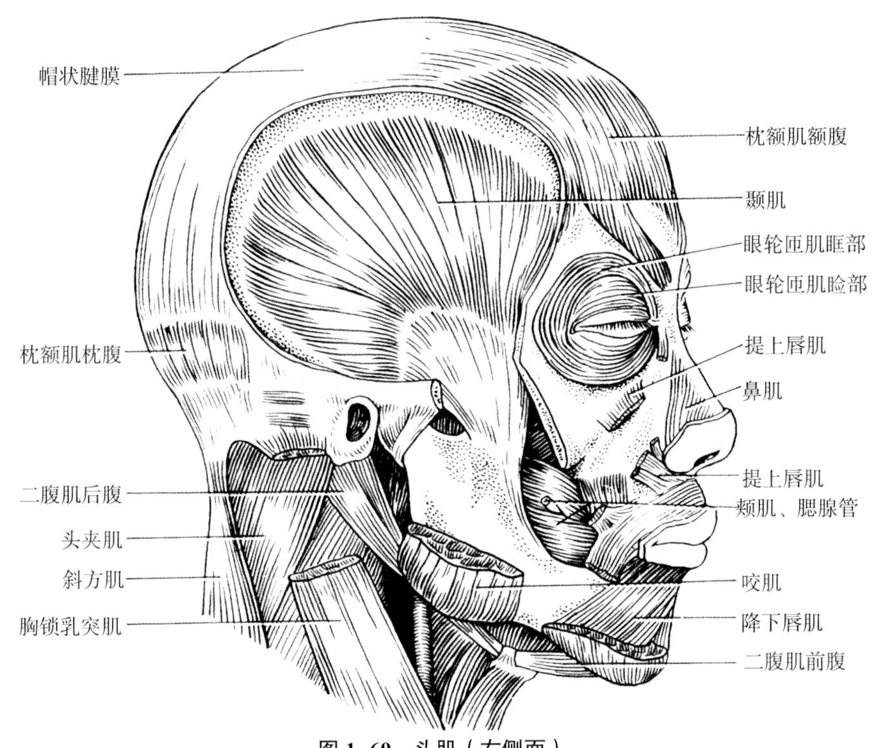

图 1-69　头肌（右侧面）

（3）颊肌 buccinator　位于口角两侧面颊深部，紧贴于口腔侧壁的黏膜外面（属辐射肌）。作用：收缩时可使唇、颊紧贴牙齿，帮助咀嚼和吸吮。

其他辐射肌很多，分别排列于唇的上、下方，收缩时可提上唇、降下唇，并可牵拉口角向上、向下或向外。

（二）咀嚼肌

咀嚼肌 masticatory muscles：参与咀嚼动作，即运动颞下颌关节，主要有咬肌、颞肌、翼内肌和翼外肌。

1. 咬肌 masseter　呈长方形，起自颧弓下缘，向后下止于下颌角外面的咬肌粗隆。作用：上提下颌骨。

2. 颞肌 temporalis　呈扇形，起自颞窝骨面，肌束向下会聚，通过颧弓的内侧，止于下颌骨冠突。作用：上提下颌骨。

3. 翼内肌 medial pterygoid　起于翼突窝和上颌结节，行向后外下，止于下颌支与下颌角内面的翼内肌粗隆。

4. 翼外肌 lateral pterygoid　起于蝶骨大翼的下面和翼突的外侧板，行向后外，止于下颌颈和下颌关节囊。

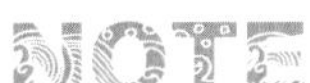

三、颈肌

颈部常以斜方肌前缘为标志，此缘以前为颈，此缘以后为项，项肌将于背肌中介绍。颈肌（图 1-70、71）按其位置可分为颈浅肌群、颈中肌群和颈深肌群。

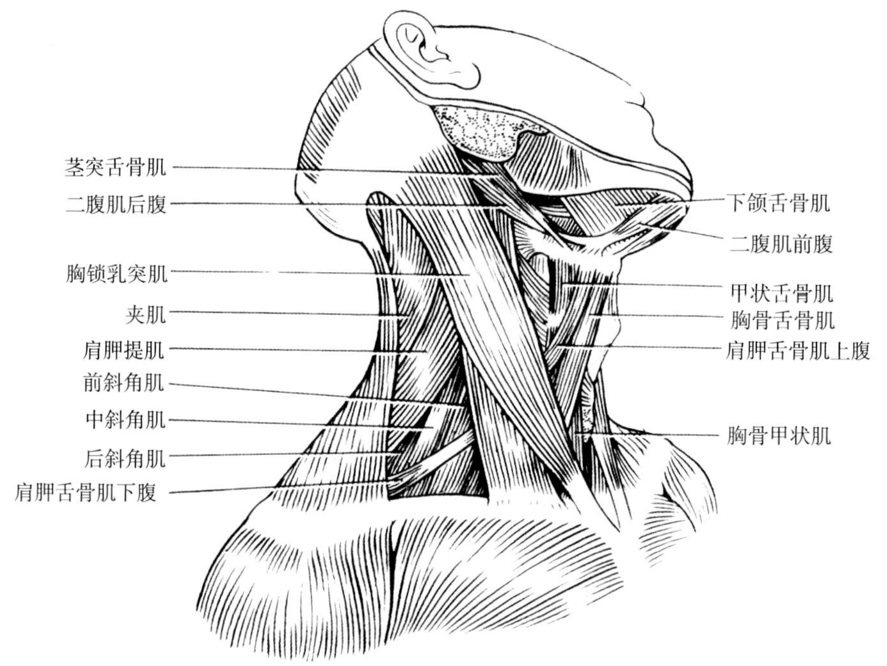

图 1-70 颈肌（右侧面）

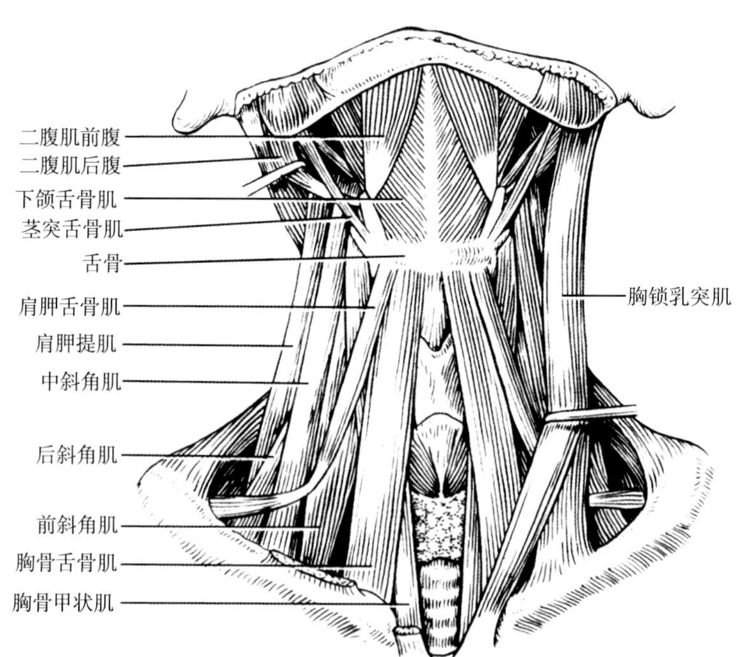

图 1-71 颈肌（前面）

（一）颈浅肌群

主要有胸锁乳突肌。

胸锁乳突肌 sternocleidomastoid　斜列于颈部两侧，为颈部一对强有力的肌肉，起自胸骨柄前面和锁骨的胸骨端，肌束斜向后上方，止于颞骨的乳突。作用：两侧收缩，使头向后仰；

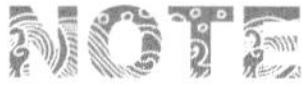

单侧收缩，使头屈向同侧，面转向对侧。单侧胸锁乳突肌可因胎儿产伤等原因造成肌挛缩，导致小儿斜颈。

（二）颈中肌群

包括舌骨上肌群和舌骨下肌群。

1. 舌骨上肌群　位于舌骨与下颌骨和颅底之间，是一群小肌，共4对。除二腹肌外，都以起止点命名。包括二腹肌、茎突舌骨肌、下颌舌骨肌和颏舌骨肌。作用：上提舌骨，协助吞咽，当舌骨固定时，可降下颌骨协助张口。

2. 舌骨下肌群　位于颈前部，在舌骨与胸骨之间，居喉、气管和甲状腺的前方，分浅、深两层排列，均依据起止点命名。包括胸骨舌骨肌、肩胛舌骨肌、胸骨甲状肌和甲状舌骨肌。作用：下降舌骨和喉，协助吞咽。

（三）颈深肌群

位于颈椎两侧，包括**前斜角肌** scalenus anterior、**中斜角肌** scalenus medius 和**后斜角肌** scalenus posterior。三者均起自颈椎横突，前、中斜角肌向下止于第1肋骨，后斜角肌止于第2肋骨。在前、中斜角肌和第1肋骨之间，形成三角形裂隙，称**斜角肌间隙**，有臂丛和锁骨下动脉通过。作用：一侧收缩，使颈侧屈；两侧同时收缩，使颈前屈，可上提第1、2肋助深吸气。

四、躯干肌

躯干肌可分为背肌、胸肌、膈、腹肌和会阴肌（在生殖系统中叙述）等。

（一）背肌

背肌 muscles of back：位于躯干背面，可分浅、深两层。浅层主要与肩胛骨的固定及上肢的运动有关，主要有斜方肌、背阔肌、肩胛提肌和菱形肌等。深层主要有夹肌、竖脊肌及其深面的诸多短肌，运动椎骨、颅骨和肋骨，并与韧带一起稳固各椎骨之间的连结（图1–72）。

1. 斜方肌 trapezius　位于项部及背上部浅层，为三角形的阔肌，两侧合在一起呈斜方形而得名。该肌起自枕外隆凸、项韧带和全部胸椎棘突。上部肌束斜向外下方，中部肌束平行向外，下部肌束斜向外上方，止于锁骨外侧1/3、肩胛骨的肩峰和肩胛冈。作用：上部肌束收缩可上提肩胛骨，下部肌束收缩可下降肩胛骨，全肌收缩使肩胛骨向脊柱靠拢。肩胛骨固定时，一侧肌收缩可使颈屈向同侧，面转向对侧。两侧肌同时收缩，可使头后仰。该肌瘫痪时，产生“塌肩”。

2. 背阔肌 latissimus dorsi　为全身最大的扁肌，位于背下部和胸侧部。该肌以腱膜起自下6个胸椎棘突、全部腰椎棘突、骶正中嵴及髂嵴后部等处。肌束向外上方集中，以扁腱止于肱骨小结节嵴。作用：使肩关节内收、旋内和后伸，恰如背手的姿势。当上肢上举被固定时，可上提躯干（如引体向上）。

3. 肩胛提肌 levator scapulae　位于项部两侧，斜方肌的深面。该肌起自上4个颈椎横突，肌束向外下方，止于肩胛骨上角。作用：上提肩胛骨；当肩胛骨固定时，使颈屈向同侧。

4. 菱形肌 rhomboideus　位于斜方肌中部的深面，为菱形的扁肌。该肌起自下2个颈椎和上4个胸椎的棘突，肌束向外下方，止于肩胛骨内侧缘。作用：使肩胛骨靠近脊柱并向上移动。

5. 竖脊肌 erector spinae　又称骶棘肌，为背肌中最长、最大的肌，纵列于躯干的背面，脊柱两侧的沟内，居上述四肌的深部。从外侧向内侧由髂肋肌、最长肌及棘肌三列肌束组成。

该肌起自骶骨背面及髂嵴的后部，向上分出许多肌束，沿途止于椎骨和肋骨，并到达颞骨乳突。作用：使脊柱后伸和仰头，是脊柱强有力的伸肌，对保持人体直立姿势有重要作用。许多腰痛的患者主要是由于此肌受累所致，即临床所谓的“腰肌劳损”。

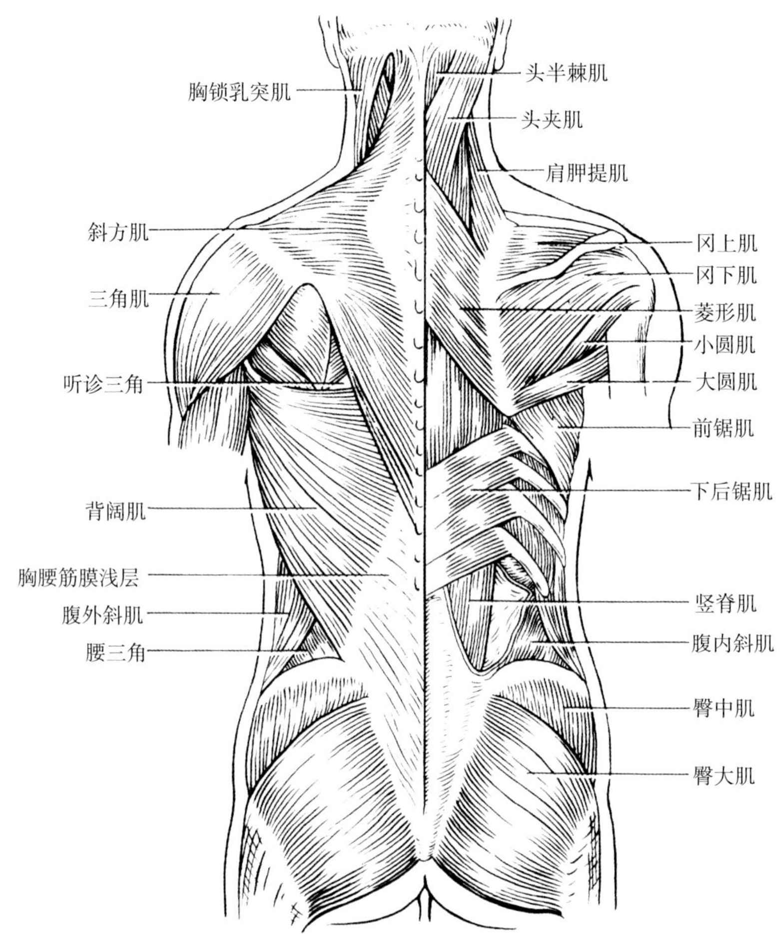

图 1–72　背肌（右侧斜方肌、背阔肌已切除）

胸腰筋膜 thoracolumbar fascia：又称腰背筋膜，包裹在竖脊肌的周围，可分为浅、深两层。浅层位于竖脊肌的表面，向内侧附于棘突，其腰部显著增厚且与背阔肌的腱膜紧密结合，此部于竖脊肌的外侧缘与深层会合而构成竖脊肌鞘。深层分隔竖脊肌与腰方肌，位于第 12 肋与髂嵴之间，向内侧附着于腰椎棘突。由于形成坚韧的竖脊肌鞘，腰部做剧烈运动时，竖脊肌肿胀并常和胸腰筋膜一起扭伤，神经刺激症状明显，是造成腰腿痛的常见原因。

背肌的起止点、作用和神经支配（表 1–1）。

表 1–1　背肌的起止点、作用和神经支配

肌群	名称	起点	止点	作用	神经支配
浅肌群	斜方肌	枕外隆凸、项韧带、全部胸椎棘突	锁骨外侧 1/3、肩峰、肩胛冈	上提、下降和内收肩胛骨	副神经
	背阔肌	下 6 个胸椎及全部腰椎棘突、骶正中嵴及髂嵴	肱骨小结节嵴	后伸、内收及内旋肩关节	胸背神经

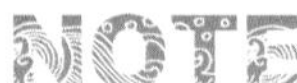

续表

肌群	名称	起点	止点	作用	神经支配
	肩胛提肌	上 4 个颈椎横突	肩胛骨上角	上提肩胛骨	肩胛背神经
	菱形肌	下 2 个颈椎和上 4 个胸椎的棘突	肩胛骨内侧缘	上提、内收肩胛骨	
深肌群	竖脊肌	骶骨背面、髂骨后部	椎骨、肋骨和颞骨乳突	伸脊柱、降肋、仰头	脊神经后支

（二）胸肌

胸肌 muscles of thorax：依其附着部位和作用的不同可分为胸上肢肌和胸固有肌。

1. 胸上肢肌　均起自胸廓外面，止于上肢带骨或肱骨，主要有胸大肌、胸小肌、前锯肌（图 1–73、74）。

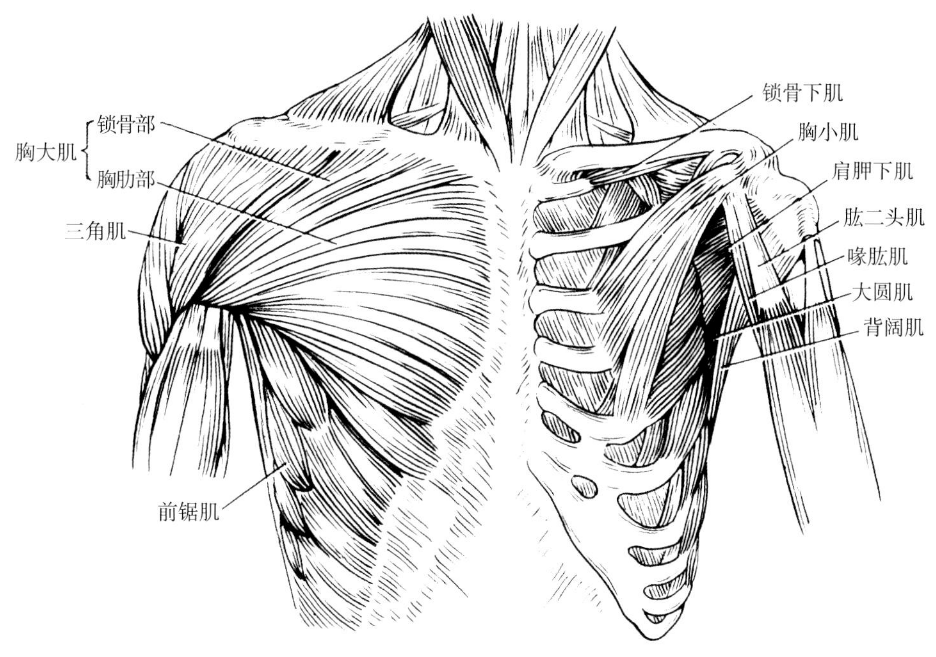

图 1–73　胸肌

（1）胸大肌 pectoralis major　位置表浅，覆盖胸廓前壁的大部，呈扇形，宽而厚。该肌起自锁骨的内侧半、胸骨和第 1～6 肋软骨等处，各部肌束集合向外，以扁腱止于肱骨大结节嵴。作用：使肩关节内收、旋内和前屈；当上肢上举固定时，可上提躯干，并上提肋，协助吸气。

（2）胸小肌 pectoralis minor　位于胸大肌的深面，呈三角形。该肌起自第 3 ～ 5 肋，止于肩胛骨喙突。作用：牵拉肩胛骨向前下方；如肩胛骨固定，可上提第 3 ～ 5 肋，协助吸气。

（3）前锯肌 serratus anterior　位于胸廓侧面，以肌齿起自上 8 或 9 个肋骨外面，肌束向后上内行，经肩胛骨前面，止于肩胛骨的内侧缘和下角。作用：可拉肩胛骨向前，并使肩胛骨紧贴胸廓；如肩胛骨固定，则可提肋，协助吸气。前锯肌瘫痪时，肩胛骨内侧缘翘起，称“翼状肩”。

2. 胸固有肌　参与构成胸壁，在肋间隙内，主要有肋间外肌和肋间内肌（图 1–74）。

（1）肋间外肌 intercostales externi　位于各肋间隙的浅层，起自肋骨下缘，肌束斜向前下，止于下一肋骨的上缘。在肋软骨间隙处，无肋间外肌，由结缔组织形成的肋间外膜代替。作用：提肋，助吸气。

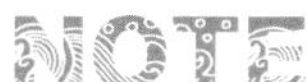

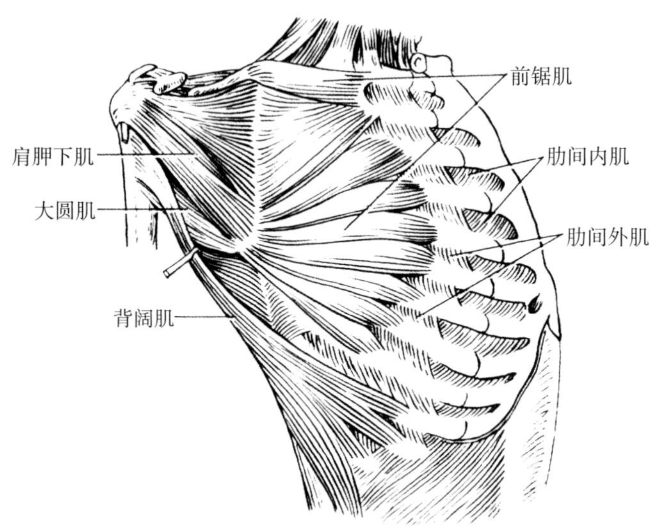

图 1–74　前锯肌和肋间肌

（2）肋间内肌 intercostales interni　位于肋间外肌的深面，起自肋骨的上缘，止于上位肋的下缘，肌束方向与肋间外肌相反。后方肌束只到肋角，自此向后内由结缔组织形成的肋间内膜代替。作用：降肋，助呼气。

（三）膈

膈 diaphragm：位于胸、腹腔之间，封闭胸廓下口，为向上膨隆呈穹隆状的扁薄阔肌。其周围部为肌性部，中央部为腱性部，称**中心腱** central tendon。

膈的肌性部有 3 个起始部位：胸骨部起自剑突后面；肋部起自下 6 对肋的内面；腰部以左、右膈脚起自上 2 ～ 3 个腰椎及腰大肌和腰方肌表面的深筋膜形成的内、外侧弓状韧带，各部肌束向中央集中移行于中心腱（图 1–75）。

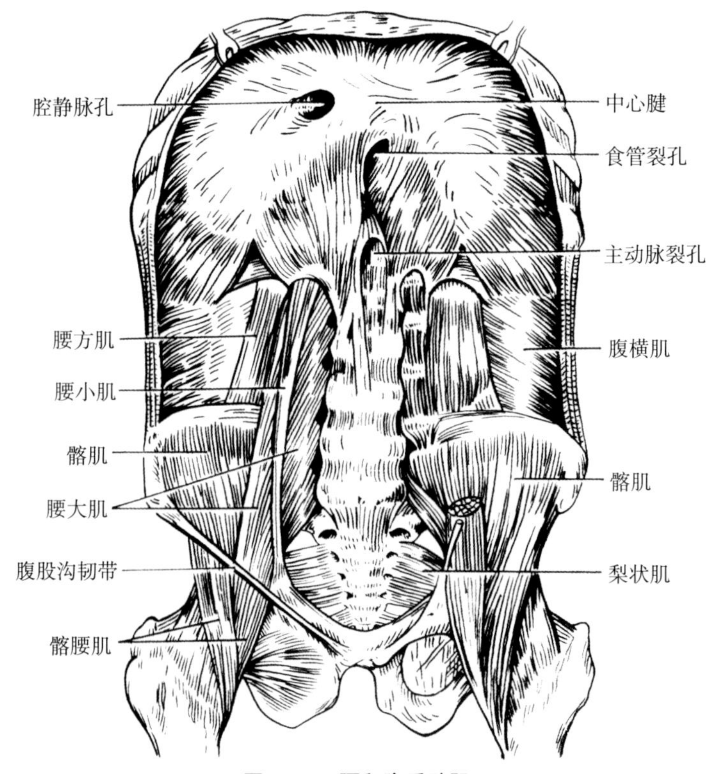

图 1–75　膈和腹后壁肌

膈上有 3 个裂孔：①**主动脉裂孔**：在膈与脊柱之间，位于第 12 胸椎体前方，有降主动脉和胸导管通过。②**食管裂孔**：位于主动脉裂孔的左前上方，约平第 10 胸椎体，有食管和左、右迷走神经通过。③**腔静脉孔**：位于食管裂孔右前上方的中心腱内，位置最高，约平第 8 胸椎体，有下腔静脉通过。

作用：膈为主要的呼吸肌；收缩时，膈穹隆下降，胸腔容积扩大，引起吸气；舒张时，膈穹隆上升恢复原位，胸腔容积减小，引起呼气。膈与腹肌同时收缩，则能增加腹压，可协助排便、呕吐、咳嗽及分娩等活动。

胸肌与膈的起止点、作用和神经支配（表 1–2）。

表 1–2　胸肌与膈的起止点、作用和神经支配

肌群	名称	起点	止点	作用	神经支配
胸上肢肌	胸大肌	锁骨内侧半、胸骨、第 1 ～ 6 肋软骨	肱骨大结节嵴	前屈、内收、内旋肩关节	胸内、外侧神经
	胸小肌	第 3 ～ 5 肋	肩胛骨喙突	拉肩胛骨向前下	胸内侧神经
	前锯肌	第 1 ～ 8 或 9 肋	肩胛骨内侧缘及下角	拉肩胛骨向前	胸长神经
胸固有肌	肋间外肌	上位肋骨下缘	下位肋骨上缘	提肋助吸气	肋间神经
	肋间内肌	下位肋骨上缘	上位肋骨下缘	降肋助呼气	
膈	胸骨部 肋部 腰部	剑突后面、下 6 对肋内面、第 2 ～ 3 腰椎体前面	中心腱	收缩时助吸气，舒张时助呼气，增加腹压	膈神经

（四）腹肌

腹肌 muscles of abdomen：位于胸廓下部和骨盆之间，是构成腹前外侧壁和腹后壁的主要结构，相应地分为前外侧群和后群。

1. 前外侧群　构成腹腔的前外侧壁，包括带形的腹直肌和 3 块宽阔的扁肌：腹外斜肌、腹内斜肌和腹横肌（图 1–76、77）。

（1）**腹直肌** rectus abdominis　位于腹前壁正中线两旁，居腹直肌鞘中，为上宽下窄的带形肌。起自耻骨联合与耻骨结节之间，肌束向上止于胸骨剑突及第 5 ～ 7 肋软骨的前面。肌的全长被 3 ～ 4 条横行的腱划分成多个肌腹，腱划由结缔组织构成，与腹直肌鞘的前层紧密结合。

（2）**腹外斜肌** obliquus externus abdominis　位于腹前外侧壁的浅层，为一宽阔扁肌。起自下 8 肋外面，肌束由后外上方斜向前内下方，一部分止于髂嵴，而大部分在腹直肌外侧缘处移行为腹外斜肌腱膜。腱膜向内侧经腹直肌前面，参与构成腹直肌鞘前层，至前正中线处与对侧同名腱纤维交织于腹白线。腱膜的下缘卷曲增厚连于髂前上棘与耻骨结节之间，形成**腹股沟韧带** inguinal ligament。在耻骨结节外上方，腱膜形成一小三角形裂隙，称**腹股沟管浅环** superficial inguinal ring，又称皮下环。

（3）**腹内斜肌** obliquus internus abdominis　位于腹外斜肌深面，起自胸腰筋膜、髂嵴和腹股沟韧带外侧部，大部分肌束向前内上方，下部肌束向前内下方，在腹直肌外侧缘处移行为腹内斜肌腱膜。腱膜向内侧分为前后两层并包裹腹直肌，参与腹直肌鞘前后两层的构成，至前正

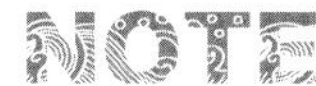

中线处与对侧同名腱纤维交织于腹白线。肌纤维下部游离呈弓状，其腱膜的下内侧部与腹横肌腱膜形成**腹股沟镰** inguinal falx（或称联合腱），向内侧止于耻骨梳，在精索后方参与构成腹股沟管后壁。男性腹内斜肌最下部的肌束与腹横肌最下部的肌束一起随精索出腹股沟管浅环进入阴囊，包绕精索和睾丸而成为提睾肌。

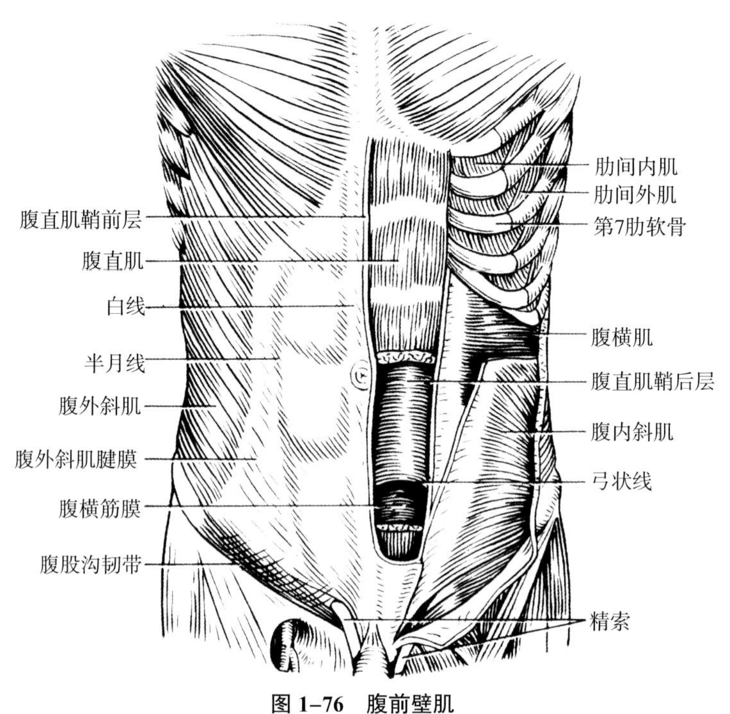

图 1–76　腹前壁肌

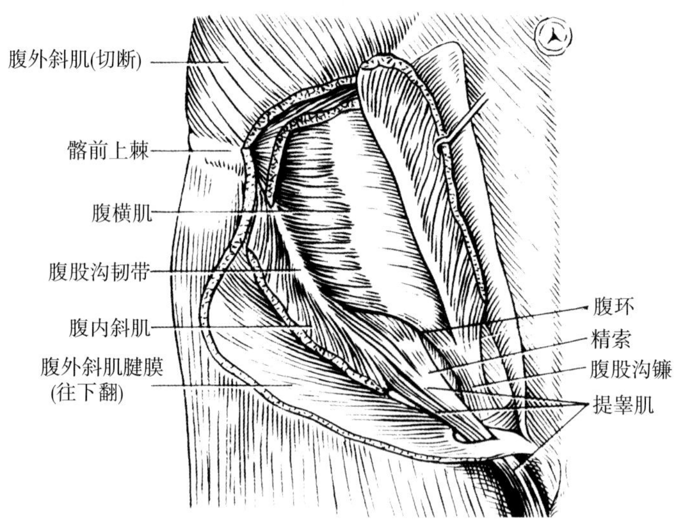

图 1–77　腹前壁的下部

（4）**腹横肌** transversus abdominis　位于腹内斜肌深面，起自下 6 肋内面、胸腰筋膜、髂嵴和腹股沟韧带外侧部，肌束向前内横行，在腹直肌外侧缘处移行为腹横肌腱膜。腱膜向内侧经腹直肌后面，与腹内斜肌腱膜后层融合，构成腹直肌鞘后层，至前正中线处与对侧同名腱纤维交织于腹白线。腹横肌的最下部肌束及其腱膜的下内侧部分，分别参与提睾肌和腹股沟镰的构成。

腹前外侧群肌的作用：三块阔肌纤维互相交错，薄而坚韧，与腹直肌共同形成牢固而有弹性的腹壁，保护腹腔脏器，维持腹内压。该肌群收缩时可以缩小腹腔，增加腹压，以协助呼气、排便、分娩、呕吐及咳嗽等活动，还可使脊柱做前屈、侧屈及旋转等运动。

2. 后群　有腰大肌和腰方肌（图 1–75、78）。腰大肌将在下肢肌中叙述。

腰方肌 quadratus lumborum：是腹后壁的方形扁肌，位于腰椎两侧、腰大肌后外侧、竖脊肌前面。起自髂嵴的后部，向上止于第 12 肋和第 1 ～ 4 腰椎横突。作用：下降和固定第 12 肋，并使脊柱腰部侧屈。

腹肌的起止点、作用和神经支配（表 1–3）。

表 1–3　腹肌的起止点、作用和神经支配

肌群	名称	起点	止点	作用	神经支配
前外侧群	腹直肌	耻骨嵴	骨剑突、第 5 ～ 7 肋软骨前面	脊柱前屈、增加腹压	第 5 ～ 11 对肋间神经、肋下神经、髂腹下神经、髂腹股沟神经
	腹外斜肌	下 8 肋外面	白线、髂嵴、腹股沟韧带	增加腹压、脊柱前屈、旋转躯干	
	腹内斜肌	胸腰筋膜、髂嵴、腹股沟韧带外侧部	腹白线		
	腹横肌	下 6 肋内面、胸腰筋膜、髂嵴、腹股沟韧带外侧部			
后群	腰方肌	髂嵴后部	第 12 肋和第 1 ～ 4 腰椎横突	下降和固定第 12 肋、侧屈脊柱腰部	腰神经前支

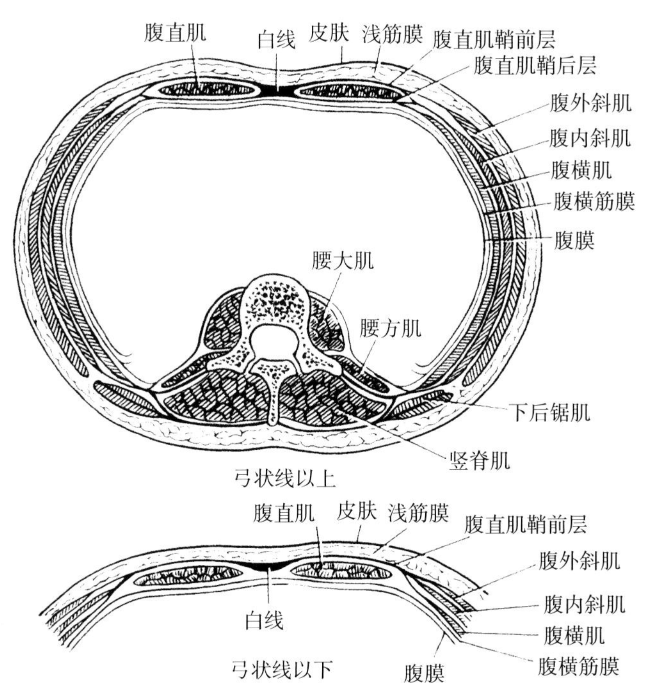

图 1–78　腹壁两个水平切面（示腹直肌鞘）

3. 腹部筋膜

（1）腹浅筋膜　与全身的浅筋膜相移行，在腹上部为一层，在脐以下分浅、深两层。浅层含有脂肪，称**脂肪层**（Camper **筋膜**）。深层内有弹性纤维，称**膜性层**（Scarpa **筋膜**），它在前正中线与腹白线融合，向下越过腹股沟韧带与阔筋膜相融合，向内下越过耻骨联合与耻骨嵴同阴茎浅筋膜、阴囊肉膜、会阴 Colles 筋膜等相延续，尿道外伤引起的尿外渗可沿此筋膜深面的间隙蔓延到下腹部。

（2）腹深筋膜　可分数层，分别覆盖在前外侧群各肌的表面和深面。

（3）腹内筋膜　贴附在腹腔与盆腔各壁的内面，各部筋膜的名称与所覆盖的肌相同，如膈筋膜、腹横筋膜、髂腰筋膜、盆筋膜等。其中腹横筋膜范围较大，贴附于腹横肌、腹直肌鞘以及半环线以下腹直肌的后面。

4. 腹直肌鞘 sheath of rectus abdominis　呈鞘状包裹腹直肌，由腹前外侧壁三层阔肌的腱膜构成（图 1–76、78）。腹直肌鞘有前、后两层，前层由腹外斜肌腱膜与腹内斜肌腱膜的前层愈合而成；后层由腹内斜肌腱膜的后层与腹横肌腱膜愈合而成。在脐下 4 ～ 5cm 以下，腹内斜肌腱膜的后层与腹横肌腱膜全部转至腹直肌前面参与构成腹直肌鞘的前层，使后层缺如。后层的下缘呈凸向上的弧形缘，称**弓状线** arcuate line（或称半环线）。由于弓状线以下缺乏腹直肌鞘的后层，故腹直肌后面直接与腹横筋膜相贴。

5. 白线 linea alba　位于腹前壁正中线，左、右腹直肌鞘之间，为两侧三层腹前外侧壁阔肌腱膜的纤维在正中线交织而成。白线坚韧而少血管，上部较宽，下部较窄，其上方起自剑突，下止于耻骨联合，约在白线中部有一脐环，在胎儿时期，有脐血管通过，此处为腹壁薄弱处（图 1–78）。

6. 腹股沟管 inguinal canal　为男性精索或女性子宫圆韧带所通过的肌和腱之间的一条裂隙，是腹前壁下部的薄弱区，长 4 ～ 5cm，位于腹前外侧壁下部，在腹股沟韧带内侧半的上方，由外上斜向内下方。其有内、外两口，内口称腹股沟管深环（腹环），在腹股沟韧带中点上方约 1.5cm 处，为腹横筋膜随精索或子宫圆韧带向外的突口；外口即腹股沟管浅环（皮下环）。管有前后上下四个壁，前壁是腹外斜肌腱膜和部分腹内斜肌；后壁是腹横筋膜和腹股沟镰；上壁是腹内斜肌和腹横肌的弓状下缘；下壁是腹股沟韧带的内侧半（图 1–76、77）。

7. 腹股沟三角 inguinal triangle　又称**海氏三角** Hesselbach triangle，位于腹前壁下部，是由腹直肌外侧缘、腹股沟韧带和腹壁下动脉围成的三角区。该区缺乏肌纤维，是腹壁的另一薄弱区。

知识链接

腹股沟疝（inguinal hernia）：腹股沟区是位于下腹壁与大腿交界的区域，此处有腹股沟管和腹股沟三角等腹壁薄弱处。腹股沟疝是指腹腔内脏器通过腹股沟区的薄弱处向体表突出所形成的疝，俗称“疝气”。根据疝环与腹壁下动脉的关系，腹股沟疝分为**腹股沟斜疝**和**腹股沟直疝**两种。腹股沟斜疝有先天性和后天性两种。腹股沟斜疝从位于腹壁下动脉外侧的腹股沟管深环突出，向前内下斜行经腹股沟管，再穿出腹股沟管浅环，可进入阴囊中，占腹股沟疝的 95%，右侧比左侧多见，男女发病率之比为 15 ∶ 1。腹股沟直疝从腹壁下动脉内侧的腹股沟三角区直接由后向前突出，不经腹股沟管深环，不进入阴囊，仅占腹股沟疝的 5%。

NOTE

五、上肢肌

上肢肌按部位分为肩肌、臂肌、前臂肌和手肌。

(一)肩肌

肩肌配布于肩关节周围，均起自上肢带骨，跨越肩关节，止于肱骨上端，有稳定和运动肩关节的作用。主要有三角肌、冈上肌、冈下肌、小圆肌、大圆肌和肩胛下肌等(图 1-79)。

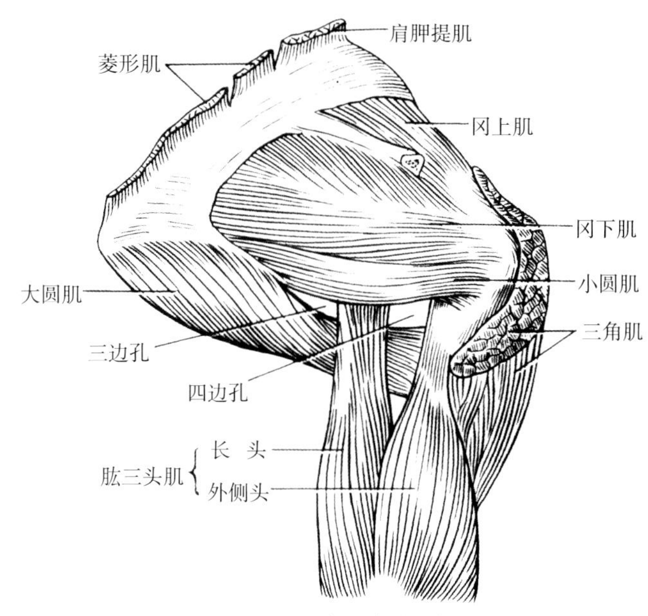

图 1-79 肩肌(后面)

1. 三角肌 deltoid 位于肩部，呈三角形。该肌起自锁骨的外侧段、肩峰和肩胛冈，肌束逐渐向外下方集中，止于肱骨体外侧面的三角肌粗隆。肱骨上端由于三角肌的覆盖，使肩部呈圆隆状。如肩关节向下脱位或三角肌瘫痪萎缩，则可形成“方形肩”。三角肌是肌内注射的部位之一。作用：主要是使肩关节外展，前部肌纤维收缩可使肩关节前屈并略旋内，后部肌纤维收缩可使肩关节后伸并略旋外。

2. 冈上肌 supraspinatus 位于斜方肌的深面。该肌起自冈上窝，肌束向外上移行为肌腱，经肩峰和喙肩韧带的深面跨过肩关节上方，腱纤维编入肩关节囊上壁，止于肱骨大结节上部。作用：使肩关节外展。

3. 冈下肌 infraspinatus 大部分被斜方肌与三角肌遮盖。该肌起自冈下窝，肌束向外移行为肌腱跨过肩关节后方，腱纤维编入肩关节囊后壁上部，止于肱骨大结节中部。作用：使肩关节旋外。

4. 小圆肌 teres minor 位于冈下肌的下方，三角肌的深面。该肌起自肩胛骨外侧缘后面，肌束向外上，跨过肩关节后方，腱纤维编入肩关节囊后壁下部，止于肱骨大结节下部。作用：使肩关节旋外。

5. 大圆肌 teres major 位于小圆肌的下方。该肌起自肩胛骨外侧缘和下角，肌束向上外，绕至肱骨之前，止于肱骨小结节嵴。作用：使肩关节后伸、内收和旋内。

6. 肩胛下肌 subscapularis 位于肩胛骨前面(图 1-74)。该肌起自肩胛下窝，肌束向上外，经肩关节前方，腱纤维编入肩关节囊前壁，止于肱骨小结节。作用：使肩关节内收和旋内。

冈上肌、冈下肌、小圆肌和肩胛下肌的肌腱连成腱板，围绕肩关节的上、后和前方，并与

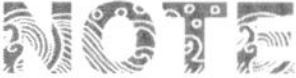

肩关节囊愈着，对肩关节起稳定作用，称**肌腱袖**（肩袖）。肩关节脱位或扭伤时，常导致肌腱袖破裂。

肩肌的起止点、作用和神经支配（表 1–4）。

表 1–4 肩肌的起止点、作用和神经支配

肌群	名称	起点	止点	作用	神经支配
浅层	三角肌	锁骨外侧 1/3、肩峰、肩胛冈	肱骨三角肌粗隆	外展、前屈或后伸肩关节	腋神经
深层	冈上肌	肩胛骨冈上窝	肱骨大结节上部	外展肩关节	肩胛上神经
	冈下肌	肩胛骨冈下窝	肱骨大结节中部	外旋肩关节	
	小圆肌	肩胛骨外侧缘后面	肱骨大结节下部		腋神经
	大圆肌	肩胛骨外侧缘和下角	肱骨小结节嵴	后伸、内收、内旋肩关节	肩胛下神经
	肩胛下肌	肩胛下窝	肱骨小结节	内收、内旋肩关节	肩胛下神经

（二）臂肌

臂肌位于肱骨周围，并跨越肩关节或肘关节，由内侧和外侧两个肌间隔分隔成前群和后群。前群为屈肌，后群为伸肌（图 1–80、81、82）。

1. 前群 位于肱骨前方，有浅层的肱二头肌、上方的喙肱肌和下方深层的肱肌。

（1）**肱二头肌** biceps brachii 位于臂的前面浅层。该肌起端有长、短两头，长头以长腱起自肩胛骨盂上结节，穿经肩关节囊，沿结节间沟下降；短头在内侧，起自肩胛骨喙突。两头在臂中部合成一肌腹，向下延续为肌腱，经肘关节前方，止于桡骨粗隆。另从腱上分出腱膜，向内下越过肘窝，移行于前臂深筋膜。此肌肌腹的内、外侧各有一沟，分别称肱二头肌内侧沟和肱二头肌外侧沟，沟内有血管和神经通过。作用：主要为屈肘关节，长头协助屈肩关节，并使已旋前的前臂进行旋后运动。

（2）**喙肱肌** coracobrachialis 位于肱二头肌短头后内侧。该肌起自肩胛骨喙突，止于肱骨体中部的内侧面。作用：使肩关节前屈和内收。

（3）**肱肌** brachialis 位于肱二头肌深面。该肌起自肱骨体下半部的前面，止于尺骨粗隆。作用：屈肘关节。

2. 后群 肱三头肌 triceps brachii 位于臂的后面。该肌起端有 3 个头，长头起自肩胛骨盂下结节，外侧头起自肱骨后面桡神经沟的外上方，内侧头起自桡神经沟的内下方，三头合为一个肌腹，以扁腱止于尺骨鹰嘴。作用：主要是伸肘关节，长头还可使肩关节后伸和内收。

臂肌的起止点、作用和神经支配（表 1–5）。

表 1–5 臂肌的起止点、作用和神经支配

肌群	名称	起点	止点	作用	神经支配
前群	肱二头肌	长头：肩胛骨盂上结节；短头：肩胛骨喙突	桡骨粗隆	屈肘关节，前臂旋后	肌皮神经
	喙肱肌	肩胛骨喙突	肱骨中部内侧	前屈、内收肩关节	
	肱肌	肱骨体下半前面	尺骨粗隆	屈肘关节	

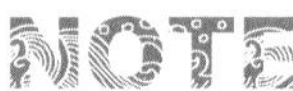

续表

肌群	名称	起点	止点	作用	神经支配
后群	肱三头肌	长头：肩胛骨盂下结节；外侧头、内侧头：桡神经沟的外上方、内下方	尺骨鹰嘴	伸肘关节，长头可协助后伸、内收肩关节	桡神经

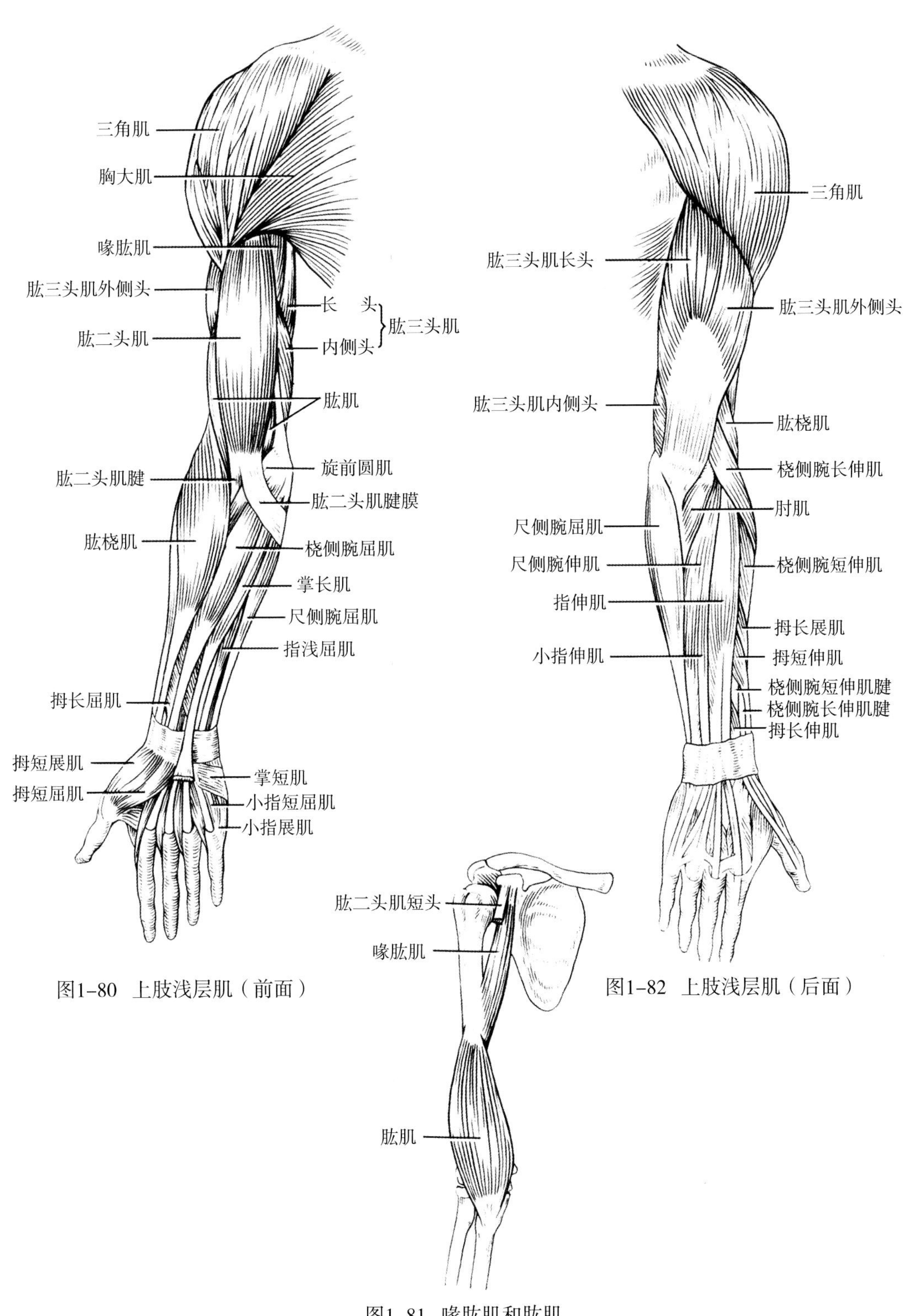

图1-80 上肢浅层肌（前面）

图1-82 上肢浅层肌（后面）

图1-81 喙肱肌和肱肌

（三）前臂肌

前臂肌位于尺、桡骨的周围，可分为前、后两群，每群又分为浅、深两层，共 20 块肌。大多数是长肌且形体细长，肌腹大部分在前臂的上半部，向下形成细长的肌腱，主要作用于肘关节、腕关节和手关节。

1. 前群　位于前臂的前面，共 9 块肌。主要为屈肘、屈腕、屈指和使前臂旋前的肌，又称屈肌群，分浅、深两层（图 1–80、83）。

（1）浅层　有 6 块肌，自桡侧向尺侧依次为肱桡肌、旋前圆肌、桡侧腕屈肌、掌长肌、指浅屈肌和尺侧腕屈肌。

1）**肱桡肌** brachioradialis：起自肱骨外上髁上方，止于桡骨茎突。作用：屈肘关节。肱桡肌位置表浅，有较恒定的血供和神经支配，非主要作用肌，切除后其功能可由其他协同肌代偿而基本不影响前臂功能，故常作为肌瓣移植的供体。

2）**旋前圆肌** pronator teres：起自肱骨内上髁，止于桡骨体中部外侧面。作用：使前臂旋前并屈肘关节。

3）**桡侧腕屈肌** flexor carpi radialis：起自肱骨内上髁，止于第 2 掌骨底前面。作用：屈肘关节、屈并外展桡腕关节。

4）**掌长肌** palmaris longus：为退化肌，可缺如，肌腹小而腱细长。起自肱骨内上髁，向下以长腱连于掌腱膜。作用：屈腕关节，紧张掌腱膜。

5）**尺侧腕屈肌** flexor carpi ulnaris：起自肱骨内上髁，止于豌豆骨。作用：屈并内收桡腕关节。

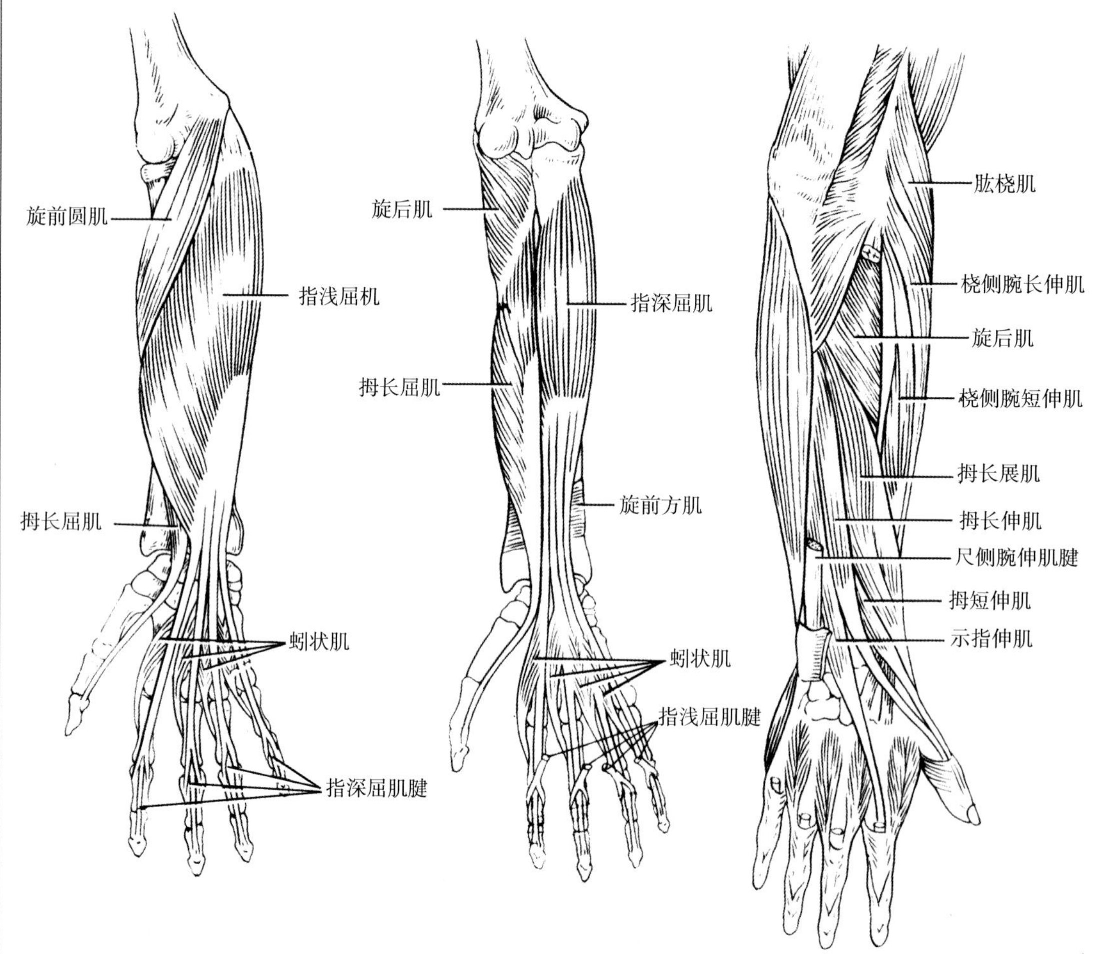

图 1–83　前臂前群深层肌　　图 1–84　前臂后群深层肌

6）**指浅屈肌** flexor digitorum superficialis：位于上述肌的深面。该肌起自肱骨内上髁及桡、尺骨上半部前面，肌纤维向下移行为 4 条肌腱，经屈肌支持带深面（即腕管）入手掌，至手指后每腱分为两束，分别止于第 2～5 指中节指骨底两侧。作用：屈腕关节、掌指关节及第 2～5 指近侧指骨间关节。

（2）*深层*　有 3 块肌，桡侧有拇长屈肌，尺侧有指深屈肌，桡、尺骨远侧的前面有旋前方肌。

1）**拇长屈肌** flexor pollicis longus：起自桡骨及前臂骨间膜前面，以长腱经腕管止于拇指远节指骨底。作用：屈拇指指骨间关节和掌指关节。

2）**指深屈肌** flexor digitorum profundus：起自尺骨近侧端及前臂骨间膜前面，肌腹向下移行为 4 条肌腱，经腕管入手掌，各腱穿经指浅屈肌腱两脚之间，止于第 2 ～ 5 指远节指骨底前面。作用：屈第 2 ～ 5 指指骨间关节、掌指关节和腕关节。

3）**旋前方肌** pronator quadratus：为呈四方形的扁肌，紧贴桡、尺骨远侧端前面。起自尺骨前面，止于桡骨前外侧面。作用：使前臂旋前。

2. 后群　位于前臂的后面，共 11 块肌。主要为伸肘、伸腕、伸指和使前臂旋后的肌，又称伸肌群，也分浅、深两层（图 1–82、84）。

（1）*浅层*　有 6 块肌，由桡侧向尺侧依次为桡侧腕长伸肌、桡侧腕短伸肌、指伸肌、小指伸肌、尺侧腕伸肌，以及在肘后部的肘肌。

1）**桡侧腕长伸肌** extensor carpi radialis longus：起自肱骨外上髁，止于第 2 掌骨底后面。作用：伸、展腕关节。

2）**桡侧腕短伸肌** extensor carpi radialis brevis：起自肱骨外上髁，止于第 3 掌骨底后面。作用：伸、展腕关节。

3）**指伸肌** extensor digitorum：起自肱骨外上髁，肌纤维向下延续为 4 条腱，经伸肌支持带深面，分别止于第 2 ～ 5 指中节和远节指骨底后面。作用：伸第 2 ～ 5 指和伸腕关节。

4）**小指伸肌** extensor digiti minimi：起自肱骨外上髁，止于小指中节和远节指骨底后面。作用：伸小指。

5）**尺侧腕伸肌** extensor carpi ulnaris：起自肱骨外上髁，止于第 5 掌骨底后面。作用：伸腕和内收腕关节。

6）**肘肌** anconeus：位于肘关节后面，呈三角形。起自肱骨外上髁，止于尺骨上 1/3 后面。作用：伸肘关节。

（2）*深层*　有 5 块肌，由外上向内下依次为旋后肌、拇长展肌、拇短伸肌、拇长伸肌和示指伸肌。

1）**旋后肌** supinator：起自肱骨外上髁和尺骨上端，止于桡骨上 1/3 前面。作用：使前臂旋后。

2）**拇长展肌** abductor pollicis longus：起自桡骨和尺骨上部，止于第 1 掌骨底后面。作用：外展拇指。

3）**拇短伸肌** extensor pollicis brevis：起自桡骨后面，止于拇指近节指骨底后面。作用：伸拇指。

4）**拇长伸肌** extensor pollicis longus：起自尺骨后面，止于拇指远节指骨底后面。作用：

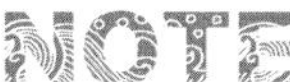

伸拇指。

5）**示指伸肌** extensor indicis：起自尺骨后面，止于示指指背腱膜。作用：伸示指。

前臂肌的起止点、作用和神经支配（表 1–6）。

表 1–6 前臂肌的起止点、作用和神经支配

肌群	名称	起点	止点	作用	神经支配	
前群	浅层	肱桡肌	肱骨外上髁上方	桡骨茎突	屈肘关节	桡神经
		旋前圆肌	肱骨内上髁	桡骨中部外侧面	前臂旋前	正中神经
		桡侧腕屈肌		第 2 掌骨底	屈腕关节	
		掌长肌		掌腱膜		
		尺侧腕屈肌		豌豆骨		尺神经
		指浅屈肌	肱骨内上髁及桡、尺骨上半部前面	第 2～5 指中节指骨底两侧	屈腕关节、屈第 2～5 指	正中神经
	深层	指深屈肌	尺骨及前臂骨间膜前面	第 2～5 指远节指骨底前面		正中神经、尺神经
		拇长屈肌	桡骨及前臂骨间膜前面	拇指远节指骨底	屈拇指	正中神经
		旋前方肌	尺骨远端前面	桡骨远端前面	前臂旋前	
后群	浅层	桡侧腕长伸肌	肱骨外上髁	第 2 掌骨底后面	伸肘关节、腕关节	桡神经
		桡侧腕短伸肌		第 3 掌骨底后面		
		指伸肌		第 2～5 指中节、远节指骨底后面	伸腕关节、伸指	
		小指伸肌		小指中节、远节指骨底后面		
		尺侧腕伸肌		第 5 掌骨底后面	伸腕关节	
		肘肌		尺骨上 1/3 后面	伸肘关节	
	深层	旋后肌	肱骨外上髁、尺骨上端	桡骨上 1/3 前面	前臂旋后	
		拇长展肌	桡、尺骨后面	第 1 掌骨底后面	外展拇指	
		拇短伸肌	桡骨后面	拇指近节指骨底后面	伸拇指	
		拇长伸肌	尺骨后面	拇指远节指骨底后面		
		示指伸肌		示指指背腱膜	伸示指	

（四）手肌

手指活动有许多肌参与，除有从前臂来的长腱外，还有许多短小的手肌，这些肌都在手的掌侧和掌骨间隙，可分为外侧群、中间群和内侧群（图 1–85、86）。

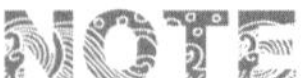

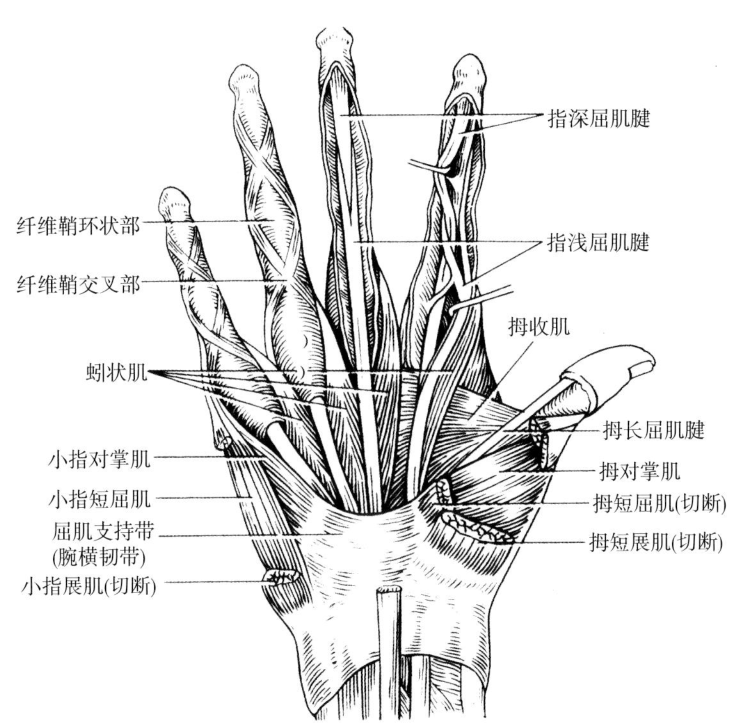

图 1–85　手肌前面

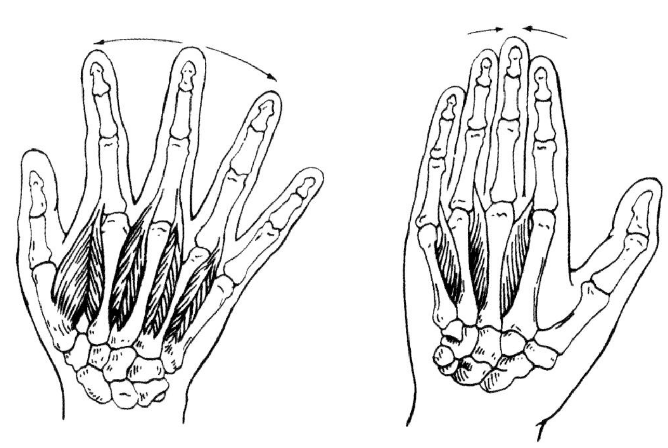

图 1–86　骨间肌及其作用

1. 外侧群　为运动拇指的肌，较发达，是手掌桡侧部外形隆起的主要结构基础，称鱼际（大鱼际）。有 4 块肌，分浅、深两层。浅层外侧为拇短展肌，内侧为拇短屈肌；深层依次为拇对掌肌和拇收肌。其作用分别为使拇指外展、前屈、对掌和内收。拇指功能十分重要，尤其是拇对掌肌是人类所独有的一块进化肌。

2. 内侧群　为运动小指的肌。在手掌尺侧部形成的较小隆起，称小鱼际。有 3 块肌，分浅、深两层。浅层内侧为小指展肌，外侧为小指短屈肌；深层为小指对掌肌。其作用分别为使小指外展、前屈和对掌。

3. 中间群　位于掌骨前面和掌骨间隙，共 11 块，分浅、深两层。浅层有 4 块蚓状肌；深层位于掌骨之间，包括 3 块骨间掌侧肌和 4 块骨间背侧肌。蚓状肌可屈第 2 ～ 5 掌指关节，伸指骨间关节。骨间掌侧肌可使第 2、4、5 指内收（向中指靠拢）。骨间背侧肌可使第 2、4 指外

NOTE

展（远离中指）和第 3 指左右倾斜。如果骨间掌侧肌群瘫痪，则手指夹纸无力。

手肌的起止点、作用和神经支配（表 1–7）。

表 1–7 手肌的起止点、作用和神经支配

<table>
<tr><th>肌群</th><th>名称</th><th>起点</th><th>止点</th><th>作用</th><th>神经支配</th></tr>
<tr><td rowspan="4">外侧群</td><td>拇短展肌</td><td>屈肌支持带、手舟骨</td><td rowspan="2">拇指近节指骨底</td><td>外展拇指</td><td rowspan="3">正中神经</td></tr>
<tr><td>拇短屈肌</td><td rowspan="2">屈肌支持带、大多角骨</td><td>屈拇指</td></tr>
<tr><td>拇对掌肌</td><td>第 1 掌骨</td><td>拇指对掌</td></tr>
<tr><td>拇收肌</td><td>屈肌支持带、头状骨和第 3 掌骨</td><td>拇指近节指骨</td><td>内收拇指</td><td rowspan="4">尺神经</td></tr>
<tr><td rowspan="3">内侧群</td><td>小指展肌</td><td>屈肌支持带、豌豆骨</td><td rowspan="2">小指近节指骨</td><td>外展小指</td></tr>
<tr><td>小指短屈肌</td><td rowspan="2">屈肌支持带、钩骨</td><td>屈小指</td></tr>
<tr><td>小指对掌肌</td><td>第 5 掌骨</td><td>小指对掌</td></tr>
<tr><td rowspan="3">中间群</td><td>蚓状肌</td><td>指深屈肌腱桡侧</td><td>第 2 ～ 5 指指背腱膜</td><td>屈掌指关节，伸指骨间关节</td><td>正中神经、尺神经</td></tr>
<tr><td>骨间掌侧肌</td><td>第 2、4、5 掌骨</td><td>第 2、4、5 指近节指骨底和指背腱膜</td><td>内收第 2、4、5 指</td><td rowspan="2">尺神经</td></tr>
<tr><td>骨间背侧肌</td><td>第 1 ～ 5 掌骨相对缘</td><td>第 2 ～ 4 指近节指骨和指背腱膜</td><td>外展第 2、4 指</td></tr>
</table>

（五）上肢的局部记载

1. 腋窝 axillary fossa 为锥形腔隙，位于臂上部和胸外侧壁之间。具有顶、底和 4 个壁。顶由第 1 肋、锁骨和肩胛骨上缘围成，向上与颈根部相通；底由腋筋膜构成；前壁为胸大肌和胸小肌；后壁为肩胛下肌、大圆肌、背阔肌和肩胛骨；内侧壁为前锯肌及其深面的肋和肋间隙；外侧壁为肱二头肌短头、喙肱肌和肱骨上端。在腋窝中有臂丛、腋血管、腋淋巴结等重要结构。

2. **三边孔** trilateral foramen 和**四边孔** quadrilateral foramen 在小圆肌和大圆肌之间，由于肱三头肌长头穿过，而将此两肌之间的间隙分为外侧的四边孔和内侧的三边孔，孔内有神经、血管通过（图 1–79）。

3. 肘窝 cubital fossa 位于肘关节前方呈三角形的浅窝。上界为肱骨内、外上髁之间的连线；外侧界为肱桡肌的内侧缘；内侧界为旋前圆肌的外侧缘。窝内有神经、血管通过。

4. 腕管 carpal canal 位于腕部掌侧面，由腕骨沟和屈肌支持带共同围成。管内有拇长屈肌腱，指浅、深屈肌腱和正中神经通过。在外伤、炎症、水肿等病理情况下，管内的结构可能受压和损伤，造成手功能障碍。

六、下肢肌

下肢肌按部位分为髋肌、大腿肌、小腿肌和足肌。下肢肌比上肢肌粗壮强大，这与维持人体直立姿势、支持体重和行走有关。

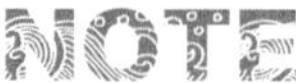

（一）髋肌

髋肌主要起自骨盆的内面或外面，跨过髋关节，止于股骨上部，能运动髋关节。按其所在部位和作用，分为前、后两群。

1. 前群　有髂腰肌和阔筋膜张肌（图 1–87）。

（1）**髂腰肌** iliopsoas　由腰大肌和髂肌组成。**腰大肌** psoas major 起自腰椎体侧面和横突，**髂肌** iliacus 起自髂窝，两肌向下互相结合，经腹股沟韧带深面和髋关节的前内侧，止于股骨小转子。髂腰肌被髂腰筋膜鞘包裹，当患腰椎结核时，有时脓液可沿此鞘流入髂窝或大腿根部。作用：使髋关节前屈和旋外；下肢固定时，可使躯干和骨盆前屈。

（2）**阔筋膜张肌** tensor fasciae latae　位于大腿上部的前外侧，起自髂前上棘，肌腹被阔筋膜（大腿深筋膜）包裹，向下移行为髂胫束，止于胫骨外侧髁。临床常用髂胫束作为体壁缺损、薄弱部位或膝关节交叉韧带重建的材料。作用：可屈髋关节并紧张阔筋膜。

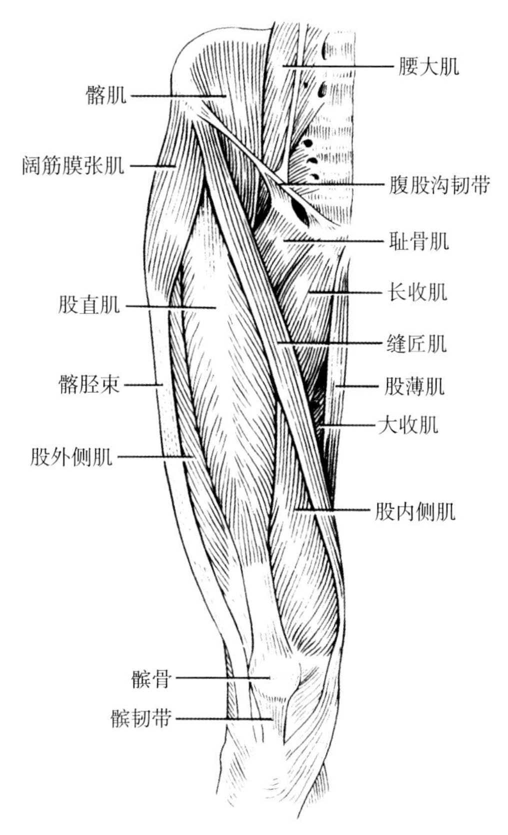

图 1–87　髋肌和大腿肌前群（浅层）

2. 后群　位于髋关节后方的臀部皮下组织深面，故又称臀肌，包括臀大肌、臀中肌、臀小肌和梨状肌等（图 1–88、89）。

（1）**臀大肌** gluteus maximus　位于臀部皮下组织深面，覆盖臀中肌下半部及其他小肌。人类由于直立姿势的影响，故大而肥厚，形成特有的臀部膨隆。该肌起自髂骨外面和骶、尾骨的后面，肌束斜行向下外，止于股骨的臀肌粗隆和髂胫束。臀大肌肌束肥厚，其外上 1/4 部深面无重要血管和神经，故为肌内注射的常用部位。作用：使髋关节后伸和旋外；下肢固定时，防止骨盆前倾，维持人体直立。

（2）**臀中肌** gluteus medius 和**臀小肌** gluteus minimus　臀中肌上外侧部位于皮下，下内侧部位于臀大肌的深面，臀小肌被臀中肌覆盖。两肌皆呈扇形，均起自髂骨外面，肌束向外下集中形成短腱，止于股骨大转子。作用：使髋关节外展。

（3）**梨状肌** piriformis　起自骶骨前面骶前孔外侧，向外穿坐骨大孔出骨盆腔达臀部，止于股骨大转子。在坐骨大孔处，梨状肌上、下缘的间隙，分别称梨状肌上孔和梨状肌下孔，均有血管和神经通过。作用：使髋关节外展和外旋。

髋肌的起止点、作用和神经支配（表 1–8）。

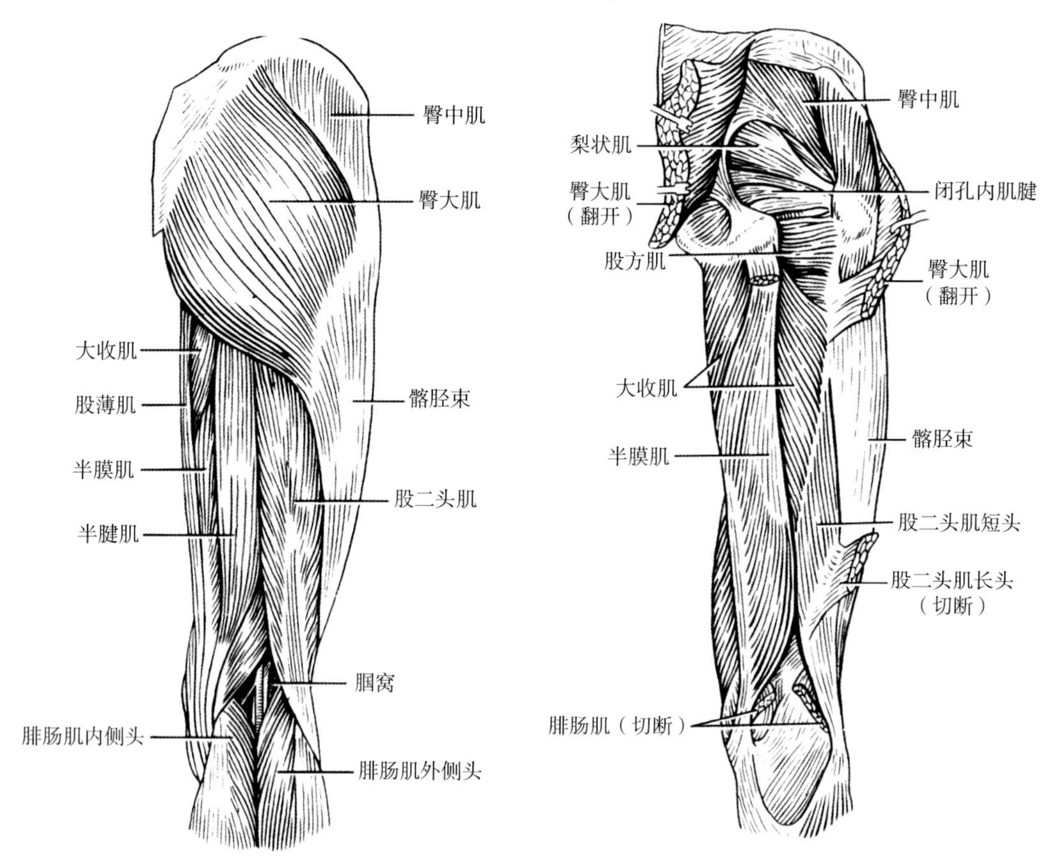

图 1-88 髋肌和大腿肌后群（浅层）

图 1-89 髋肌和大腿肌后群（深层）

表 1-8 髋肌的起止点、作用和神经支配

肌群	名称	起点	止点	作用	神经支配
前群	髂腰肌	髂肌：髂窝 腰大肌：腰椎体侧面和横突	股骨小转子	前屈、外旋髋关节	腰神经
	阔筋膜张肌	髂前上棘	经髂胫束至胫骨外侧髁	前屈髋关节、紧张阔筋膜	臀上神经
后群	臀大肌	髂骨外面、骶骨后面	臀肌粗隆及髂胫束	后伸、外旋髋关节	臀下神经
	臀中、小肌	髂骨外面	股骨大转子	外展髋关节	臀上神经
	梨状肌	骶骨前面		外展、外旋髋关节	骶丛分支

（二）大腿肌

大腿肌位于股骨周围，可分为前群、内侧群和后群。

1. 前群 有缝匠肌和股四头肌（图 1-87）。

（1）**缝匠肌** sartorius 是全身最长的肌，呈扁带状。该肌起自髂前上棘，跨越大腿全长，肌束由外上斜向内下，经膝关节内侧，止于胫骨上端的内侧面。作用：屈髋关节和膝关节，并使小腿旋内。

（2）**股四头肌** quadriceps femoris 是全身中体积最大的肌。该肌起始端有 4 个头，即股直

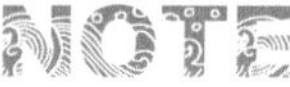

肌、股内侧肌、股外侧肌和股中间肌。其中股直肌位于大腿前面，起自髂前下棘；股内、外侧肌分别位于股直肌的内、外侧，起自股骨粗线的内、外侧唇；股中间肌位于股直肌的深面，在股内、外侧肌之间，起自股骨体前面。4个头在股骨下端前面融合移行为强韧的肌腱，包绕髌骨的前面和两侧缘，并向下延续为髌韧带，止于胫骨粗隆。作用：伸膝关节，其中股直肌还可屈髋关节。当小腿屈曲，叩击髌韧带时，可引出膝反射（伸小腿动作）。

2. 内侧群　位于大腿内侧，其主要作用为内收髋关节，故又称内收肌群。共有5块肌，分层排列（图1–87、90）。在浅层，自上外侧向下内侧依次为耻骨肌、长收肌和股薄肌；中层有位于长收肌深面的短收肌；深层有大收肌。上述肌均起自闭孔周围的骨面和坐骨结节的前面，除股薄肌止于胫骨上端的内侧面外，其他各肌都止于股骨粗线。大收肌还有一腱止于股骨内上髁上方，此腱与股骨之间构成**收肌腱裂孔**，有股血管通过。股薄肌位置表浅，是内收肌群中非主要作用肌，切除后对功能影响不大，为临床常用的移植肌瓣的供体，用以修复肛门括约肌或肌袢成形术治疗下肢深静脉瓣功能不全。

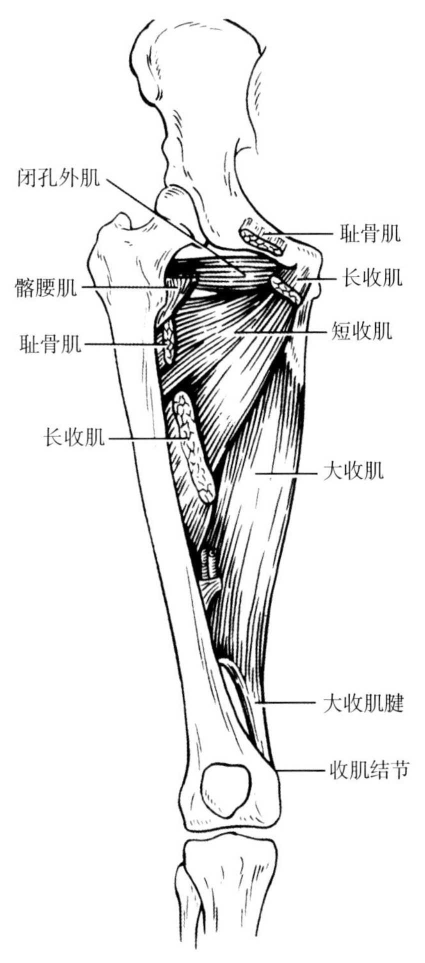

图1–90　大腿肌内侧群（深层）

3. 后群　位于大腿后面，有股二头肌、半腱肌和半膜肌（图1–88、89）。

（1）**股二头肌** biceps femoris　位于大腿后面外侧，有长、短两头，长头起自坐骨结节，短头起自股骨粗线，两头合并，止于腓骨头。

（2）**半腱肌** semitendinosus　位于股二头肌的内侧，下部肌腱圆细而长，几乎占肌的一半，故名。该肌起自坐骨结节，止于胫骨上端的内侧。

（3）**半膜肌** semimembranosus　位于半腱肌的深面，上部是扁薄的腱膜，几乎占肌的一半，故名。该肌起自坐骨结节，止于胫骨内侧髁的后面。

大腿后群肌的作用：3块肌均可屈膝关节、伸髋关节。股二头肌还可使小腿旋外，半腱肌和半膜肌还可使小腿旋内。

大腿肌的起止点、作用和神经支配（表1–9）。

表1–9　大腿肌的起止点、作用和神经支配

肌群	名称	起点	止点	作用	神经支配
前群	缝匠肌	髂前上棘	胫骨上端内侧面	屈髋关节、屈膝关节	股神经
	股四头肌	股直肌：髂前下棘 股内侧肌：股骨粗线 股外侧肌：股骨粗线 股中间肌：股骨体前面	胫骨粗隆	伸膝关节、屈髋关节（股直肌）	

续表

<table>
<tr><th>肌群</th><th>名称</th><th>起点</th><th>止点</th><th>作用</th><th>神经支配</th></tr>
<tr><td rowspan="5">内侧群</td><td>股薄肌</td><td rowspan="5">耻骨支、坐骨支</td><td>胫骨上端内侧面</td><td rowspan="5">内收、外旋髋关节</td><td rowspan="5">闭孔神经</td></tr>
<tr><td>耻骨肌</td><td rowspan="4">股骨粗线</td></tr>
<tr><td>长收肌</td></tr>
<tr><td>短收肌</td></tr>
<tr><td>大收肌</td></tr>
<tr><td rowspan="3">后群</td><td>股二头肌</td><td>长头：坐骨结节
短头：股骨粗线</td><td>腓骨头</td><td rowspan="3">伸髋关节、屈膝关节</td><td rowspan="3">坐骨神经</td></tr>
<tr><td>半腱肌</td><td rowspan="2">坐骨结节</td><td>胫骨上端内侧面</td></tr>
<tr><td>半膜肌</td><td>胫骨内侧髁后面</td></tr>
</table>

（三）小腿肌

小腿肌分为前群、外侧群和后群。

1. 前群 位于小腿骨间膜的前方，自胫侧向腓侧依次为胫骨前肌、长伸肌和趾长伸肌（图1–91）。

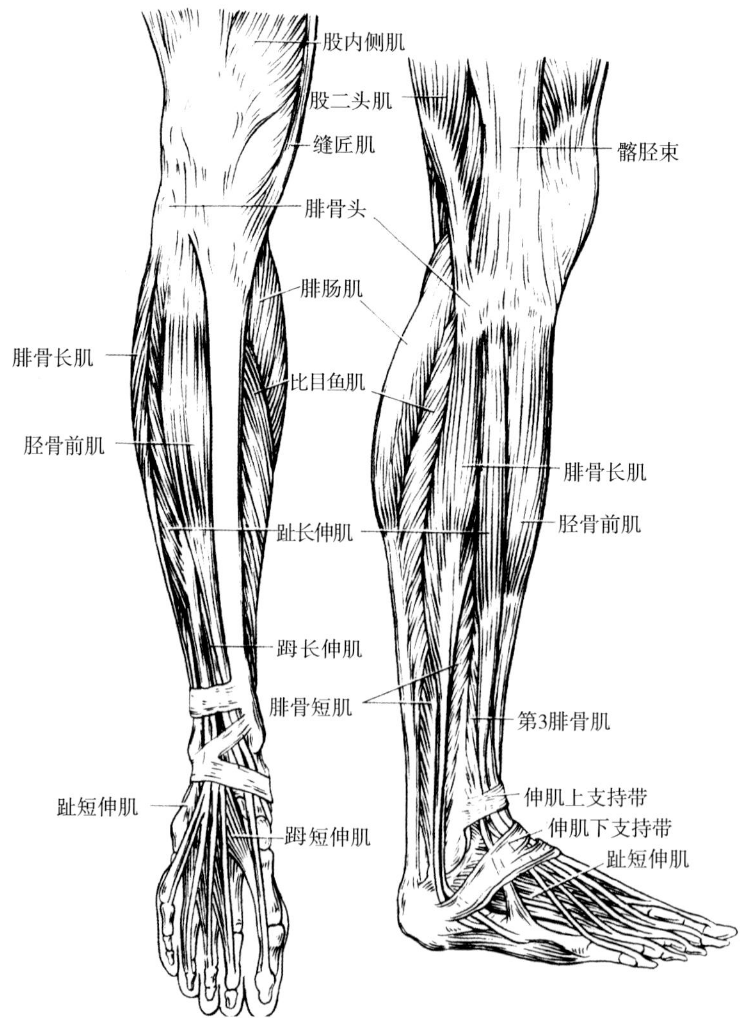

图 1–91 小腿肌前群和外侧群

（1）**胫骨前肌** tibialis anterior　起自胫骨体前外侧面和小腿骨间膜前面，肌束贴附胫骨向下移行为肌腱，经踝关节前方至足背内侧缘，止于内侧楔骨和第 1 跖骨底底面。作用：伸踝关节（足背屈），并使足内翻。

（2）**跗长伸肌** extensor hallucis longus　位于胫骨前肌与趾长伸肌之间，起自腓骨体和小腿骨间膜前面，上部被胫骨前肌和趾长伸肌遮盖，向下移行为肌腱，在小腿下部位于皮下深面，通过伸肌支持带深面至足背，止于跗趾远节趾骨底背面。作用：伸跗趾，并伸踝关节（足背屈）。

（3）**趾长伸肌** extensor digitorum longus　位于胫骨前肌和长伸肌的外侧，起自腓骨前面、胫骨上端和小腿骨间膜，肌束向下移行为长腱，通过伸肌支持带的深面至足背，分为 4 条肌腱，分别至第 2 ～ 5 趾，止于中节趾骨和远节趾骨底背面。作用：伸第 2 ～ 5 趾，并伸踝关节（足背屈）。由此肌另外分出一腱，止于第 5 跖骨粗隆，称**第 3 腓骨肌** peroneus tertius，仅见于人类，可使足外翻。

2. 外侧群　位于腓骨的外侧，有腓骨长肌和腓骨短肌（图 1–91）。

（1）**腓骨长肌** peroneus longus　位于小腿外侧皮下深面，起自腓骨外侧面，肌腱经外踝后方，斜向前内越过足底，止于内侧楔骨和第 1 跖骨底。

（2）**腓骨短肌** peroneus brevis　位于腓骨长肌的深面，起自腓骨外侧面，肌腱经外踝后方，止于第 5 跖骨粗隆。

小腿外侧群肌的作用：屈踝关节（足跖屈）并使足外翻。此外，腓骨长肌腱和胫骨前肌腱共同形成“腱环”，对维持足横弓，调节足的内翻、外翻运动有重要作用。

3. 后群　位于小腿骨后方，可分为浅、深两层（图 1–92）。

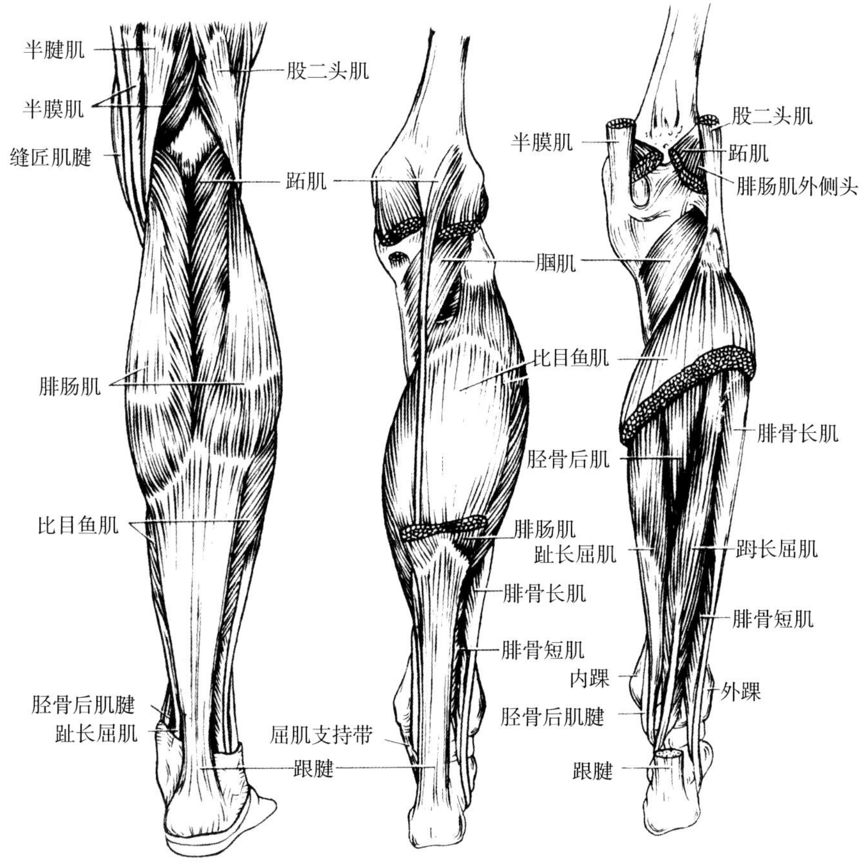

图 1–92　小腿肌后群

（1）*浅层* 为**小腿三头肌** triceps surae，该肌强大，由腓肠肌和比目鱼肌构成。**腓肠肌** gastrocnemius 位于小腿骨后方的浅层，有内、外侧 2 个头，分别起自股骨内、外上髁的后面。**比目鱼肌** soleus 位于腓肠肌的深面，起自胫、腓骨上端的后面。3 个头会合组成小腿三头肌，向下移行为一个粗大的**跟腱** tendo calcaneus，止于跟骨结节。腓肠肌在行走、跑、跳中提供推动力，主要与站立时小腿与足之间的稳定有关。作用：屈膝关节和屈踝关节（足跖屈）。在站立时，能固定膝关节和踝关节，防止身体向前倾斜，故对维持人体直立姿势也有重要作用。

（2）*深层* 位于小腿三头肌的深面，主要有 3 块肌。自胫侧向腓侧依次为趾长屈肌、胫骨后肌和长屈肌。

1）**趾长屈肌** flexor digitorum longus：位于胫侧，起自胫骨体后面，肌腱经内踝后方至足底，在足底分为 4 条肌腱，止于第 2 ～ 5 趾的远节趾骨底底面。作用：屈第 2 ～ 5 趾，并屈踝关节（足跖屈）。

2）**长屈肌** flexor hallucis longus：位于腓侧，起自腓骨和小腿骨间膜的后面，肌腱经内踝后方至足底，与趾长屈肌腱交叉后，止于趾远节趾骨底底面。作用：屈趾，并屈踝关节（足跖屈）。

3）**胫骨后肌** tibialis posterior：位于趾长屈肌和长屈肌之间，起自胫骨、腓骨和小腿骨间膜的后面，肌腱经内踝后方至足底内侧，止于足舟骨及内侧、中间和外侧楔骨的底面。作用：屈踝关节（足跖屈）并使足内翻。此外，还有维持足纵弓的作用。

小腿肌的起止点、作用和神经支配（表 1–10）。

表 1–10 小腿肌的起止点、作用和神经支配

肌群	名称	起点	止点	作用	神经支配
前群	胫骨前肌	胫、腓骨上端及骨间膜前面	内侧楔骨、第 1 跖骨底	足背屈、足内翻	腓深神经
	踇长伸肌		踇趾远节趾骨底背面	伸趾、足背屈	
	趾长伸肌		第 2 ～ 5 趾中、远节趾骨底背面	伸第 2 ～ 5 趾、足背屈	
外侧群	腓骨长肌	腓骨外侧面	内侧楔骨和第 1 跖骨底	足跖屈、足外翻	腓浅神经
	腓骨短肌		第 5 跖骨粗隆		
后群	小腿三头肌	腓肠肌内、外侧头：股骨内、外上髁的后面；比目鱼肌：胫、腓骨上端的后面	跟骨结节	腓肠肌：屈膝关节、足跖屈 比目鱼肌：足跖屈	胫神经
	趾长屈肌	胫、腓骨后面及骨间膜后面	第 2 ～ 5 趾远节趾骨底底面	屈第 2 ～ 5 趾、足跖屈	
	胫骨后肌		足舟骨粗隆、楔骨	足跖屈、足内翻	
	踇长屈肌		踇趾远节趾骨底底面	屈趾、足跖屈	

（四）足肌

足肌可分为足背肌和足底肌（图 1–91、93、94）。足背肌较弱小，为伸踇趾和伸第 2 ～ 4 趾的小肌。足底肌的配布情况和作用与手肌近似，也分为内侧群、外侧群和中间群，但没有与拇指和小指相当的对掌肌。

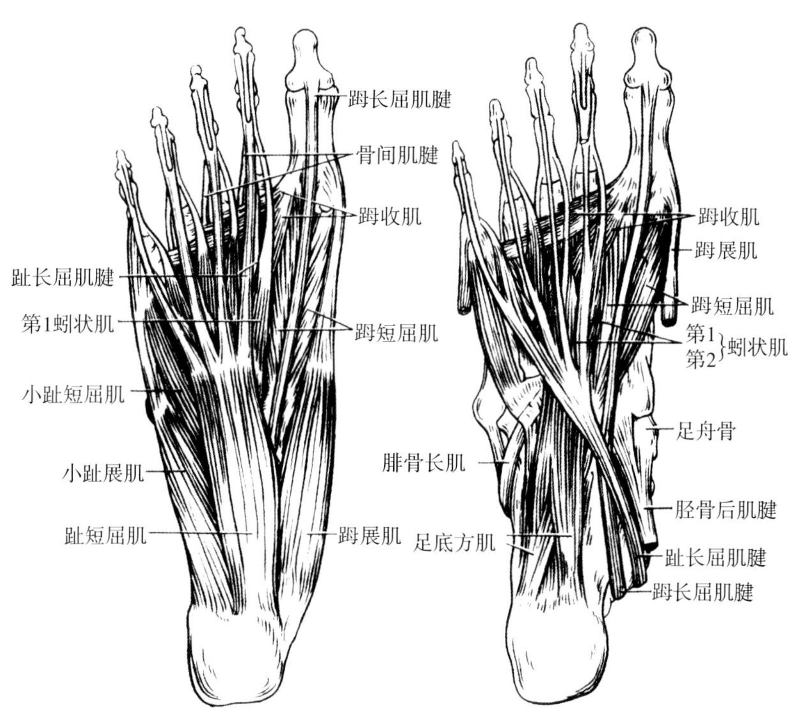

图 1–93　足底肌（浅、中层）

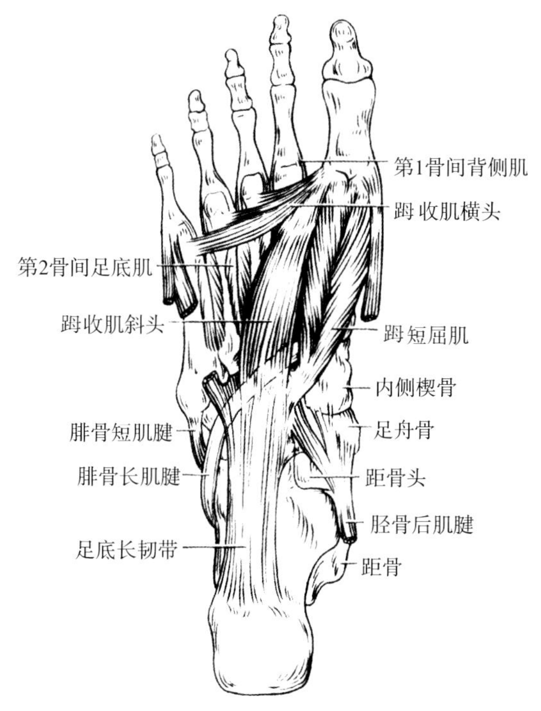

图 1–94　足底肌（深层）

NOTE

1. 足背肌 位于足背，有 2 块。内侧为踇短伸肌，外侧为趾短伸肌。作用分别为伸趾和伸第 2 ～ 4 趾。

2. 足底肌 可分为内侧、中间和外侧三群。

（1）**内侧群** 相当于手的外侧群，因足趾不能对跖，故只有 3 块肌。浅层内侧为展肌 abductor hallucis，外侧为踇短屈肌；两者深层为踇收肌。作用分别为外展踇趾、屈踇趾以及内收踇趾。

（2）**外侧群** 有2块肌。外侧为小趾展肌，内侧为小趾短屈肌。作用分别为外展小趾、屈小趾。

（3）**中间群** 共 13 块，分 3 层。浅层为趾短屈肌，其表面有致密坚韧的足底腱膜；中层后方有足底方肌，前方有 4 块蚓状肌；深层有 3 块骨间足底肌及 4 块骨间背侧肌。作用为屈、内收和外展足趾；对于足弓的维持有重要意义。

足肌的起止点、作用和神经支配（表 1–11）。

表 1–11 足肌的起止点、作用和神经支配

<table>
<tr><th colspan="2">肌群</th><th>名称</th><th>起点</th><th>止点</th><th>作用</th><th>神经支配</th></tr>
<tr><td colspan="2" rowspan="2">足背肌</td><td>趾短伸肌</td><td rowspan="2">跟骨上面和外侧面</td><td>第 2 ～ 4 趾近节趾骨底</td><td>伸第 2 ～ 4 趾</td><td rowspan="2">腓深神经</td></tr>
<tr><td>踇短伸肌</td><td>踇趾近节趾骨底</td><td>伸踇趾</td></tr>
<tr><td rowspan="10">足底肌</td><td rowspan="3">内侧群</td><td>踇展肌</td><td>跟骨、足舟骨</td><td rowspan="3">踇趾近节趾骨底</td><td>外展踇趾</td><td rowspan="3">足底内侧神经</td></tr>
<tr><td>踇短屈肌</td><td>内侧楔骨</td><td>屈踇趾</td></tr>
<tr><td>踇收肌</td><td>第 2 ～ 4 跖骨底</td><td>内收踇趾</td></tr>
<tr><td rowspan="2">外侧群</td><td>小趾展肌</td><td>跟骨</td><td rowspan="2">小趾近节趾骨底</td><td>外展小趾</td><td rowspan="2">足底外侧神经</td></tr>
<tr><td>小趾短屈肌</td><td>第 5 跖骨底</td><td>屈小趾</td></tr>
<tr><td rowspan="5">中间群</td><td>趾短屈肌</td><td rowspan="2">跟骨</td><td>第 2 ～ 5 趾中节趾骨</td><td rowspan="2">屈第 2 ～ 5 趾</td><td>足底内侧神经</td></tr>
<tr><td>足底方肌</td><td>趾长屈肌腱</td><td>足底外侧神经</td></tr>
<tr><td>蚓状肌</td><td>趾长屈肌腱</td><td>趾背腱膜</td><td>屈跖趾关节、伸趾骨间关节</td><td>足底内、外侧神经</td></tr>
<tr><td>骨间足底肌</td><td>第 3 ～ 5 跖骨体</td><td>第 3 ～ 5 趾近节趾骨底</td><td>内收第 3 ～ 5 趾</td><td rowspan="2">足底外侧神经</td></tr>
<tr><td>骨间背侧肌</td><td>跖骨相对缘</td><td>第 2 ～ 4 趾近节趾骨底</td><td>外展第 2 ～ 4 趾</td></tr>
</table>

（五）下肢的局部记载

1. 股三角 femoral triangle 位于大腿前面的上部，为底朝上、尖朝下的三角形区。其上界为腹股沟韧带，内侧界为长收肌的内侧缘，外侧界为缝匠肌的内侧缘。股三角的前壁为阔筋膜；底呈漏斗状，由外侧的髂腰肌、内侧的耻骨肌和长收肌构成。股三角内有股神经、股动脉、股静脉和淋巴结等，是临床穿刺股动、静脉常用的部位。

2. 股管 femoral canal 位于股静脉的内侧，长约 1.2cm，为腹横筋膜经腹股沟韧带的深面向下突出的漏斗形盲囊。囊的上口为**股环** femoral ring，与腹腔相通；下端是盲端，伸至隐静脉裂孔（卵圆窝）处。管内充填有疏松结缔组织及淋巴管等。

NOTE

3. 腘窝 popliteal fossa 位于膝关节后方，呈菱形。其上外侧界为股二头肌，上内侧界为半腱肌和半膜肌，下外侧界和下内侧界分别为腓肠肌外侧头和内侧头。窝内有腘动脉、腘静脉、胫神经、腓总神经、淋巴结和脂肪等。

［附］运动四肢关节的主要骨骼肌综述

1. 运动肩关节的肌

屈：三角肌前部肌束、胸大肌、肱二头肌长头和喙肱肌。

伸：三角肌后部肌束、背阔肌和大圆肌。

外展：三角肌和冈上肌。

内收：胸大肌、背阔肌、大圆肌和肱三头肌长头。

旋内：肩胛下肌、胸大肌、背阔肌和大圆肌。

旋外：冈下肌和小圆肌。

2. 运动肘关节的肌

屈：肱二头肌、肱肌、肱桡肌和旋前圆肌。

伸：肱三头肌。

3. 运动桡尺近侧、远侧关节的肌

旋前：旋前圆肌和旋前方肌。

旋后：旋后肌和肱二头肌。

4. 运动桡腕关节的肌

屈：桡侧腕屈肌、掌长肌、尺侧腕屈肌、指浅屈肌、指深屈肌和拇长屈肌。

伸：桡侧腕长伸肌、桡侧腕短伸肌、尺侧腕伸肌和所有伸指肌。

内收：尺侧腕屈肌和尺侧腕伸肌同时收缩。

外展：桡侧腕屈肌和桡侧腕长、短伸肌同时收缩。

5. 运动指关节的肌

（1）运动拇指的肌

屈：拇长屈肌、拇短屈肌。

伸：拇长伸肌、拇短伸肌。

内收：拇收肌。

外展：拇长展肌、拇短展肌。

对掌：拇对掌肌。

（2）运动第 2 ～ 5 指的肌

屈：指浅屈肌、指深屈肌、骨间肌、蚓状肌（后两肌屈掌指关节）及小指短屈肌（屈小指）。

伸：指伸肌、骨间肌、蚓状肌（后两肌伸指间关节）、示指伸肌（伸示指）及小指伸肌（伸小指）。

内收：骨间掌侧肌。

外展：骨间背侧肌和小指展肌。

6. 运动髋关节的肌

屈：髂腰肌、股直肌、阔筋膜张肌和缝匠肌。

伸：臀大肌、股二头肌、半腱肌和半膜肌。

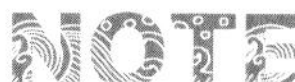

外展：臀中肌和臀小肌。

内收：耻骨肌、长收肌、短收肌、大收肌和股薄肌。

旋内：臀中肌和臀小肌的前部肌束。

旋外：髂腰肌、臀大肌、臀中肌和臀小肌的后部肌束和梨状肌。

7. 运动膝关节的肌

屈：股薄肌、缝匠肌、股二头肌、半腱肌、半膜肌和腓肠肌。

伸：股四头肌。

旋内：股薄肌、缝匠肌、半腱肌和半膜肌。

旋外：股二头肌。

8. 运动足关节（踝关节、跗骨间关节等）的肌

足跖屈（屈踝关节）：小腿三头肌、趾长屈肌、胫骨后肌、长屈肌、腓骨长肌和腓骨短肌。

足背屈（伸踝关节）：胫骨前肌、长伸肌和趾长伸肌。

足内翻：胫骨前肌、胫骨后肌、长屈肌和趾长屈肌。

足外翻：腓骨长肌和腓骨短肌。

9. 运动趾关节的肌

（1）运动趾的肌

屈：长屈肌和短屈肌。

伸：长伸肌和短伸肌。

（2）运动第 2 ～ 5 趾的肌

屈：趾长屈肌和趾短屈肌。

伸：趾长伸肌和趾短伸肌。

七、体表标志

在体表可以观察或触摸到的骨性突起和凹陷、肌的轮廓以及皮肤皱纹等，均称为体表标志。应用这些体表标志，可以确定体内血管和神经的走行，以及内部器官的位置、形状和大小，也可作为临床检查、治疗和针灸腧穴定位的标志，故有实用意义。现按身体分部总结如下：

（一）躯干部的体表标志

1. 项背腰骶部的体表标志（图 1–95）

背纵沟：为背部正中纵行的浅沟，在沟底可触及各椎骨的棘突。头俯下时，平肩处可摸到显著突起的第 7 颈椎棘突。脊柱下端可摸到尾骨尖和骶角。

竖脊肌：在背纵沟的两侧，呈纵行隆起。

肩胛骨：位于皮下，可以摸到肩胛冈、肩峰和肩胛骨上下角。肩胛冈内侧端平第 3 胸椎棘突，上角平对第 2 肋，下角平对第 7 肋或第 7 肋间隙。

髂嵴：位于皮下，其最高点约平对第 4 腰椎棘突。

髂后上棘：为髂嵴的后端，瘦人为一骨性突起，皮下脂肪较多者则为一皮肤凹陷，此棘平对第 2 骶椎棘突。

斜方肌：此肌自项部正中线及胸椎棘突向肩峰伸展，呈三角形的轮廓，运动时可辨认其轮廓。

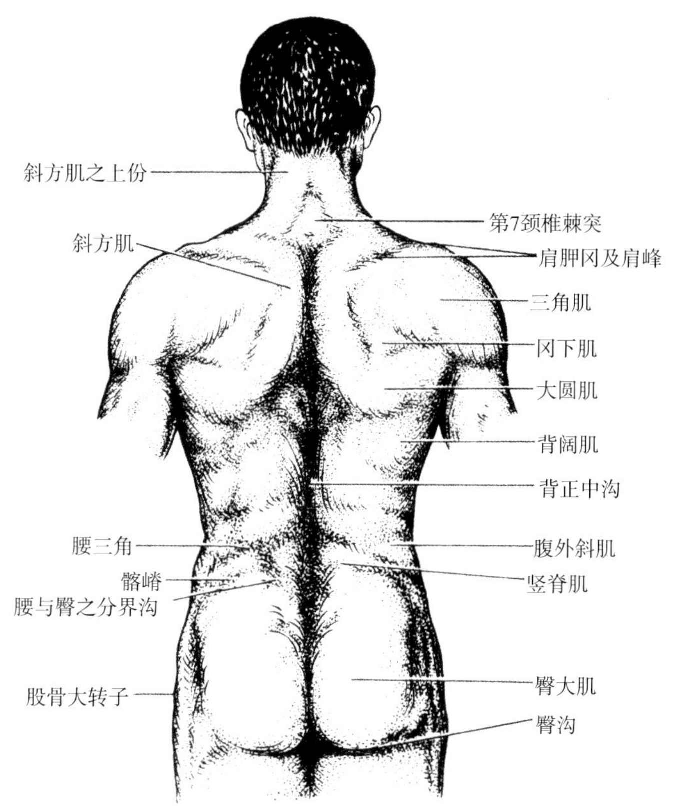

图 1–95　躯干后面的体表标志

背阔肌：为覆盖腰部及背部下份的阔肌，运动时可辨认其轮廓。

2. 胸腹部的体表标志（图 1–96）

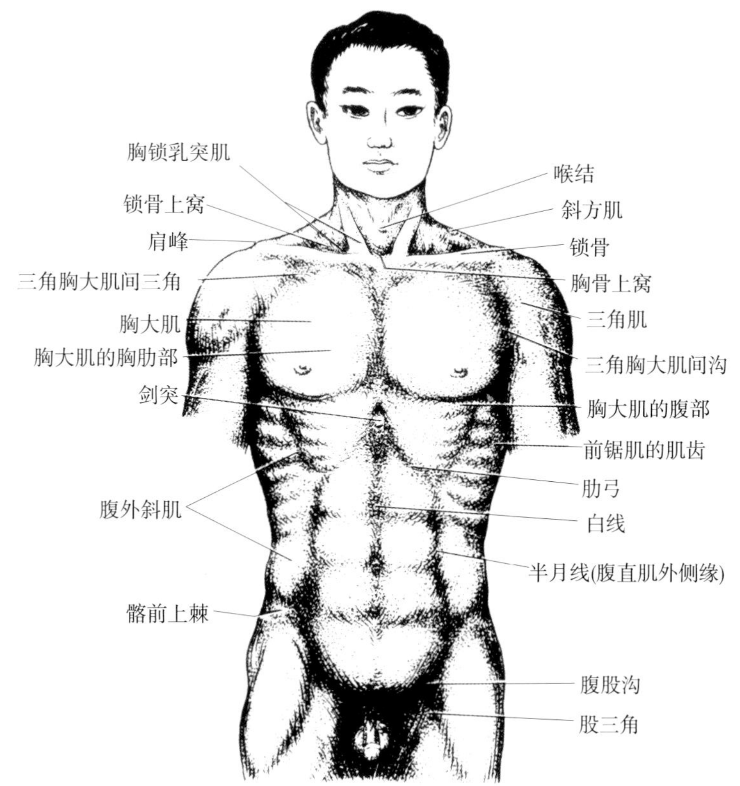

图 1–96　躯干前面的体表标志

锁骨：全长均可摸到，锁骨的内侧端膨大，突出于胸骨颈静脉切迹的两侧，其内侧 2/3 凸向前，外侧 1/3 凸向后。

喙突：在锁骨中、外 1/3 交界处的下方一横指处，向后深按即能触及。

颈静脉切迹：胸骨柄上缘正中，平对第 2 胸椎体下缘。

胸骨角：胸骨柄与胸骨体相接处形成突向前方的横行隆起，两侧连第 2 肋软骨，可依次计数肋和肋间隙。胸骨角平对第 4 胸椎体下缘水平。

剑突：在胸骨体的下方两肋弓的夹角处，有一三角形凹陷，于此处可摸到剑突。

肋弓：由剑突向外下方可摸到。

胸大肌：为胸前壁上部的肌性隆起。

腹直肌：位于腹前壁正中线两侧，被 3 ～ 4 条横沟分成多个肌腹，这些横沟即腱划，肌收缩时在脐以上可见到。该肌外侧缘呈半月形的弧线，自第 9 肋软骨开始，下延至耻骨，称为半月线，此线与右侧肋弓相交处，相当于胆囊底的体表投影点，临床常以此部位作为胆囊炎的压痛点。

髂前上棘：是髂嵴的前端。

髂结节：在髂前上棘后上方 5 ～ 7cm 处，为髂嵴向外突出的隆起。

耻骨联合上缘：在两侧腹股沟内侧端之间可摸到的骨性横嵴，其下有外生殖器。

耻骨结节：为耻骨联合外上方的骨性隆起。

腹股沟：为腹部与大腿前部交界处的皮肤浅沟。

腹外斜肌：在腹前外侧，以肌齿起于下位数肋，其轮廓较为清楚。

（二）头颈部的体表标志

1. 头颈部的骨性和肌性标志

枕外隆凸：为头后正中线处的骨性隆起。

乳突：为耳郭后方的骨性突起。

颧弓：为外耳门前方的横行骨性弓。

眶上缘和眶下缘：为眶口上、下的骨性边界。

眶上切迹：位于眶上缘内、中 1/3 交界处。

眉弓：为眶上缘上方的横行隆起。

下颌头：位于耳屏前方约一横指处，颧弓下方，张口、闭口运动时可移动。

下颌角：为下颌体下缘的后端。

舌骨：在颈前部正中，甲状软骨的上方。

咬肌：咬紧牙关时，在下颌角前上方的肌性隆起。

颞肌：咬紧牙关时，在颧弓上方颞窝内的肌性隆起。

胸锁乳突肌：头转向一侧时，在颈部对侧可明显看到自后上斜向前下的长条状肌性隆起。

2. 头颈部的皮肤标志

人中：为上唇外面中线上的一纵行浅沟。

鼻唇沟：为颊和上唇分界处的斜行浅沟。

（三）上肢的体表标志

1. 上肢的骨性和肌性标志（图 1–97、98）

肱骨大结节：在肩峰的下方，为三角肌所覆盖。

肱骨小结节：在肩胛骨喙突的稍外侧。

肱骨内、外上髁：在肘关节两侧的稍上方，内上髁突出较明显。

尺骨鹰嘴：在肘后方极易摸到。

桡骨头：在肱骨外上髁下方，伸肘时在肘后方容易摸到。

桡骨茎突：位于腕桡侧，为桡骨下端外侧份的骨性隆起。

尺骨茎突：位于腕尺侧，在尺骨头后内侧，前臂旋前时，可在尺骨头下方摸到。正常情况下，尺骨茎突比桡骨茎突高。

豌豆骨：位于腕前面尺侧的皮下。

三角肌：从前、后、外侧三个方向包绕肱骨的上端，形成肩部圆隆状的外形。

肱二头肌：在臂前面，其内、外侧各有一纵行的浅沟，内侧沟较明显，肱二头肌腱可在肘窝处摸到。

腕掌侧的肌腱：握拳屈腕时，在腕掌侧可见到 3 条肌腱，位于中间者为掌长肌腱，位于桡侧者为桡侧腕屈肌腱，位于尺侧者为尺侧腕屈肌腱。

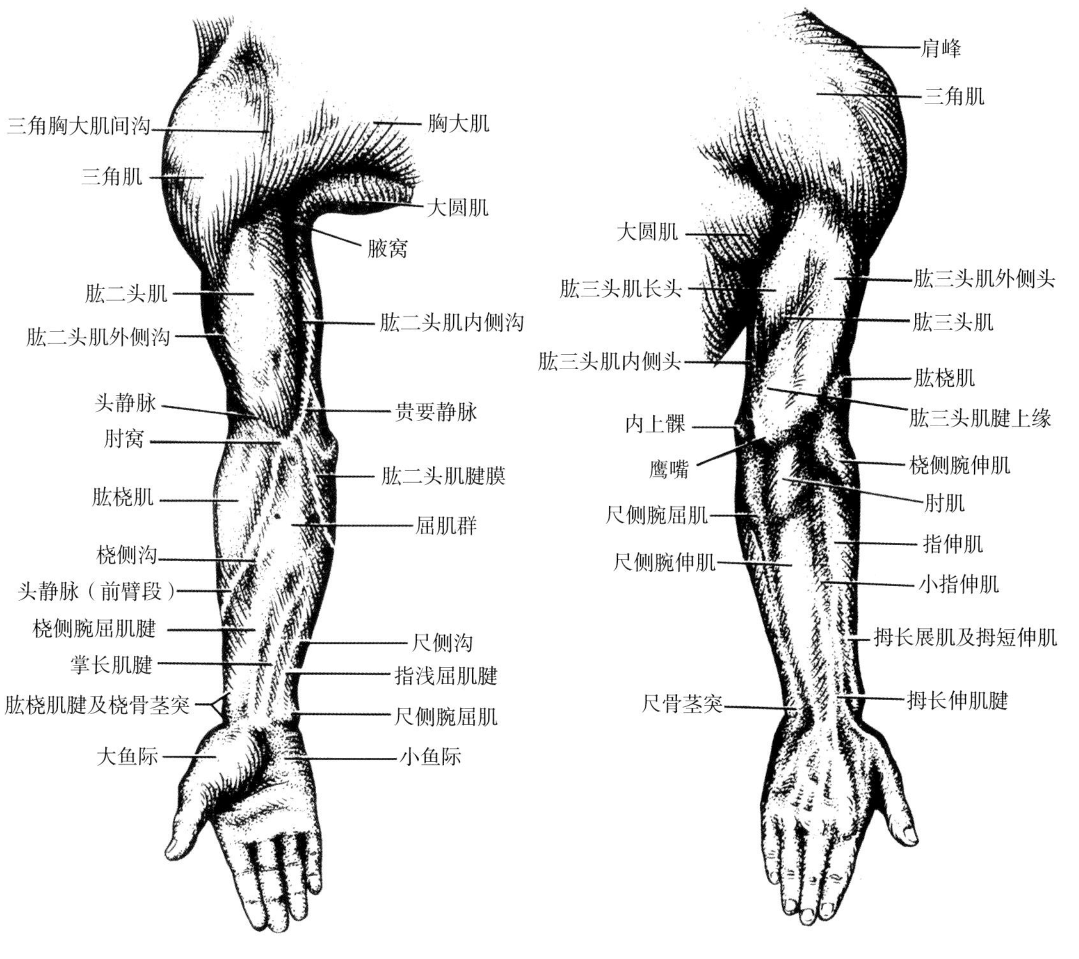

图 1–97　上肢前面的体表标志　　图 1–98　上肢后面的体表标志

腕背侧的肌腱：拇指伸直、外展时，在腕背桡侧可看到3条肌腱，自桡侧向尺侧依次为拇长展肌腱、拇短伸肌腱和拇长伸肌腱。在拇长伸肌腱的尺侧为指伸肌腱。拇短伸肌腱和拇长伸肌腱之间有一三角形皮肤凹陷，称“鼻烟壶”，窝底为手舟骨和大多角骨，有桡动脉通过。

2. 上肢的皮肤标志

腋前襞和腋后襞：上肢下垂时，在腋窝前、后面见到的皮肤皱襞。

肘窝横纹：屈肘时，出现于肘窝处的横纹。

腕掌侧横纹：屈腕时，在腕掌侧出现2～3条横行的皮肤皱纹，分别称近侧横纹、中间横纹（不甚恒定）和远侧横纹。

（四）下肢的体表标志

1. 下肢的骨性和肌性标志（图1–99、100）

坐骨结节：为坐骨最低点，取坐位时与凳子相接触，在皮下易摸到。

股骨大转子：为股骨颈与体交界处向上外侧的方形隆起，构成髋部最外侧的骨性边界，在股外侧于髂结节下方约10cm处可触及。

股骨内、外侧髁：为股骨远侧端向两侧的膨大，内、外侧髁侧面最突出部为股骨内、外上髁。

胫骨内、外侧髁：为胫骨近侧端向两侧的膨大，屈膝时，可在髌韧带两侧触及。

髌骨：在膝关节前面的皮下。

髌韧带：为髌骨下方，连于髌骨与胫骨粗隆之间的纵行粗索。

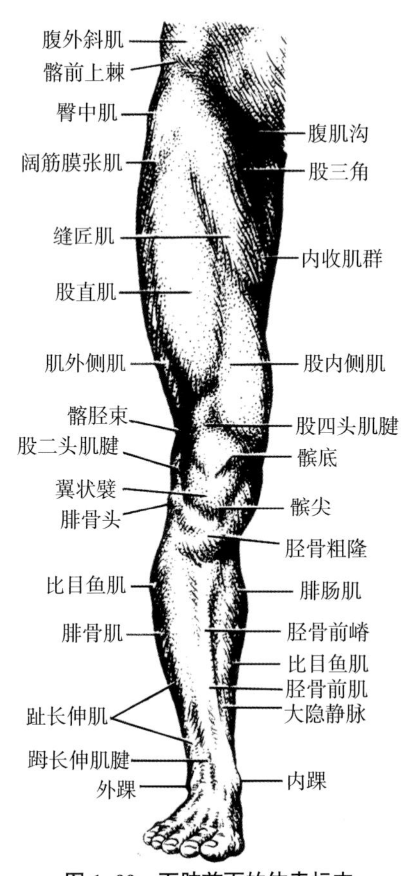

图1–99　下肢前面的体表标志

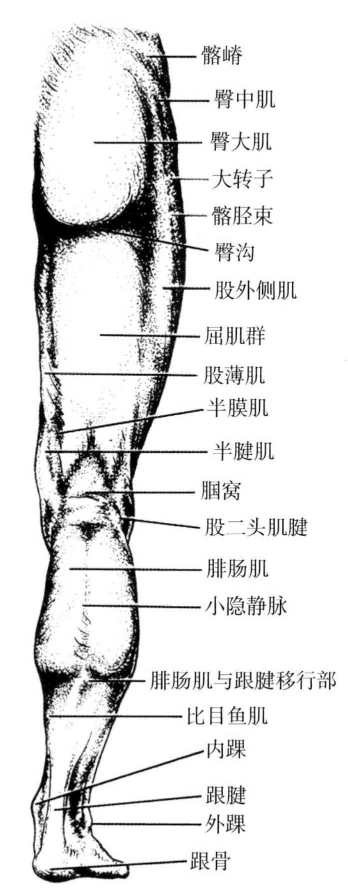

图1–100　下肢后面的体表标志

胫骨粗隆：为胫骨内、外侧髁之间前下方的骨性隆起，向下续于胫骨前缘。

胫骨内侧面：位于皮下，向下可延至内踝。

腓骨头：位于胫骨外侧髁的后外方，位置稍高于胫骨粗隆。

外踝：为腓骨下端一窄长的隆起，比内踝低。

内踝：为胫骨下端内侧面的隆凸。

臀大肌：形成臀部圆隆的外形。

股四头肌：形成大腿前面的肌性隆起，肌腱经膝关节前面包绕髌骨的前面和两侧缘，向下延伸为髌韧带，止于胫骨粗隆，为临床上膝反射叩击部位。

半腱肌腱和半膜肌腱：附于胫骨上端的内侧，构成腘窝的上内侧界。

股二头肌腱：为一粗索，附着于腓骨头，构成腘窝的上外侧界。

腓肠肌：腓肠肌腹形成小腿后面的肌性隆起，俗称“小腿肚”。其内、外侧两个头构成腘窝的下内侧界、下外侧界。

踝关节前面的肌腱：用力使足背屈、伸足趾时，在踝关节前面可见到 3 条肌腱，自内侧向外侧依次为胫骨前肌腱、踇长伸肌腱和趾长伸肌腱。

跟腱：在踝关节后上方的粗索，向下连于跟骨结节。

2. 下肢的皮肤标志

臀股沟：又称臀沟，介于臀部与大腿后面之间，为一横行的沟。

腘窝横纹：在腘窝呈横行的皱纹。

复习思考题

1. 人体的肌按结构和功能可分为哪几类？

2. 肌的辅助装置有哪些？各有何作用？

3. 简述胸锁乳突肌的起止和作用？

4. 引体向上需要哪些骨骼肌参与？

5. 阑尾炎手术进行麦氏切口，由浅入深经过的层次是什么？

6. 腹股沟管是如何构成的？其内通过什么结构？

7. 使肩关节屈、伸、内收和外展的骨骼肌有哪些？

8. 肱骨内上髁骨折可损伤尺神经，出现小鱼际（手掌尺侧）萎缩，手指不能内收、外展，请问是哪些肌肉瘫痪造成的？

9. 屈膝关节的骨骼肌有哪些？使处于半屈位的膝关节旋内、旋外的肌肉有哪些？

10. 腓浅神经受损伤，会造成小腿外侧肌群瘫痪，问该患者下肢可能出现什么体征？如何行走？

11. 维持身体直立的骨骼肌有哪些？

NOTE

第二章　消化系统

学习目标

1. 消化系统的组成和功能。
2. 咽峡的构成，舌的形态和构造，牙的形态结构及牙式，唾液腺的位置和导管开口。
3. 咽的分部及各部的主要结构，食管的位置及生理性狭窄。
4. 胃的形态、位置及分部，小肠的分部及十二指肠的结构。
5. 大肠的形态特点及分部，直肠的位置、形态、结构，肛管的结构。
6. 肝的形态、位置和体表投影，肝外胆道的组成及胆汁的排出途径。
7. 胰的位置、分部及功能。

消化系统 digestive system 由消化管和消化腺两部分组成（图 2–1）。**消化管** digestive canal：包括口腔、咽、食管、胃、小肠（十二指肠、空肠及回肠）、大肠（盲肠、阑尾、结肠、直肠及肛管）。临床上把口腔到十二指肠的一段称为上消化道，空肠到肛门的一段称为下消化道。**消化腺** digestive gland：是分泌消化液的腺体，可分为大消化腺和小消化腺两类。小消化腺存在于消化管壁内，大消化腺为独立存在的器官，如唾液腺、肝、胰等，其分泌物通过导管排入消化管。

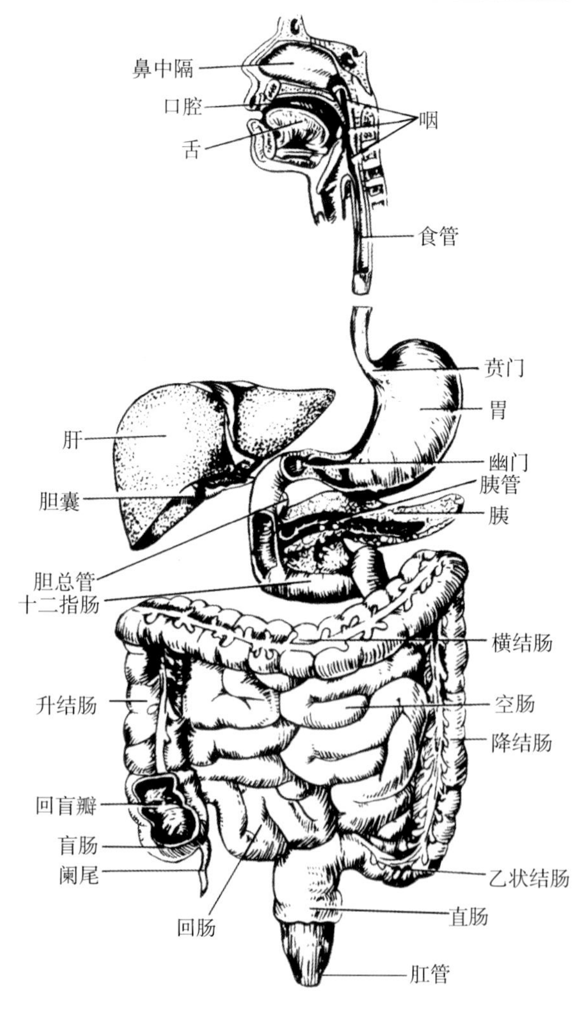

图 2–1　消化系统模式图

消化系统的主要功能是摄取食物，进行物理性和化学性消化，吸收其营养，最后将食物残渣形成粪便排出体外。

（一）消化管的一般结构

消化管壁的结构，一般由内向外分 4 层（图 2–2）：第 1 层为黏膜，由上皮、固有膜和黏膜肌层构成，黏膜具有保护、吸收、分泌等功能；第 2 层为黏膜下层，由疏松结缔组织构成，黏膜下层富含血管、淋巴管和神经等；第 3 层为肌织膜，多由平滑肌组成，按肌纤维走行方向，一般有内环、外纵两层；第 4 层为外膜，由结缔组织构成，腹、盆腔内大部分消化管的外膜属于浆膜。

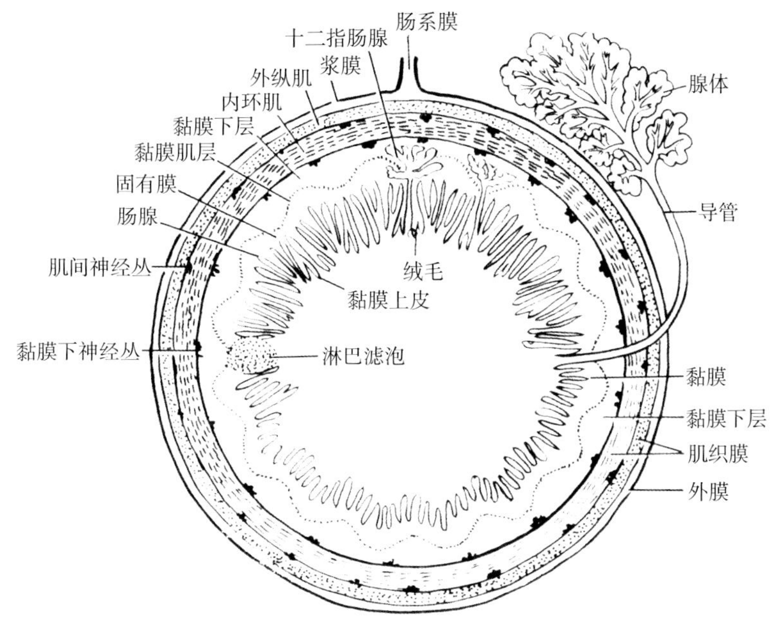

图 2-2　消化管组织结构模式图（横切面）

（二）胸腹标志线和腹部分区

为了描述胸腹腔脏器的位置和体表投影，为临床诊断和治疗疾病提供依据，通常在胸腹部划定如下标志线（图 2-3）。

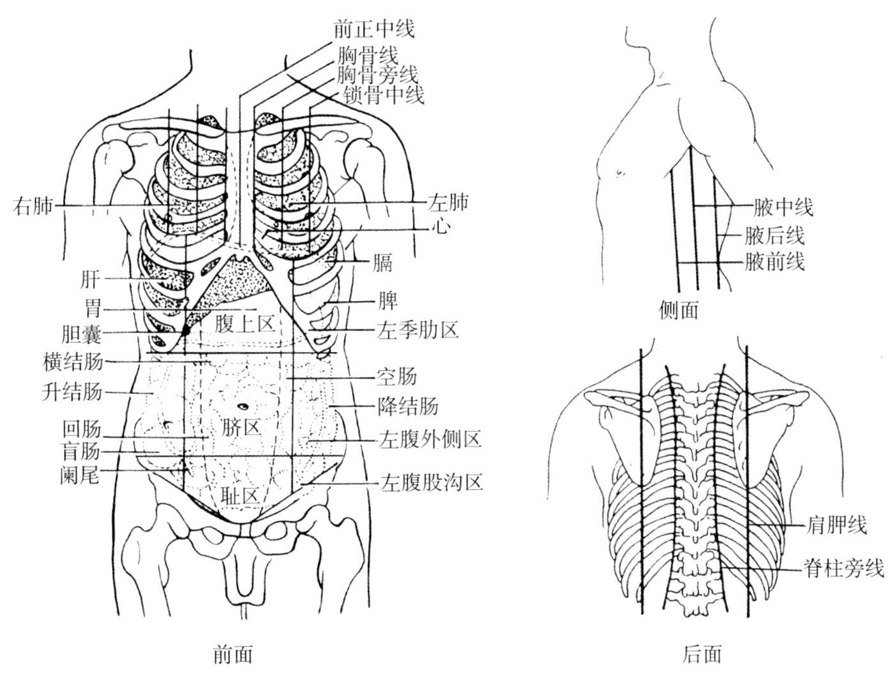

图 2-3　胸部标志线和腹部分区

1. 胸部标志线

（1）前正中线　沿躯干前面正中所做的垂直线。

（2）胸骨线　沿胸骨最宽处的外侧缘所做的垂直线。

（3）锁骨中线 经锁骨中点所做的垂直线。

（4）胸骨旁线 经胸骨线与锁骨中线连线的中点所做的垂直线。

（5）腋前线 沿腋前襞所做的垂直线。

（6）腋中线 沿腋窝的中点所做的垂直线。

（7）腋后线 沿腋后襞向下所做的垂直线。

（8）肩胛线 经肩胛骨下角所做的垂直线。

（9）后正中线 经躯干后面正中所做的垂直线。

2. 腹部标志线及分区

解剖学为了准确描述腹部器官的位置，通常用两横线：上横线是通过两侧肋弓最低点的连线，下横线是通过两侧髂结节的连线，把腹部分为上腹部、中腹部和下腹部。再用两条垂直线：经两侧腹股沟韧带中点各做 1 条垂直线。将上述 3 部每个部分划为 3 个区，故腹部共分为 9 个区，即上腹部有中央的腹上区和左、右季肋区；中腹部有中央的脐区和左、右外侧区（腰区）；下腹部有中央的腹下区（耻区）和左、右腹股沟区（髂区）。

临床上通常通过脐做 1 条横线和 1 条垂直线，将腹部分为左上腹、右上腹、左下腹和右下腹 4 个区。

第一节 消化管

一、口腔

（一）口腔的构造和分部

1. 口腔的构造 **口腔** oral cavity（图 2–4）为消化管的起始部，前壁为口唇，侧壁为颊，上壁为腭，下壁为口腔底，口腔向前以口裂通体外，向后经咽峡与咽相通，具有咀嚼食物和感受味觉的功能。

（1）口唇 oral lips 由皮肤、口轮匝肌和黏膜构成，分上唇和下唇。上、下唇之间的裂隙称**口裂**，口裂的两端称**口角**。上唇表面正中线上有一纵行浅沟，称**人中** philtrum，为人类所特有。从鼻翼两旁至口角两侧各有一浅沟，称**鼻唇沟**，此沟变浅或消失是面肌瘫痪的表现。

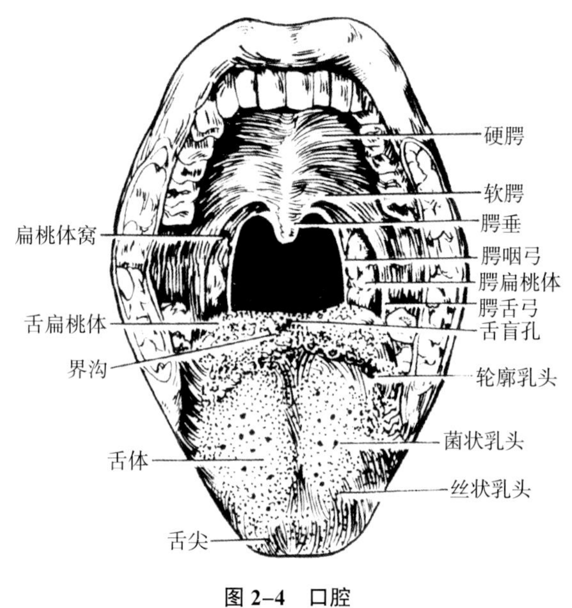

图 2–4 口腔

（2）颊 cheek 由皮肤、颊肌和颊黏膜等构成。

（3）腭 palate 分隔鼻腔与口腔，分为前 2/3 的**硬腭**和后 1/3 的**软腭**两部分。硬腭是骨腭表面覆以黏膜构成；软腭由肌、肌腱覆盖黏膜而成，其后缘中央有一向下的突起，称**腭垂** uvula

（或称悬雍垂）。自腭垂向两侧有两对黏膜皱襞，其前方的一对连于舌根，称**腭舌弓**；后方的一对连于咽的侧壁，称**腭咽弓**。

（4）口腔底　由封闭口腔底的软组织和舌构成。

（5）咽峡 isthmus of fauces　是口腔通向咽的门户，由腭垂和左、右腭舌弓以及舌根共同围成（图 2–4）。

2. 口腔的分部　口腔由上、下牙弓分为口腔前庭和固有口腔。牙弓与唇、颊之间有一马蹄铁形腔隙，称**口腔前庭** oral vestibule，牙弓以内的腔隙为**固有口腔** oral cavity proper。当上、下牙咬合时，口腔前庭和固有口腔仍可借最后磨牙后方的间隙相通。

（二）口腔内器官

1. 牙 teeth　是人体最坚硬的器官，镶嵌于上、下颌骨牙槽内，分别排列成上牙弓和下牙弓，主要功能是咬切和磨碎食物，并对发音有辅助作用。

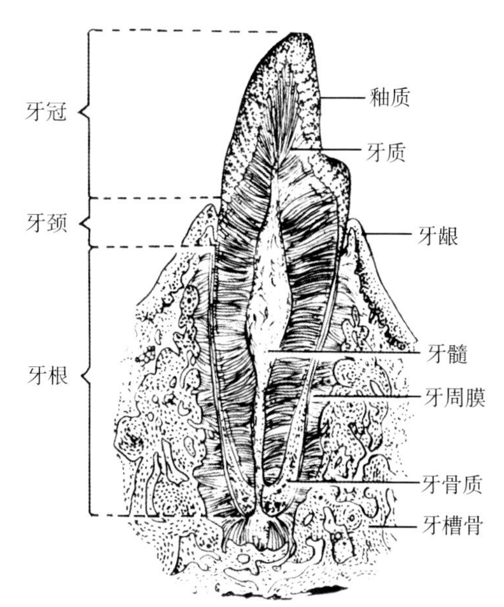

图 2–5　下颌切牙矢状图

（1）牙的形态　每个牙可分为牙冠、牙颈、牙根 3 部分。**牙冠**暴露在口腔内，**牙根**镶嵌于牙槽内，二者交界处为**牙颈**。牙冠的形状和牙根的数目因牙的种类而异（图 2–6、7）。牙的内腔为**牙腔**，包括位于牙冠和牙颈内的**牙冠腔**及牙根内的**牙根管**，其内容纳牙髓，又称髓腔。牙根管经**牙根尖孔**开口于牙根尖（图 2–5）。

（2）牙的构造　牙主要由**牙质**构成，牙质质地坚硬，是构成牙的主体。在牙冠表面覆盖有一层洁白的**牙釉质**，是体内最坚硬的组织。**牙骨质**包于牙颈和牙根的外面。**牙髓**充填在牙腔内，由结缔组织、神经、血管共同构成。龋齿一旦导致牙髓炎，会刺激神经，引起剧烈疼痛。

（3）牙周组织　包括**牙周膜**、**牙槽骨**和**牙龈**。牙周膜又称牙周韧带，将牙根连于牙槽骨的骨膜上；牙龈是包裹牙颈的口腔黏膜，与牙槽骨的骨膜紧密相连（图 2–5）。

（4）牙的分类及牙式　人的一生要出两组牙，第一组叫**乳牙**，第二组叫**恒牙**。乳牙从出生后 6 ～ 7 个月开始萌出，到 3 岁左右出齐，共 20 颗。乳牙分为**乳切牙**、**乳尖牙**和**乳磨牙**（图 2–6）。6 ～ 7 岁时乳牙开始脱落，逐渐萌出恒牙，首先萌出的为第 1 磨牙，恒牙在 14 岁左右出齐，但第 3 磨牙一般要到成年后才萌出甚至终生不萌出，故称为**迟牙**（或称智牙）。恒牙全部出齐为 32 颗，但恒牙数 28 ～ 32 个均属正常。恒牙分为**切牙**、**尖牙**、**前磨牙**和**磨牙**（图 2–7）。

临床上为记录各个牙在口腔中的部位，通常以被检查者的方位为准，以横线表示上、下颌牙的分界，以纵线表示左、右侧的分界。用罗马数字表示乳牙，以阿拉伯数字表示恒牙。这种记录方式称**牙式**。如：“$\frac{|}{|7}$”表示左下颌第 2 磨牙（图 2–7）。

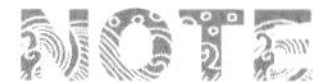

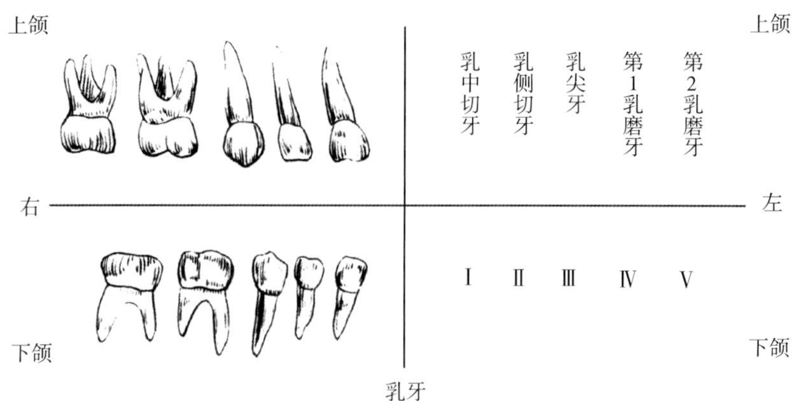

图 2-6 乳牙的名称及符号

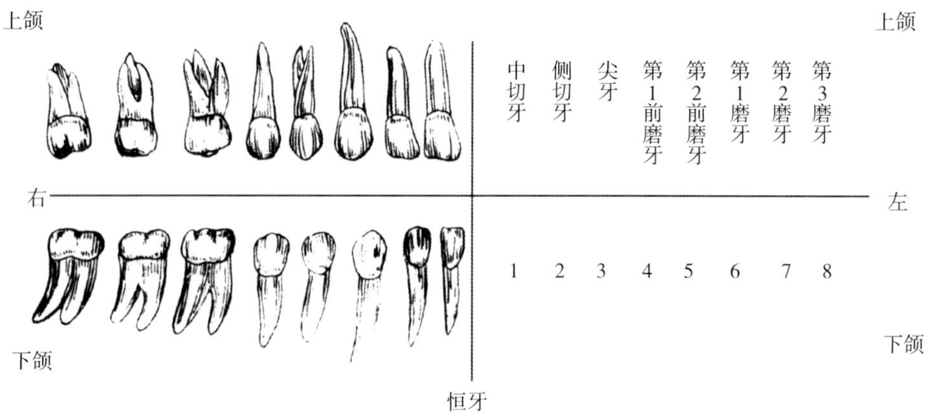

图 2-7 恒牙的名称及符号

2. 舌 tongue 位于口腔底，以骨骼肌为基础，表面覆以黏膜构成。有协助咀嚼、吞咽食物、辅助发音和感受味觉等功能。

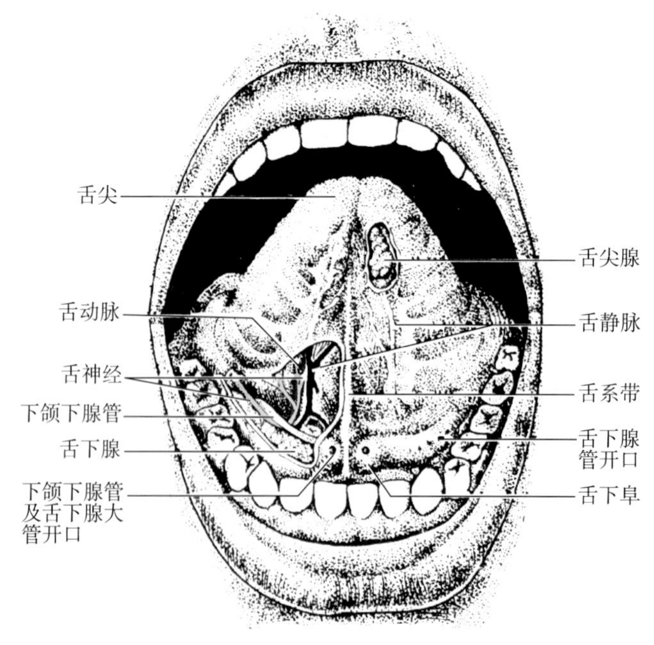

图 2-8 舌的下面

（1）舌的形态　舌的上面又称舌背，被一向前开放的“人”字形界沟分为后 1/3 的**舌根**和前 2/3 的**舌体**。舌体的前端称舌尖（图 2–4）。舌下面正中线处有一黏膜皱襞，称**舌系带**，连于口腔底。在舌系带根部的两侧各有一圆形黏膜隆起，称**舌下阜**，其顶端有下颌下腺管和舌下腺大管的共同开口。由舌下阜向后外侧延伸的黏膜隆起，称**舌下襞**，其深面有舌下腺（图 2–8）。

（2）舌黏膜　被覆于舌的表面，呈淡红色。舌上面的黏膜上有许多小突起，称**舌乳头**。按其形状可分为丝状乳头、菌状乳头、轮廓乳头和叶状乳头（图 2–4）。**丝状乳头**数量最多，体积最小，呈白色丝绒状，遍布于舌体，只有一般感觉功能。正常情况下，丝状乳头浅层的上皮细胞不断角化、脱落，并与食物残渣、黏液、细菌和渗出的白细胞等成分混合，附着于舌的表面，形成薄白色的舌苔。**菌状乳头**数量较少，呈红色，散在于丝状乳头之间。**轮廓乳头**体积最大，有 7 ～ 11 个，排列于界沟前方。**叶状乳头**是在舌体侧缘后部的 4 ～ 8 条小皱襞。菌状乳头、轮廓乳头、叶状乳头、软腭及会厌等处的黏膜上皮含有味觉感受器，称**味蕾**，可以感受酸、苦、甜、咸等味觉。

（3）舌肌　为骨骼肌，可分为舌内肌和舌外肌。舌内肌是指起止点均在舌内，其肌纤维分纵行、横行和垂直三种，收缩时可以使舌缩短、变窄或变薄。舌外肌有四对，其中最主要的一对为**颏舌肌**，该肌起自下颌骨的颏棘，肌纤维向后上呈扇形，止于舌体中线两侧（图 2–10）。两侧颏舌肌同时收缩，可使舌伸出口腔（伸舌）；单侧收缩时，可将舌尖伸向对侧。如一侧颏舌肌瘫痪，当让患者伸舌时，舌尖偏向瘫痪侧。

（三）唾液腺

唾液腺在口腔周围，可以分泌唾液，唾液腺分大、小唾液腺两类。小唾液腺位于口腔部黏膜内，如唇腺、颊腺、腭腺和舌腺等。大唾液腺有腮腺、下颌下腺和舌下腺三对（图 2–9）。它们一昼夜可分泌 1000 ～ 1500mL 的唾液，有湿润清洁口腔、分解淀粉等作用。

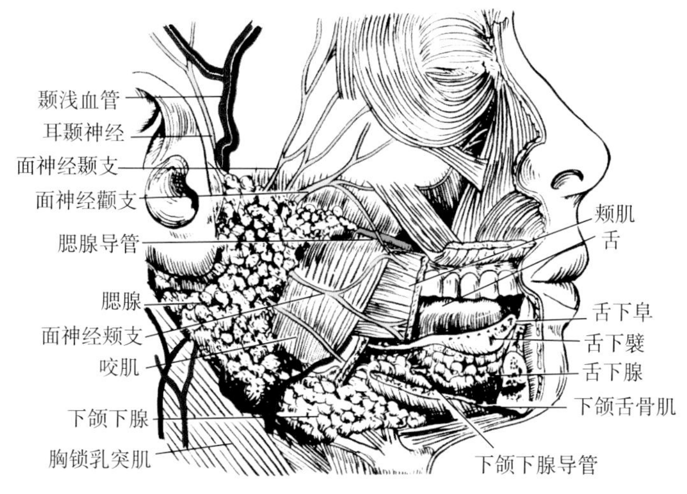

图 2–9　大唾液腺

1. 腮腺 parotid gland　为最大的一对，呈三角楔形，位于耳郭的前下方。腮腺管由腮腺的前缘穿出，在颧弓下一横指处紧贴咬肌表面前行，至咬肌前缘处呈直角转向内，穿过颊肌，开口于平对上颌第 2 磨牙的颊黏膜上。临床小儿麻疹早期可在腮腺管开口周围出现灰白色的斑点。

2. 下颌下腺 submandibular gland　呈卵圆形，位于下颌骨体的内面，其导管自腺的内侧

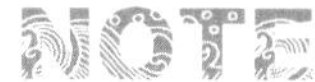

面发出，开口于舌下阜。

3. 舌下腺 sublingual gland　是最小的一对，呈扁长杏核状，位于舌下襞的深面。舌下腺的导管有大、小两种。大导管有一条，常与下颌下腺管会合开口于舌下阜，小导管有 5 ～ 15 条，直接开口于舌下襞。

二、咽

咽 pharynx 呈上宽下窄、前后略扁的漏斗形肌性管道。上起自颅底，下至第 6 颈椎体下缘（平环状软骨弓）的高度，续于食管，全长约 12cm，是消化和呼吸的共同通道。其前壁不完整，上部与鼻腔相通，中部与口腔相通，下部与喉腔相通（图 2–10）。

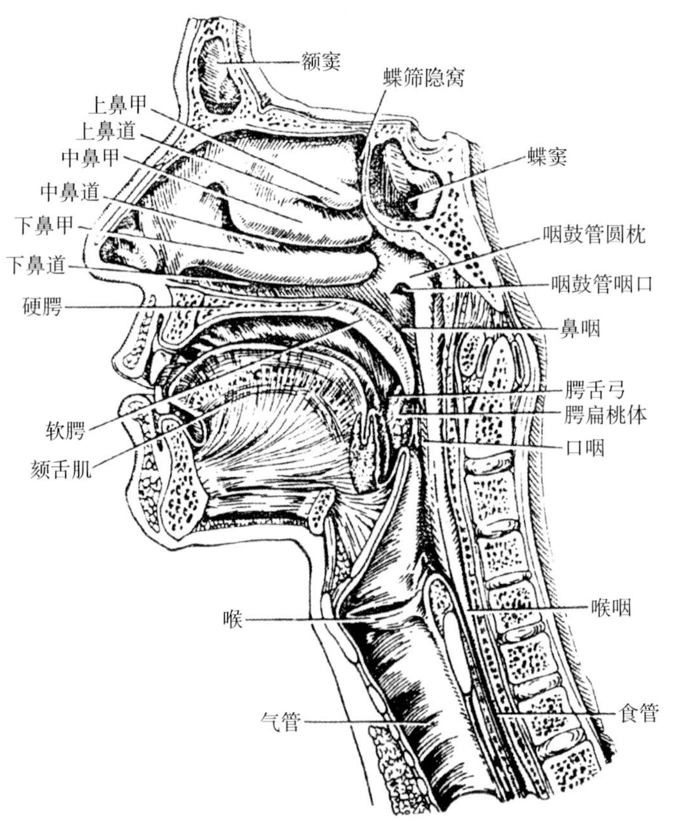

图 2–10　头颈部正中矢状切面

咽腔自上而下可分为鼻咽、口咽和喉咽 3 部分。

1. 鼻咽 nasopharynx　位于鼻腔的后方，向前借鼻后孔与鼻腔相通，为颅底至软腭后缘之间的一段。在其两侧壁上，相当于下鼻甲后方 1cm 处有**咽鼓管咽口**，空气可由此口经咽鼓管进入中耳的鼓室，以维持鼓膜内、外的压力平衡。咽鼓管咽口的后上方有半环状的隆起，称**咽鼓管圆枕**，它是寻找咽鼓管咽口的标志，咽鼓管圆枕与咽后壁之间有一纵行凹窝，称**咽隐窝**，该处是鼻咽癌的好发部位。

2. 口咽 oropharynx　位于口腔的后方，向前借咽峡与口腔相通，为软腭后缘与会厌上缘之间的一段。在其侧壁上，腭舌弓与腭咽弓之间有一凹窝，称**扁桃体窝**，窝内容纳**腭扁桃体** palatine tonsil（图 2–10）。扁桃体窝上部未被扁桃体充盈的部分称扁桃体上窝，是异物易滞留的部位。腭扁桃体呈卵圆形，其表面黏膜上皮陷入实质内，形成许多扁桃体隐窝，扁桃体化脓时，脓液易积存于此。

咽后上方的咽扁桃体、两侧的咽鼓管扁桃体、腭扁桃体及舌扁桃体共同构成**咽淋巴环**，对消化道和呼吸道起着重要的防御功能。

3. 喉咽 laryngopharynx 位于喉的后方，向前经喉口通喉腔，为会厌上缘至第 6 颈椎体下缘之间的一段，向下续于食管。在喉口两侧与咽侧壁之间各有一个深窝，称**梨状隐窝**，在吞咽时呈漏斗状张开，是异物易滞留的部位。

三、食管

食管 esophagus 是一前后略扁的肌性管道，是消化管最狭窄的部分，长约 25cm。食管上端在第 6 颈椎体下缘处续于咽，下端至第 11 胸椎体左侧连于胃。食管在颈部沿脊柱的前方和气管的后方下行入胸腔，在胸部先行于气管与脊柱之间（稍偏左），继经过左主支气管之后，再沿胸主动脉右侧下行，至第 9 胸椎体平面斜跨胸主动脉的前方至其左侧，然后穿膈的食管裂孔至腹腔，续于胃的贲门（图 2–11）。

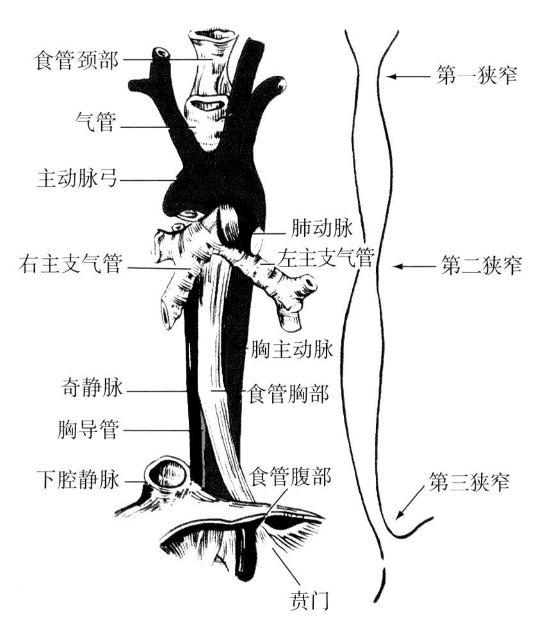

图 2–11 食管的位置及狭窄

食管依其行程可分颈、胸、腹三部。颈部长约 5cm，平第 6 颈椎体下缘至胸骨的颈静脉切迹平面之间。胸部最长，约 18 ～ 20cm，由胸骨的颈静脉切迹平面至膈的食管裂孔之间。腹部最短，仅 1 ～ 2cm，由膈的食管裂孔至胃的贲门。

食管全长有 3 个生理性狭窄（图 2–11）：第一狭窄位于咽与食管相续处，平对第 6 颈椎体下缘平面，距中切牙约 15cm；第二狭窄位于食管与左主支气管交叉处，平第 4、5 胸椎体之间，距中切牙约 25cm；第三狭窄位于食管穿过膈的食管裂孔处，平第 10 胸椎体平面，距中切牙约 40cm。这些狭窄处是食管异物易滞留的部位，也是肿瘤的好发部位。

四、胃

胃 stomach 是消化管最膨大的部分，上连食管，下续十二指肠。具有受纳食物、分泌胃液对蛋白质进行初步消化的功能。此外，胃还具有内分泌功能。

（一）胃的形态和分部

1. 胃的形态 胃在空虚时呈管状，充盈时呈囊袋状。新生儿胃容量仅有 30mL，成人为 1500mL，最大可容纳 3000mL。胃有上、下两口，前、后两壁，大、小两弯。上口为入口，称**贲门** cardia，与食管相接；下口为出口，称**幽门** pylorus，与十二指肠相连。胃前壁朝向前上方，胃后壁朝向后下方。胃的右上缘为凹缘，称胃小弯，该弯的最低点弯曲成角状，称**角切迹**。胃的左下缘为凸缘，称胃大弯（图 2–12）。

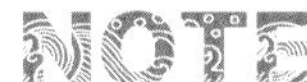

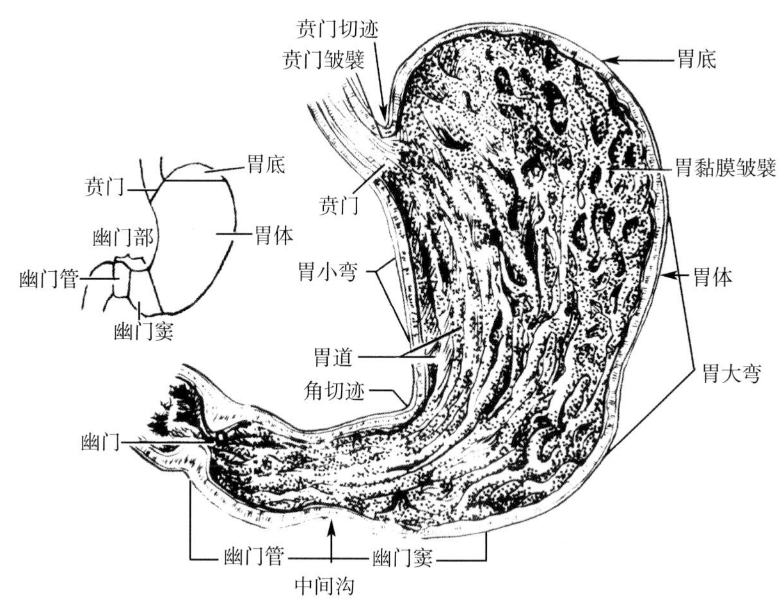

图 2-12　胃的形态、分部和黏膜

胃的形态可因胃的充盈度、年龄、性别、体位和体型的不同而有所差异。在 X 线下，胃可分为 3 种类型：角形胃，多见于矮胖型；长形胃，多见于瘦长型；钩形胃，较常见。

2. 胃的分部　胃可分为四部分（图 2-12）。靠近贲门的部分称**贲门部**；贲门平面以上，向左上方膨出的部分称**胃底**；胃的中间大部分称**胃体**；在角切迹至幽门之间的部分称**幽门部**。幽门部紧接幽门而成管状的部分称**幽门管**；幽门管向左至角切迹之间稍膨大的部分称**幽门窦**。胃小弯和幽门部是溃疡的好发部位。

（二）胃的位置

胃在中等充盈时大部分位于左季肋区，小部分位于腹上区。贲门位于第 11 胸椎体左侧，幽门位于第 1 腰椎体右侧。当胃特别充盈时，胃大弯可降至脐以下。胃前壁的右侧贴于肝左叶后面；左侧则被膈和左肋弓所掩盖；中间部分在剑突下，直接与腹前壁相贴，该处是胃的触诊部位。胃后壁与左肾、左肾上腺及胰相邻。胃底与膈、脾相贴。

（三）胃壁的构造

胃壁由四层结构组成，由内向外依次为黏膜、黏膜下层、肌层和外膜。胃黏膜呈淡红色，有丰富的胃腺。胃空虚时，黏膜形成许多不规则的皱襞，充盈时则皱襞减少。在胃小弯处有 4 ～ 5 条纵行皱襞比较恒定，皱襞间的沟称胃道。在幽门处的黏膜向内形成环状皱襞，称**幽门瓣**（图 2-12）。胃黏膜下层含丰富血管、淋巴管和神经丛。胃的肌层比较发达，有外纵、中环、内斜三层平滑肌（图 2-13），在幽门处胃的环形平滑肌增厚，形成**幽门括约肌**，控制胃的排空。胃的外膜为浆膜，是被覆于胃表面的脏腹膜。

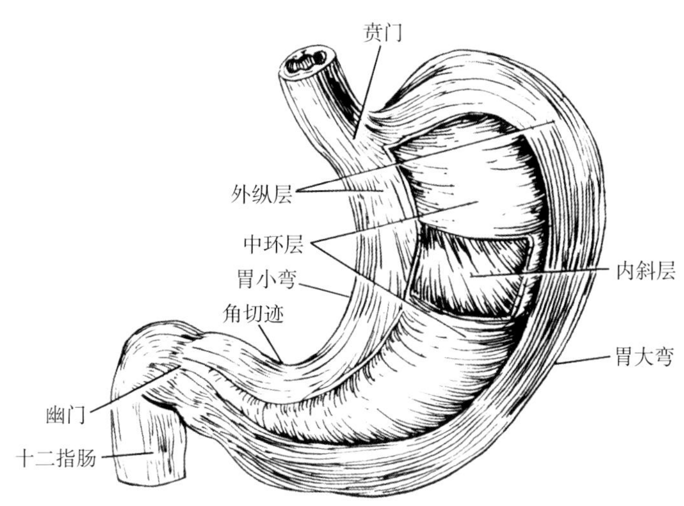

图 2–13　胃的肌层

知识链接

消化性溃疡：主要指发生于胃和十二指肠的慢性溃疡，是一多发病、常见病，反复周期性上腹疼痛是其特征之一。由于酸性胃液对黏膜的消化作用是溃疡形成的基本因素，因此得名。绝大多数溃疡发生于十二指肠和胃，故又称胃、十二指肠溃疡。

胃溃疡：疼痛的位置多在中上腹，剑突下或剑突下偏左，疼痛多于餐后半小时至 2 小时出现，持续 1 ～ 2 小时，在下次进餐前疼痛已消失，即所谓“餐后痛”。

十二指肠溃疡：疼痛多出现于中上腹部，脐上方，或在脐上方偏右，疼痛多于餐后 3 ～ 4 小时出现，持续至下次进餐，进食后疼痛可减轻或缓解，故叫“空腹痛”，有的也可在夜间出现疼痛，又叫“夜间痛”。

五、小肠

小肠 small intestine 上起自胃的幽门，下接盲肠，全长 5 ～ 7m，是消化管最长的一段，也是消化吸收最重要的部位。分为十二指肠、空肠和回肠 3 部分（图 2–1）。

（一）十二指肠

十二指肠 duodenum 为小肠的起始段，长 20~25cm。上端起自幽门，下端续于空肠，呈“C”字形包绕胰头，可分为上部、降部、水平部和升部（图 2–14）。

1. 上部　长约 5cm，在第 1 腰椎体右侧起自幽门，行向右后，至胆囊颈的后下方急转向下，移行为降部。上部与幽门相连的一段约 2.5cm，肠壁较薄，黏膜光滑无皱襞，称**十二指肠球**，是十二指肠溃疡的好发部位。

2. 降部　长 7 ～ 8cm，起自十二指肠上曲，沿第 1 至第 3 腰椎体的右侧和右肾前面内侧垂直下降，到第 3 腰椎体下缘处急转向左，移行于水平部。在降部肠腔后内侧壁上有一纵行的黏膜皱襞，称**十二指肠纵襞**，此襞下端有一乳头状隆起，称**十二指肠大乳头**，距中切牙约 75cm，胆总管与胰管共同开口于此。

3. 水平部　长约 10cm，起自十二指肠下曲，在第 3 腰椎体前方向左，横过下腔静脉至腹主动脉的前面，移行于升部。

4. 升部　长 2 ～ 3cm，自水平部的末端斜向左上方，至第 2 腰椎体左侧急转向下，移行于空肠。转折处形成的弯曲称**十二指肠空肠曲**。十二指肠空肠曲被一条由结缔组织和少量平滑肌构成的**十二指肠悬韧带**固定于腹后壁，该韧带又称 Treitz **韧带**，是确认空肠起始的标志。

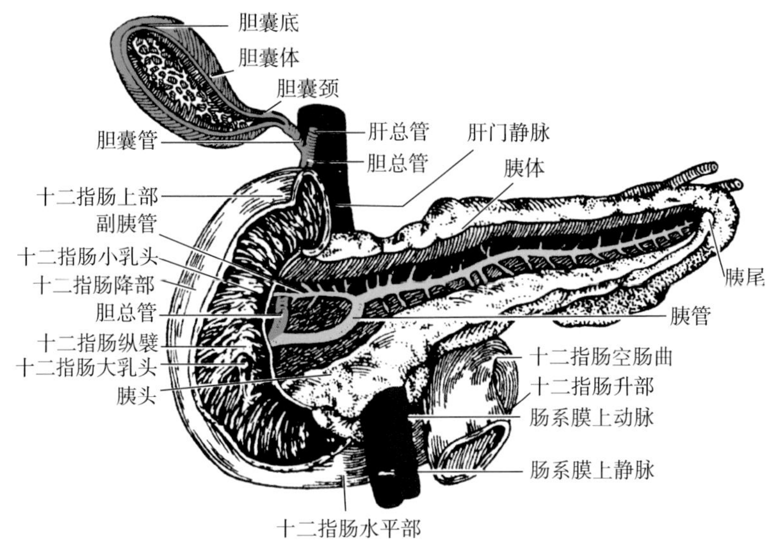

图 2–14　十二指肠和胰

（二）空肠和回肠

空肠 jejunum 和**回肠** ileum 之间无明显分界，空肠在十二指肠空肠曲处起自十二指肠，回肠续于盲肠，二者被小肠系膜包裹并固定于腹后壁，故又称**系膜小肠**。空肠约占空、回肠全长的上 2/5，位于腹腔的左上部（左外侧区和脐区）；回肠约占空、回肠全长的下 3/5，位于腹腔的右下部（脐区和右腹股沟区）。

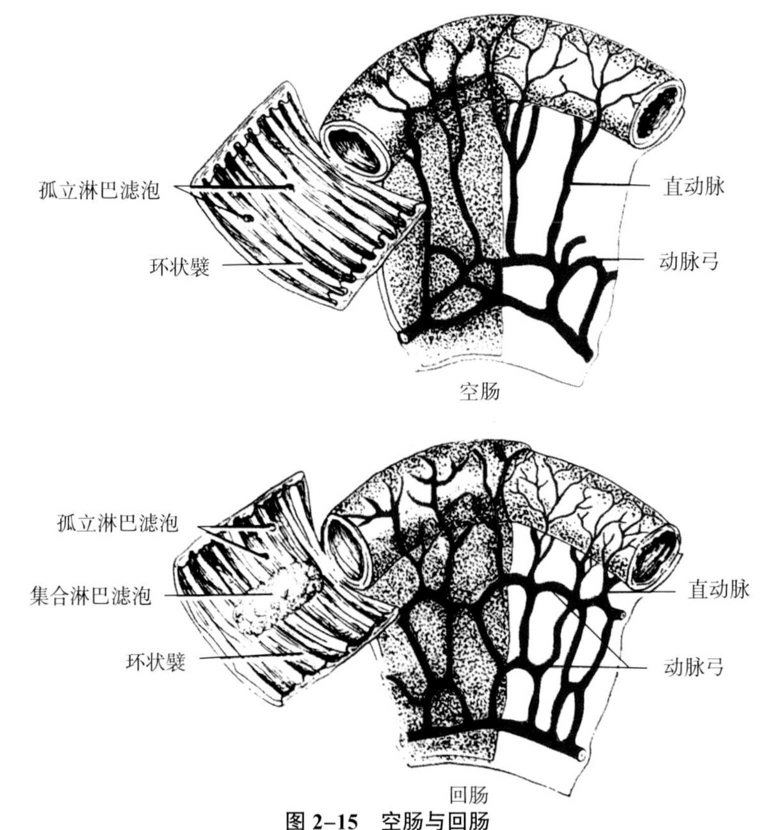

图 2–15　空肠与回肠

空、回肠的主要区别是：空肠管径较粗，管壁较厚，血管较丰富，颜色较红润，环状黏膜皱襞密而高，黏膜内有许多散在的孤立淋巴滤泡；而回肠则管径较细，管壁较薄，血管较少，颜色较淡，环状黏膜皱襞疏而低，黏膜内除有孤立淋巴滤泡以外，还有集合淋巴滤泡。集合淋巴滤泡有 20~30 个，呈长椭圆形，由孤立淋巴滤泡汇集而成。这些淋巴滤泡具有防御功能，肠伤寒时细菌常侵犯回肠集合淋巴滤泡，从而导致肠出血或肠穿孔（图 2–15）。

六、大肠

大肠 large intestine 全长约 1.5m，围绕在空、回肠的周围。大肠在右髂窝处以盲肠接续回肠，终于肛门，可分为盲肠、阑尾、结肠、直肠和肛管五部分。大肠的主要功能为吸收水分、维生素和无机盐，并将食物残渣形成粪便，排出体外。

大肠在外形上较小肠管径粗、肠壁薄，而盲肠和结肠还具有 3 个特征性结构（图 2–16）：一是沿肠壁的表面排列有 3 条纵行的**结肠带**，由纵行平滑肌增厚而成；二是由肠壁上的许多横沟隔开而成的环形囊状突起，称**结肠袋**；三是在结肠带附近由于浆膜下脂肪聚集，形成了许多大小不等的脂肪突起，称**肠脂垂**。这 3 个特征是识别结肠和盲肠的标志。

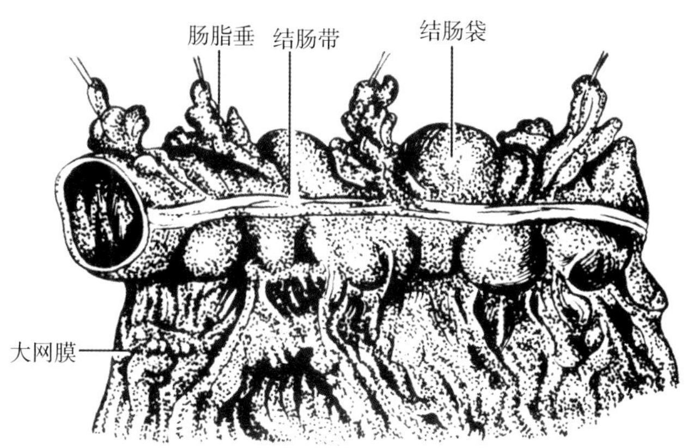

图 2–16　结肠的特征性结构（横结肠）

（一）盲肠

盲肠 caecum 是大肠的起始部，长 6 ～ 8cm，下端是膨大的盲端，上续升结肠，一般位于右髂窝内，其左后上方有回肠的开口，称**回盲口**。口的上、下缘各有一半月形的黏膜皱襞，称**回盲瓣**，此瓣可控制小肠内容物进入大肠的速度，同时有防止大肠内容物逆流入小肠的作用。在回盲口的下方约 2cm 处，有阑尾的开口（图 2–17）。

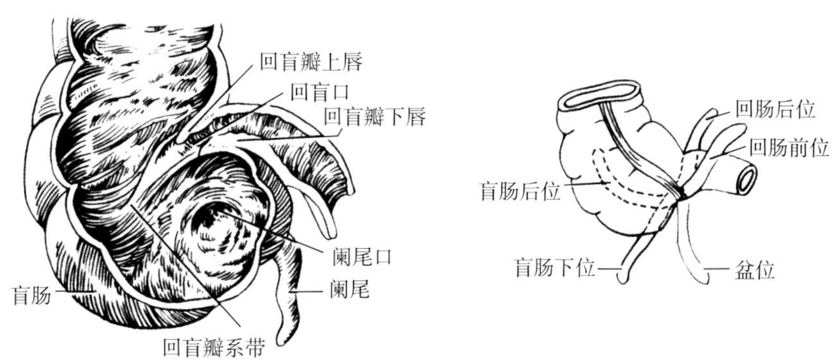

图 2–17　盲肠和阑尾

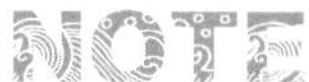

（二）阑尾

阑尾 vermiform appendix 是一条细长的盲管。上端连通盲肠后内侧壁，下端游离。一般长 7 ～ 9cm。

阑尾的位置因人而异，以盆位者多见，其次为盲肠后位和盲肠下位，回肠前位和后位较少见（图 2–17）。三条结肠带最后都汇集于阑尾根部，故沿结肠带向下追踪，是手术中寻找阑尾的可靠方法。

阑尾根部的体表投影通常在脐与右髂前上棘连线的中、外 1/3 交界处，此点称**麦克伯尼**（McBurney）点。急性阑尾炎时，此点可有压痛或反跳痛（图 2–18）。

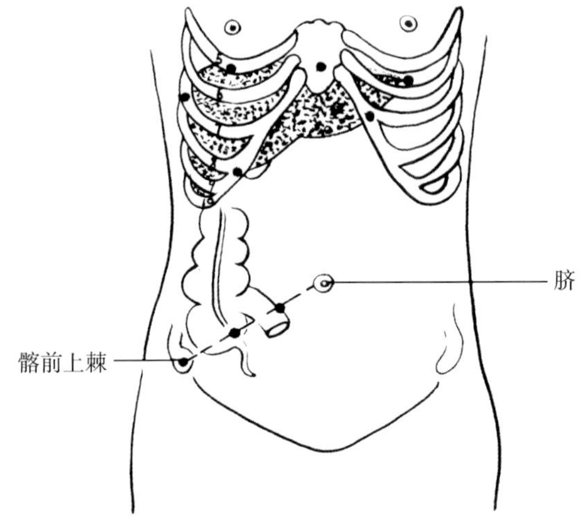

图 2–18　阑尾根部及肝的体表投影

（三）结肠

结肠 colon 是位于盲肠和直肠之间的一段大肠，围绕在空、回肠周围。按其位置和形态，分为升结肠、横结肠、降结肠和乙状结肠 4 部分。

1. 升结肠 ascending colon　起自盲肠上端，沿腹后壁右侧上升，至肝右叶下面转向左移行于横结肠，转折处的弯曲称结肠右曲。升结肠无系膜，借结缔组织贴附于腹后壁，因此活动性甚小。

2. 横结肠 transverse colon　起自结肠右曲（又称肝曲），向左至脾的下方折转向下，移行于降结肠，折转处的弯曲称结肠左曲（又称脾曲）。横结肠由横结肠系膜连于腹后壁，活动度较大，其中间部可下垂至脐或低于脐平面。

3. 降结肠 descending colon　起自结肠左曲，沿腹后壁左侧下降，至左髂嵴处移行于乙状结肠。降结肠无系膜，借结缔组织贴附于腹后壁，活动性很小。

4. 乙状结肠 sigmoid colon　平左髂嵴处起自降结肠，呈乙字形弯曲，向下进入盆腔，至第 3 骶椎体平面续于直肠。乙状结肠由乙状结肠系膜连于腹、盆腔左后壁，活动度较大。空虚时其前面常被小肠袢遮盖，充盈时在左髂窝可触及。

（四）直肠

直肠 rectum 位于盆腔，全长 10 ～ 14cm。平第 3 骶椎体处接乙状结肠，下端穿过盆膈移行为肛管。直肠的后面是骶骨和尾骨。男性直肠的前面有膀胱、前列腺、精囊等，而女性则有子宫和阴道。

直肠在正中矢状面上有两个弯曲：上段在骶骨的前面形成一凸向后的弯曲，称**骶曲**；下段在尾骨尖前面形成一凸向前的弯曲，称**会阴曲**。直肠的下段肠腔膨大，称**直肠壶腹**。直肠壶腹内面的黏膜，形成 2 ～ 3 个半月形皱襞，称**直肠横襞**，有支持粪便的作用。其中最大而恒定的一个直肠横襞在直肠的前右侧壁，距肛门约 7cm。直肠镜检查时，应顺着直肠的弯曲，以避免损伤直肠横襞（图 2–19、20）。

（五）肛管

肛管 anal canal 为大肠的末段，长 3 ～ 4cm。上端于盆膈处连于直肠，下端开口于肛门。肛管上段的黏膜形成6～10条纵行的黏膜皱襞，称**肛柱**。各肛柱下端之间有半月形黏膜皱襞相连，称**肛瓣**。两个相邻肛柱下端与肛瓣围成的袋状小陷窝，称**肛窦**。窦内易积存粪屑，引起感染。肛瓣边缘和肛柱的下端共同连成一锯齿状的环形线，称**齿状线**（**肛皮线**），是皮肤和黏膜的分界线。齿状线以下有一宽约1cm的环状带，表面光滑而略有光泽，称**肛梳**（**痔环**）。在齿状线以上的黏膜下层和齿状线以下的浅筋膜内有丰富的静脉丛，病理情况下静脉丛淤血曲张则形成痔，在齿状线以上者称内痔，以下者称外痔。肛梳下缘有一环状线，称**白线**，此线恰为肛门内、外括约肌的交界处，活体指诊时可触知一环状沟，即上述两肌的分界沟。白线以下的皮肤颜色较深，下方不远即终于肛门（图2-20）。

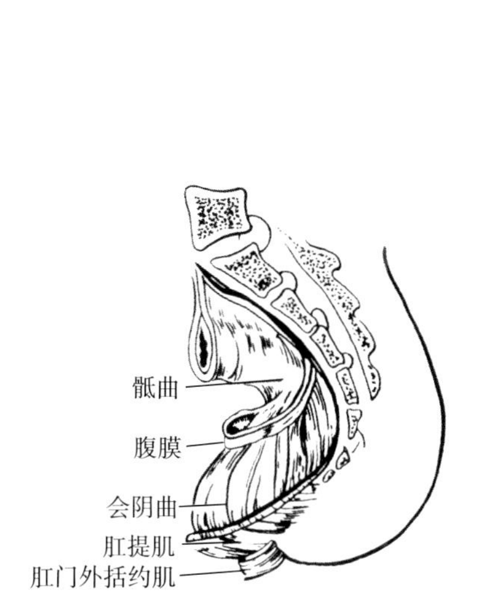

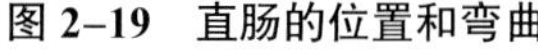

图2-19　直肠的位置和弯曲

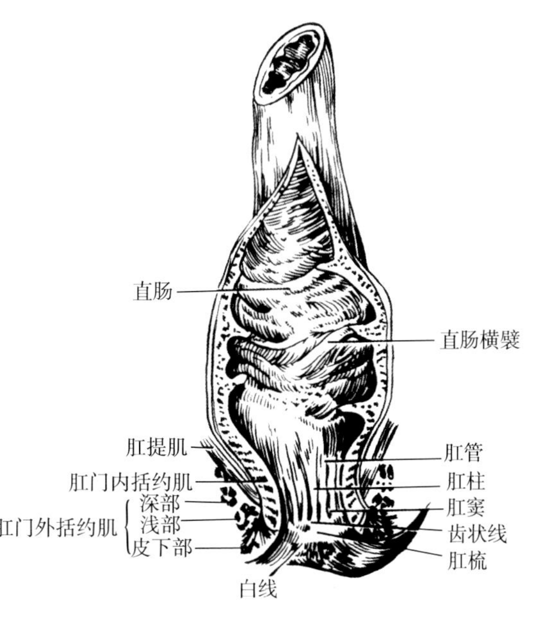

图2-20　直肠和肛管的结构

肛管的平滑肌层是由内环、外纵两层构成。但此处的环形肌层特别增厚，形成**肛门内括约肌**，可协助排便；环绕在肛门内括约肌周围的骨骼肌则构成**肛门外括约肌**，是控制排便的重要肌肉。

第二节　消化腺

一、肝

肝 liver是人体中最大的腺体，也是最大的消化腺，重约1350g，相当于体重的1/50。胎儿和新生儿可达体重的1/20。肝呈棕红色，质软而脆，受暴力打击易破裂出血。

（一）肝的形态

肝呈不规则的楔形，可分上、下两面，前、后两缘（图2-21、22）。肝的上面凸隆，与膈相贴，称膈面，可由镰状韧带分为肝左叶、肝右叶。肝的下面凹凸不平，与许多内脏器官

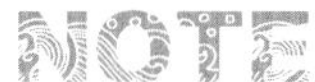

接触，称脏面。此面有一略呈“H”形的沟，即左、右纵沟和一条横沟。左纵沟的前部内有肝圆韧带，后部内有静脉韧带。右纵沟的前部有一凹窝，称**胆囊窝**，容纳**胆囊**，后部有下腔静脉通过。横沟即**肝门** porta hepatis，有肝左管、肝右管、肝固有动脉、肝门静脉，以及神经和淋巴管通过。肝的前缘（下缘）薄锐，可见一弧形的胆囊切迹。肝的后缘圆钝，朝向脊柱。

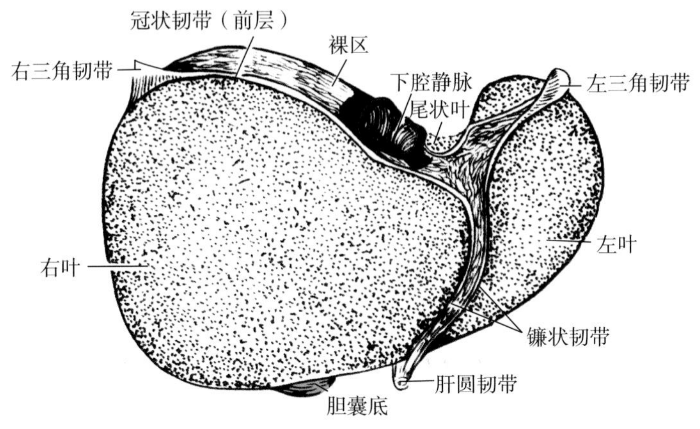

图 2–21 肝的上面

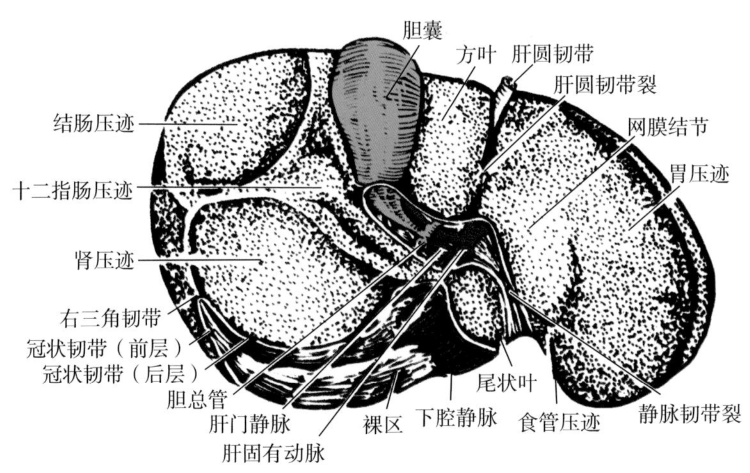

图 2–22 肝的下面

（二）肝的位置和体表投影

1. 肝的位置 肝大部分位于右季肋区和腹上区，小部分可达左季肋区。肝的膈面与膈穹隆一致，其大部分为肋弓所覆盖，仅在腹上区左、右肋弓间露出，并直接接触腹前壁（图 2–18）。肝的脏面邻近腹腔器官。肝右叶下面与结肠右曲、右肾和十二指肠相接触，肝左叶下面与胃前壁相接触。

2. 肝的体表投影

（1）肝的上界 与膈穹隆一致。在右侧腋中线处起自第 7 肋，由此向左至右锁骨中线处平第 5 肋，在前正中线处平胸剑结合，至左锁骨中线平第 5 肋间隙。此上凸弧线即为肝的上界（图 2–18）。

（2）肝的下界 与肝的下缘一致。在右腋中线处平第 10 肋，再沿右肋弓下缘向左，至右

NOTE

侧第 8、9 肋软骨结合处离开肋弓，经剑突下 3 ～ 5cm 处斜向左上，至左肋弓第 7、8 肋软骨结合处，进入左季肋区，连于肝上界。因此，在成年人，肝的下界在右肋弓下一般不能触及，但在 7 岁以下小儿，在右肋弓下缘 2 ～ 3cm 范围内触及肝脏则为正常。

（三）肝的主要功能

1. 分泌胆汁　肝细胞分泌的胆汁，主要是乳化脂肪和促进脂溶性维生素的吸收。成人的肝每日可分泌胆汁 500 ～ 1000mL。

2. 参与物质代谢　肝是人体的物质代谢“中枢”，是肝内糖、脂类、蛋白质等合成与分解、转化与运输、贮存与释放的重要场所，也与激素和维生素的代谢密切相关。

3. 解毒和吞噬功能　肝可以通过生物转化作用对非营养性物质（包括有毒物质）进行排泄，如酒精的代谢过程。肝血窦内的枯否细胞具有活跃的吞噬能力，能对进入人体内的细菌、异物进行吞噬，以保护机体。

知识链接

肝移植手术：是指通过手术植入一个健康的肝脏到患者体内，使终末期肝病患者肝功能得到良好恢复的一种外科治疗手段。按照供肝种植部位不同，可分为原位肝移植术和异位肝移植术。目前全球开展最多的是同种异体原位肝移植术，即通常意义上的肝移植，即切除患者病肝后，按照人体正常的解剖结构将供体肝脏植入受体（患者）原来肝脏所处的部位。

自 1963 年现代肝移植之父美国医生 Starzl 施行世界上第 1 例人体原位肝移植以来，历经 40 余年的蓬勃发展，肝移植已在全世界步入成熟时期。迄今全世界已累积实施肝移植手术 10 万余例。

（四）肝外胆道

胆汁由肝细胞产生，经肝内各级胆管收集，出肝门，经肝外胆道输送到十二指肠。肝外胆道包括胆囊、肝左管、肝右管、肝总管和胆总管（图 2–23、24）。

1. 胆囊 gallbladder　位于胆囊窝内，上面借疏松结缔组织与肝相连，下面由腹膜覆盖。胆囊呈长梨形，长 8 ～ 12cm，可分为底、体、颈、管四部分。**胆囊底**为突向前下方的盲端，常在肝下缘露出。胆囊底的体表投影相当于右侧腹直肌外侧缘与右肋弓相交处，当胆囊有炎症时，此处可有压痛。**胆囊体**与胆囊底之间无明显界限，占胆囊中央大部分。**胆囊颈**细而短，常以直角弯向左侧，与胆囊管相接。**胆囊管**是胆囊颈的延续，并与肝总管会合成胆总管。胆囊颈和胆囊管的黏膜向内呈螺旋状突出，形成螺旋襞（图 2–23），可控制胆汁的出入，胆结石也常嵌顿于此。

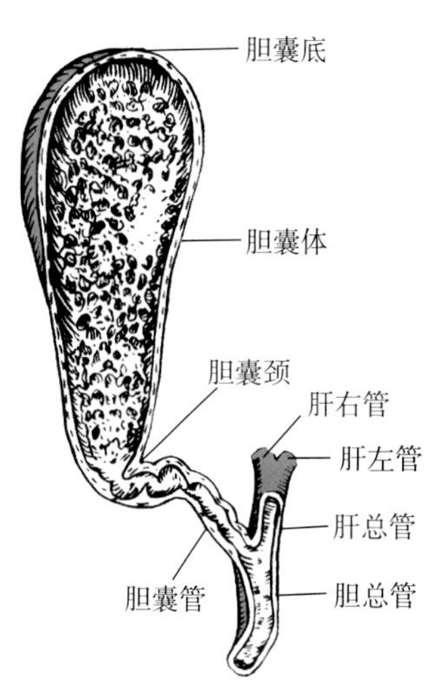

图 2–23　胆囊图

胆囊的功能是贮存和浓缩胆汁。胆囊收缩可促进胆汁的排出。

2. 输胆管道 包括肝左管、肝右管、肝总管、胆囊管及胆总管（图 2-24）。

肝内胆小管逐渐会合成**肝左管**、**肝右管**，两管出肝门不远即汇合成**肝总管**。肝总管长约 3cm，末端与位于其右侧的胆囊管合成**胆总管**。胆总管长 4 ～ 8cm，在肝十二指肠韧带内，它位于肝固有动脉右侧、肝门静脉右前方，继而下行经十二指肠上部的后方，至胰头与十二指肠降部之间，进入十二指肠降部的后内侧壁，在此与胰管会合，形成略膨大的总管，称**肝胰壶腹**（Vater 壶腹），开口于十二指肠大乳头。在肝胰壶腹处有环形平滑肌增厚形成**肝胰壶腹括约肌**（Oddi 括约肌），可控制胆汁的排出和防止十二指肠的内容物逆流入胆总管和胰管内。输胆管道是胆结石容易阻滞的部位，阻塞以后可以导致胆道梗阻，从而影响胆汁或胰液的排出。

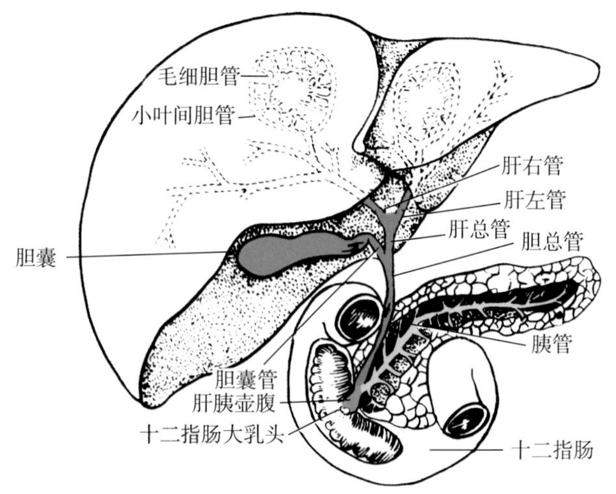

图 2-24 输胆管道模式图

二、胰

（一）胰的形态和位置

1. 胰的形态 **胰** pancreas 为长棱柱状，可分为头、体、尾三部分。**胰头**较宽大，被十二指肠环抱，后方有胆总管、肝门静脉等，胰头癌常压迫胆总管，导致梗阻性黄疸。**胰体**是胰的中间大部分，横跨下腔静脉、腹主动脉、左肾及左肾上腺前面。**胰尾**是左端狭细部，抵达脾门后下方。

在胰的实质内偏后方，与胰的长轴平行，有一条起于胰尾向右横贯其全长的主排泄管，称**胰管**。胰管沿途汇集各小叶导管，最后与胆总管合成肝胰壶腹，开口于**十二指肠大乳头** 。在胰头上方有时可见一小管，行于胰管的上方，称**副胰管**，开口于**十二指肠小乳头**（图 2-14）。

2. 胰的位置 胰位于胃的后方，位置较深，在第 1、2 腰椎体水平横贴于腹后壁，为腹膜外位器官。胰前面隔网膜囊与胃相邻，后方有下腔静脉、胆总管、肝门静脉和腹主动脉等重要结构。胰的上缘约平脐上 10cm，下缘约相当于脐上 5cm 处。

（二）胰的功能

胰是人体第二大腺体，重约 100g，由外分泌部和内分泌部组成。外分泌部分泌胰液，经胰管排入十二指肠，有分解蛋白质、糖类和脂肪的功能；内分泌部即胰岛，散在于胰的实质内，大多存在于胰尾，主要分泌胰岛素和胰高血糖素，直接进入血液，调节血糖的代谢。

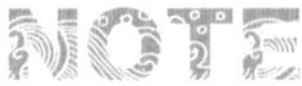

复习思考题

1. 简述大唾液腺的组成及其腺管的开口部位。

2. 食管有哪几处生理性狭窄？各距离中切牙的距离为多少？

3. 试述胃的形态和分部。

4. 试述胆汁的产生和排出途径。

5. 腹腔手术中如何运用结构学知识区别结肠和小肠。

6. 小明不小心误吞了一颗纽扣，最后通过粪便排出了这颗纽扣，请写出纽扣在小明体内依次经过了哪些器官？

7. 试述直肠的位置、毗邻关系及其生理弯曲。

8. 试述肝的形态、位置及其体表投影。

第三节 腹 膜

学习目标

1. 腹膜及腹膜腔的概念。
2. 腹膜与腹腔、盆腔脏器的关系。
3. 腹膜形成的主要结构。

一、概述

腹膜 peritoneum 为覆盖于腹、盆腔壁内面和腹、盆腔脏器表面的一层薄而光滑的浆膜，由间皮和结缔组织构成，呈半透明状。衬于腹、盆壁内面和膈下面的部分称为**壁腹膜** parietal peritoneum，贴覆于腹、盆腔脏器表面的部分为**脏腹膜** visceral peritoneum。脏、壁腹膜两层互相移行，共同围成一个潜在性腔隙，称**腹膜腔**（图 2–25）。在男性腹膜腔是密闭的，而女性腹膜腔则借输卵管、子宫和阴道与体外形成潜在的通道，故临床上女性腹膜腔的感染机会较男性多。

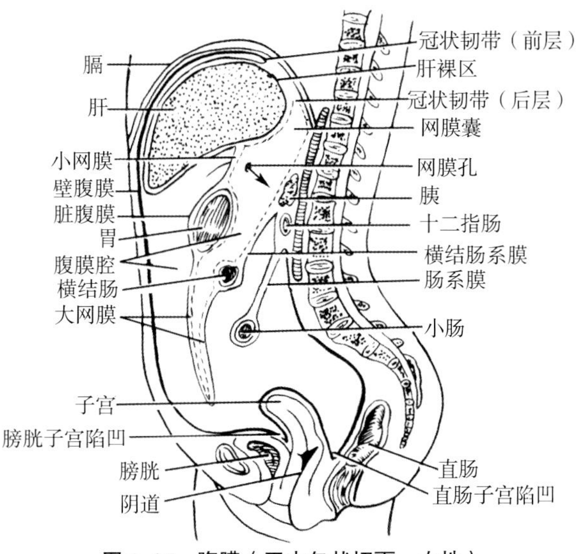

图 2–25 腹膜（正中矢状切面，女性）

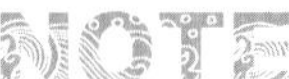

腹膜腔和腹腔在解剖学上是两个不同而又相关的概念。**腹膜腔**是指脏腹膜与壁腹膜之间的潜在性腔隙，腔内仅含少量浆液。而**腹腔**是指膈以下、骨盆上口以上、腹前壁和腹后壁之间的腔，包括腹膜腔以及腹膜腔之外的所有腹腔脏器，即腹、盆腔脏器均位于腹腔之内、腹膜腔之外。

正常情况下，腹膜可分泌少量浆液（100 ～ 200mL），起润滑和减少脏器间摩擦的作用。在病理情况下，腹膜渗出液增加，可形成腹水。腹膜有广阔的表面，并有较强的吸收能力，能吸收腹膜腔内的液体和空气等，特别是上腹部腹膜的吸收能力更强，故腹膜炎患者多采取半卧位，以减少对毒素的吸收。此外，腹膜对脏器还具有支持、保护、固定、修复及防御等多种作用。

二、腹膜与腹盆腔脏器的关系

根据腹膜覆盖脏器表面程度的不同，可将腹、盆腔脏器分为三类（图 2–25、26、27）：

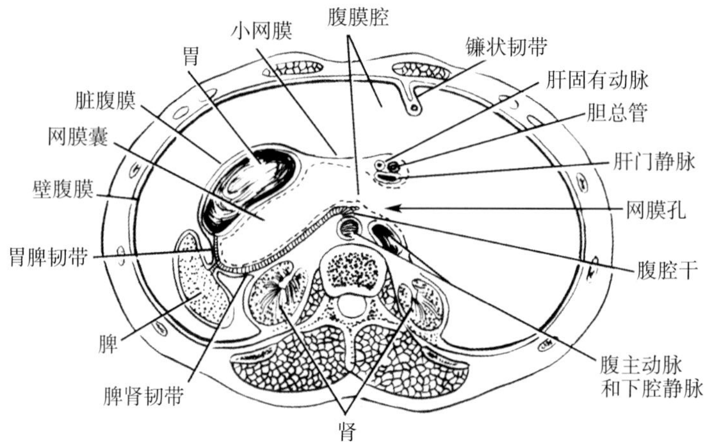

图 2–26　腹膜（通过网膜孔的水平切面）

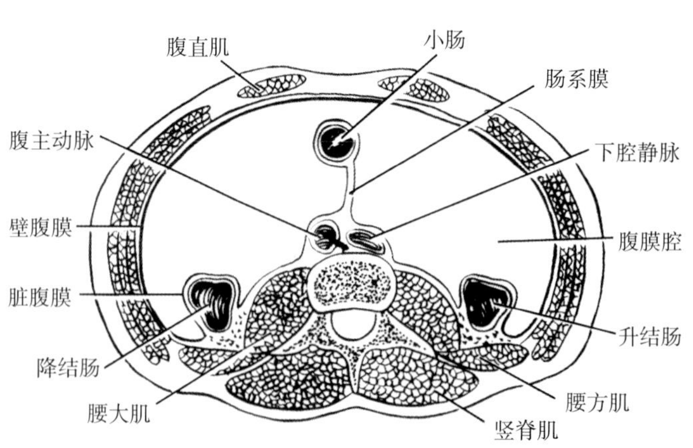

图 2–27　腹膜（通过腹下部的水平切面）

（一）腹膜内位器官

腹膜内位器官是指脏器表面几乎完全被腹膜所覆盖的器官，如胃、十二指肠上部、空肠、回肠、盲肠、阑尾、横结肠、乙状结肠、脾、卵巢及输卵管等。这些器官的活动性较大。

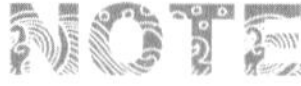

（二）腹膜间位器官

腹膜间位器官是指脏器的三个面或大部分被腹膜所覆盖者，如肝、胆囊、升结肠、降结肠、直肠上部、膀胱及子宫等。

（三）腹膜外位器官

腹膜外位器官是指脏器仅有一面被腹膜所覆盖者。如肾、肾上腺、胰、十二指肠降部和水平部、输尿管及直肠下部等。

了解脏器与腹膜的关系，有重要的临床意义，如腹膜内位器官的手术必须通过腹膜腔，而肾、输尿管等腹膜外位器官可经腹后壁切口在腹膜外进行手术，从而避免腹膜腔的感染和术后脏器粘连。

三、腹膜形成的主要结构

壁腹膜与脏腹膜之间或脏腹膜之间互相返折移行，形成许多结构，如网膜、系膜、韧带和陷凹等。这些结构不仅对器官起着连接和固定的作用，也是血管、神经等进入脏器的途径。

（一）网膜

网膜 omentum 包括小网膜和大网膜（图 2–25、28）。

1. 小网膜 lesser omentum　是由肝门向下移行于胃小弯和十二指肠上部之间的双层腹膜结构。由肝门连于胃小弯的部分，称**肝胃韧带**。由肝门连于十二指肠上部的部分，称**肝十二指肠韧带**，其内有进出肝门的三个重要结构通过，其中胆总管位于右前方，肝固有动脉位于左前方，两者之间的后方为肝门静脉。小网膜的右缘游离，其后方为网膜孔，经此孔可进入网膜囊（图 2–28）。

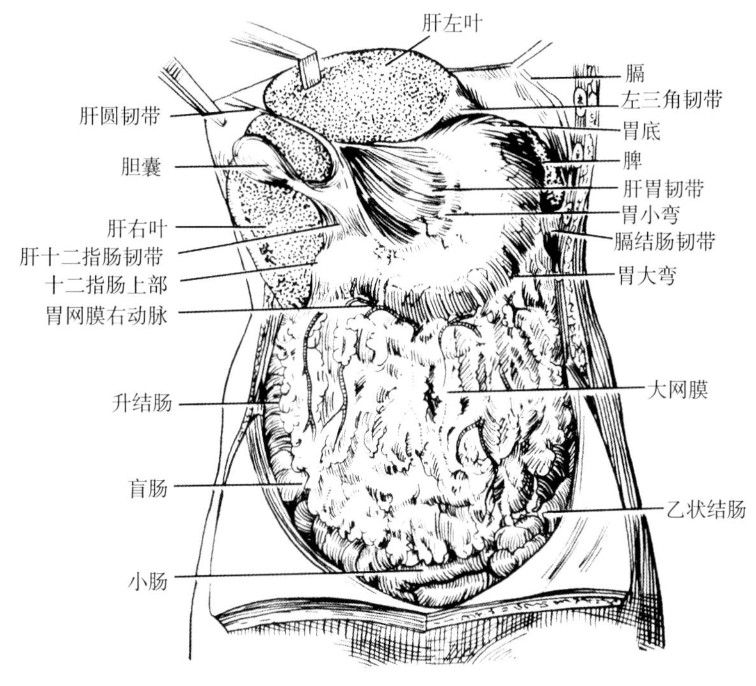

图 2–28　网膜

2. 大网膜 greater omentum　由连于胃大弯和横结肠之间的四层腹膜构成，形似围裙，悬垂于横结肠、空肠和回肠的前面。前两层是来自胃前、后壁的腹膜，自胃大弯和十二指肠上部

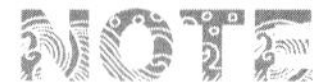

下垂而成，下垂至近骨盆缘时再急转向上，形成大网膜的后两层，向上包绕横结肠，且与横结肠系膜和腹后壁腹膜相续。在活体状态下，大网膜的下垂部分常可移动位置，当腹内发生炎症（阑尾炎、胃穿孔等）时，它可向病灶处移动并将病灶包围，以限制炎症蔓延。

3. 网膜囊 omental bursa 是位于小网膜、胃后壁和腹后壁之间扁窄的腹膜间隙，是腹膜腔的一部分，又称**小腹膜腔**。

（二）系膜

系膜通常是指将肠管连于腹后壁的双层腹膜结构。两层腹膜之间夹有出入该器官的神经、血管、淋巴管以及淋巴结和脂肪等。有系膜的脏器活动度较大，而可能引起脏器扭转，导致系膜内血管血流阻断，造成脏器的局部坏死、穿孔。主要的系膜有**肠系膜** mesentery、**阑尾系膜** mesoappendix、**横结肠系膜** transverse mesocolon、**乙状结肠系膜** sigmoid mesocolon 等。其中以肠系膜最长，呈扇形，是空肠、回肠连于腹后壁的双层腹膜结构。肠系膜附着于腹后壁的部分，称**肠系膜根** radix of mesentery。肠系膜根始于第 2 腰椎体左侧的十二指肠空肠曲，斜向右下，止于右骶髂关节前方，长约 15cm。

（三）腹膜陷凹

腹膜陷凹为腹膜在脏器间形成的一些较大而恒定的凹陷，主要位于盆腔内。在男性，膀胱与直肠之间有**直肠膀胱陷凹**。在女性，子宫与膀胱之间有一较浅的**膀胱子宫陷凹**；直肠与子宫之间有**直肠子宫陷凹**，又称 Douglas 腔。直立或半卧位时，男性直肠膀胱陷凹和女性直肠子宫陷凹是腹膜腔最低处，故积液多积聚在这些陷凹内（图 2–25）。临床上可进行直肠穿刺和阴道后穹穿刺进行诊断和治疗。

复习思考题

1. 何谓腹膜腔？女性腹膜腔通过哪些途径与外界相通？
2. 腹膜外位器官有哪些，有何临床意义？
3. 试述腹膜形成的主要结构。
4. 女性盆腔内的腹膜陷凹及其临床意义？

NOTE

第三章　呼吸系统

学习目标

1. 呼吸系统的组成和功能。
2. 鼻腔外侧壁的结构，鼻旁窦的名称、与鼻腔的位置关系、开口方向和部位。
3. 主要喉软骨的位置和形态，弹性圆锥和方形膜的位置与结构。
4. 气管的构造和主要分支，左、右主支气管的形态差别。
5. 肺的位置和形态，支气管肺段的概念和临床意义。
6. 胸膜腔的概念及其与肺的关系，胸膜的分部，肋膈隐窝的位置与临床意义。

人体进行新陈代谢，需要持续不断的氧供给。呼吸系统的主要功能就是为人体提供氧，并排出新陈代谢时所产生的二氧化碳，这个生理机制也称为呼吸。

呼吸系统由呼吸道和肺组成。肺外呼吸道包括鼻、咽、喉、气管和各级支气管，是输送气体的管道，临床上通常把鼻、咽、喉称为**上呼吸道**，把气管和各级支气管称为**下呼吸道**。肺由肺泡、肺内各级支气管以及肺间质构成，肺泡是进行气体交换的场所（图 3-1）。

喉同时也是发音的器官；鼻旁窦在发音时有共鸣作用；鼻又是嗅觉器官；呼吸道的黏膜对吸入的气体有加温、加湿作用，并能吸附吸入空气中的尘埃；呼吸运动时所产生胸腔压力的不断变化可促进静脉血从外周向心回流。

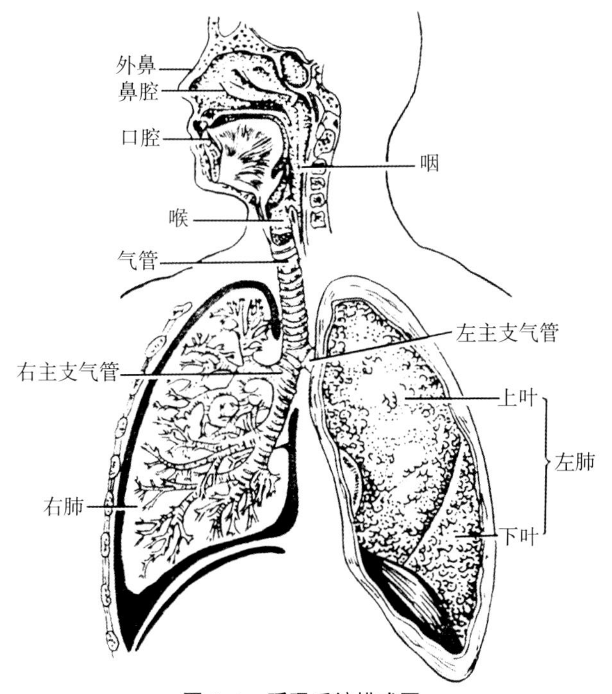

图 3-1　呼吸系统模式图

第一节 肺外呼吸道

肺外呼吸道包括鼻、咽、喉、气管和主支气管，是将气体从外界运进肺泡和从肺泡运出体外的管道。

一、鼻

鼻除是嗅觉器官外，还有辅助发音的作用。它可分为外鼻、鼻腔和鼻旁窦三部分。

（一）外鼻

外鼻 external nose 位于面部中央，呈三棱锥体形，其大小和形状在不同的人有很大差异。外鼻上部位于眶之间的部分称**鼻根**，鼻根向下与隆起的相续，鼻背前端突出的部分称**鼻尖**，鼻尖两侧的弧形隆突称**鼻翼**，幼儿在呼吸困难时可出现鼻翼扇动。从鼻翼外侧到口角外侧的浅沟称**鼻唇沟**，面神经损伤导致面肌瘫痪或中风时，可致相应侧鼻唇沟变浅或消失。左、右鼻翼和鼻中隔各围成一**鼻前孔**，是气体进出人体的门户。

鼻根主要以鼻骨为支架，由于鼻骨呈细长的长方形，较薄，故鼻根处如受到打击或撞击，常导致鼻骨骨折。外鼻前下大部则以鼻软骨作为支架，所以有较大的活动度。鼻软骨包括鼻中隔软骨、外侧软骨、鼻翼大软骨和鼻翼小软骨等。鼻根和鼻背处的皮肤薄而松弛。鼻翼和鼻尖处皮肤较薄，活动度小，富含皮脂腺和汗腺，痤疮和疖肿易发生于此处。由于鼻翼和鼻尖处缺少皮下组织，皮肤与软骨结合紧密，故发生疖肿时疼痛较剧烈。

（二）鼻腔

鼻腔 nasal cavity 左、右各一，由鼻中隔分隔，向前经鼻前孔通外界，向后经鼻后孔通咽。每侧鼻腔又以其鼻翼内面的一称为**鼻阈**的弧形隆起分为前下部的鼻前庭和后上部的固有鼻腔（图 3–2）。

1. 鼻前庭 nasal vestibule 衬贴以皮肤，与面部皮肤相移行，生长有对吸入的空气有一定滤过作用的鼻毛。鼻前庭的皮肤含有较丰富的汗腺和皮脂腺，且与鼻翼软骨间结合较为紧密，所以该处亦容易出现疖肿，发生疖肿时疼痛剧烈。

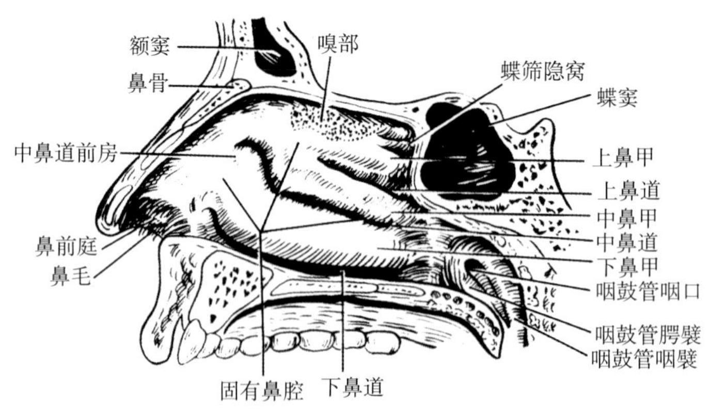

图 3–2 鼻腔外侧壁

2. 固有鼻腔 proper nasal cavity 每侧固有鼻腔由顶、底、内侧壁和外侧壁围成。

（1）鼻腔顶 前部由倾斜的鼻软骨、鼻骨和额骨，中部由近乎水平位的筛骨筛板，后部由向后下倾斜的蝶骨体下面构成，鼻腔顶与颅前窝和颅中窝相邻。由于颅前窝处硬脑膜和颅骨结合紧密，加上筛骨筛板薄而多孔，容易骨折，筛板骨折时可同时伴有硬脑膜和蛛网膜撕裂，可致脑脊液鼻漏。

（2）鼻腔底　由前部的硬腭和后部的软腭构成，与口腔相隔。

（3）鼻腔内侧壁　即鼻中隔，由前部的鼻中隔软骨、后上部的筛骨垂直板和后下部的犁骨为支架，两侧被覆以黏膜构成（图 3–3）。鼻中隔前下部的黏膜血管丰富，外伤以及干燥空气等都可引起该处黏膜内的血管破裂而引起鼻出血。鼻出血亦称为**鼻衄**，约 90% 的鼻衄发生于该处，故鼻中隔的前下部也被称为**易出血区**（Little 区）。

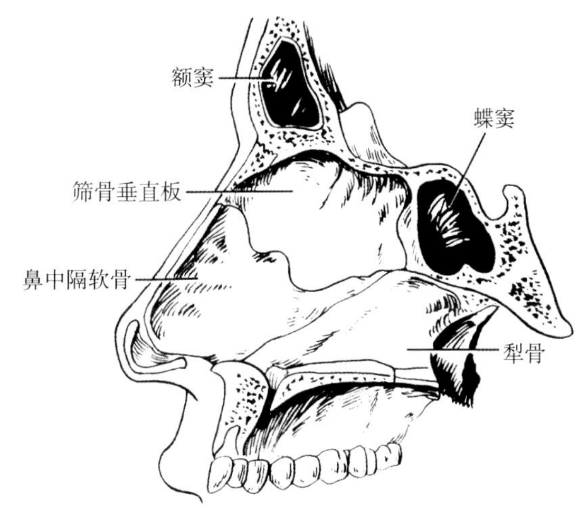

图 3–3　鼻中隔

（4）鼻腔外侧壁（图 3–2）　主要以上颌骨、筛骨迷路、下鼻甲、腭骨垂直板和蝶骨翼突为支架，表面被覆以黏膜构成。外侧壁上自上而下依此可见上、中、下三个**鼻甲**，每个鼻甲下方的裂隙分别称上、中、下**鼻道**。各鼻甲和鼻道与鼻中隔之间的空间称总鼻道。上鼻甲和蝶骨之间的隐窝称**蝶筛隐窝**。若将中鼻甲切除，在中鼻道外侧壁上可见一凹面向上的弧形裂隙，称半月裂孔。该裂孔的前上部是一漏斗形的裂隙，称筛漏斗，向上与额窦相通。半月裂孔上方的圆形隆起称为筛泡。部分切除下鼻甲，在下鼻道的前部可见鼻泪管的开口。

依据功能的不同，固有鼻腔的黏膜可分为嗅部和呼吸部。嗅部即嗅黏膜，是指鼻腔顶部、上鼻甲及与上鼻甲相对的鼻中隔黏膜，较薄，活体呈苍白或淡黄色，内含嗅细胞，具有嗅觉功能。呼吸部指除嗅部以外的固有鼻腔黏膜，较厚，活体呈粉红色。

（三）鼻旁窦

鼻旁窦 paranasal sinuses 是指鼻腔周围颅骨内的与鼻腔相通的含气骨腔，是鼻腔向周围的扩展。窦壁衬以黏膜并与鼻腔黏膜相移行，协助调节吸入空气的温度和湿度，对发音起共鸣作用，并减小颅的质量。鼻旁窦依其所位于的同名颅骨而命名，共有 4 组（图 3–4）。

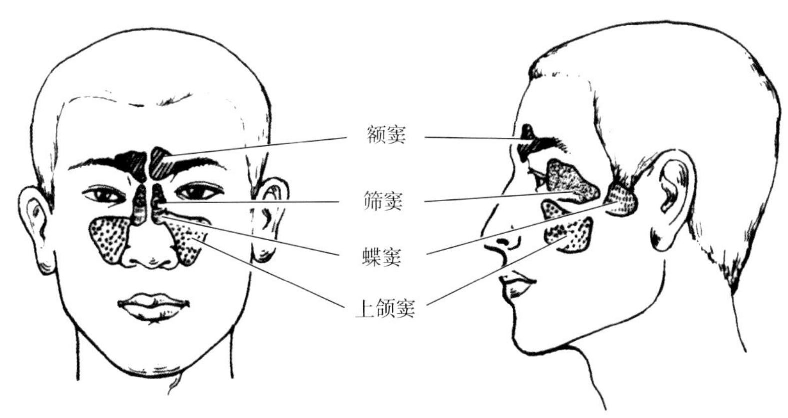

图 3–4　鼻旁窦的体表投影

NOTE

1. 额窦 frontal sinus 位于鼻腔的前上方、眉弓内侧 1/3 深面，额骨内、外板之间，左右各一，其形状和大小两侧多不对称，但一般为棱锥体形。窦口向后下经筛漏斗开口于中鼻道。额窦底是眶的内上角，急性额窦炎时，此处可有明显压痛。

2. 上颌窦 maxillary sinus 位于鼻腔外下、上颌骨体内，是鼻旁窦中最大者，容积 12 ～ 15mL。该窦呈锥体形，锥体的底即窦的内侧壁，由鼻腔外侧壁构成，尖朝向外并延伸至上颌骨的颧突。窦的前壁即上颌骨体前面的骨质，较薄，上颌窦手术常经此处凿入。窦的下壁为上颌骨的牙槽突，上颌窦与上颌前磨牙和磨牙仅以一薄层骨质相隔，有时牙根可突入窦内，仅以黏膜与窦相隔。故上颌前磨牙和磨牙的炎症可侵入窦内，引起牙源性上颌窦炎。窦的内侧壁上方是较大的上颌窦口，向内开口于中鼻道半月裂孔的后部。人体直立时上颌窦口较高，窦内分泌物不易排出。在下鼻甲附着处下方，窦的内侧壁骨质较薄，上颌窦积液时，可在此处穿刺抽吸。窦的上壁即眶的下壁，较薄，上颌窦和眶的炎症及肿瘤可经此壁相互累及。

3. 筛窦 ethmoidal sinus 位于鼻腔的外上方，为鼻腔与眶之间的筛骨迷路内的许多含气小房。依据其位置和开口从前向后可分为前、中、后三组。前、中组筛窦向内开口于中鼻道，后组筛窦向内开口于上鼻道。后组筛窦的外上与视神经管毗邻，故后组筛窦的炎症可累及视神经，引起视神经炎。

4. 蝶窦 sphenoidal sinus 为位于鼻腔后上的蝶骨体内含气空腔，借一薄层骨板分隔成左右窦腔，但左右窦腔大多不对称，向前分别开口于左右两侧的蝶筛隐窝。蝶窦上方为垂体窝，二者之间仅隔以一薄层骨板，因此，垂体肿瘤容易向下侵入蝶窦。

知识链接

鼻旁窦的发育： 额窦、上颌窦和蝶窦出生时很小。随着乳牙的萌出额窦迅速增大。上颌窦在乳牙萌出时开始增大，在恒牙萌出时迅速增大。蝶窦则在 2 ～ 3 岁才快速发育。筛窦在出生前才刚刚开始发育。

鼻炎（Rhinitis）：是鼻腔黏膜的炎症，通常由病毒、细菌或各种过敏原引起。鼻炎引起鼻腔黏膜水肿，可导致鼻腔阻塞性通气困难。鼻腔黏膜分泌过多而出现流涕以及返吸（即将鼻腔黏液向后吸入咽，然后经口腔排出）。

鼻窦炎（Sinusitis）：是鼻窦黏膜的非特异性炎症，常继发于上感或急性鼻炎。脏水、异物、病菌等的侵入也可使鼻旁窦黏膜受到感染化脓，形成鼻窦炎。脓液堆积，堵塞鼻窦口，常形成引流不畅。鼻窦炎分为急性和慢性两类。

急性化脓性鼻窦炎多继发于急性鼻炎，以鼻塞、多脓涕、头痛为主要特征。由于各黏膜水肿，各鼻旁窦窦口被堵塞，说话时常伴有鼻音。慢性化脓性鼻窦炎常继发于急性化脓性鼻窦炎，症状类似急性鼻窦炎，但无全身症状，以多脓涕为主要表现，可伴有轻重不一的鼻塞、头痛及嗅觉障碍。慢性鼻窦炎病程长，反复发作，经久不愈，可致鼻旁窦内肉芽组织生成。

二、咽

见第二章相关内容。

三、喉

喉 larynx：位于颈前中央，平第 3 ～ 6 颈椎高度。喉的位置可随吞咽和发音上、下移动，也可随头和颈的转动而向两侧移动。喉的前方被皮肤、浅筋膜、颈深筋膜浅层、舌骨下肌群、部分甲状腺侧叶覆盖，后方邻喉咽部和脊柱颈段，上连舌骨，下在第 6 颈椎下缘水平与气管相续，两侧毗邻颈部的大血管、神经和部分甲状腺侧叶。喉结构复杂，它以软骨为支架，软骨间形成软骨间连结，以喉肌运动软骨间连结，其腔内衬黏膜，并形成两对黏膜皱襞。喉既是呼吸通道，又是发音器官。

（一）喉的软骨

主要的喉软骨包括不成对的甲状软骨、会厌软骨、环状软骨和成对的杓状软骨（图 3–5、6）。

1. 甲状软骨 thyroid cartilage　最大，由左、右两块方形的软骨板在前正中线上愈着而成，融合处称为前角。在男性青春期前角的上端形成明显的隆凸，称**喉结**，为男性的第二性征之一。

2. 环状软骨 cricoid cartilage　位于甲状软骨和气管之间，由前部的环状软骨弓和后部的环状软骨板组成，是喉软骨中唯一呈完整环形的软骨，对支撑喉腔、保持喉腔通畅起着重要作用。若环状软骨损伤，可致喉腔狭窄，呼吸不畅。

3. 会厌软骨 epiglottic cartilage　位于舌根的后方，呈上宽下窄的树叶状，与其表面被覆的黏膜共同组成会厌 epiglottis。其下部称会厌软骨柄，借韧带连于甲状软骨前角后面，上缘游离，参与构成喉口。

4. 杓状软骨 arytenoid cartilage　成对，位于环状软骨板上方，为尖朝向上内的三棱锥体形。其底部向前的突起称**声带突**，有声韧带附着，向外侧的突起则称为**肌突**，为部分喉肌的附着处。

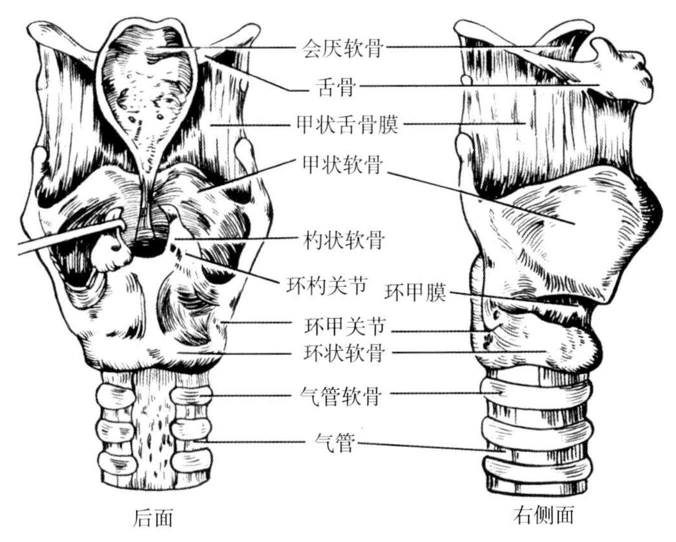

图 3–5　喉软骨和软骨间连结

（二）喉的连结

喉的连结包括喉软骨之间以及喉软骨与舌骨、气管之间的连结（图 3–5、6）。

喉软骨间的连结包括：①**环甲关节**：由甲状软骨下角与环状软骨板两侧的关节面构成，可使甲状软骨通过两侧关节的冠状轴做前倾和复位运动。甲状软骨前倾时，甲状软骨前角和杓状软骨间的距离加大，声带紧张而使音调升高；复位时，两者之间的距离减小，声带松弛而使音调降低。②**环杓关节**：由杓状软骨底与环状软骨板上缘构成。环杓关节的主要运动是杓状软骨的旋内和旋外，分别使声带突靠近和远离中线，从而缩小和开大声门裂。③**弹性圆锥**：为附着于甲状软骨前角后面、环状软骨弓上缘和杓状软骨声带突之间的圆锥形弹性纤维膜。其上缘游离增厚，连于甲状软骨前角后面与杓状软骨声带突之间，称**声韧带**（vocal ligament）。通常声韧带、声带肌以及它们表面被覆的喉黏膜（声襞）共同被称为**声带**（vocal cord），是发音的结构基础。弹性圆锥的前部局部增厚，称环甲正中韧带。急性喉阻塞时，可在此紧急穿刺或切开，以保持呼吸道暂时通畅。④**方形膜**：为附着于甲状软骨前角后面、会厌软骨侧缘与杓状软骨前缘之间的斜方形弹性纤维膜。其下缘游离增厚，称**前庭韧带**（vestibular ligament）。

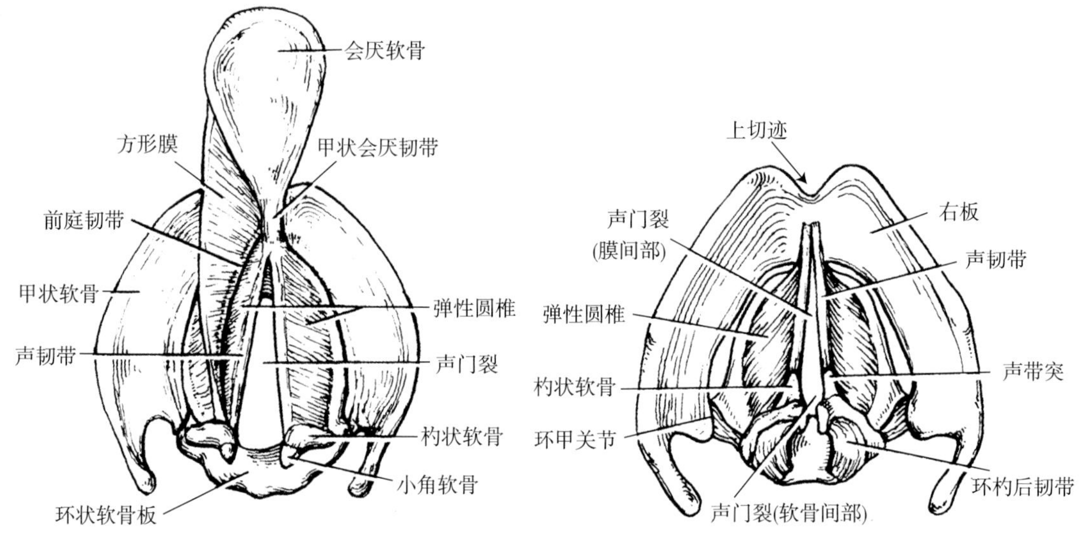

图 3–6　弹性圆锥

喉与舌骨、气管之间的连结包括：①**甲状舌骨膜**：为连于甲状软骨上缘与舌骨之间的结缔组织膜，该膜将喉悬吊于舌骨。②**环状软骨气管韧带**：连于环状软骨下缘与第一气管软骨环之间。

（三）喉肌

喉肌分为喉外肌和喉内肌。前者指舌骨上肌群和舌骨下肌群，其作用是吞咽和发音时直接或间接上提喉和下降喉。例如，舌骨上肌群可提喉向上，而舌骨下肌群则可拉喉向下。后者为附着于喉软骨的小型骨骼肌，除杓横肌外，均成对。它们的作用是开大或缩小声门裂，紧张或松弛声带，并可缩小喉口。本节仅介绍喉内肌（图 3–7、8、9，表 3–1）。

NOTE

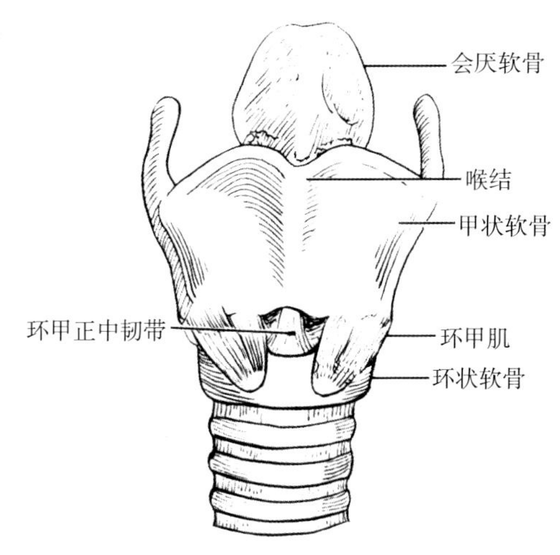

图 3-7 喉肌（前面）

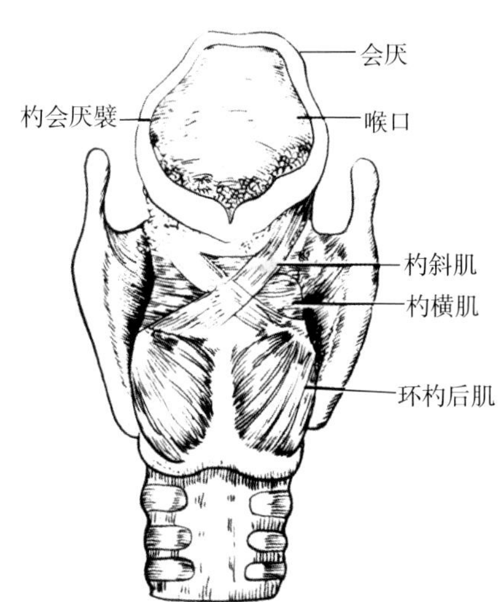

图 3-8 喉肌（后面）

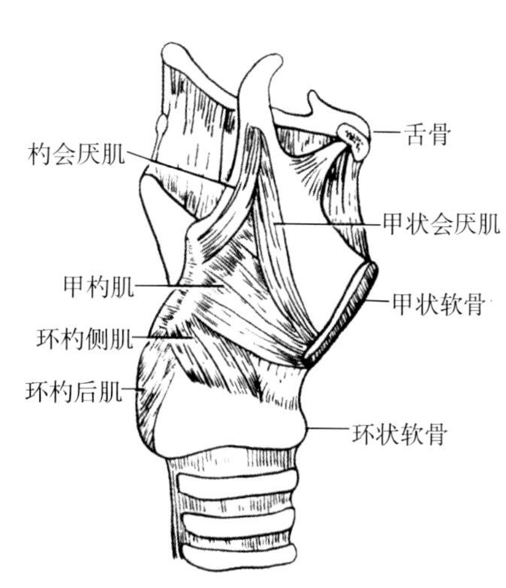

图 3-9 喉肌（右侧甲状软骨板已切除）

表 3-1 喉肌的起止点、作用和神经支配

名称	起、止点	作用	神经支配
环甲肌	起自环状软骨弓的前外侧面，止于甲状软骨板下缘和下角	拉甲状软骨向下（前倾），紧张声带	喉上神经
环杓后肌	起自环状软骨板后面靠近中线处，止于同侧杓状软骨肌突	使杓状软骨旋外，开大声门裂并紧张声带	喉返神经
环杓侧肌	起自环状软骨弓上缘和外面，止于杓状软骨肌突	牵拉杓状软骨肌突向前，使杓状软骨旋内，缩小声门裂	喉返神经
甲杓肌	起自甲状软骨前角后面，上部肌束止于杓状软骨外侧面，下部肌束（声带肌）止于声带突	上部使前庭襞缩短并使杓状软骨旋内，声带肌使声带松弛	喉返神经
杓横肌	肌束横行附着于两侧杓状软骨后面	两侧杓状软骨互相靠近以缩小声门裂	喉返神经
杓斜肌	起自杓状软骨肌突，止于对侧杓状软骨尖	缩小喉口	喉返神经

（四）喉黏膜与喉腔

喉的腔面衬贴以黏膜，即喉黏膜。喉黏膜上与咽的黏膜、下与气管的黏膜相移行。在喉腔中部，喉黏膜形成两对近乎矢状位的黏膜皱襞。外上方的一对称**前庭襞**，活体呈粉红色，为黏膜被覆前庭韧带构成。两侧前庭襞之间的裂隙称**前庭裂**。前庭襞的作用是保护，即当意外吸入的食物或异物触及前庭襞时，会刺激前庭襞内神经末梢，诱发咳嗽反射，从而将食物或异物排出体外，不至于落入气管或支气管。内下方的一对称**声襞**，活体呈苍白色，其内有声韧带和声带肌。两侧声襞及杓状软骨基底部表面黏膜之间的裂隙称**声门裂**，是喉腔最狭窄的部位。

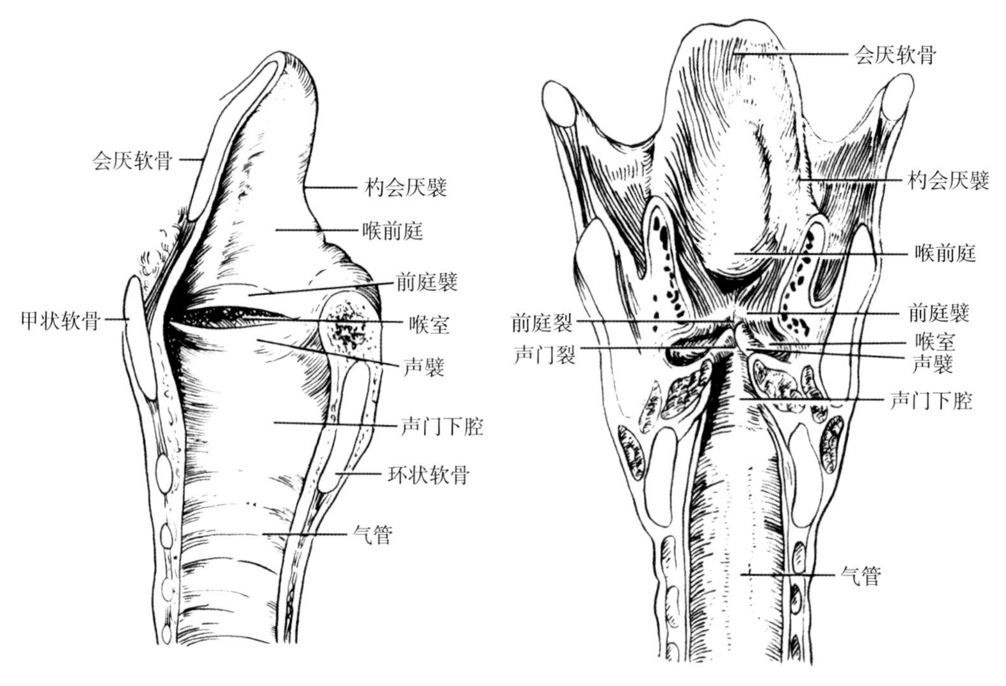

图 3-10 喉正中矢状切面　　**图 3-11 喉冠状切面（后面观）**

喉腔即喉的不规则内腔，它向后上经喉口通喉咽部，向下通气管。**喉口**朝向后上，由会厌上缘、会厌与杓状软骨间的杓会厌襞，以及左、右杓状软骨之间的杓间切迹围成。吞咽时，在喉向上移动的同时，舌根将会厌压向后下，从而缩小喉口，以防食物落入喉腔。

喉腔借前庭襞和声襞自上而下分为：①**喉前庭**：位于喉口与前庭襞之间。②**喉中间腔**：位于前庭襞和声襞之间。喉中间腔向前庭襞外上突出形成的隐窝称喉室。③**声门下腔**：是喉腔声襞以下的部分，呈圆锥形。声门下腔黏膜下组织疏松，炎症时易引起水肿。婴幼儿喉腔较窄小，可因喉黏膜下组织水肿引起喉腔阻塞而致呼吸困难，甚至窒息。（图 3-10、11）

知识链接

发音（voice production）：发音的过程涉及声门裂的开、闭和气体的呼出。呼气时，气体从声门裂冲出，引起声带的振动而产生声波。这种由于声带振动产生的声波所形成的声音称为原音。原音经喉腔、咽腔、鼻腔、鼻旁窦和口腔的修饰，才最后形成我们听到的声音。其中，口腔，特别是舌和牙对原音的修饰作用尤为重要。音调的高低取决于声带的张力和呼出气流的速度。声带的张力越大，呼出的气流速度越快，声带振动的频率则越高，音调也就越高。音量的大小与声带的长度、张力和呼出的气流量

NOTE

有关。声带越长，张力越小，呼出的气流量越大，声带的振幅则越大，音量也就越大。男性由于在青春期受激素的影响而使甲状软骨前角向前生长而明显突出，导致声带较长，张力较低，因此男性的声音大多洪亮而低沉。女性的声带一般较男性短，故女性的声音大多音调较高。长时间的声带振动易引起声带水肿，声带振动困难而产生正常振动频率和振幅的改变，导致声音嘶哑。经常性的长时间声带振动可引起声带息肉，也会产生声带振动困难而导致声音嘶哑。

四、气管与支气管

（一）气管

气管 trachea 位于食管前方，上方约在第 6 颈椎下缘水平与喉相接，向下进入胸腔至胸骨角平面分为左、右主支气管。气管分叉处称**气管杈**，其内面有一凹面向上的半月形矢状位隆嵴，称**气管隆嵴**。气管隆嵴处的神经末梢较丰富，大多数咳嗽反射是由气管和支气管内的分泌物刺激气管隆嵴处的神经末梢所诱发的。气管隆嵴也是支气管镜检确定气管分叉的定位标志。气管借胸骨柄上缘（即颈静脉切迹）分为颈、胸两部。气管颈部的前面有颈部的皮肤、浅筋膜、舌骨下肌群等，其位置表浅，临床上常在第 3 ～ 5 气管软骨处行气管切开。气管胸部的前面有胸骨、胸腺、左头臂静脉和主动脉弓等。气管后面邻食管和脊柱。

气管由 16 ～ 20 个“C”字形的气管软骨、平滑肌、呼吸道上皮和结缔组织等组成，各气管软骨间借环状韧带相连。气管软骨使气管壁具有良好的弹性并保持其永远呈开放状态，其缺口向后对向食管，由平滑肌和结缔组织所封闭。“C”字形的气管软骨既可以保持气管腔永远呈开放状态，又可减小吞咽时气管对其后方食管的压迫（图 3-12、13）。

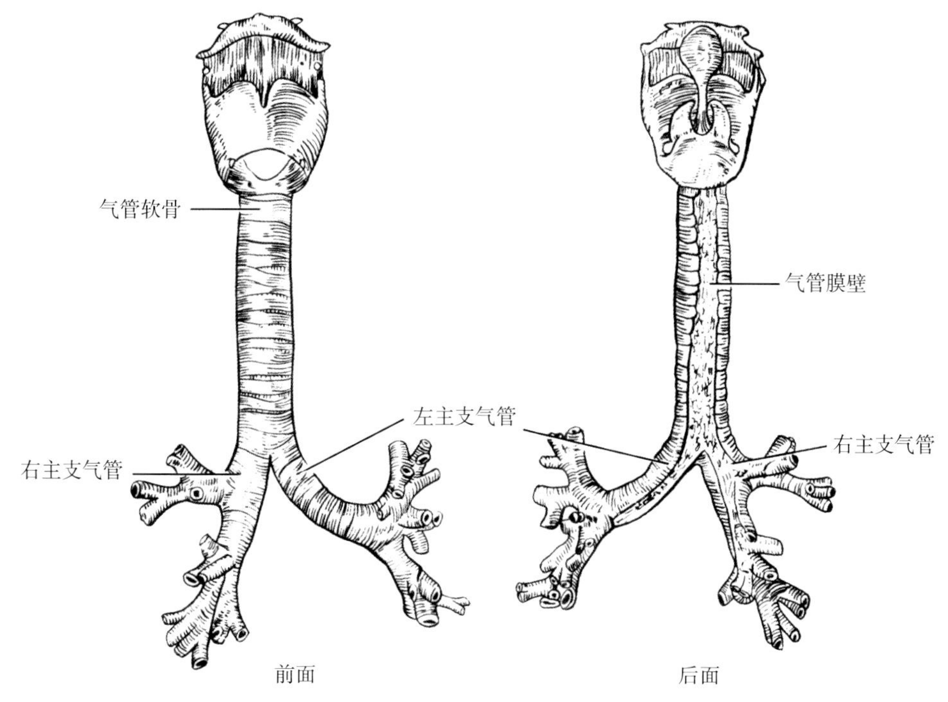

图 3-12 气管与主支气管

（二）支气管

支气管 bronchi 是气管各级分支的总称。气管的第一级分支称**主支气管**。主支气管左右各一，向外下斜行经肺门入肺。与左主支气管相比，右主支气管粗而短，且走向陡直，故气管异物多坠入右主支气管。气管的第二级分支称**肺叶支气管**，每一叶支气管进入一个相应的肺叶。气管的第三级分支是**肺段支气管**，然后再逐级分支，直至终末细支气管、呼吸性细支气管、肺泡管、肺泡囊和肺泡。气管和支气管的各级分支，形如一棵落叶后倒立的树，因此被称为**支气管树**。

第二节 肺

一、肺的位置和形态

肺 lungs：位于胸腔内，纵隔的两侧。由于受膈的右部下方有肝向上隆起以及心脏位置偏左的影响，故右肺短而宽，左肺窄而长（图 3-13）。

肺的外形似半个圆锥体，有 1 尖、1 底、2 面和 3 缘。肺尖圆钝，向上突至颈根部，高出锁骨内侧 1/3 段上方 2 ～ 3 cm。肺底与膈相邻，又称膈面。肋面隆凸，与胸廓的前、后和外侧壁相接触。内侧面朝向纵隔，又称纵隔面，其中部偏后有一长椭圆形凹陷，称**肺门**，是主支气管、肺动脉、肺静脉、支气管动脉、支气管静脉、淋巴管和神经等进出肺之处。这些结构被结缔组织包绕，构成肺根。肺的前缘薄锐，左肺前缘的下份有一凹陷，称**左肺心切迹**，切迹下方向内下的突出部分称**左肺小舌**。肺的后缘圆钝。肺的下缘也薄锐，伸入肋膈隐窝内。

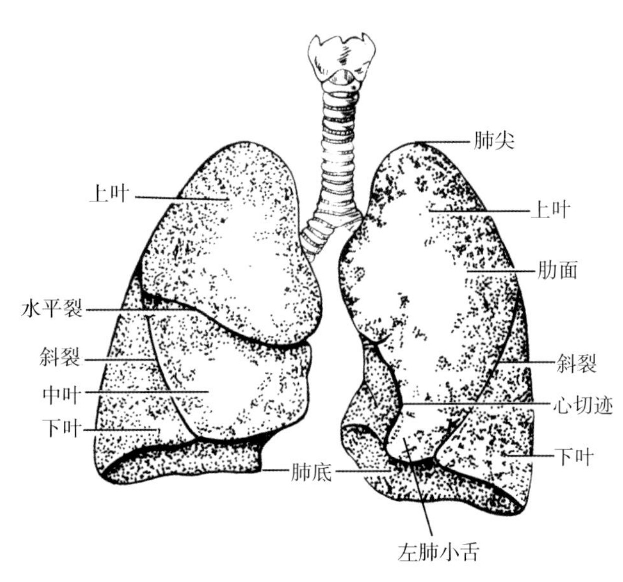

图 3-13 气管、主支气管和肺

左肺由自后上斜向前下的斜裂分为上、下两叶。右肺除有相应的斜裂外，尚有一条起自斜裂的后部水平向前达右肺内侧面的水平裂，右肺被斜裂和水平裂分为上、中、下三叶。

肺表面覆有脏胸膜，光滑润泽。出生时肺呈淡红色，随着年龄的增长，吸入的尘埃、炭末等颗粒不断沉积于肺的疏松结缔组织内，肺的颜色逐渐变为暗红色或深灰色。肺组织柔软，富有弹性。由于肺泡内充满气体，故可漂浮于水中，而未经呼吸的肺，质地硬实，入水则下沉，法医借此鉴别新生儿的死亡时间。

二、支气管和支气管肺段

左、右主支气管（一级支气管）在肺门处分出肺叶支气管（二级支气管），其中左主支气管分出上、下叶支气管，分别进入左肺上、下叶，右主支气管分出上、中、下叶支气管，分别进入右肺上、中、下叶。各肺叶支气管再分出数支肺段支气管（三级支气管）。每一肺段支气管及其所属的肺组织，称**支气管肺段**，简称肺段。各肺段呈圆锥形，尖向肺门，底达肺的表面。相邻的肺段之间以薄层结缔组织隔开。肺动脉的分支与支气管的分支伴行进入肺段，而肺静脉的属支则行于相邻肺段之间的结缔组织内。肺段在形态和功能上都有一定的独立性，临床上可借此行肺段切除术。

三、肺的血管和神经

（一）肺的血管

肺有两个功能不同的血管系统：一是组成肺循环的肺动脉和肺静脉，运载全身静脉血到肺内进行气体交换，是肺的功能血管；另一个是属于体循环的支气管动脉和静脉，是肺的营养血管（图 3–14）。

1. 肺动脉 pulmonary artery　起自右心室的肺动脉干，至主动脉弓下方分出左肺动脉和右肺动脉，左肺动脉分 2 支进入左肺上、下叶，右肺动脉分 3 支进入右肺上、中、下叶。肺动脉在肺内的分支多与支气管的分支相伴行，一般位于相应支气管的背外侧，最后形成毛细血管网分布于肺泡壁，在此处进行气体交换，使静脉血转变成动脉血。

2. 肺静脉 pulmonary vein　肺泡周围毛细血管网引出的小静脉，逐级合并成较大的静脉，最后左、右肺各汇合成两条静脉干，分别称左上、左下肺静脉和右上、右下肺静脉，这些静脉出肺门，经肺根注入左心房。

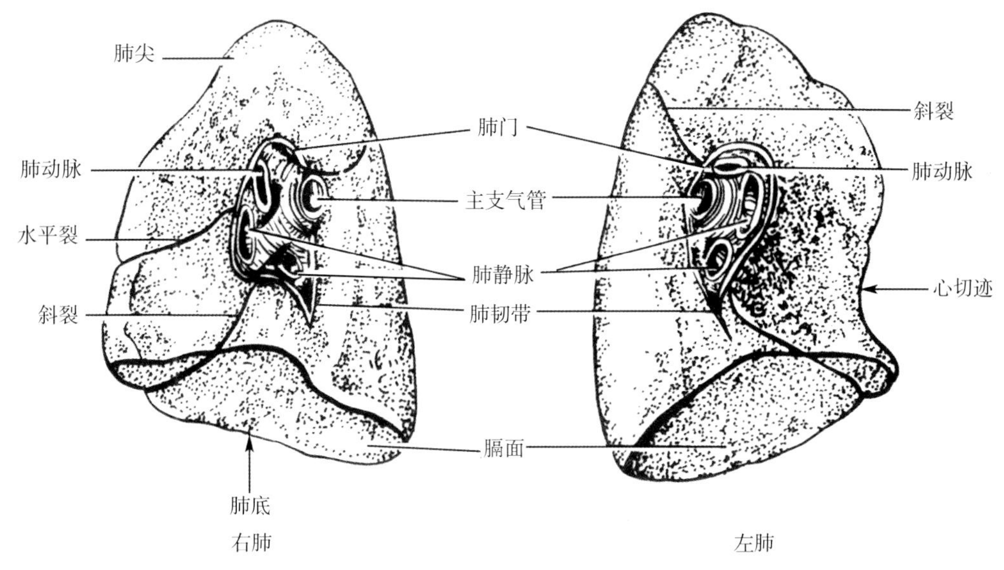

图 3–14　左、右肺内侧面

3. **支气管动脉** bronchial artery 和**支气管静脉** bronchial vein　支气管动脉细小，多攀附于支气管后壁入肺，随支气管分支而分支，供应各级支气管、血管壁、肺实质、脏胸膜和淋巴结等。其静脉血一部分汇集成支气管静脉，出肺门，右侧注入奇静脉，左侧注入副半奇静脉或左肋间后静脉，最后经体循环静脉血回流入右心房，另一部分则经肺静脉回流入左心房。

（二）肺的神经

肺的神经来自位于肺根前方的肺前丛和位于肺根后方的肺后丛，此二丛由交感神经的分支

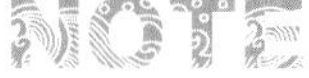

和迷走神经的分支组成。由肺前、后丛发出的分支伴随支气管的分支进入肺组织内，其中内脏传出纤维（内脏运动纤维）分布于支气管平滑肌和腺体，传入纤维（内脏感觉纤维）分布于支气管黏膜、肺泡。迷走神经兴奋时，可使支气管平滑肌收缩，血管舒张，腺体分泌，交感神经兴奋时，可使支气管扩张。

第三节 胸膜和纵隔

一、胸膜

（一）胸膜与胸膜腔的概念

胸腔 thoracic cavity：由胸壁和膈围成，上界是胸廓上口，与颈部通连；下界是膈，借以和腹腔分隔。胸腔内容包含 3 部分：中间是纵隔，左、右两侧是肺和包绕肺的胸膜腔。

胸膜 pleura：是一层薄而光滑的浆膜，可分为脏胸膜和壁胸膜。脏胸膜紧贴于肺的表面，壁胸膜贴附于胸壁内面、膈上面和纵隔侧面。脏、壁胸膜在肺根处互相移行，并在肺根下方前后两层重叠形成一皱襞状结构，称肺韧带，有固定肺的作用。

脏胸膜与壁胸膜在肺周围所形成的密闭的腔隙称**胸膜腔** pleural cavity，左右各一，互不相通。正常情况下，腔内为负压，含有少量浆液，可减少呼吸时两层胸膜间的摩擦（图 3–15）。

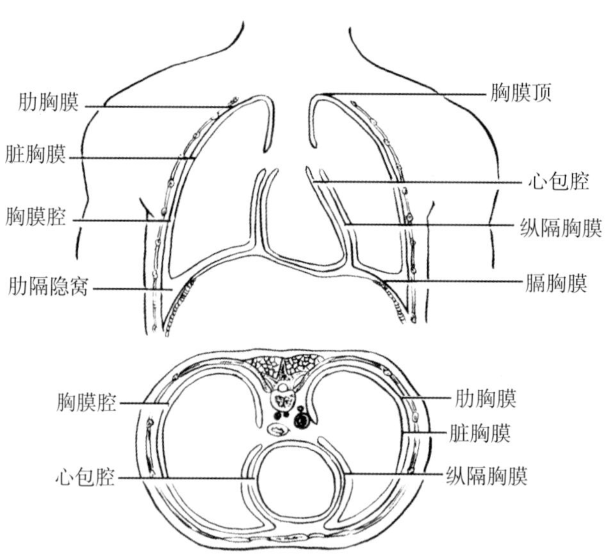

图 3–15 胸膜模式图（冠状面、水平面）

（二）胸膜的分部

脏胸膜覆盖于肺表面并深入至肺叶之间的裂内，与肺实质连接紧密不可分开。壁胸膜依其贴附的部位可分为 4 部分：覆盖于膈上面的称**膈胸膜**；衬贴于胸壁内面的为**肋胸膜**；衬贴于纵隔侧面的称**纵隔胸膜**；肋胸膜和纵隔胸膜向上延伸至胸廓上口平面以上，覆盖肺尖的部分称**胸膜顶**。壁胸膜各部互相移行转折处的胸膜腔部分，当深吸气时肺缘也不能充满其内，这些部分统称**胸膜隐窝**。主要胸膜隐窝有：①**肋膈隐窝**：为肋胸膜与膈胸膜转折处，是人体直立时胸膜腔最低部位，胸膜炎时，渗出液多积聚于此。②**肋纵隔隐窝**：是肋胸膜与纵隔胸膜前缘之间的

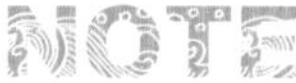

互相移行处，由于左肺前缘有心切迹存在，故左侧肋纵隔隐窝较大（图 3–15）。

（三）胸膜与肺的体表投影

胸膜的体表投影是指壁胸膜各部互相移行形成的转折线在体表的投影，也就是胸膜腔的界线（图 3–16）。

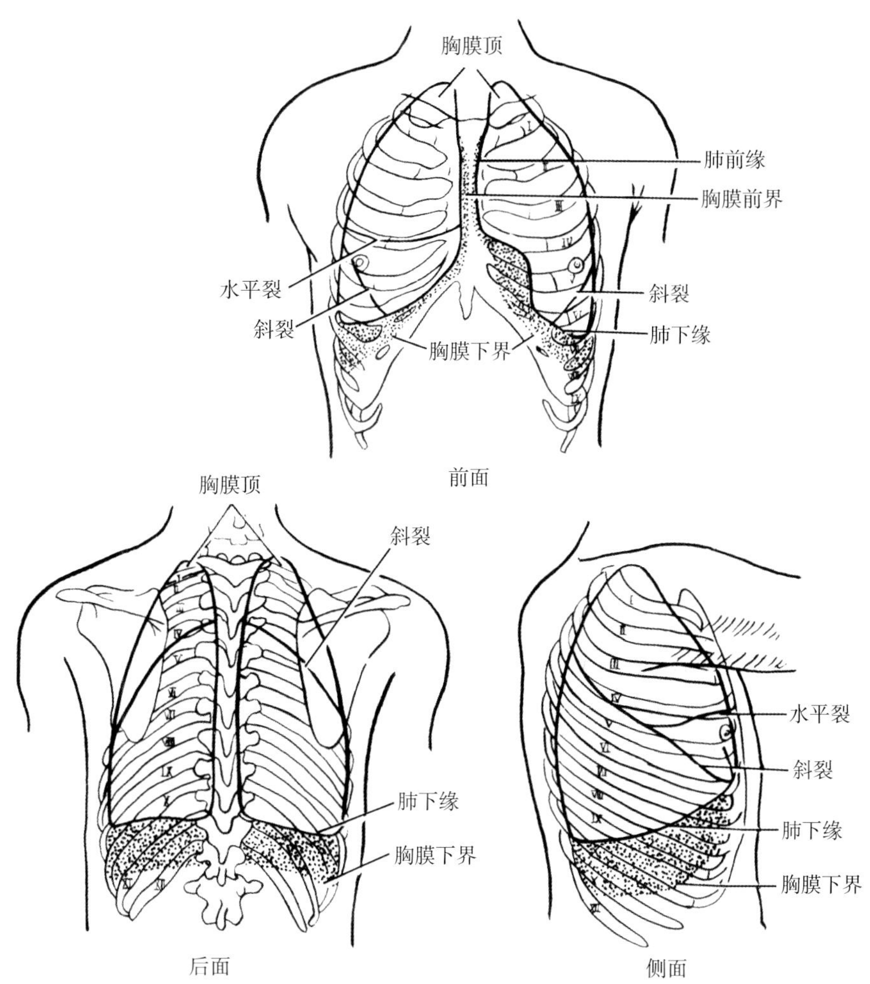

图 3–16　肺和胸膜的体表投影

胸膜前界是肋胸膜与纵隔胸膜在前面的转折线，两侧均起自胸膜顶，斜向内下方，经胸锁关节后方至胸骨角处两侧彼此靠拢，并沿中线稍外侧垂直下行。右侧几乎垂直下降至第 6 胸肋关节的后方移行为下界；左侧至第 4 胸肋关节处，弯向下外，沿胸骨左侧缘外侧 2 ～ 2.5cm 处下行，至第 6 肋软骨中点后方移行为下界。由于两侧胸膜前界在第 2 ～ 4 肋软骨平面相互靠拢，而向上、向下又彼此分开，因此在胸骨后面形成两个无胸膜遮盖的三角形区，上方的称胸腺区，为疏松结缔组织及胸腺所占据；下方的称心包区，位于胸骨体下份的左半和左侧第 4、5 肋软骨后面，在此处心包直接和胸前壁相贴。

胸膜下界是肋胸膜与膈胸膜的转折线。右侧下界起自第 6 胸肋关节后方，左侧下界起自第 6 肋软骨后方，以后两侧均斜向外下方，在锁骨中线与第 8 肋相交，在腋中线与第 10 肋相交，然后转向后内侧，在肩胛线与第 11 肋相交，在接近后正中线处，平第 12 胸椎棘突高度。

肺的体表投影：肺的前界与胸膜前界基本一致，但左肺前界在第 4 胸肋关节处，急转向外，并沿第 4 肋软骨下缘延至胸骨旁线，再向下内弯曲至第 6 肋软骨中点移行为下界。肺的下界一般比胸膜下界高出两个肋的距离，即在锁骨中线与第 6 肋相交，在腋中线与第 8 肋相交，在接近后正中线处，平第 10 胸椎棘突高度。

二、纵隔

纵隔 mediastinum：是两侧纵隔胸膜之间所有器官结构的总称。纵隔的前界是胸骨，后界为脊柱胸段，两侧是纵隔胸膜，上达胸廓上口，下至膈（图 3–17）。

通常将纵隔以胸骨角平面（平第 4 胸椎椎体下缘）分为上纵隔和下纵隔，下纵隔又分为前、中、后 3 部分，即位于胸骨与心包之间的部分称前纵隔，位于心包与脊柱胸段之间的部分称后纵隔，前、后纵隔之间的部分称中纵隔。

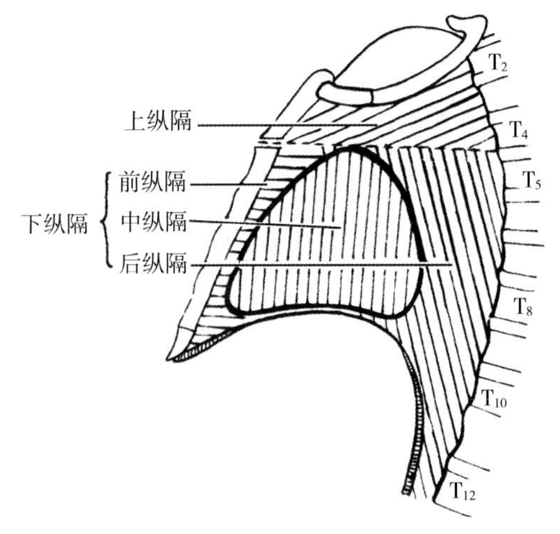

图 3–17 纵隔的分部示意图

上纵隔内有胸腺、头臂静脉、上腔静脉、主动脉弓及其分支、气管、食管、迷走神经、膈神经、左喉返神经、胸导管、淋巴结等。前纵隔内有疏松结缔组织、淋巴结和胸腺下部。中纵隔为下纵隔最宽阔的部分，内有心包、心、进出心的大血管、膈神经、心包膈血管及淋巴结等。后纵隔内有食管、胸主动脉、胸导管、奇静脉、半奇静脉、副半奇静脉、迷走神经、胸交感干和淋巴结等。

纵隔将胸腔分隔成 3 部分，即中央部的纵隔和两侧的胸膜腔和肺，这种分隔具有重要的临床意义。一方面它可防止肺的呼吸运动和心的搏动相互影响，另一方面，它可防止胸腔内的局部感染向其他部位快速扩散。

复习思考题

1. 为什么呼吸道的绝大部分都以软骨作为支架？

2. 以前面观的视角画一简图，说明胸壁（包括膈）、胸膜（胸膜腔）、肺和心之间的相互关系。

3. 左右主支气管的区别？

第四章　泌尿系统

学习目标

1. 泌尿系统的组成和功能。
2. 肾的形态、位置、内部构造和被膜。
3. 输尿管的位置、分部和狭窄。
4. 膀胱的形态、位置和膀胱壁的构造。
5. 男、女尿道的主要区别。

泌尿系统 urinary system：由肾、输尿管、膀胱和尿道组成（图 4-1）。肾是产生尿液的器官，当机体的代谢产物运输到肾后，经过肾的滤过作用，生成尿液，经输尿管输送入膀胱暂时储存，最后经尿道排出体外。

泌尿系统的主要功能是排出机体在新陈代谢中产生的废物（如尿素、尿酸）和多余的水分及无机盐等，保持机体内环境的平衡和稳定。一旦肾脏功能发生障碍，代谢产物就会蓄积体

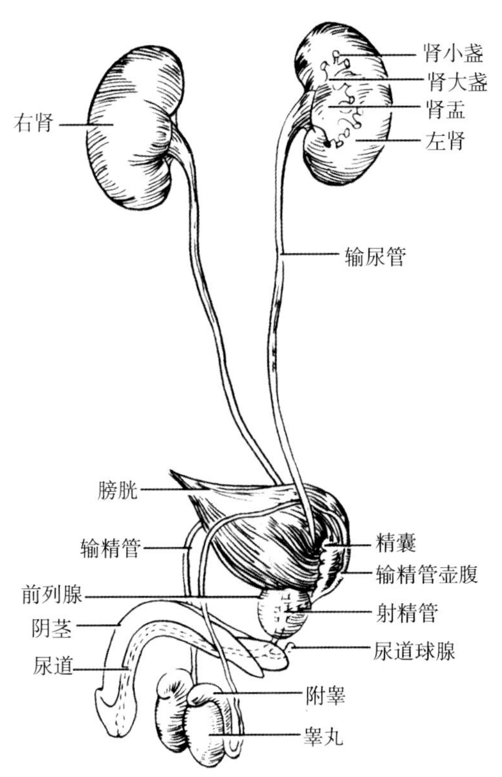

图 4-1　男性泌尿生殖器模式图

内，严重时出现尿毒症，危及生命。此外，肾还有内分泌功能，如产生对血压有重要影响的肾素和促进红细胞生成的促红细胞生成素等物质。

第一节　肾

一、肾的形态

肾 kidney：为成对的实质性器官，呈红褐色，重 120～150g，形似蚕豆，分上、下两端，前、后两面和内、外侧两缘。上端宽而薄，下端窄而厚；前面较凸，后面较平；外侧缘隆凸，内侧缘中部凹陷，称**肾门** renal hilum，是肾静脉、肾动脉、肾盂、淋巴管和神经等出入的部位。它们被结缔组织包裹成束，称**肾蒂**。肾蒂内各结构的排列关系，由前向后依次为肾静脉、肾动脉、肾盂；由上到下依次为肾动脉、肾静脉、肾盂。右侧肾蒂较左侧肾蒂短，故临床上右肾手术难度较大。由肾门伸入肾内的腔隙称**肾窦** renal sinus，窦内容纳肾盂、肾盏、肾血管及脂肪组织等（图 4–2）。

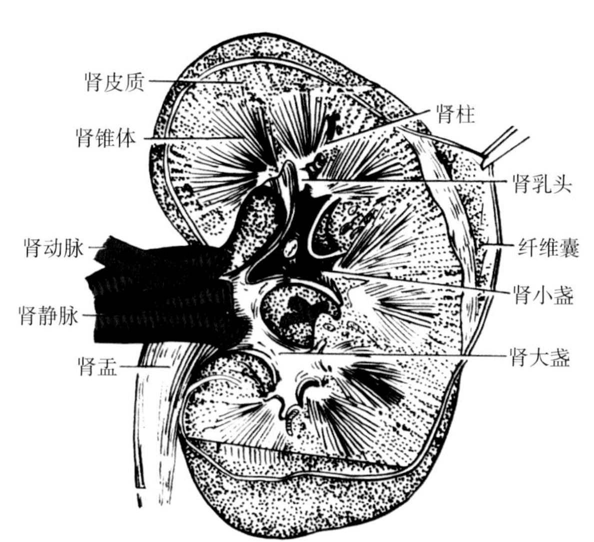

图 4–2　左肾冠状切面（前面观）

二、肾的内部结构

在肾的任意切面上，可见肾实质，其可分为皮质和髓质两部分（图 4–2）。**肾皮质** renal cortex 位于肾实质的表层，新鲜标本呈红褐色，富含血管，密布红色小点状颗粒，主要由肾小体和肾小管组成。肾皮质深入到肾髓质的部分，称为**肾柱** renal column。**肾髓质** renal medulla 位于肾实质的深部，血管较少，呈淡红色，由许多小的管道组成，故较致密而有条纹。肾髓质由 15～20 个肾锥体构成，肾锥体位于肾柱之间，在切面上呈三角形，底朝向皮质，尖端钝圆，伸向肾窦，称**肾乳头**，有时 2～3 个肾锥体合成一个肾乳头。肾乳头的顶端有许多小孔，称**乳头孔**，肾生成的尿由此流入肾小盏。肾小盏为漏斗形的膜状小管，围绕肾乳头，接受由肾乳头孔排出的尿液。每肾有 7～8 个肾小盏，相邻的 2～3 个肾小盏合成一个肾大盏。每肾有 2～3 个肾大盏，由肾大盏合成一个扁平漏斗形的**肾盂** renal pelvis。肾盂出肾门后逐渐变细，移行为输尿管。

三、肾的位置

肾位于腹腔的后上部，脊柱的两侧，为腹膜外位器官（图 4–3）。左肾上端平第 11 胸椎体下缘，下端平第 2 腰椎体下缘；右肾上方因有肝，故比左肾约低半个椎体的高度。左侧第 12

肋斜过左肾后面的中部，右侧第12肋斜过右肾后面的上部（图4–4）。肾门平第1腰椎体平面，距正中线约5cm。临床上常将竖脊肌外侧缘与第12肋之间的夹角部位称**肾区**。某些肾病患者该区会有压痛或叩击痛。

肾的位置因性别、年龄和个体差异而不同，女子一般略低于男子，儿童低于成人，新生儿肾的位置更低，有时可达髂嵴平面。

肾的毗邻：两肾的上方有肾上腺附着。内下方有肾盂和输尿管。左右肾前方的毗邻不同。左肾前方的上部邻接胃后壁，中部有胰横过，下部为空肠和结肠左曲；右肾前方的上部邻接肝右叶，下部为结肠右曲，内侧为十二指肠降部。两肾后方第12肋以上的部分借膈与胸膜腔相邻，第12肋以下部分有腰大肌、腰方肌和腹横肌等。

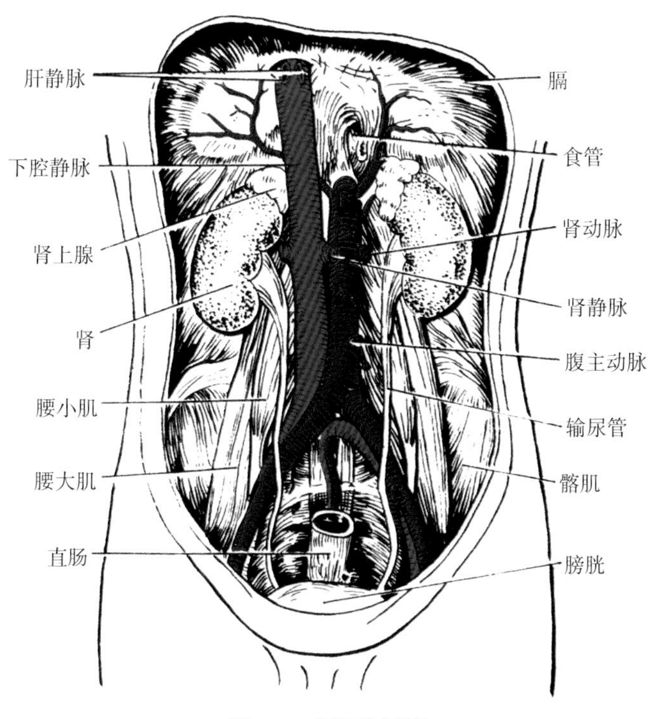

图4–3　肾和输尿管

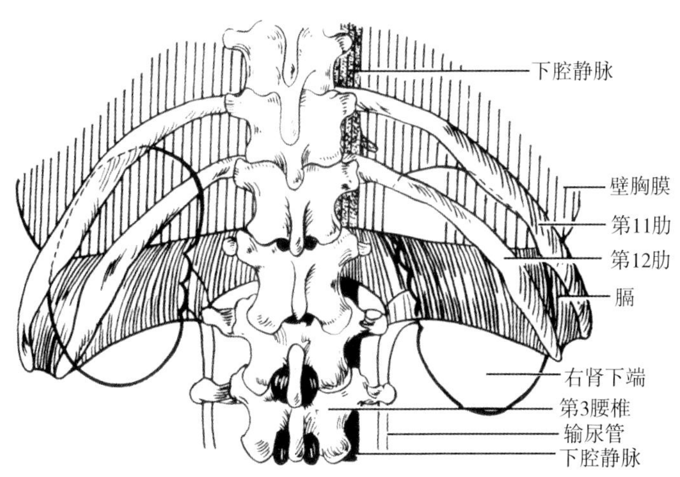

图4–4　肾与肋骨、椎骨的位置关系（后面观）

四、肾的被膜

肾的表面包有三层被膜，由内向外依次为纤维囊、脂肪囊和肾筋膜（图 4–5）。

纤维囊 fibrous capsule 为肾的固有膜，覆盖于肾实质的表面，由致密结缔组织及少量弹力纤维构成。在正常状态下，此膜容易和肾实质剥离，但在某些病理状态时，与肾实质粘连，则不易剥离。在肾部分切除或肾损伤时，要缝合此膜。

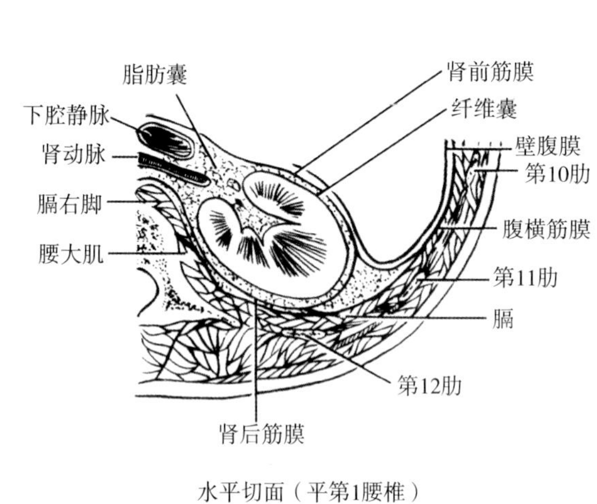

图 4–5　肾的被膜

脂肪囊 fatty renal capsule 又称肾床，位于纤维囊的外面，为肾周围的囊状脂肪层，包裹肾和肾上腺。脂肪囊对肾有保护和支持的作用。临床上肾囊封闭时，将药液经腹后壁注入此囊内。

肾筋膜 renal fascia 位于脂肪囊外周，包裹肾和肾上腺，分为肾前面的肾前筋膜和肾后面的肾后筋膜两层。在肾上腺上方和肾的外侧缘，肾前筋膜和肾后筋膜互相融合，在肾的下方两层互相分离，其间有输尿管通过。肾筋膜向内侧，肾前筋膜经腹主动脉和下腔静脉的前面，与大血管周围的结缔组织及对侧肾前筋膜相连续，肾后筋膜与腰大肌筋膜相融合。如发生肾周围炎症或积脓时，脓液可沿肾筋膜向内侧和下方蔓延。

知识链接

肾发育畸形：常见马蹄肾、多囊肾、双肾盂、单肾和低位肾等。马蹄肾是两侧肾的下端连接起来呈马蹄铁形，出现率为 1% ～ 3%，容易引起肾盂积水、感染和结石。多囊肾是胚胎发育过程中肾小管和集合管不通，导致肾小管的尿液不能排出而使肾小管膨大成囊状。一侧肾的双肾盂一般有双输尿管。单肾以右侧为多见，发生率约为 0.5%。低位肾因输尿管变短而容易发生肾盂积水和感染，最后导致肾功能衰竭。

肾正常位置的固定主要靠肾的被膜，在 3 层被膜中，肾筋膜起着最重要作用。其次腹内压、肾蒂、腹膜及邻近器官对肾均有固定作用。当肾的固定装置不健全时，肾可向下移位形成肾下垂或游走肾。

第二节　输尿管

输尿管 ureter 是一对细长的管状器官。起自肾盂，终于膀胱，成人长 25 ～ 30cm，其管径平均 0.3 ～ 1cm（图 4-6）。

一、输尿管的位置

输尿管位于腹膜的后方，沿腰大肌前面下降，向内下方斜行，在小骨盆入口处，右输尿管越过右髂外动脉起始部的前方，左输尿管越过左髂总动脉末端的前方。入盆腔后，输尿管的行程男女有别。男性输尿管沿骨盆侧壁弯曲向前，与输精管交叉后转向前内到达膀胱底；女性输尿管行于子宫颈的两侧，距子宫颈约 2cm 处，从子宫动脉的后下方经过到达膀胱底。在膀胱底外上角处，两侧输尿管向内下斜穿膀胱壁，开口于膀胱内面的输尿管口（图 4-3、6）。

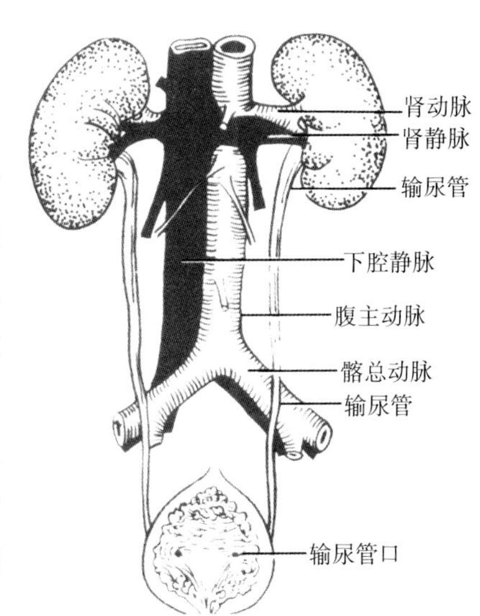

图 4-6　肾、输尿管及膀胱

当膀胱空虚时，输尿管靠其平滑肌的蠕动，把尿液输送于膀胱。当膀胱充盈时，随着膀胱内压的升高，两侧输尿管的壁内段管腔闭合，从而阻止尿液逆流入输尿管。

二、输尿管的分部和狭窄

根据输尿管的位置和走行，可将其分为三部：腹部为起始部至越过髂血管处的一段；盆部为越过髂血管处与膀胱壁之间的一段；壁内部为位于膀胱壁内的一段。

输尿管全长有 3 个生理性狭窄：第一个狭窄位于输尿管起始处，即肾盂与输尿管移行的部位；第二个狭窄位于小骨盆入口处，即越过髂血管处；第三个狭窄在膀胱壁内。这些狭窄处输尿管的管径仅有 0.2 ～ 0.3cm，是尿路结石容易滞留的部位。当输尿管被结石堵塞时，可引起剧烈的输尿管绞痛及尿路梗阻等病症。

第三节　膀　胱

膀胱 urinary bladder 是储存尿液的肌性囊状器官，其大小、形状、位置以及壁的厚度均随尿液充盈程度、年龄大小和性别差异而有所不同。膀胱的平均容量，一般正常成人为 300 ～ 500mL，最大容量可达 800mL（图 4-7）。

一、膀胱的形态

空虚的膀胱近似三棱锥体形，可分为尖、底、体和颈四部。**膀胱尖** apex of bladder 细小，朝向前上方。**膀胱底** fundus of bladder 朝向后下方，呈三角形，其上外侧角有输尿管穿入膀胱壁内。膀胱尖和膀胱底之间的部分称**膀胱体** body of bladder。膀胱的最下部称**膀胱颈** neck of

bladder，在男性与前列腺底相接，在女性与尿生殖膈相接。膀胱的出口称**尿道内口**，通尿道。膀胱各部之间无明显界限，当膀胱充盈时呈卵圆形（图 4–7、8）。

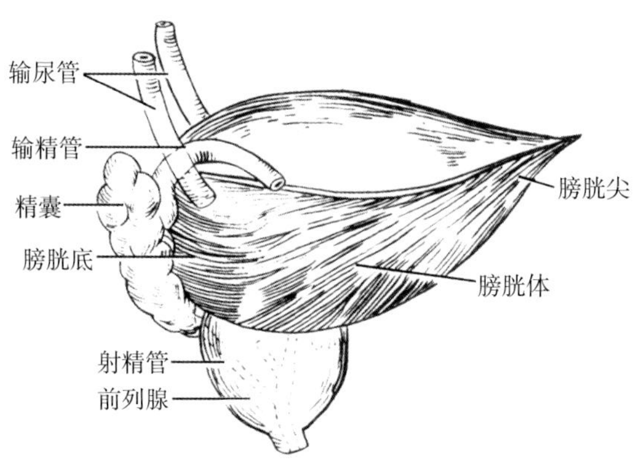

图 4–7 男性膀胱（右侧面观）

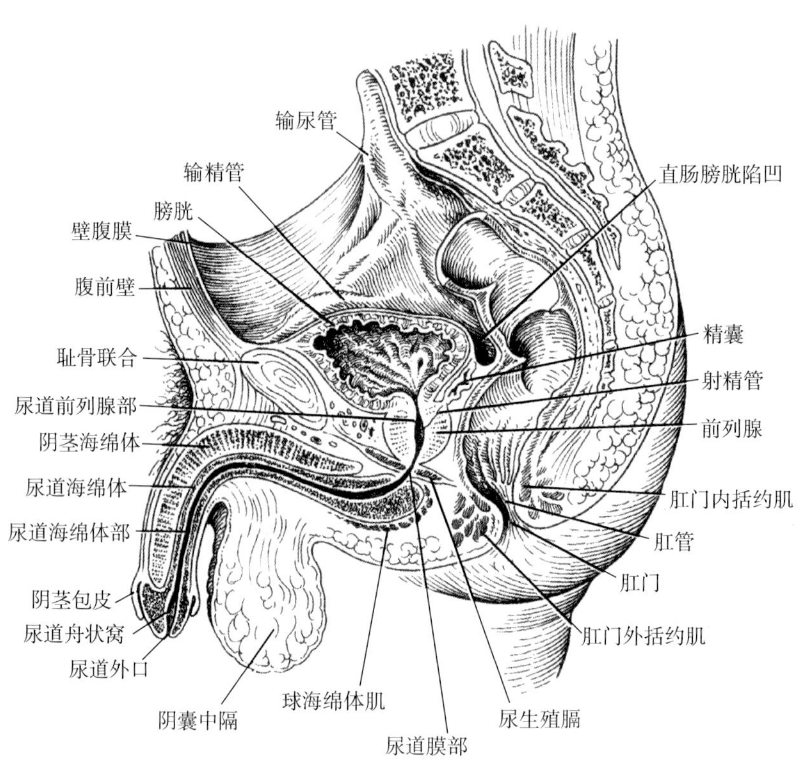

图 4–8 男性盆腔正中矢状切面

二、膀胱的位置

成人膀胱位于盆腔的前部、耻骨联合的后方（图 4–8）。膀胱底后方，男性有精囊、输精管壶腹和直肠，女性有子宫和阴道。

膀胱空虚时，膀胱尖不超过耻骨联合上缘；充盈时，膀胱尖可高出耻骨联合上缘，此时由腹前壁折向膀胱上面的腹膜随之上移，使膀胱前下壁直接与腹前壁相接触（图 4–9）。因此，当膀胱充盈时，沿耻骨联合上缘经腹前壁进行膀胱穿刺或膀胱手术，可以不经腹膜腔而直达膀胱，可以避免伤及腹膜和引起腹膜腔感染。

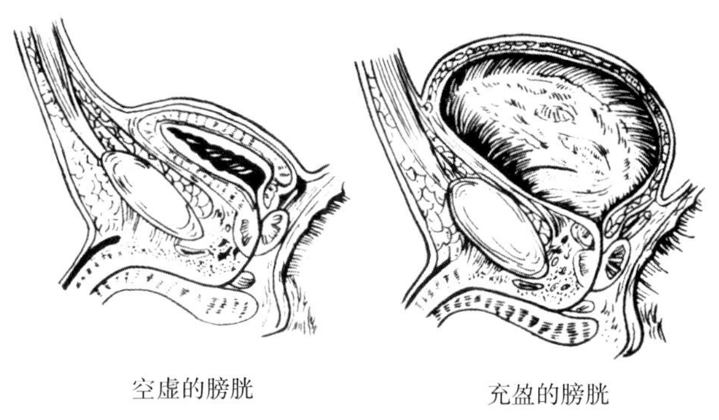

图 4-9　膀胱与腹膜的关系

三、膀胱壁的构造

膀胱壁由黏膜、黏膜下层、肌层和外膜构成。当膀胱空虚时，其内面黏膜形成许多皱襞，当膀胱充盈时，这些黏膜皱襞消失。在膀胱底的内面，由 2 个输尿管口和尿道内口围成的三角形光滑区域，称**膀胱三角** trigone of bladder。此区由于缺少黏膜下层，其黏膜直接与肌层紧密结合，无论膀胱充盈或空虚，黏膜均保持平滑状态。膀胱三角是结核和肿瘤的好发部位。在两个输尿管口之间的皱襞呈一苍白带，称**输尿管间襞**，是寻找输尿管口的标志。

第四节　尿　道

尿道 urethra：男、女性的构造和功能不完全相同，男性尿道较女性细长而弯曲，除有排尿功能外，兼有排精功能，故在男性生殖器中叙述。

女性尿道长 3 ～ 5cm，直径 0.6 ～ 0.8cm，较男性尿道宽短而直，易于扩张（图 4-10），仅有排尿功能。女性尿道约平耻骨联合后下方起自膀胱的**尿道内口**，经阴道前方向前下走行，穿过尿生殖膈，下端以**尿道外口**开口于阴道前庭。女性尿道通过尿生殖膈时，尿道和阴道周围有横纹肌环绕，称**尿道阴道括约肌**，可受意志支配控制排尿。尿道外口呈矢状位，位于阴道口的前方、阴蒂的后方，距阴蒂约 2.5cm 处。由于女性尿道较短直，所以女性易发生逆行性的泌尿系统感染。

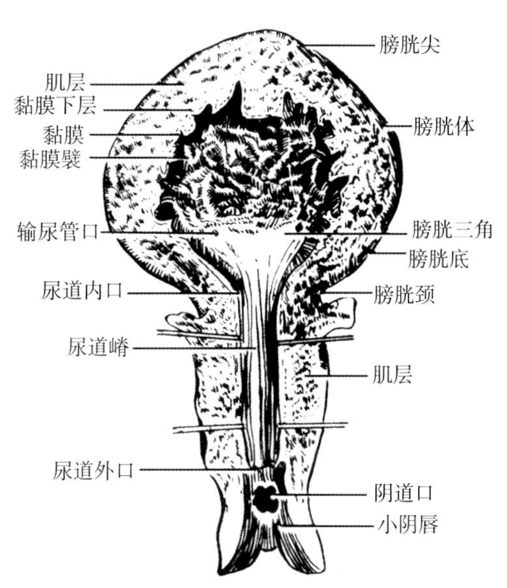

图 4-10　女性膀胱及尿道冠状切面（前面观）

复习思考题

1. 简述肾的形态、位置和被膜。
2. 男性肾盂结石要排出体外，需要经过哪些器官？通过哪些狭窄部位？
3. 什么是膀胱三角？有何临床意义？

NOTE

第五章 生殖系统

学习目标

1. 男性和女性生殖系统的组成和功能。
2. 睾丸的形态、结构和附睾的形态及位置。
3. 输精管的分部及各部的位置；输精管结扎的部位；精索的组成和位置。
4. 精囊的位置和射精管的合成及其开口部位。
5. 前列腺的形态、位置及毗邻。尿道球腺的位置及开口部位。
6. 阴囊的结构及睾丸和精索三层被膜与腹前壁各层的延续关系。
7. 男性尿道的分部及三个狭窄、三个扩大和两个弯曲。
8. 子宫的位置和形态结构；卵巢的位置和形态；输卵管的位置和分部。
9. 女性乳房的位置和形态结构
10. 阴道的位置和阴道穹以及子宫的固定装置。
11. 会阴的位置和分部及会阴的层次结构。

男、女生殖系统由内生殖器和外生殖器两部分组成。内生殖器包括生殖腺、生殖管道和附属腺体三部分；外生殖器是生殖器官的外露部分。男性的生殖腺为睾丸，是产生精子和分泌男性激素的器官；生殖管道（输精管道）包括附睾、输精管、射精管和男性尿道。附属腺体包括精囊、前列腺和尿道球腺，它们的分泌物参与组成精液，供给精子营养并增强精子的活动力。男性外生殖器包括阴囊和阴茎两部分，后者是男性的性交接器官（图 5-1）。女性生殖腺为卵巢，是产生卵子和分泌女性激素的器官；生殖管道（输卵管道）包括输卵管、子宫、阴道；附属腺体为前庭大腺。卵巢产生的卵子，释放到腹膜腔内，经输卵管的拾卵作用进入输卵管。若在输卵管内受精，受精卵便迁移至子宫，与子宫内膜结合着床发育成胎儿，待分娩时由阴道娩出。女性外生殖器包括阴阜、大阴唇、小阴唇、阴道前庭和阴蒂等，又称女阴。

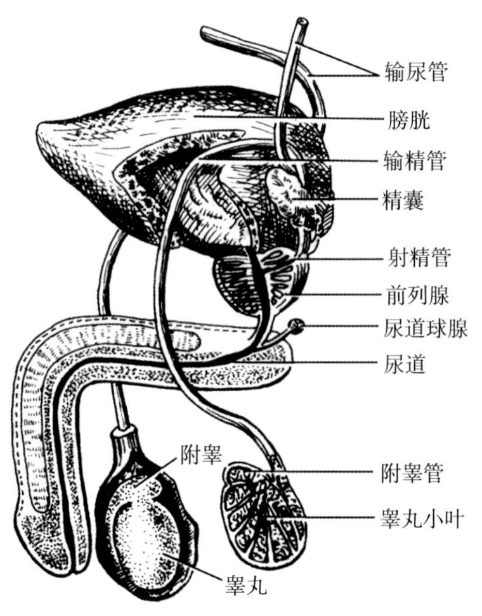

图 5-1 男性生殖器

生殖系统的主要功能是产生生殖细胞，繁殖后代，延续种族和分泌性激素以维持第二性征。

NOTE

男性第二性征表现为生须、喉结突出、骨骼粗大、声音低沉等；女性第二性征表现为乳腺发达、骨盆宽大、皮下脂肪丰富、嗓音尖细等。

第一节 男性生殖系统

一、内生殖器

（一）睾丸

睾丸 testis 是成对的实质性器官，位于阴囊内，呈扁卵圆形，表面光滑。睾丸可分为内、外侧两面，上、下两端和前、后两缘。外侧面较隆凸，内侧面较平坦；上端有附睾头贴附，下端游离；前缘游离，后缘与附睾和输精管睾丸部接触，又称睾丸系膜缘，有血管、神经和淋巴管等出入（图 5–2）。睾丸随性成熟而迅速生长，至老年随着性功能的衰退而萎缩。

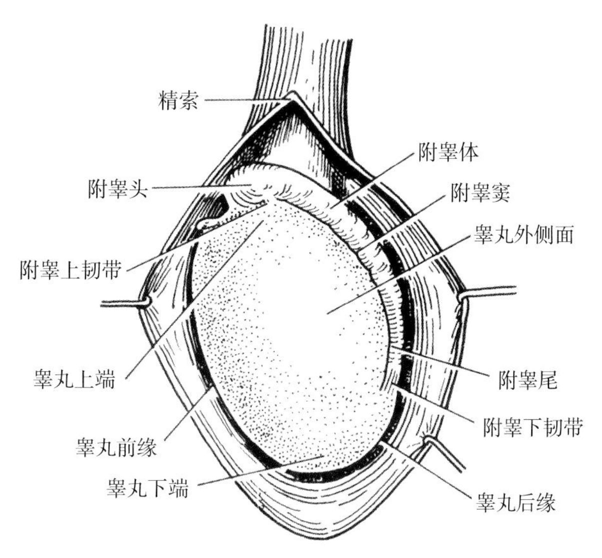

图 5–2 左侧睾丸和附睾

睾丸表面有一层厚而致密的结缔组织膜，称**睾丸白膜**。在睾丸后缘，白膜增厚并深入睾丸内形成**睾丸纵隔**。由纵隔发出许多小隔伸入睾丸实质，将其分隔成 100 ～ 200 个锥体形的**睾丸小叶**。在每个睾丸小叶内有 2 ～ 4 条盘曲的**精曲小管**，精曲小管汇合成**精直小管**，精直小管进入睾丸纵隔后，相互吻合成**睾丸网**。由睾丸网发出 12 ～ 15 条**睾丸输出小管**，经睾丸后缘上部进入附睾头（图 5–3）。

睾丸的精曲小管上皮能产生精子，人的一生中产生的精子数可达 1 万亿个以上。精曲小管之间的结缔组织内有间质细胞，能分泌雄性激素，以促进男性性器官的发育和维持男性的性特征。

（二）附睾

附睾 epididymis 为成对的器官，呈新月形，紧贴睾丸的上端和后缘。附睾可分为三部：上部膨大，称为**附睾头**，由睾丸输出小管盘曲而成，贴附于睾丸上端；中部扁圆，称为**附睾体**；下端较细，称为**附睾尾**。睾丸输出小管的末端最后汇成一条附睾管，此管迂回盘曲于附睾体和附睾尾内，并逐渐增粗而转向后上方，移行为输精管（图 5–3）。

附睾具有贮存精子的功能，其分泌的附睾液还能营养精子，促进精子继续分化成熟，所以附睾中的精子有较强的运动活力。附睾是结核的好发部位，在病变部位常触摸到硬结。

（三）输精管和射精管

输精管 ductus deferens 为一对细长的肌性管道，是附睾管的直接延续，长约 30cm，管径约 3mm。由于管壁厚，肌层发达而管腔细小，活体触摸呈坚实的圆索状。

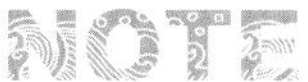

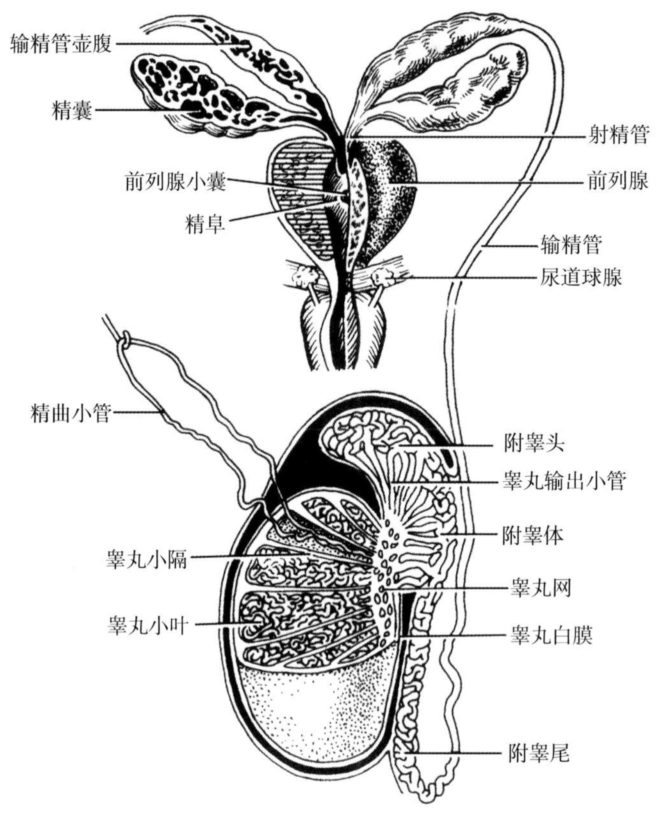

图 5–3　睾丸和附睾的结构及排精路径模式图

输精管按其行走部位可分为 4 部：①**睾丸部**：起于附睾尾，沿睾丸后缘上升。②**精索部**：介于睾丸上端与腹股沟管浅环之间，又称皮下部。此部位置表浅，易于触摸，是临床进行输精管结扎术的理想部位。③**腹股沟管部**：是输精管位于腹股沟管内的部分，行腹股沟疝修补术时，注意勿伤此结构。④**盆部**：是输精管最长的一段，约 15cm。输精管出腹环后，沿骨盆侧壁行向后下方，跨过输尿管末端的前上方，行至膀胱底的后方。在膀胱底后面输精管末端的膨大称**输精管壶腹**。壶腹的下端又逐渐变细。

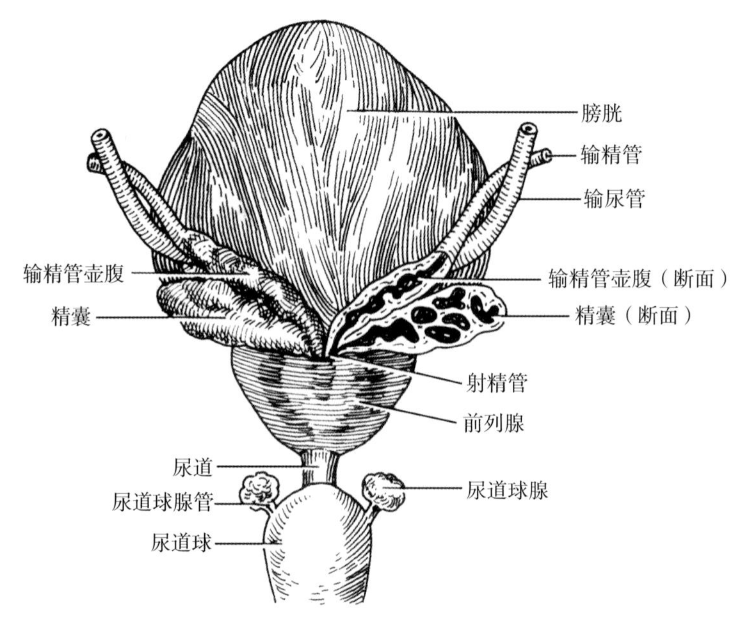

图 5–4　膀胱、前列腺和精囊

精索 spermatic cord 是一对柔软的圆索状结构，自腹股沟管的腹环，穿经腹股沟管，至睾丸上端，全长 12 ～ 15cm。精索的主要结构有输精管、睾丸动脉、蔓状静脉丛、神经丛、淋巴管、输精管的血管及腹膜鞘突的残件等。精索自腹股沟管皮下环浅出后，表面包有三层被膜，从内向外为精索内筋膜、提睾肌和精索外筋膜。

射精管 ejaculatory duct 由输精管壶腹末端与精囊腺的排泄管汇合而成，穿前列腺实质，开口于尿道前列腺部后壁的精阜（图 5–4、5）。

（四）精囊

精囊 seminal vesicle 又称精囊腺，位于膀胱底的后方，输精管壶腹外侧。它是一对长椭圆形的囊状器官（图 5–4），其表面凹凸不平，内由迂曲的小管构成。上端膨大为精囊头，中部为精囊体，下端变细为排泄管。

精囊腺分泌淡黄色黏稠液体，占精液的 70% 左右，对精子的生长有重要作用。

（五）前列腺

前列腺 prostate 为一实质性器官，呈前后略扁的栗子形。上方邻膀胱颈，下方邻尿生殖膈，前方邻耻骨联合，后方邻直肠壶腹。上端宽大为**前列腺底**，下端尖细为**前列腺尖**，男性尿道在前列腺底处穿入前列腺。底与尖之间为**前列腺体**。前面隆凸，后面平坦，其后正中线上有一纵行浅沟，称**前列腺沟**（图 5–5）。临床经直肠指诊可触及前列腺，当患前列腺肥大时前列腺沟变浅或消失。

前列腺由腺组织、平滑肌和结缔组织构成，表面包有一层致密结缔组织构成的前列腺囊，囊外有筋膜鞘，二者之间有前列腺静脉丛。前列腺可分为 5 个叶：前叶、中叶、后叶和两侧叶（图 5–5）。前叶很小，位于尿道前方。中叶呈楔形，位于尿道与射精管之间。后叶位于射精管的后下方。两个侧叶位于后叶的前方、尿道的两侧。前列腺的排泄管开口于尿道前列腺部的后壁。

前列腺的分泌物是构成精液主要成分，内含前列腺素。小儿前列腺甚小，性成熟期腺组织迅速增长。在老年期，前列腺组织逐渐萎缩退化，常伴有腺内结缔组织增生，形成病理性肥大，常发生在中叶和侧叶，从而压迫尿道，引起排尿困难甚至尿潴留。

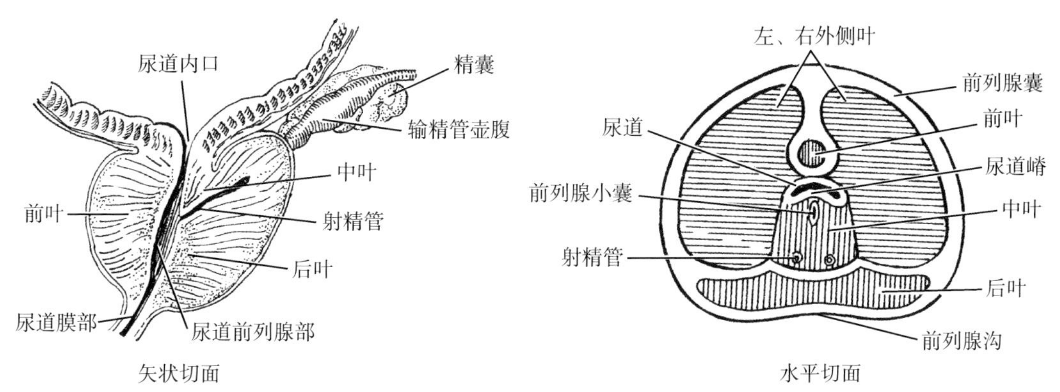

图 5–5　前列腺的分叶

（六）尿道球腺

尿道球腺 bulbourethral gland 为一对豌豆大小、黄褐色的球形腺体，位于尿道球的外侧，包埋于尿生殖膈内。其排泄管细长，开口于尿道球部。

尿道球腺的分泌物参与精液组成，有润滑尿道、刺激精子活动的作用。

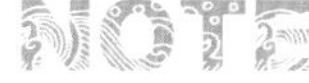

知识链接

正常的精液呈乳白色或淡黄色，每毫升精液中的精子数一般在6千万至2亿。有活性的精子占总数的60%以上。畸形精子应占总数的10%以下。正常人一次排精量为3～5mL，若精液量少于1.5mL者，可视为精液减少。

二、外生殖器

（一）阴囊

阴囊 scrotum 是位于阴茎根部后下方的皮肤囊袋，阴囊的皮肤薄而柔软，呈暗褐色，富含汗腺和皮脂腺，成人生有少量阴毛，阴囊壁由皮肤和肉膜构成（图5–6）。**肉膜**是阴囊的浅筋膜，含致密结缔组织及平滑肌纤维，可随外界温度的变化而舒缩，以调节阴囊内的温度，有利于精子的发育与生存。肉膜在正中线向深部发出阴囊中隔，将阴囊腔分为左、右两部，其内各容纳一侧的睾丸、附睾及精索的上部等。

阴囊肉膜的深面有包绕睾丸、附睾和精索的被膜。由外向内为：①精索外筋膜：是腹外斜肌腱膜的延续。②提睾肌：来自腹内斜肌和腹横肌，随精索下行并包绕睾丸，有上提睾丸的作用。③精索内筋膜：来自腹横筋膜。④**睾丸鞘膜**：来源于腹膜，分脏层和壁层，壁层紧贴精索内筋膜内面，脏层贴于睾丸和附睾的表面，脏、壁两层相互移行，二者之间形成的潜在腔隙即为**鞘膜腔**，内有少量浆液。若腹膜鞘突未闭锁或鞘膜炎时，可以形成睾丸鞘膜腔积液。

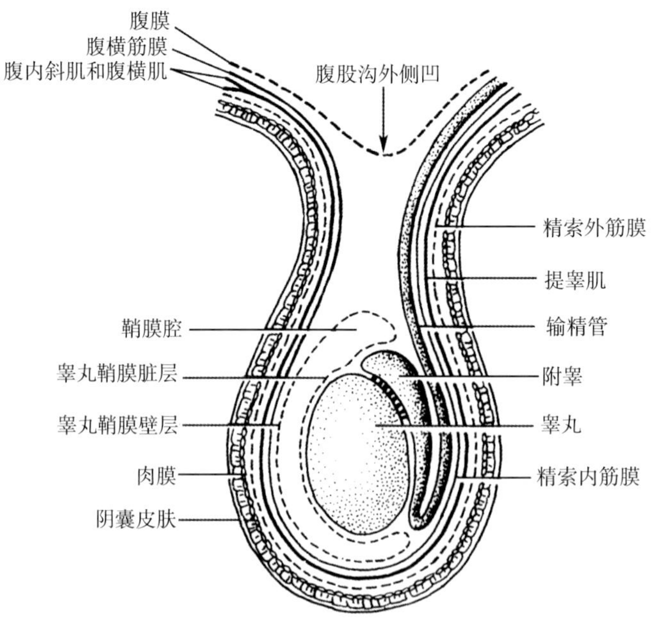

图5–6 阴囊的结构及其内容模式图

知识链接

睾丸下降：在胚胎初期，睾丸和附睾位于腹后壁肾的下方，腹膜的后方（图5-7）。随着胚胎的发育，连接睾丸下端与阴囊的睾丸引带相对缩短，导致睾丸逐渐下移，到胚胎第7～8个月时穿过腹股沟管，出生前后才降入阴囊。当睾丸降至腹股沟管内口后，腹膜向阴囊内突出形成一个囊袋，称**腹膜鞘突**。腹膜鞘突和睾丸顶着腹前外侧壁各层下降至阴囊，遂形成腹股沟管以及包裹睾丸和精索的被膜。出生2个月以后，若睾丸仍未降入阴囊而停滞于腹腔或腹股沟管等处，称隐睾。

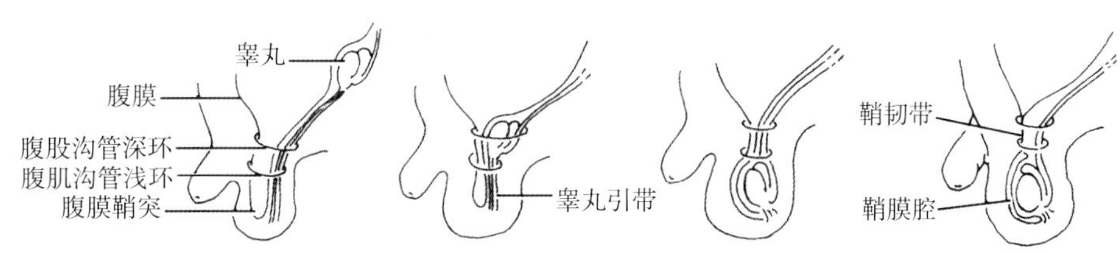

图5-7　睾丸下降示意图

（二）阴茎

阴茎 penis为男性的性交器官，可分为头、体和根三部分（图5-8）。阴茎的后端为**阴茎根**，附着于耻骨下支、坐骨支和尿生殖膈上，为阴茎的固定部；阴茎的中部为圆柱形的**阴茎体**，以韧带悬于耻骨联合的前下方；阴茎的前端膨大为**阴茎头**，又称龟头，其尖端处有一矢状位的尿道外口。阴茎头与体的移行部变细为**阴茎颈**，临床称冠状沟。

阴茎主要由两个阴茎海绵体和一个尿道海绵体构成，外面包以皮肤和筋膜构成（图5-8、9）。**阴茎海绵体**位于阴茎的背侧，左、右各一，两者紧密结合。其前端变细，嵌入阴茎头后面的陷窝内，其后端左右分离，称为**阴茎脚**，分别附着于两侧的耻骨下支和坐骨支。**尿道海绵体**位于阴茎海绵体的腹侧，中央有尿道贯穿于海绵体全长。其前端膨大成为阴茎头，中部呈圆柱

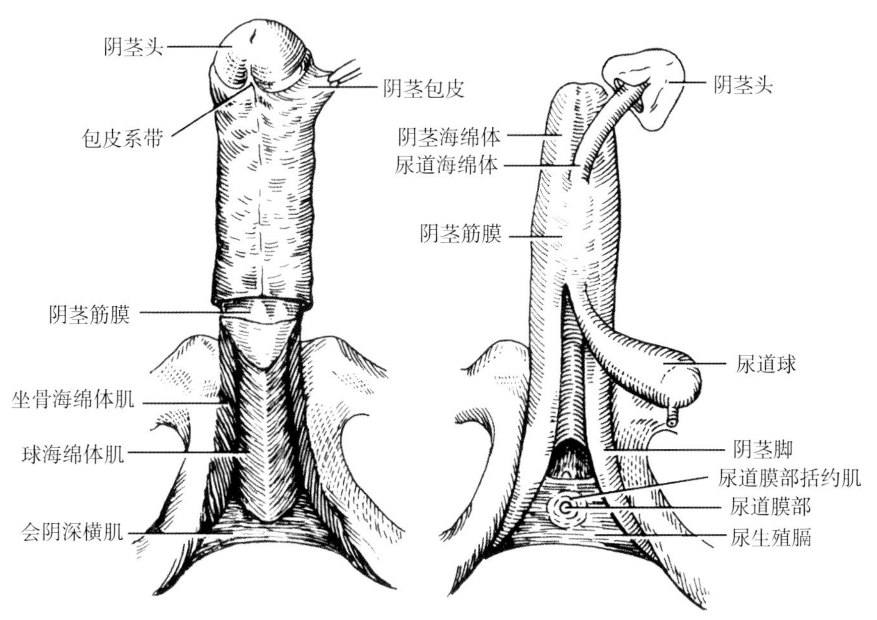

图5-8　阴茎的外形和结构

形，后部扩大为**尿道球**。海绵体的外面都包有一层致密而富于弹性的纤维膜，分别称为**阴茎海绵体白膜**和**尿道海绵体白膜**。海绵体的内部是许多海绵体小梁和小梁间腔隙，腔隙相互通连，并与动、静脉直接相通，当腔隙内大量充血，阴茎即变粗变硬而勃起。

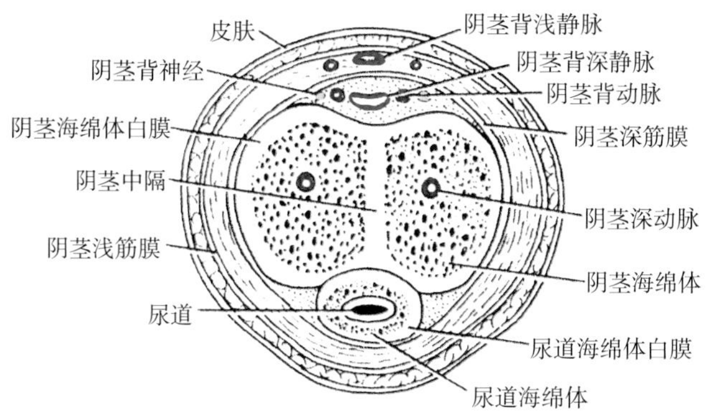

图 5-9　阴茎横切面

阴茎的皮肤薄而柔软，无皮下脂肪组织，易于伸缩。皮肤自阴茎颈处向前，然后向内后方返折再附于阴茎颈，形成包绕阴茎头的双层皮肤皱襞，称**阴茎包皮**。包皮的前端游离缘围成包皮口。在阴茎头腹侧的中线上，有一连于包皮与阴茎头之间的皮肤皱襞，称**包皮系带**。当行包皮环切手术时，应注意避免损伤包皮系带，以免术后影响阴茎的正常勃起。

包皮的长度个体差异较大，幼儿的包皮较长，包着整个阴茎头。随着年龄的增长，包皮逐渐向后退缩，包皮口也随之扩大，阴茎头自然外露。在成年人，如果包皮覆盖住龟头和尿道口，但能够上翻和滑下，不发生嵌顿，称为**包皮过长**；如包皮口狭窄或包皮与龟头粘连使包皮不能上翻外露龟头，称为**包茎**。上述两种情况，都会因包皮腔内易积存包皮垢而导致炎症或诱发阴茎癌，应及时行包皮环切术。

三、男性尿道

男性尿道 male urethra 兼有排尿和排精的功能，它起自膀胱颈的尿道内口，止于阴茎头的尿道外口。成年人尿道长 16 ～ 22cm，管径平均为 0.5 ～ 0.7cm。

（一）尿道的分部

男性尿道可分为前列腺部、膜部和海绵体部。临床上把前列腺部和膜部称为后尿道，海绵体部称为前尿道。**前列腺部**为尿道穿过前列腺的部分，长约 2.5cm，管腔最宽。此部后壁上有一纵行隆起，称**尿道嵴**，嵴中部隆起的部分称**精阜**。精阜中央有一小凹陷，称**前列腺小囊**。其两侧有一对细小的射精管口。精阜附近的尿道黏膜上有许多前列腺排泄管的开口。

膜部为尿道穿过尿生殖膈的部分，长约 1.5cm。此部周围有尿道膜部括约肌环绕，此肌属横纹肌，可随意控制排尿。该段位置较固定，当骨盆骨折或骑跨伤时，易损伤而造成尿道破裂。

海绵体部为尿道纵穿尿道海绵体的部分，长 12~17cm。此段的起始部，在尿道球内的尿道扩大称为尿道球部，有尿道球腺的开口。在阴茎头内尿道扩大形成**尿道舟状窝**。

（二）尿道的狭窄和弯曲

男性尿道粗细不一，有三个狭窄、三个扩大和两个弯曲。三个狭窄分别在尿道内口、尿道膜部和尿道外口。其中，尿道外口最狭窄，但插入导尿管时，却以通过尿道膜部处最困难。尿

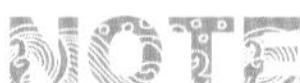

道三个狭窄处为尿道结石易嵌顿的部位。三个扩大分别为尿道前列腺部、尿道球部和尿道舟状窝。两个弯曲：一个为**耻骨下弯**，另一个为**耻骨前弯**。前者位于耻骨联合下方约 2cm，是由尿道前列腺部、膜部和海绵体部的起始段形成凹向上的弯曲，此弯恒定不能改变。后者位于耻骨联合的前下方，是由阴茎根和阴茎体构成凹面向下的弯曲，如将阴茎头向前上提起，该弯曲可消失变直。临床上进行膀胱镜检查或安放导尿管时应该注意尿道的这些特点。

第二节　女性生殖系统

一、内生殖器

（一）卵巢

卵巢 ovary 为女性生殖腺，是产生女性生殖细胞（卵子）和分泌女性激素的器官（图 5-10）。卵巢在胚胎早期和睾丸类似，位于腹后壁肾的下方，出生后位于盆腔内，紧贴盆腔侧壁的卵巢窝（髂内、外动脉的夹角处）。卵巢为成对的实质性器官，呈扁椭圆形，灰红色，分为内、外侧两面，上、下两端和前、后两缘。内侧面朝向子宫，外侧面贴于盆腔侧壁。上端与输卵管末端相接触，借**卵巢悬韧带**与盆腔壁相连；下端借卵巢固有韧带连于子宫；前缘有系膜附着，其中部称**卵巢门**，有血管、淋巴管和神经等出入；后缘游离。卵巢大小和形状随年龄而不同，成年人卵巢大小约 4cm × 3cm × 1cm，重 5 ～ 6g。幼年时卵巢较小，表面光滑。性成熟期卵巢最大，由于多次排卵，表面留有瘢痕，凹凸不平。卵巢 35 ～ 45 岁开始缩小，50 岁左右随月经停止而逐渐萎缩。

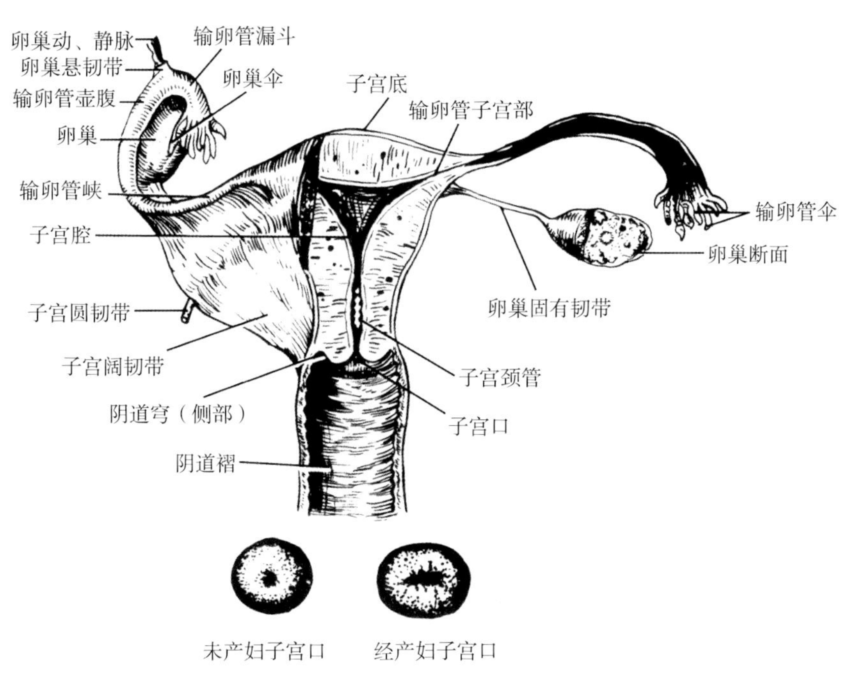

图 5-10　女性内生殖器

知识链接

双胞胎：指胎生动物一次怀胎生下两个个体的情况。双胞胎一般可分为同卵双胞胎和异卵双胞胎两类。全世界人类双胞胎平均出生率为 1 ∶ 89。通常情况下，妇女每月排卵 1 次，有时因某种原因同时排出两个卵细胞并同时受精，就产生了两个不同的受精卵。这两个受精卵各有自己的一套胎盘，相互间没有什么联系，叫异卵双胞胎。同卵双胞胎是由同一个受精卵分裂而成的。这个受精卵一分为二或更多，形成两个或多个胚胎。由于他们出自同一个受精卵，接受完全一样的染色体和基因，因此他们的性别和相貌等几乎完全相同。这种相似不仅是外形相似，而且血型、智力，甚至某些生理特征及对疾病的易感性等都很一致。

（二）输卵管

输卵管 uterine tube 是输送卵子和受精卵的成对肌性管道，连于子宫角与卵巢上端之间，包裹于子宫阔韧带的上缘内。输卵管内侧端有**输卵管子宫口**开口于子宫腔，外侧端有**输卵管腹腔口**开口于腹膜腔，故女性腹膜腔经输卵管、子宫和阴道与外界相通。输卵管由内侧向外侧分为四部（图 5-10、13）：

输卵管子宫部为位于子宫壁内的一段，最短、最细，内侧端以输卵管子宫口通子宫腔，外侧续于输卵管峡。

输卵管峡为位于子宫角水平向外侧达卵巢下端的一段，约占输卵管长的 1/3。此段管道直、管壁厚、血管少，是输卵管结扎和硅胶黏术的首选部位。

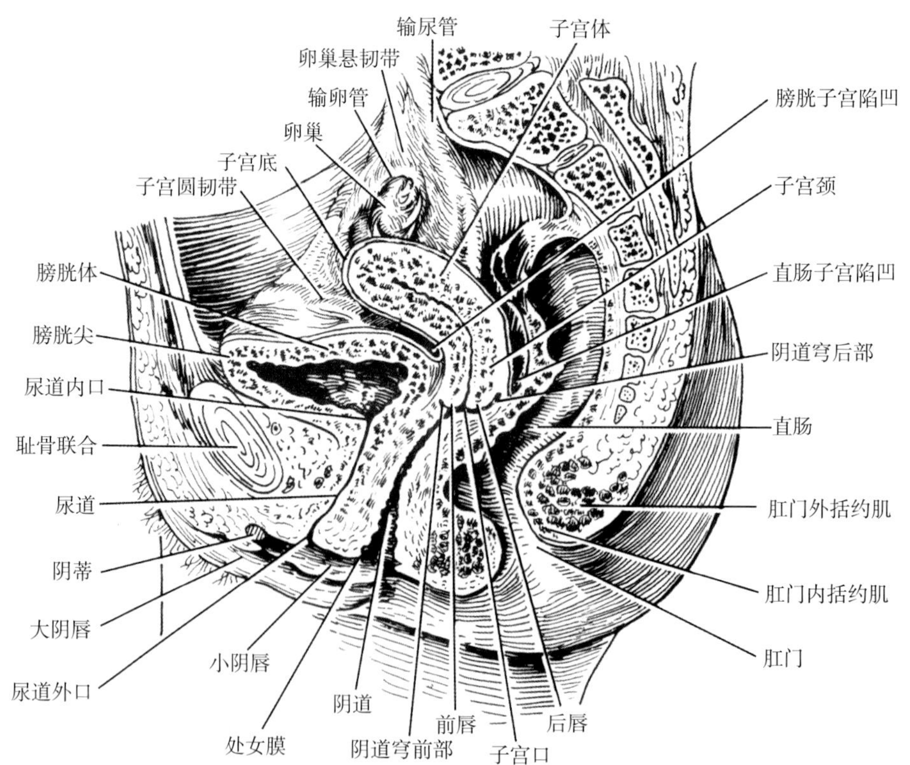

图 5-11 女性盆腔正中矢状断面

输卵管壶腹为位于输卵管峡外侧的一段，约占输卵管长的2/3。此段管腔膨大成壶腹状，弯曲而薄，是卵子受精的部位。精卵子结合后的受精卵经输卵管子宫口植入子宫。若受精卵未能移入子宫，而在输卵管内发育，即成为**宫外孕**。

输卵管漏斗部为输卵管的末端，呈漏斗状膨大，漏斗末端中央可见输卵管腹腔口，卵子可经此口进入输卵管。漏斗周缘的指状突起，称**输卵管伞**，是手术时识别输卵管的标志。其中较大的一个连于卵巢，称**卵巢伞**，有引导卵子进入输卵管腹腔口的作用。

（三）子宫

子宫 uterus 为一壁厚腔小的肌性器官，是产生月经和孕育胎儿的场所。其形态、结构、大小和位置随年龄、月经和妊娠情况而变化。

1. 子宫的形态　成年未孕子宫呈前后略扁的倒置梨形，长7～9cm，宽4～5cm，厚2～3cm。子宫分底、体、颈三部：**子宫底**是两侧输卵管子宫口以上圆而凸的部分。子宫底的外侧端与输卵管结合处，称**子宫角**。**子宫颈**是下端狭长而呈圆柱状的部分，为宫颈癌的好发部位。子宫颈在成年人长2.5～3cm，包括突入阴道内的**子宫颈阴道部**和位于阴道以上的**子宫颈阴道上部**。**子宫体**为子宫底与子宫颈之间的部分。子宫颈与子宫体连接处较狭细，称**子宫峡**，在非妊娠期，峡部不明显，长约1cm，妊娠期子宫峡伸展变长，形成子宫的下段，在妊娠末期此部可延长至7～11cm，峡壁逐渐变薄，且无腹膜覆盖，产科常在此进行剖宫取胎术（图5-10、11）。

子宫的内腔较为狭窄，分上、下两部：上部位于子宫体内，称**子宫腔**，呈前后略扁的倒置三角形，其底的两侧有输卵管子宫口，尖向下通子宫颈管；下部在子宫颈内，称**子宫颈管**，呈梭形，其上口通子宫腔，下口称**子宫口**，通阴道。未产妇的子宫口为圆形，边缘光滑整齐；经产妇的子宫口变为横裂状。子宫口前、后缘分别称为前唇和后唇。

知识链接

月经周期：月经是一个妇女在整个生殖生命中，周期性的子宫内膜脱落出血经阴道排出的生理现象。每隔一个月左右，子宫内膜发生一次增厚，血管增生、腺体生长分泌，以及子宫内膜坏死脱落并伴随出血的周期性变化，这种生理上的循环周期就叫月经周期，又称经期、生理期。第一次来月经称初潮，初潮的年龄多数在11～15岁。初潮的早晚和气候、遗传及健康状况有关，如果女孩到18岁还未来月经，应考虑为病态，要进行诊治。初潮标志着青春期的开始。

青春期卵巢的功能还不稳定，月经周期也不规则，初潮后，往往相隔数月、半年甚至更长的时间才再来月经，以后就逐渐接近28～30天行经一次。有规律的月经周期，其两次月经间隔的时间一般不少于20天或不多于45天。正常月经周期为28~35天，周期长短可因人而异。正常月经持续的时间为2～7天，多数为3～5天。出血量平均约50mL，少至20mL，多至100mL。

2. 子宫壁的结构　子宫壁由外至内分为三层：外层为浆膜，由脏腹膜构成；中间层为肌层，较厚，由平滑肌构成；内层为黏膜，称**子宫内膜**，子宫底和体部的黏膜随月经周期而发生变化，呈周期性的增生和脱落，脱落后黏膜和血液一起经阴道流出成为月经，约28天为一个

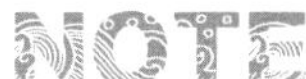

月经周期。

3. 子宫的位置 子宫位于骨盆腔的中央，膀胱与直肠之间。子宫底朝向前上方，子宫颈朝向后下方，接阴道，其下端不低于坐骨棘平面。两侧为输卵管和卵巢，临床上称**子宫附件**。成年女性，子宫的正常姿势为前倾和前屈位（图 5–11、12）。**子宫前倾**是整个子宫向前倾斜，子宫长轴和阴道长轴之间形成向前开放的夹角，稍大于 90°。**子宫前屈**是子宫体长轴与子宫颈长轴之间形成一个向前开放的钝角，约为 170°。子宫的位置异常，是女性不孕的原因之一，以后倾后屈异常多见。子宫的位置随膀胱和直肠的充盈度变化而有较大活动性，子宫的后方是直肠，临床上通过直肠指诊可以检查子宫的位置和形态大小等。

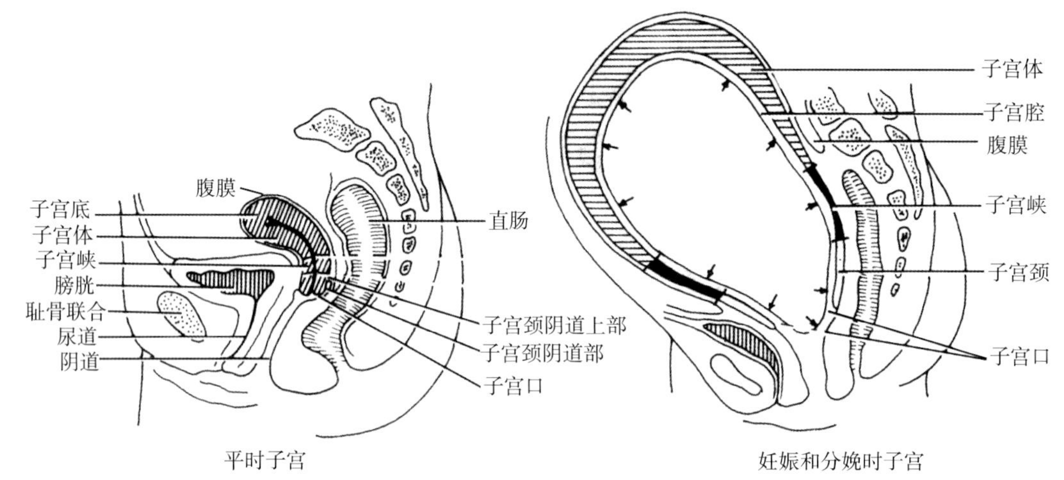

图 5–12 子宫的分部和位置

4. 子宫的固定装置 子宫的正常位置主要依赖下列 4 对韧带维持。

（1）**子宫阔韧带** broad ligament of uterus 由覆盖子宫前、后面的腹膜构成，呈冠状位，位于子宫两侧。其内侧连于子宫两侧缘；外侧附于骨盆侧壁，再移行为盆腔的壁腹膜；上缘游离，前后两层包裹输卵管，向外移行为卵巢悬韧带；下缘附于盆底。子宫阔韧带的前层覆盖子宫圆韧带，后层覆盖卵巢悬韧带和卵巢，并形成**卵巢系膜**。前后两层之间有子宫血管、神经及淋巴管等。子宫阔韧带可限制子宫向两侧移位（图 5–10）。

（2）**子宫圆韧带** round ligament of uterus 由平滑肌和结缔组织构成的一对圆索状结构。起于子宫角的前下方，在子宫阔韧带前、后两层之间走向前外侧，达盆腔侧壁，穿腹股沟管，终止于阴阜和大阴唇的皮下。子宫圆韧带牵引子宫向前，是维持子宫前倾位的主要结构（图 5–13）。

（3）**子宫主韧带** cardinal ligament of uterus 由结缔组织和平滑肌构成，位于子宫阔韧带的下部两层之间，连于子宫颈两侧与盆腔侧壁之间。子宫主韧带是对子宫起最主要固定作用的韧带，主要固定子宫颈不低于坐骨棘平面，防止子宫向下脱垂（图 5–14）。

（4）**子宫骶韧带** uterosacral ligament 由平滑肌和结缔组织构成，起自子宫颈后面，向后绕过直肠两侧，止于第 2、3 骶椎前面。子宫骶韧带向后上牵引子宫颈上部，主要维持子宫的前屈位（图 5–14）。

NOTE

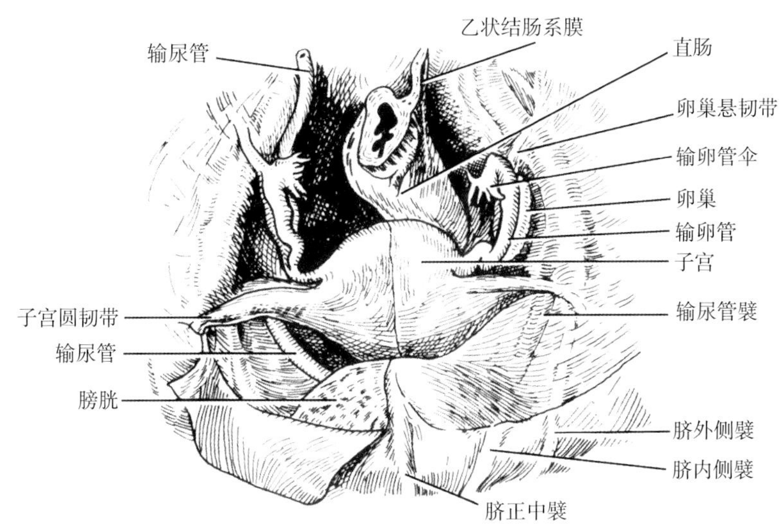

图 5-13　女性盆腔上面观

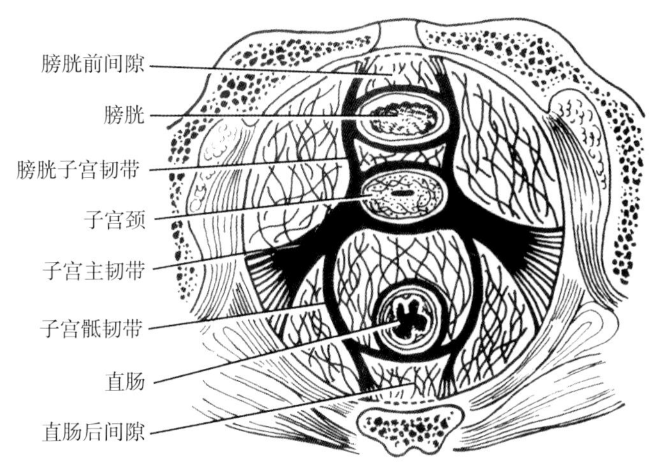

图 5-14　子宫固定装置模式图

除上述韧带外，盆底肌和周围的结缔组织等对子宫也有承托和固定作用。如果这些固定装置薄弱或损伤，可导致子宫的位置异常，如后倾、子宫脱垂等。

（四）阴道

阴道 vagina 为前后略扁的肌性管道，连接于子宫与阴道前庭之间，富于伸展性，是性交、排出月经和娩出胎儿的通道（图 5-10、11、15）。阴道壁由黏膜、肌层和外膜组成。阴道前壁较短，邻膀胱和尿道；后壁较长，邻直肠和肛管。阴道的上端宽阔，包绕子宫颈阴道部，二者之间形成环状的腔隙，称**阴道穹**。阴道穹可分为前部、后部及侧部，以后部最深，并与直肠子宫陷凹紧密相邻，故临床上可经阴道穹后部穿刺或引流直肠子宫陷凹的积液、积脓等。阴道下部较窄，其下端的开口称为**阴道口**。阴道口开口于阴道前庭。处女的阴道口周缘有环状或半月状的黏膜皱襞，称**处女膜**，其形态与厚薄存在着个体差异。

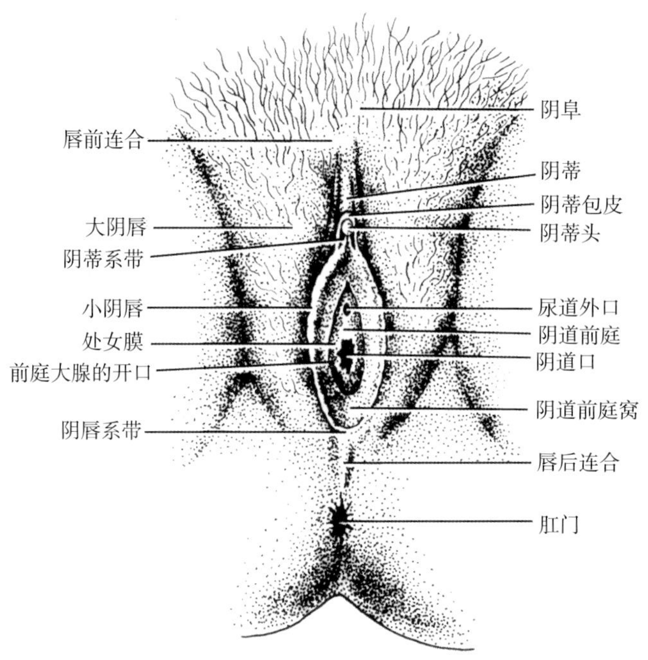

图 5–15　女性外生殖器

（五）前庭大腺

前庭大腺 greater vestibular gland 又称巴氏腺（Bartholin 腺），形如豌豆大小，位于阴道口的两侧、前庭球的后端（图 5–16）。其导管开口于阴道口两侧的阴道前庭内，分泌物有润滑阴道口的作用。若因炎症导致其导管阻塞，则形成前庭大腺囊肿。

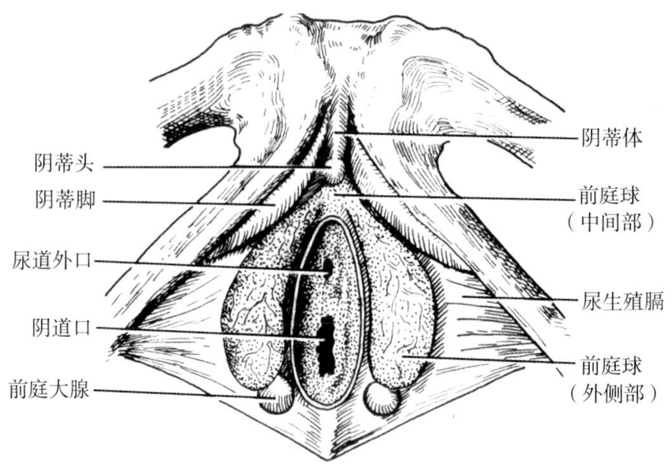

图 5–16　阴蒂、前庭球及前庭大腺

二、外生殖器

女性外生殖器，即女阴（图 5–15），包括如下结构：

（一）阴阜

阴阜 mons pubis 是位于耻骨联合前面的皮肤隆起，呈三角形，有丰富的皮脂腺、汗腺和皮下脂肪。性成熟期以后，皮肤生有阴毛。

（二）大阴唇

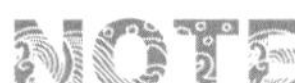

大阴唇 greater lip of pudendum 为一对纵行隆起的皮肤皱襞，皮肤富有色素，并生有阴

毛，两侧大阴唇之间围成女阴裂。在女阴裂前、后端，其左右互相连合，形成唇前连合和唇后连合。

（三）小阴唇

小阴唇 lesser lip of pudendum 是位于大阴唇内侧的一对纵行较薄的皮肤皱襞，表面光滑无毛。小阴唇后端左、右侧相互连接，称**阴唇系带**。小阴唇的前端各形成内、外侧襞。左、右外侧襞在阴蒂背面相连成为**阴蒂包皮**。左、右内侧襞附于阴蒂头下面，称为**阴蒂系带**。

（四）阴道前庭

阴道前庭 vaginal vestibule 是位于两侧小阴唇之间的裂隙，其前部有尿道外口，后部有阴道口。

（五）阴蒂

阴蒂 clitoris 由两个阴蒂海绵体组成，相当于男性的阴茎海绵体。分为阴蒂脚、阴蒂体和阴蒂头三部分。阴蒂脚附于耻骨下支和坐骨支。左右两脚向前结合为阴蒂体，表面覆盖有阴蒂包皮。阴蒂体的前端露于表面，为阴蒂头，有丰富的神经末梢，感觉敏锐。

（六）前庭球

前庭球 bulb of vestibule 由海绵体构成，相当于男性的尿道海绵体，呈马蹄铁形，分为左、右外侧部和中间部。外侧部较大，位于大阴唇的皮下；中间部较细小，位于尿道外口与阴蒂体之间的皮下。

［附一］女性乳房

乳房 mamma 为人类和哺乳动物所特有的器官。女性乳房于青春期后开始发育生长，妊娠和哺乳期有分泌活动，老年妇女乳房腺体萎缩，被结缔组织代替。男性乳房不发达。

1. 乳房的位置　乳房位于胸前部，在胸大肌和胸肌筋膜的表面，上起第 2 ～ 3 肋，下至第 6 ～ 7 肋，内侧至胸骨旁线，外侧可达腋中线。

2. 乳房的形态　成年未哺乳女子的乳房呈半球形，紧张而富有弹性。乳房的中央有乳头，其表面有输乳管的开口。乳头周围有一颜色较深的环形区域，称**乳晕**，其表面的小隆起深面有乳晕腺，可分泌脂性物质润滑乳头。乳头和乳晕的皮肤较薄弱，易于损伤（图 5-17）。

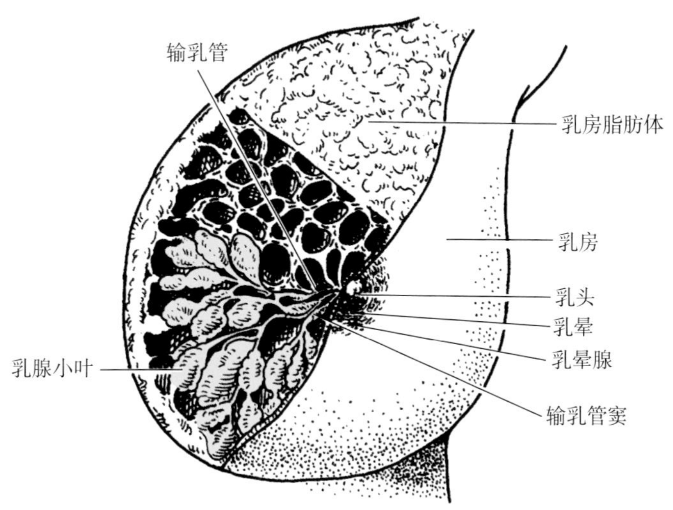

图 5-17　女性乳房

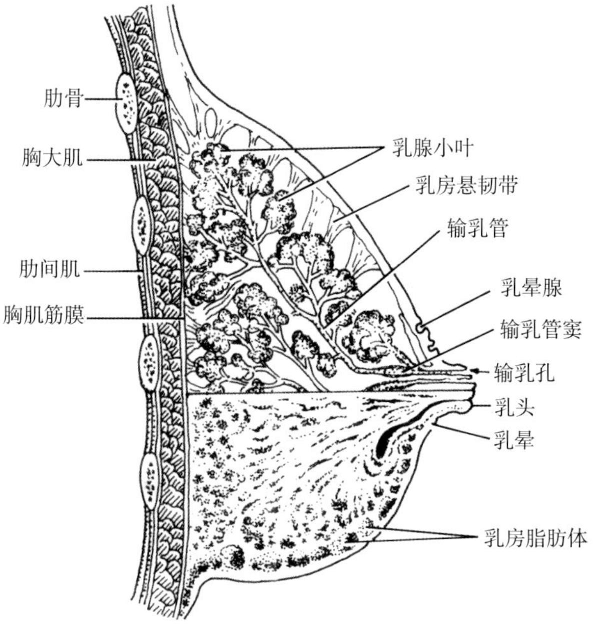

肋骨
胸大肌
肋间肌
胸肌筋膜
乳腺小叶
乳房悬韧带
输乳管
乳晕腺
输乳管窦
输乳孔
乳头
乳晕
乳房脂肪体

图 5–18　女性乳房矢状切面

3. 乳房的结构　乳房由皮肤、乳腺和脂肪组织等构成（图 5–18）。

乳腺组织被脂肪分为 15 ～ 20 个乳腺叶，每个乳腺叶内有许多乳腺小叶，每个小叶又由许多囊状腺泡组成。若干腺泡连结于乳管，每个腺的乳管汇集成**输乳管**。输乳管以乳头为中心，呈放射状排列，在乳晕深面输乳管膨大为**输乳管窦**，末端变细开口于乳头。临床进行乳房浅部脓肿切开手术时，应尽量行放射状切口，以减少乳腺叶和输乳管的损伤。在乳房深部自胸肌筋膜发出结缔组织束穿过乳腺小叶之间连于皮肤，对乳房起固定作用，该纤维束称**乳房悬韧带**或称 Cooper **韧带**。乳房悬韧带起固定和悬吊作用，并能使乳房在胸前有一定的活动性，直立时乳房不致明显下垂。乳腺癌的癌细胞侵入此韧带时，韧带缩短，牵引皮肤向内形成凹陷。

［附二］会阴

一、会阴的位置和分部

会阴 perineum 有广义和狭义之分。广义会阴是指盆膈以下封闭骨盆下口的全部软组织。其境界与骨盆下口一致，呈菱形。前为耻骨联合下缘；后为尾骨尖；前外侧为耻骨下支及坐骨支，以会阴股沟与股部分界；后外侧为骶结节韧带，以臀大肌下缘与臀部分界；两侧为坐骨结节。左、右两侧坐骨结节间的连线，将会阴分为前、后两个三角区。前方为**尿生殖区（尿生殖三角）**，男性有尿道通过，女性有尿道和阴道通过，后方为**肛区（肛门三角）**，有直肠通过（图 5–19）。

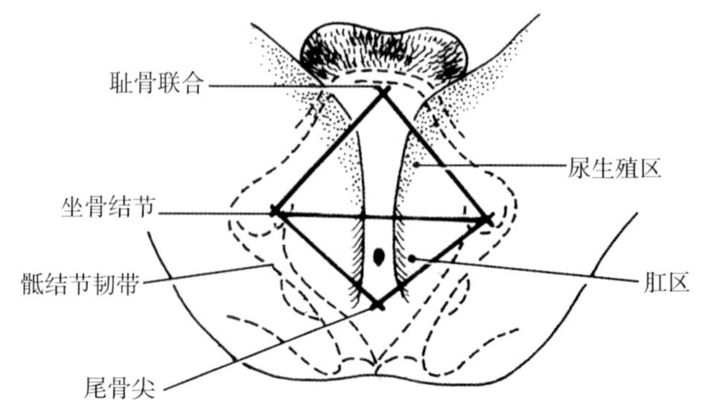

图 5–19　会阴的境界

狭义的会阴是指外生殖器和肛管之间狭窄区域的软组织而言。在男性系指阴茎根部至肛门之间的软组织；在女性则指肛门与阴道前庭后端之间的软组织，又称**产科会阴**。产妇分娩时要保护此区，以免造成会阴撕裂。

1. 尿生殖膈 urogenital diaphragm 由尿生殖膈上筋膜、尿生殖膈下筋膜和其间的横纹肌（会阴深横肌和尿道括约肌）共同构成（图 5–19、20、21），位于尿生殖区最深部，从前下方封闭尿生殖三角，加强盆底，协助承托盆腔脏器。尿生殖膈在男性有尿道通过，女性有尿道和阴道通过。两层筋膜间的横纹肌在男性围绕尿道膜部者，称尿道括约肌；在女性围绕尿道和阴道者，则称尿道阴道括约肌。

2. 盆膈 pelvic diaphragm 由盆膈上筋膜、盆膈下筋膜和其间的肛提肌等共同构成，位于肛区的深部分，封闭骨盆下口的大部分，仅在其前方两侧肛提肌的前内侧缘之间留有一狭窄裂隙，称**盆膈裂孔**，由下方的尿生殖膈封闭（图 5–20、21）。

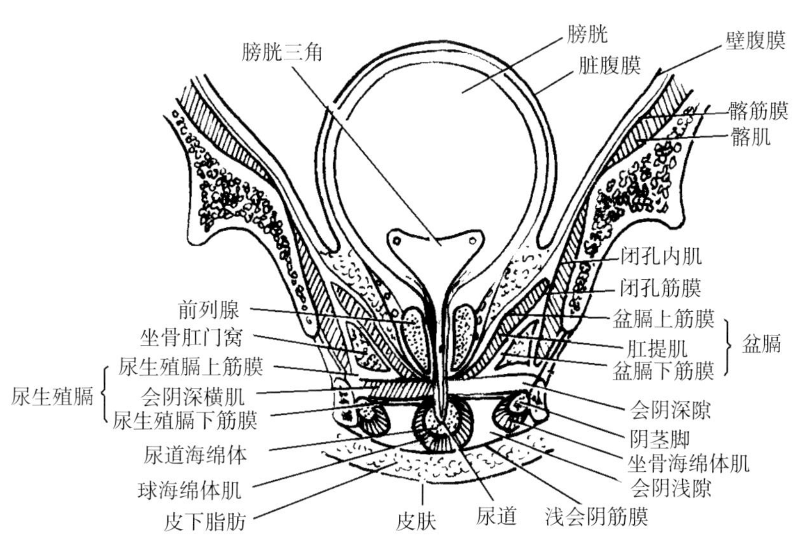

图 5–20 男性盆腔冠状切面（经尿生殖区）

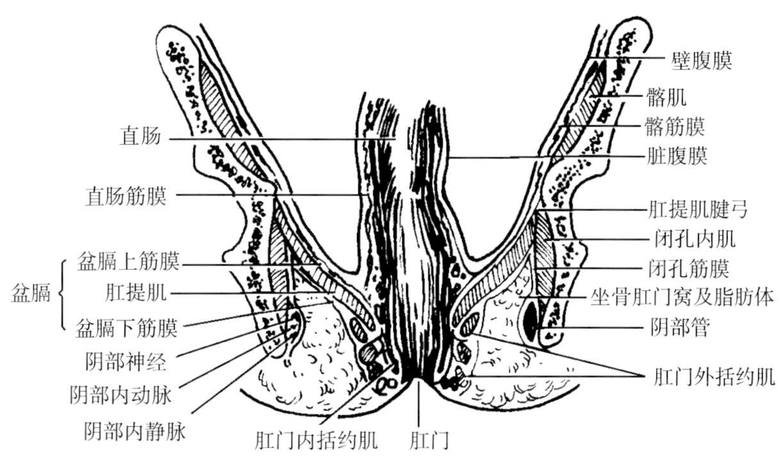

图 5–21 盆腔冠状切面（经肛区）

3. 肛提肌 levator ani 为一对四边形的薄片肌，左右联合呈漏斗形，尖向下，封闭骨盆下口。它起自盆腔侧壁的**肛提肌腱弓**，肌纤维向下、向后、向内，止于会阴中心腱、直肠壁、尾骨和肛尾韧带。按纤维起止和排列可分为 4 部分：①**前列腺提肌**（女性为**耻骨阴道肌**）：紧密

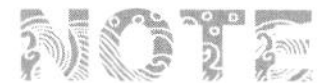

附着于前列腺或阴道，止于会阴中心腱，有固定前列腺的作用。在女性此肌与尿道壁和阴道壁的肌纤维交织，有固定和收缩阴道的作用。②**耻骨直肠肌**：一部分在直肠后方左右交错，形成“U”字形袢，是**肛直肠环**的主要组成部分，具有重要的肛门括约肌功能。③**耻尾肌**和**髂尾肌**：止于尾骨及肛尾韧带，都有固定直肠的作用（图 5-22）。肛提肌为盆膈的主要部分，具有支托和固定盆腔内器官的作用，并能协助肛门外括约肌紧缩肛门，在女性还有缩小阴道口的作用。

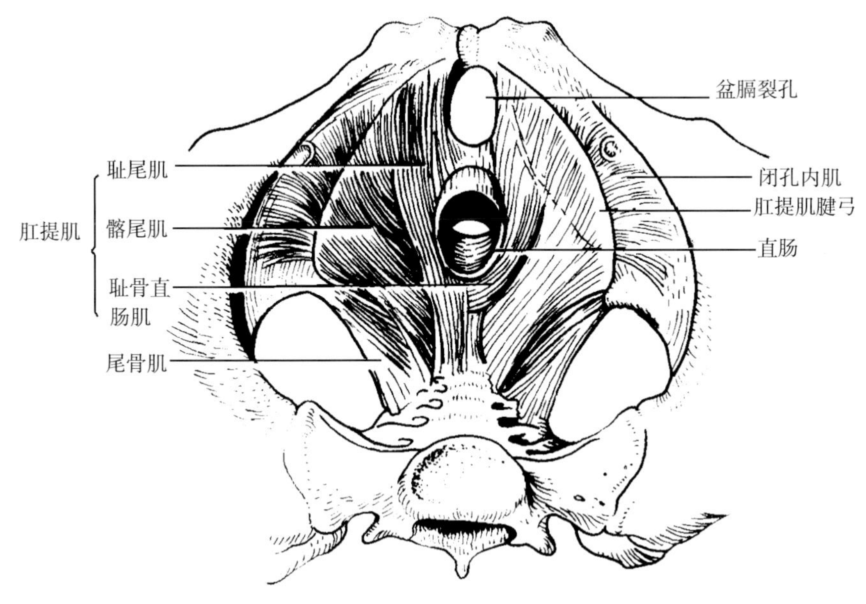

图 5-22　肛提肌（上面观）

4. 尾骨肌 coccygeus　位于肛提肌后方，为一对三角形肌。

二、坐骨肛门窝

坐骨肛门窝 ischioanal fossa 又名**坐骨直肠窝**，为成对的楔形腔隙，位于肛管与坐骨之间，在冠状面上呈三角形（图 5-20、21）。尖在上方，即盆膈下筋膜与闭孔筋膜的会合处；窝底为肛门两侧的皮肤和浅筋膜；内侧壁为肛门外括约肌、肛提肌和盆膈下筋膜；外侧壁为坐骨和闭孔内肌及其筋膜；后壁为臀大肌后缘和骶结节韧带；前壁为尿生殖膈。

坐骨肛门窝内充填大量脂肪组织，称**坐骨肛门窝脂体**。此体具有弹簧垫作用，排便时允许肛门扩张。窝内脂肪的血供较差，感染时容易形成脓肿或瘘管。

阴部内动脉、静脉和阴部神经贴于坐骨肛门窝的外侧壁，在此分别发出肛动、静脉和肛神经，从外侧向内侧横过此窝，分布于肛门外括约肌及其附近结构。会阴部手术，常在此窝内进行阴部神经阻滞麻醉。

复习思考题

1. 简述精子产生部位及排出途径。
2. 男性患者插入导尿管须依次经过哪些生理狭窄和生理弯曲？
3. 女性生殖系统包括哪些器官，分别有什么作用？
4. 输卵管由内侧向外侧分为哪几部分？宫外孕通常发生在何处？是什么原因造成的？
5. 维持子宫正常位置的韧带有哪些？各有什么作用？

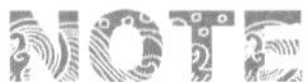

第六章　心血管系统

学习目标

1. 心血管系统的组成，体循环和肺循环径路。

2. 心脏的位置、外形和各腔结构。

3. 心传导系的组成。

4. 冠状动脉的分布、冠状窦的位置。

5. 心包的形态结构。

6. 颈总动脉、颈内动脉、颈外动脉和锁骨下动脉的起始、主要分支及其分布范围；颈动脉窦、颈动脉小球的位置、结构和功能。

7. 腋动脉、肱动脉、尺动脉、桡动脉的起始、主要分支及其分布范围；掌浅弓和掌深弓的位置、构成和体表投影。

8. 胸主动脉的分支及分布范围；腹腔干的分支、二级分支和分布范围；主要器官（肝、胃、胆囊、肾、脾、小肠及大肠）的动脉供应。

9. 髂总动脉、髂内动脉及髂外动脉的主要分支和分布范围。

10. 股动脉、腘动脉、胫前动脉、胫后动脉的起始、主要分支及其分布范围。

11. 上腔静脉、头臂静脉、颈内静脉及锁骨下静脉的组成、收纳范围和汇入；颈外静脉、头静脉、贵要静脉和肘正中静脉的起始、走行位置和汇入。

12. 下腔静脉的组成、收纳范围和汇入；门静脉的组成、位置、收纳范围及侧支循环的部位；大隐静脉、小隐静脉的起始、走行位置及汇入。

一、心血管系统的组成和主要功能

心血管系统 cardiovascular system 由心、动脉、静脉和连于动静脉之间的毛细血管组成，其内有血液流动。其主要功能是运输物质，即将消化管吸收的营养物质和肺吸入的氧运送到全身各器官、组织和细胞，供其生理活动的需要。同时，将它们的代谢产物，如二氧化碳、尿素等运送到肺、肾、皮肤等器官排出体外，以保证机体新陈代谢的正常进行；运输内分泌系统产生的激素或其他体液因素，实现机体的体液调节。此外，在实现血液防御功能以及维持机体内环境稳态中起重要作用。

1. 心 heart　主要由心肌构成，是连接动、静脉的枢纽和心血管系统的“动力泵”。心内部被房间隔和室间隔分为互不相通的左、右两半，每半又分为心房和心室。故心有 4 个腔：左心房、左心室、右心房和右心室。同侧心房和心室借房室口相通，心房接受静脉，心室发出动

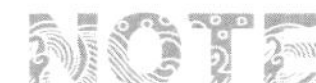

脉。房室口和动脉口处的瓣膜，如阀门一样，在血液顺流时开放，逆流时关闭，保证血液沿着一个方向流动。心在神经体液的调节下有节律地收缩与舒张，像泵一样将血液从静脉吸入，由动脉射出，使血液在心血管内周而复始地循环。

2. 动脉 artery 是心室发出的运送血液离心的管道，在行程中不断分支，愈分愈细，最后移行为毛细血管。动脉管壁较厚，平滑肌比较发达，弹力纤维也较多，管腔断面呈圆形，具有舒缩性和一定的弹性，可随心的舒缩、血压的高低而有明显的搏动，且能承受较大的压力。动脉壁的结构特点与其机能密切相关，大动脉壁弹力纤维很多，有较大的弹性，心室射血时管壁扩张，心室舒张时管壁回缩，促使血液继续向前流动，中、小动脉，尤其是小动脉平滑肌层较发达，可在神经体液调节下收缩或舒张，改变管腔的大小，影响局部血流量和血流阻力，借以维持和调节血压。

3. 静脉 vein 是引导血液回心房的血管。小静脉起于毛细血管的静脉端，在回心过程中逐渐会合成中静脉、大静脉，最后注入心房。静脉壁因承受压力较小，管壁薄，平滑肌和弹力纤维均较少，缺乏收缩性和弹性，管腔断面较不规则。静脉壁承受外加压力的能力比相应的动脉小，故同样的外加压力可使静脉回流受阻，而不影响动脉血流。静脉的管径较相应的动脉略大，静脉内血流较慢，全身静脉系的血容量约超过动脉系的一倍以上，从而保证回心的正常血流。

4. 毛细血管 capillary 是连于动、静脉之间的微血管，互相连接呈网状，管径平均 6 ～ 9μm。毛细血管遍布于全身各处，但除软骨、角膜、晶状体、毛发、被覆上皮及牙釉质外。毛细血管壁主要由单层内皮细胞组成，非常薄，通透性较大，加之血液在毛细血管内流动缓慢，有利于血液与组织、细胞之间进行物质交换。当组织处于静息状态时，许多毛细血管关闭，但当组织功能活跃时，毛细血管大量开放，以增加局部血液供应。

二、血液循环的途径

血液自心室射出，经过各级动脉分支到达毛细血管，再经静脉回到心房，循环不止，这一过程称为血液循环。根据血液在体内循环路径的不同，可分为体循环和肺循环，两种循环相互连续并同时进行（图 6–1）。

1. 体循环（大循环） 动脉血自左心室射入主动脉，经各级动脉分支输送到全身各部的毛细血管。血液中的液体成分通过毛细血管透入组织间隙成为组织液，同时将液体内的氧和营养物质带到组织间隙供组织吸收，组织中的二氧化碳及其他代谢产物则通过组织液透入血液。因此，完成了组织内的物质交换以后，毛细血管中的动脉血就转变为静脉血，经各级静脉，最后由上、下腔静脉和冠状窦汇入右心房，这一过程称体循环。体循环的主要特点是路程长，流经范围广，以动脉血营养全身各部，而将其代谢产物运回心。

2. 肺循环（小循环） 静脉血自右心室射出，经肺动脉干及其分支到达肺泡周围的毛细血管网。通过毛细血管和肺泡壁，血液与肺泡内的空气进行二氧化碳和氧气气体交换，从而静脉血又转变为动脉血，经肺静脉进入左心房，这一过程称肺循环。肺循环的特点是路程短，只通过肺，主要是使静脉血转变为含氧丰富的动脉血。

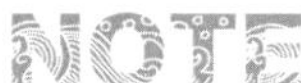

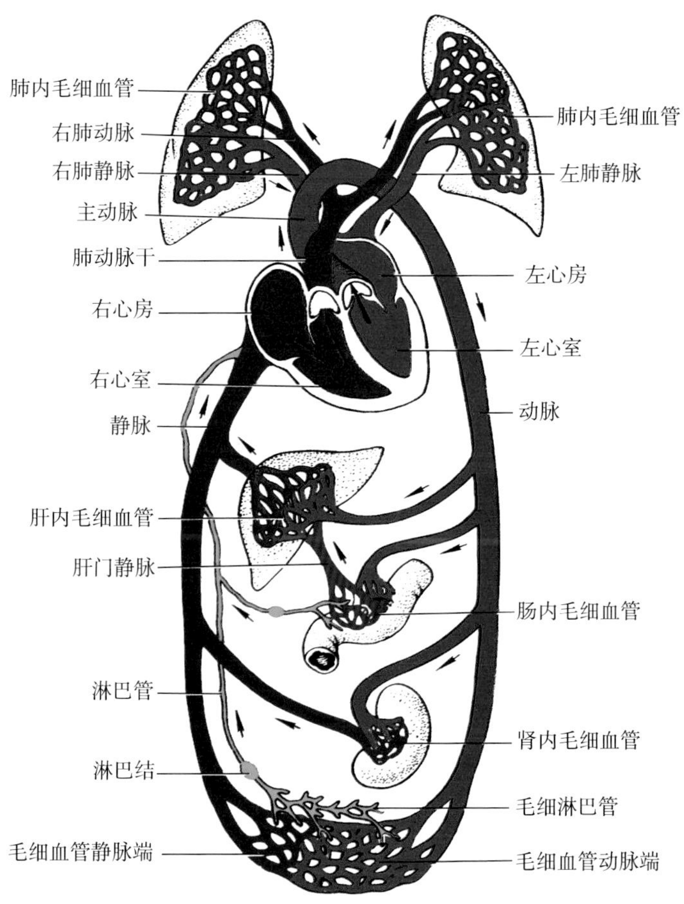

图 6–1 血液循环示意图

三、血管的吻合和侧支循环

血管除动脉、毛细血管和静脉相通连外，还存在着广泛的多形式的血管吻合。毛细血管在组织内普遍吻合成网，称毛细血管网。动脉与动脉之间的吻合常见的有动脉网、动脉弓和动脉环等。静脉与静脉之间的吻合常见的有静脉网、静脉弓和静脉丛等。小动脉与小静脉之间借动静脉吻合直接连通。这些吻合对维持血液循环，保证器官的血液供应有着重要的作用（图 6–2）。

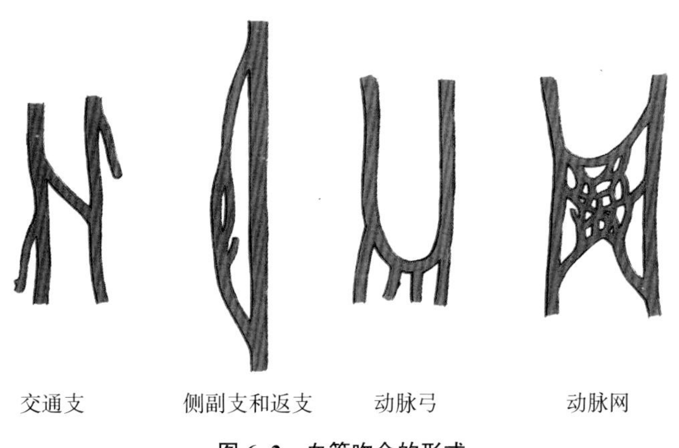

图 6–2 血管吻合的形式

此外，较大的动脉还发出与主干平行的侧副支，它自主干近侧端发出，又会合于主干的远侧端。在正常情况下，侧副支的管腔很小，血流量也很小，如果主干血流受阻（如结扎或血栓），侧副管即变粗大，代替主干发挥运血的作用，形成侧支循环（图 6–3），对恢复血液供应具有重要作用。

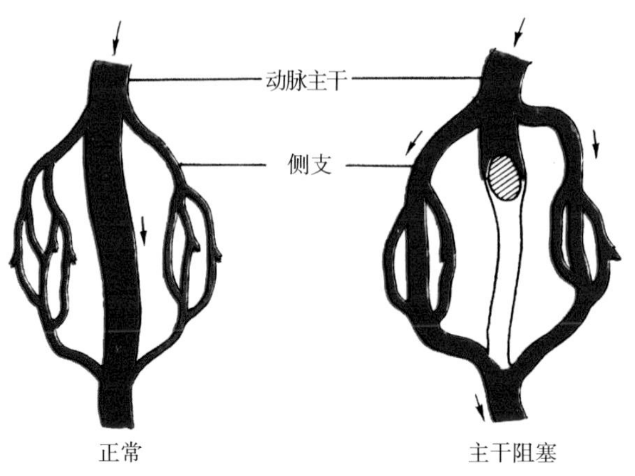

图 6–3　侧支吻合与侧支循环

第一节　心

一、心的外形

心形似倒置、前后稍扁的圆锥体，大小与本人拳头相似。可分为一尖、一底、两面、三缘，表面尚有三条沟（图 6–4、5）。

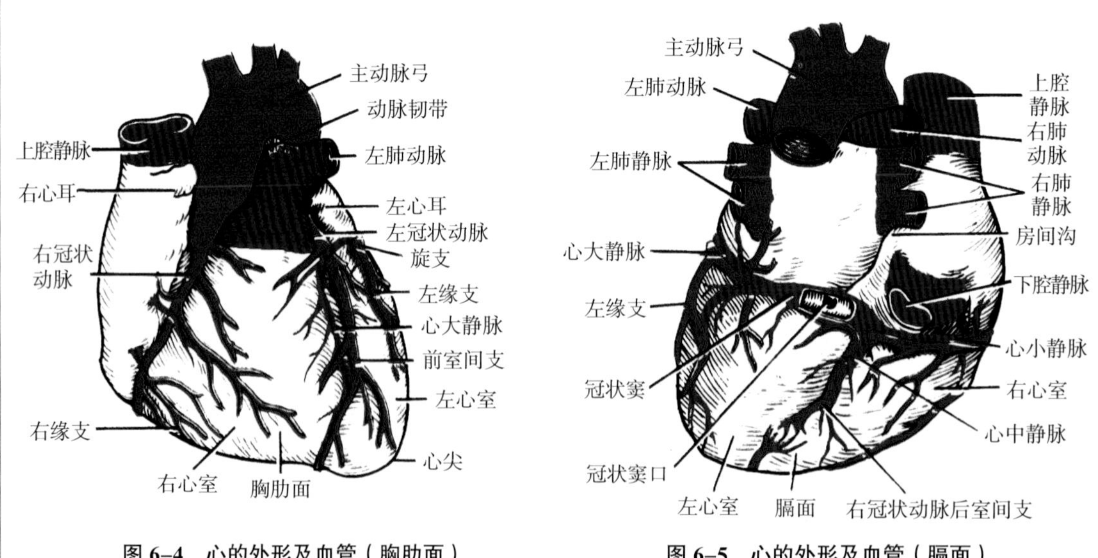

图 6–4　心的外形及血管（胸肋面）　　**图 6–5　心的外形及血管（膈面）**

1. 心尖　朝向左前下方，由左心室构成，圆钝而游离。其体表投影在左侧第 5 肋间隙、锁骨中线内侧 1 ～ 2cm 处。活体上在此处可扪及心尖的搏动，也是心脏听诊最常用的部位。

2. 心底　朝向右后上方，大部分由左心房、小部分由右心房构成，与出入心的大血管干相连，故心底比较固定。

3. 两面　**胸肋面**亦称前面，朝向前上方，大部分由右心房和右心室构成。**膈面**亦称下面，朝向后下方，邻接膈，大部分由左心室、小部分由右心室构成。

4. 三缘　**右缘**垂直向下，由右心房构成，向上延续为上腔静脉。**左缘**钝圆，斜向左下，主要由左心室构成。**下缘**接近水平位，由右心室和心尖构成。

5. 三条沟　心表面有三条浅沟，沟内有血管走行并被脂肪组织覆盖，可作为心腔在心表面的分界线。**冠状沟**靠近心底处，呈冠状位，近似环形，前方被肺动脉干所中断，是心房与心室在心表面的分界线。在心室的胸肋面和膈面各有一条自冠状沟延伸至心尖右侧的浅沟，分别称为**前室间沟**和**后室间沟**，前、后室间沟是左、右心室在心表面的分界线。

二、心的位置

心位于胸腔纵隔内，外裹以心包，约2/3居于身体正中矢状面的左侧，1/3在其右侧。上方与出入心的大血管相连；下方邻膈；两侧借纵隔胸膜、胸膜腔与肺相邻（图6–6）；后方有食管、左迷走神经、左主支气管和胸主动脉等，平对第5～8胸椎；前方平对胸骨体和第2～6肋软骨，大部分被肺和胸膜遮盖，只有左肺心切迹内侧的部分借心包与胸骨体下部左半及左侧第4～6肋软骨相邻。因此，临床上行心内注射时，多在左侧第4～5肋间隙，紧贴胸骨左缘进针，将药物注入右心室内，可避免刺伤肺和胸膜。

知识链接

胸外心脏按压：在胸外按压时，心脏在胸骨和脊柱之间挤压，使左右心室受压而泵出血液，放松压迫后，心室舒张，血液回心。用于各种原因所造成的循环骤停，包括心搏骤停、心室纤颤及心搏极弱。

（1）按压部位：胸骨中下1/3交界处的正中线上或剑突上2.5～5cm处。

（2）按压方法：①抢救者一手掌根部紧贴于胸部按压部位，另一手掌放在此手背上，两手平行重叠且手指交叉互握稍抬起，使手指脱离胸壁。②抢救者双臂应绷直，双肩中点垂直于按压部位，利用上半身体重和肩、臂部肌肉力量垂直向下按压。③按压应平稳、有规律地进行，不能间断，下压与向上放松时间相等；按压至最低点处，应有一明显的停顿，不能冲击式猛压或跳跃式按压；放松时定位的手掌根部不要离开胸部按压部位，但应尽量放松，使胸骨不受任何压力。④按压频率至少100次/分，按压与放松时间比例以1∶1为恰当。⑤按压深度成人至少5cm，5～13岁者3cm，婴、幼儿2cm。在胸外按压的同时要进行人工呼吸，按压停歇时间一般不要超过10秒，以免干扰复苏成功。按压与人工呼吸的比例，按照单人复苏方式应为30∶2。

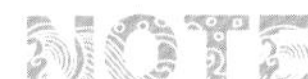

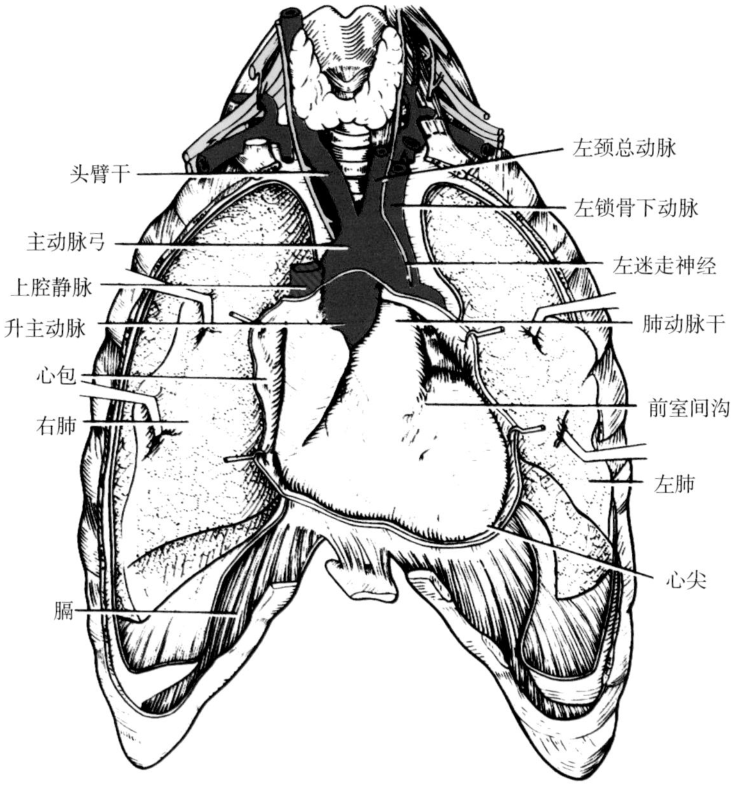

图 6-6　心的位置

三、心的体表投影

心在胸前壁的体表投影可用四点及其连线来确定（图 6-7）。

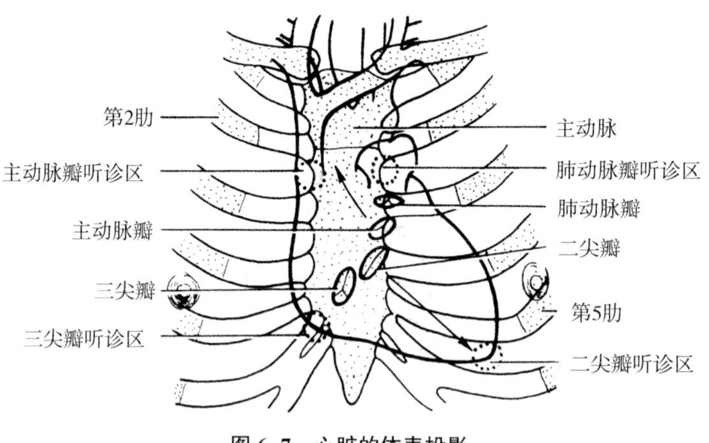

图 6-7　心脏的体表投影

1. 左上点　在左侧第 2 肋软骨下缘，距胸骨左缘 1.2cm 处。

2. 右上点　在右侧第 3 肋软骨上缘，距胸骨右缘 1cm 处。

3. 左下点　在左侧第 5 肋间隙，距前正中线 7 ～ 9cm（或左锁骨中线内侧 1 ～ 2cm）处。

4. 右下点　在右侧第 6 胸肋关节处。

左、右上点的连线为心的上界；左、右下点的连线为心的下界；右上、下点的连线为心的右界，略向右凸；左上、下点的连线为心的左界，略向左凸。了解心在胸前壁的体表投影，对叩诊时判断心界是否扩大有实用意义。

四、心腔结构

心被房间隔和室间隔分为互不直接连通的左、右两个半心。左右半心又被分成左、右心房和左、右心室四个腔，同侧心房和心室借房室口相通。

1. 右心房 right atrium　位于心的右上方，壁薄腔大，其向左前方突出的部分称右心耳。右心房有 3 个入口和 1 个出口：上方有**上腔静脉口**，下方有**下腔静脉口**，在下腔静脉口与右房室口之间有**冠状窦口**，它们分别引导人体上、下半身和心壁的血液汇入右心房。出口是**右房室口**，右心房的血液由此流入右心室（图 6–8）。

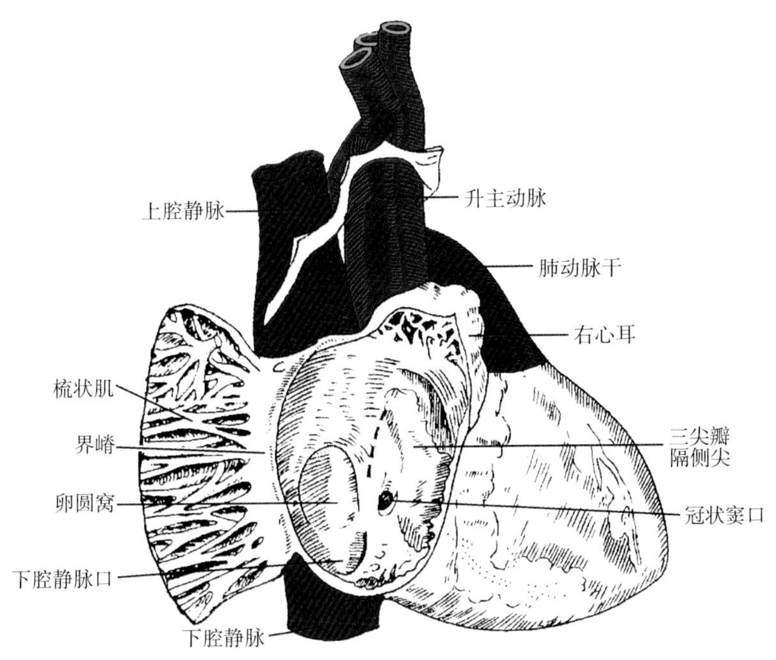

图 6–8　右心房

在右心房的房间隔下部有一卵圆形的浅窝，称**卵圆窝** fossa ovalis。胎儿时期此处为卵圆孔，左、右心房借此孔相通。出生以后此孔逐渐封闭，遗留的凹陷称卵圆窝。如果出生后 1 年左右此孔仍未封闭，称房间隔缺损，是常见的先天性心脏病之一。

知识链接

房间隔缺损（ASD）：是临床上常见的先天性心脏畸形，是原始房间隔在胚胎发育过程中出现异常，致左、右心房之间遗留孔隙。房间隔缺损可单独发生，也可与其他类型的心血管畸形并存，女性多见，男女之比约 1 ∶ 3。由于心房水平存在分流，可引起相应的血流动力学异常。多数继发房间隔缺损的儿童除易患感冒等呼吸道感染外可无症状，活动亦不受限制，一般到青少年时期才表现有气急、心悸、乏力等。40 岁以后绝大多数患者症状加重，并常出现心房纤颤、心房扑动等心律失常和充血性心衰表现，也是死亡的重要原因。

2. 右心室 right ventricle　位于右心房的左前下方，构成胸肋面的大部分。有出入两口。入口即**右房室口**，口周缘的纤维环上附有 3 片三角形的瓣膜，称**三尖瓣** tricuspid valve，又称**右房室瓣**，垂向右心室，按位置分别称前尖、后尖和隔侧尖。室壁上有 3 组突起的乳头肌，乳头

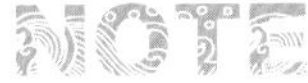

肌尖端有数条腱索，分别连到相邻的两个瓣膜的边缘上（图 6–9、10）。在功能上纤维环、三尖瓣、腱索和乳头肌是一个整体，称**三尖瓣复合体**。当心室收缩时，三尖瓣受血流推挤，封闭右房室口，由于腱索的牵引，瓣膜不致翻向右心房，可防止血液向右心房逆流。

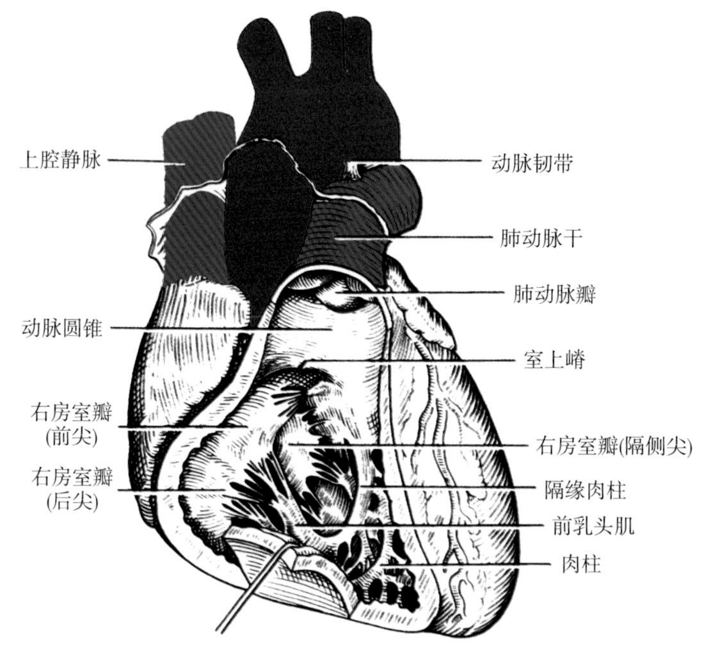

图 6–9 右心室

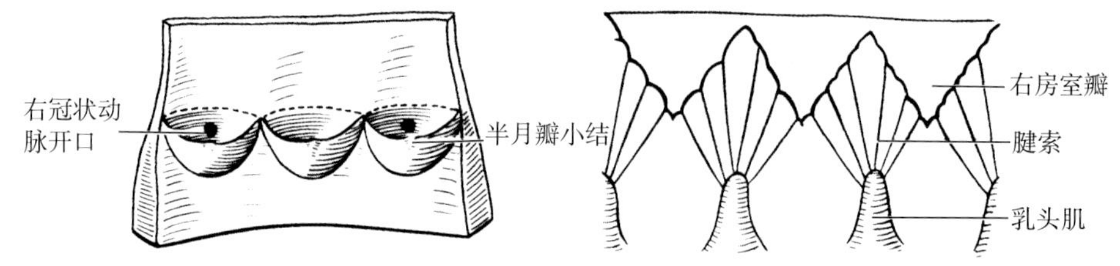

图 6–10 心瓣膜示意图

右心室腔向左上方延伸的部分逐渐变细，形似倒置的漏斗，称**动脉圆锥**，其上端即右心室的出口，称肺动脉口，口周围附有 3 个袋口向上的半月形瓣膜，称**肺动脉瓣** pulmonary valve。当右心室收缩时，血流冲开肺动脉瓣，进入肺动脉；当右心室舒张时，瓣膜袋口被血液充盈而关闭，防止血液从肺动脉逆流入右心室。

3. 左心房 left atrium 位于右心房的左后方，构成心底的大部，其向右前方突出的部分称**左心耳**。左心房有 4 个入口和 1 个出口：入口均为**肺静脉口**，即左上、左下肺静脉口和右上、右下肺静脉口；出口是前下方的**左房室口**，左心房的血液由此流向左心室（图 6–11）。

4. 左心室 left ventricle 位于右心室的左后方，构成心尖及心左缘。左心室有出入两口：入口即左房室口，口周围的纤维环上有两片近似三角形的瓣膜，称**二尖瓣** mitral valve，又称**左房室瓣**（图 6–12），按位置分别称**前尖**和**后尖**。瓣膜的边缘也有数条腱索连到乳头肌上。左心室的乳头肌较右心室的强大，有前、后两个。纤维环、二尖瓣、腱索和乳头肌在功能上作为一个整体，称**二尖瓣复合体**，防止血液从左心室流入左心房。出口位于前内侧部，称主动脉口，口周围也有 3 个袋口向上的半月形瓣膜，称**主动脉瓣** aortic valve。其功能与肺动脉瓣相似，防止血流从主动脉流入左心室。

NOTE

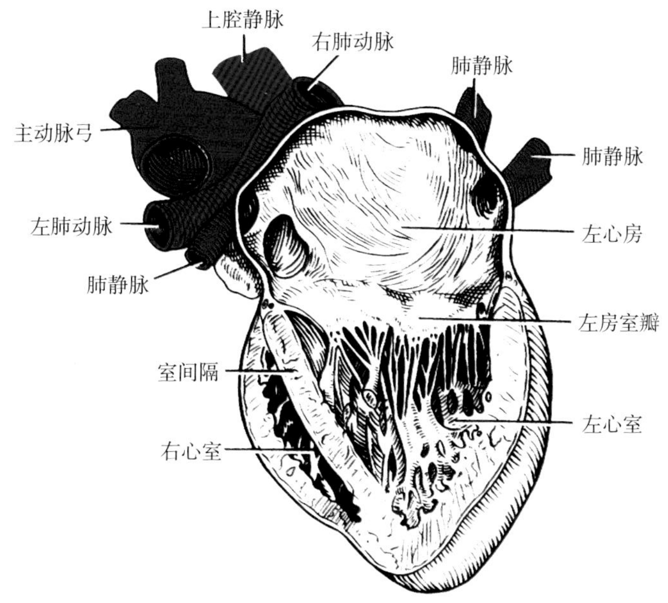

图 6-11　左心房和左心室

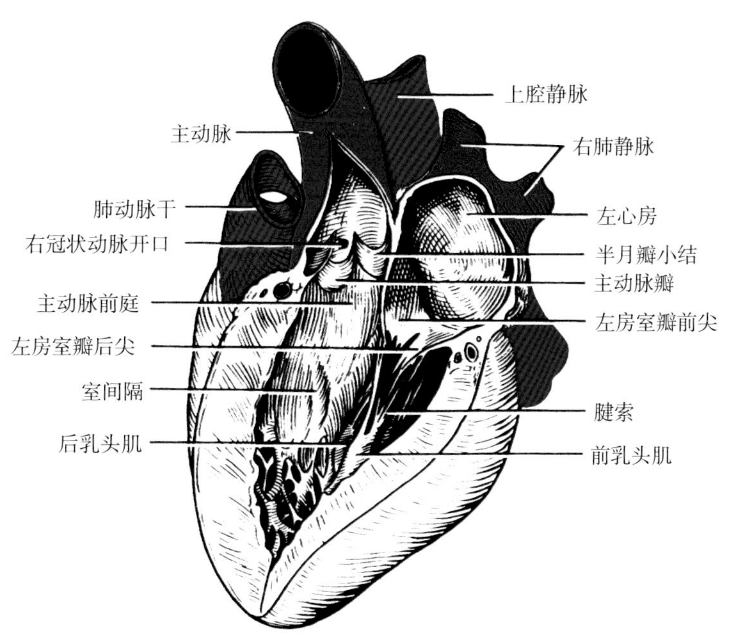

图 6-12　左心室

心像一个“血泵”，瓣膜类似闸门，保证了心内血液的定向流动。两侧的心房和心室分别是同步收缩与舒张，当心室收缩时，二尖瓣和三尖瓣关闭，主动脉瓣和肺动脉瓣开放，血液由心室射入动脉；当心室舒张时，二尖瓣和三尖瓣开放，主动脉瓣和肺动脉瓣关闭，血液由心房流入心室（图 6-13）。

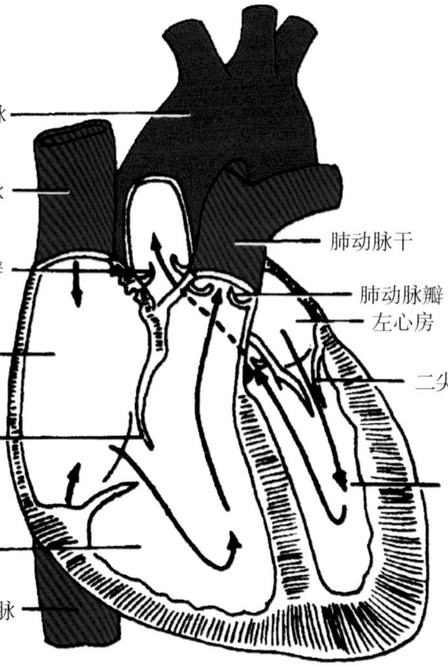

图 6-13　心各腔的血流方向

五、心的构造

1. 心壁　由心内膜、心肌和心外膜构成（图 6-14、15）。

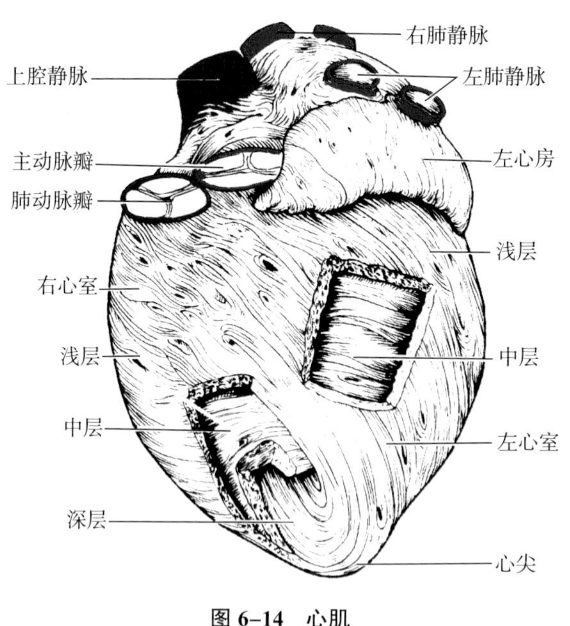

图 6-14　心肌

（1）**心内膜** endocardium　是衬于心房和心室壁内面的一层光滑的薄膜，与血管的内膜相连续。心的各瓣膜就是由心内膜向心腔折叠并夹有一层致密结缔组织而构成的。心内膜为风湿性疾病易侵犯的部位，易引起结缔组织增生，使瓣膜发生变形、粘连等，从而引起瓣膜闭锁不全、瓣膜间隙狭窄等病理变化。

（2）**心肌** myocardium　是构成心壁的主体，由心肌细胞（心肌纤维）构成，可分为心房肌和心室肌。心房肌较薄，心室肌较厚，尤以左心室肌最发达。心房肌与心室肌不相连续，它们被房室口周围的纤维环隔开，因此心房肌和心室肌可以分开收缩。

（3）**心外膜 epicardium**　是包在心肌外面的一层光滑的浆膜，即浆膜心包的脏层。

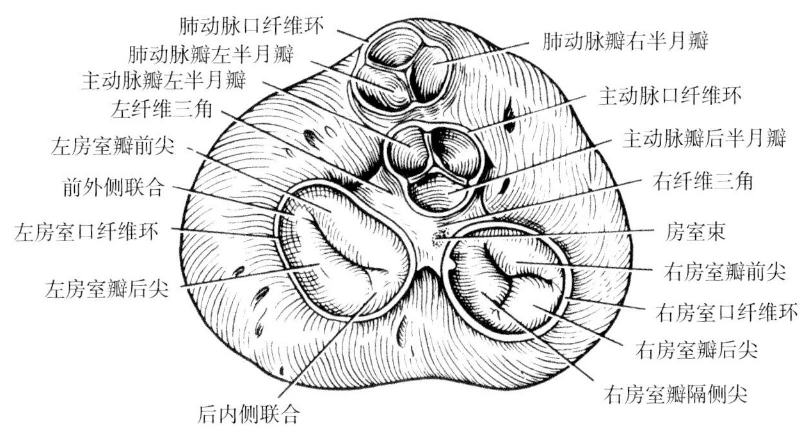

图 6-15　瓣膜和纤维环

2. 房间隔和室间隔　房间隔位于左、右心房之间，由两层心内膜中间夹心房肌纤维和结缔组织构成，厚 1 ～ 4mm，卵圆窝处最薄，厚约 1mm。室间隔位于左、右心室之间，可分为两部，其下方大部分是由心肌构成的肌部（图 6-16）。上方紧靠主动脉口下方的一小部分缺乏肌质，称膜部，此处是室间隔缺损的好发部位。

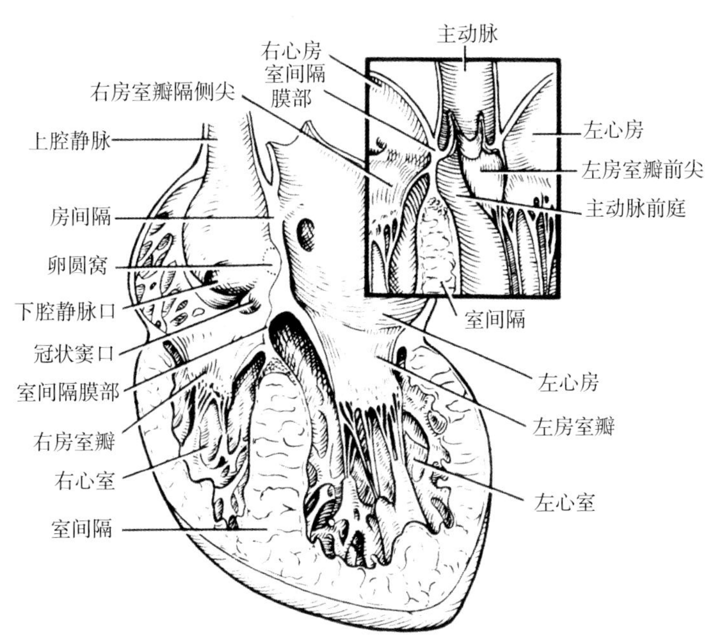

图 6-16　房间隔和室间隔

六、心的传导系统

心的传导系统由特殊分化的心肌细胞构成，它的主要功能是产生兴奋、传导冲动和维持心正常节律性搏动，包括窦房结、房室结、房室束及其分支（图 6-17）。

1. 窦房结 sinuatrial node　位于上腔静脉与右心耳之间心外膜的深面，呈椭圆形，是心的正常起搏点。

2. 房室结 atrioventricular node　位于冠状窦口与右房室口之间心内膜的深面，呈扁椭圆

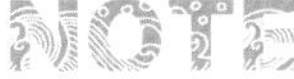

形，它从前下方发出房室束入室间隔。房室结的主要功能是将窦房结传来的冲动传向心室，保证心房收缩后再开始心室的收缩。房室结是重要的次级起搏点，许多复杂的心律失常在该处发生。

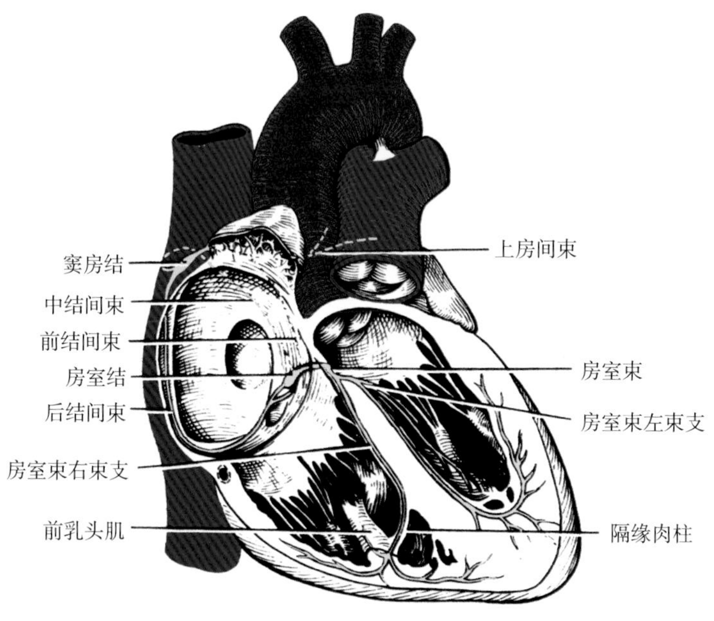

图 6-17　心的传导系统

关于窦房结产生的兴奋是如何传导到心房肌和房室结的问题至今尚无定论。近来有些学者认为，窦房结与房室结之间有**结间束**相连，能将窦房结产生的冲动传至心房肌和房室结，并从生理学上证实有结间束的存在，但形态学上的证据尚不充分。通常认为，结间束包括**前结间束**、**中结间束**和**后结间束**。

3. 房室束 atrioventricular bundle　又称希氏（His）束，自房室结发出后入室间隔膜部，至室间隔肌部上缘分为左、右束支。房室束是连接心房和心室的唯一重要通路。

4. 左、右束支　分别沿室间隔左、右侧心内膜深面下行到左、右心室。左束支在下行中又分为前支和后支，分别分布到左心室的前壁和后壁。左、右束支在心室的心内膜深面分散成许多细小的分支，交织成网，称为**心内膜下支**（Purkinje **纤维网**），与心室的心肌细胞相连。

心的自动节律性兴奋由窦房结开始，借纤维传到左、右心房，使心房肌收缩。同时，兴奋又借结间束传到房室结，再经房室束、左束支、右束支、心内膜下支至心室肌，使心室肌也开始收缩。如果心传导系统功能失调，就会导致心律失常。

七、心的血管

1. 动脉　心的动脉主要来自左、右冠状动脉（图 6-4、5）。

（1）**左冠状动脉** left coronary artery　起自升主动脉起始部的左侧壁，在肺动脉干与左心耳之间左行，随即分为前室间支和旋支。**前室间支**沿前室间沟下行，绕过心尖右侧，至后室间沟下部与右冠状动脉的后室间支吻合。**旋支**沿冠状沟左行，绕过心左缘至左心室膈面。左冠状动脉分支分布于左心房、左心室、室间隔前 2/3 和右心室前壁一部分。

（2）**右冠状动脉** right coronary artery　起自升主动脉起始部的右侧壁，经右心耳与肺动脉根部之间进入冠状沟向右行，绕过心右缘至冠状沟后部分为后室间支和右旋支。**后室间支**沿后

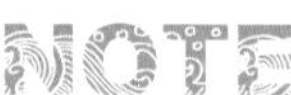

室间沟下行，至其下部与前室间支末梢吻合。**右旋支**较细小，继续向左行。右冠状动脉分支分布于右心房、右心室、室间隔后 1/3 和左心室膈面一部分，此外，还有分支分布于窦房结和房室结。

2. 静脉　心壁的静脉大部分都汇集于冠状窦，再经冠状窦口注入右心房，小部分直接注入心腔。**冠状窦** coronary sinus 位于心膈面的冠状沟内，左心房和左心室之间，其主要属支有三条（图 6–4、5）。

（1）心大静脉　起自心尖，沿前室间沟上行至冠状沟，向左行绕到心膈面，注入冠状窦的左端。

（2）心中静脉　起自心尖，沿后室间沟上行至冠状沟，注入冠状窦的右端。

（3）心小静脉　在冠状沟内与右冠状动脉伴行，向左注入冠状窦的右端。

知识链接

冠状动脉粥样硬化性心脏病：是冠状动脉血管发生动脉粥样硬化病变而引起血管腔狭窄或阻塞，造成心肌缺血、缺氧或坏死而导致的心脏病，常常被称为“冠心病”。但是，冠心病的范围可能更广泛，还包括炎症、栓塞等导致的管腔狭窄或闭塞。

八、心包

心包 pericardium：为包裹心和出入心大血管根部的纤维浆膜囊，可分为纤维心包和浆膜心包两部分（图 6–18）。

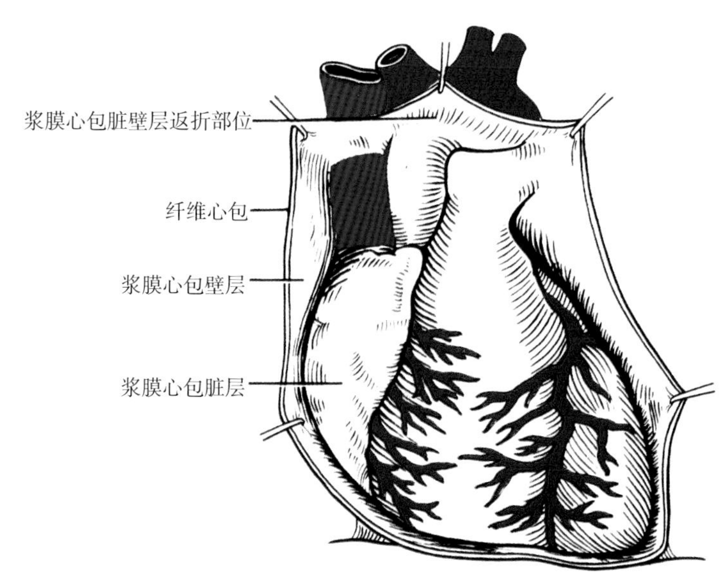

图 6–18　心包

1. 纤维心包 fibrous pericardium　为心包外层，是坚韧的结缔组织囊，上方与出入心的大血管外膜相移行，下方与膈的中心腱愈着。纤维心包可防止心过度扩张，以保持血容量相对恒定。

2. 浆膜心包 serous pericardium　薄而光滑，位于纤维心包的内面，可分为脏、壁两层。脏层紧贴在心肌的表面，即心外膜；壁层贴在纤维心包的内面。脏、壁两层在出入心的大血管

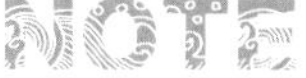

根部相互移行，两层之间的潜在性腔隙称心包腔，内含少量浆液，起润滑作用，可减少心搏动时的摩擦。

第二节 动 脉

动脉 artery 是将血液由心室输送到全身各器官的血管，由心室发出，越分越细，终于毛细血管。根据所属循环途径，可分为肺循环的动脉和体循环的动脉。

动脉在器官外的分布具有以下基本规律：①动脉配布与人体结构相适应，左、右基本对称。②躯干部的动脉有壁支、脏支之分，壁支分布于体腔壁，脏支分布于内脏。③动脉在行程中，多居于身体的屈侧、深部或安全隐蔽的部位，常以最短距离到达所分布的器官，个别例外（如睾丸动脉）。④动脉配布的形式与器官的形态有关，容积易发生变化的器官（如胃、肠等），其动脉多在器官外形成弓状的吻合，再分支进入器官内部。位置固定的实质性器官（如肝、肾等），动脉多从其凹侧进入器官，进入处称为门。⑤动脉的口径有时不完全决定于它所供血器官的大小，而与该器官的功能有关，如肾。

动脉在器官内分布情况与器官的结构形式有关。在实质性器官可有放射型、纵走型和集中型分布；中空性或管状器官，其动脉呈纵行型、横行型或放射状分布。

一、肺循环的动脉

肺动脉干 pulmonary trunk 为肺循环的动脉主干，起自右心室，经主动脉起始部的前方向左后上方斜行，至主动脉弓的下方，分为左、右肺动脉。**左肺动脉** left pulmonary artery 较短，分 2 支进入左肺的上、下叶。**右肺动脉** right pulmonary artery 较长，分 3 支进入右肺上、中、下叶。左、右肺动脉在肺内反复分支，与支气管的分支伴行，到达肺泡壁，形成毛细血管网。

在肺动脉干分叉处稍左侧，有一纤维性的结缔组织索连于主动脉弓下缘，称**动脉韧带** arterial ligament，是胚胎时期动脉导管闭锁后的遗迹（图 6–4）。动脉导管若在出生后 6 个月尚未闭锁，则为先天性心脏病的一种，称动脉导管未闭。

知识链接

肺动脉高压（PAH）：是一种肺动脉压异常升高的疾病，可由左心疾病、先天性心脏病、缺氧性病变、肺血栓栓塞症等多种原因引起。患者早期可无自觉症状或仅出现原发疾病的临床表现，随着肺动脉压力升高，可出现劳力性呼吸困难、乏力、腹胀、心绞痛、晕厥等非特异性症状。肺动脉压升高可导致右心房和右心室肥厚、三尖瓣反流、肺动脉瓣闭锁不全等，严重时可导致右心衰竭。

二、体循环的动脉

主动脉 aorta 为体循环的动脉主干，起自左心室，分为升主动脉、主动脉弓和降主动脉三部分（图 6–19、20），每部分均有分支分布于身体相应部位。

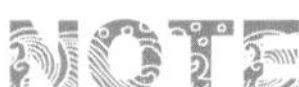

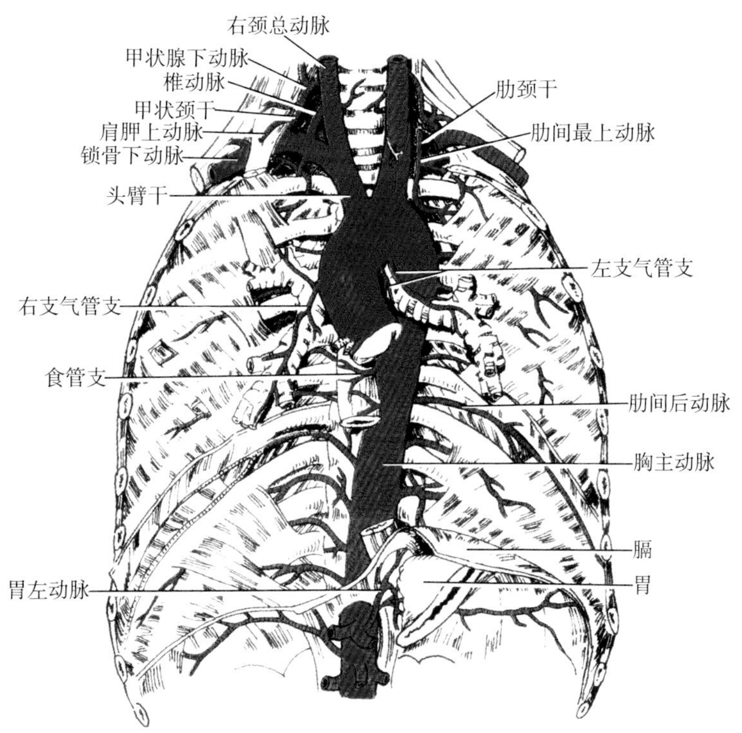

图 6-19　胸主动脉及其分支

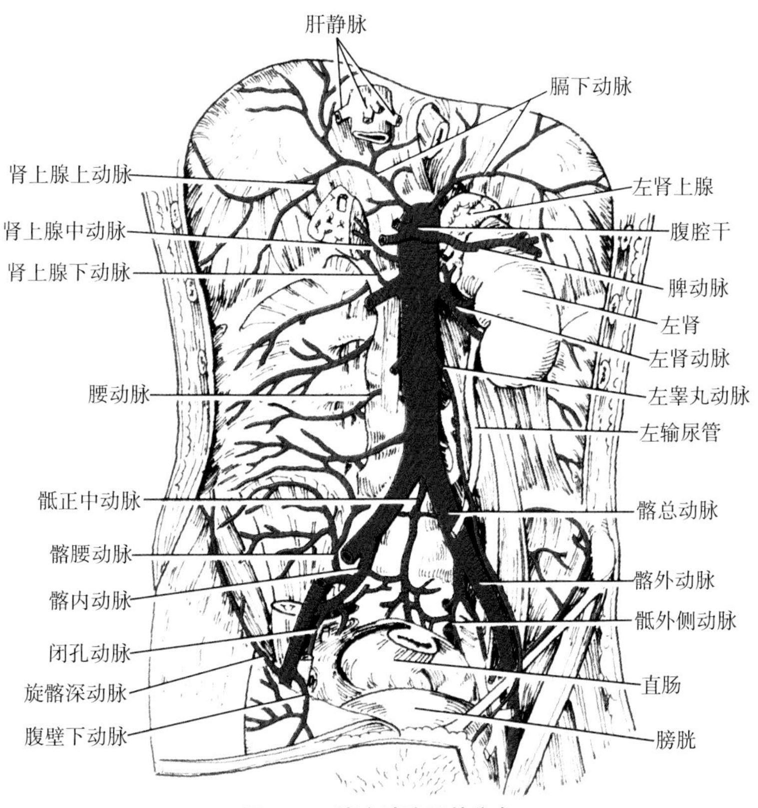

图 6-20　腹主动脉及其分支

（一）主动脉

1. 升主动脉 ascending aorta 于胸骨左缘后方平对第3肋间处，起自左心室的主动脉口，然后斜向右上至右侧第2胸肋关节处移行为主动脉弓。在升主动脉起始部的主动脉左、右窦分别发出左、右冠状动脉。

2. 主动脉弓 aortic arch 续于升主动脉，弓形弯向左后方跨过左肺根，到达第4胸椎体左侧，移行为降主动脉。

主动脉弓的凸面发出3大分支，由右向左依次为**头臂干** brachiocephalic trunk、**左颈总动脉** left common carotid artery 和**左锁骨下动脉** left subclavian artery。**头臂干**也称**无名动脉** innominate artery，较粗短，上行至右侧胸锁关节后分为右颈总动脉和右锁骨下动脉。

3. 降主动脉 descending aorta 接主动脉弓，沿脊柱前方下降，穿膈的主动脉裂孔入腹腔，下行至第4腰椎体下缘前方分为左、右髂总动脉。降主动脉以膈的主动脉裂孔为界，分为**胸主动脉** thoracic aorta 与**腹主动脉** abdominal aorta。

（二）头颈部的动脉

1. 颈总动脉 common carotid artery 是头颈部的主要动脉干，左侧起自主动脉弓，右侧起自头臂干。两侧颈总动脉均经胸锁关节后方，沿气管、喉和食管外侧上行于胸锁乳突肌深面，与外侧的颈内静脉、后方的迷走神经共同包被在颈动脉鞘内，至甲状软骨上缘水平，分为颈内和颈外动脉（图6–21）。

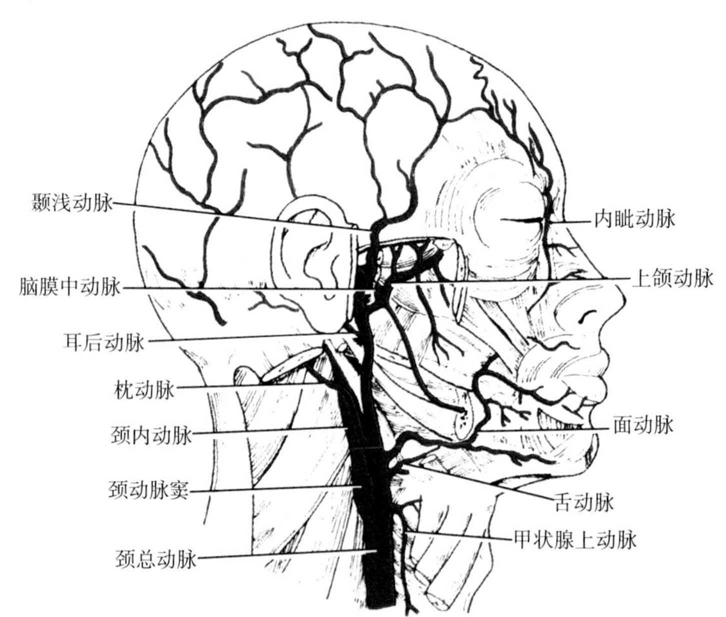

图6–21 颈外动脉及其分支

在颈总动脉分为颈内动脉和颈外动脉的分叉处有2个重要结构：

颈动脉窦 carotid sinus 为颈总动脉末端及颈内动脉起始部的膨大，窦壁外膜较厚，其中有感受压力的神经末梢，称压力感受器。当血压改变（升高或降低）时，窦壁承受压力随之改变，可反射性地改变心率和末梢血管口径，以调节血压。

颈动脉小球 carotid glomus 是一个扁卵圆形小体，借结缔组织连于颈总动脉分叉处后方，属化学感受器，感受血液中二氧化碳分压、氧分压和氢离子浓度变化。当血二氧化碳分压升高或氧分压降低时，反射性地促使呼吸加深加快，以保持血液中氧气和二氧化碳含量的平衡。

NOTE

2. 颈外动脉 external carotid artery 自颈总动脉发出后，先行于颈内动脉前内侧，后从前方再转至其外侧，经二腹肌后腹和茎突舌骨肌深面上行，穿腮腺至下颌颈分为颞浅动脉和上颌动脉两终支。分支分布于颈部、头面部和脑膜等处（图 6–21），主要分支有：

（1）**甲状腺上动脉** superior thyroid artery 自颈外动脉起始部发出，行向前下方，分布于喉和甲状腺上部。

（2）**舌动脉** lingual artery 平舌骨水平起于颈外动脉，行向前内，经舌骨舌肌深面，分布于舌、舌下腺和腭扁桃体等。

（3）**面动脉** facial artery 在舌动脉稍上方约平下颌角，起于颈外动脉，向前经下颌下腺深面至咬肌前缘，绕下颌骨下缘至面部，沿口角和鼻翼外侧至内眦，改称为内眦动脉，沿途分支分布于下颌下腺、腭扁桃体和面部的肌与皮肤等。

面动脉在咬肌前缘和下颌骨下缘交界处位置表浅，可触及搏动，当面部出血时，此处可作为压迫止血点。

（4）**颞浅动脉** superficial temporal artery 穿腮腺上行于外耳门前方及颧弓根部浅面，至颞部皮下。其分支分布于腮腺和颞、顶、额部软组织。

（5）**上颌动脉** maxillary artery 于下颌颈深面向前入颞下窝，沿途分支分布至牙及牙龈、鼻腔、腭、颊、咀嚼肌等处。主要分支有：①**脑膜中动脉** middle meningeal artery，在下颌颈深面发出，向上穿棘孔进入颅中窝，分前、后两支分布于颅骨和硬脑膜。前支较大，经翼点内面，故翼点骨折可伤及该支，引起硬脑膜外血肿。②**下牙槽动脉** inferior alveolar artery，向前下经下颌孔进入下颌管，自颏孔穿出后移行为颏动脉，分布于下颌骨、下颌牙及其牙龈等处。

3. 颈内动脉 internal carotid artery 自颈总动脉发出后，垂直上升至颅底，经颈动脉管进入颅腔，在颅外无分支，颅内分支分布至脑、视器。

4. 锁骨下动脉 subclavian artery 左侧起于主动脉弓，右侧起于头臂干，从胸锁关节后方斜向外上至颈根部，呈弓状经胸膜顶前方，穿斜角肌间隙，至第 1 肋外缘续为腋动脉。以前斜角肌为标志，锁骨下动脉分为 3 段。第 1 段为前斜角肌内侧部分，第 2 段为该肌所覆盖部分，第 3 段为该肌外侧至第 1 肋上缘之间部分（图 6–22）。

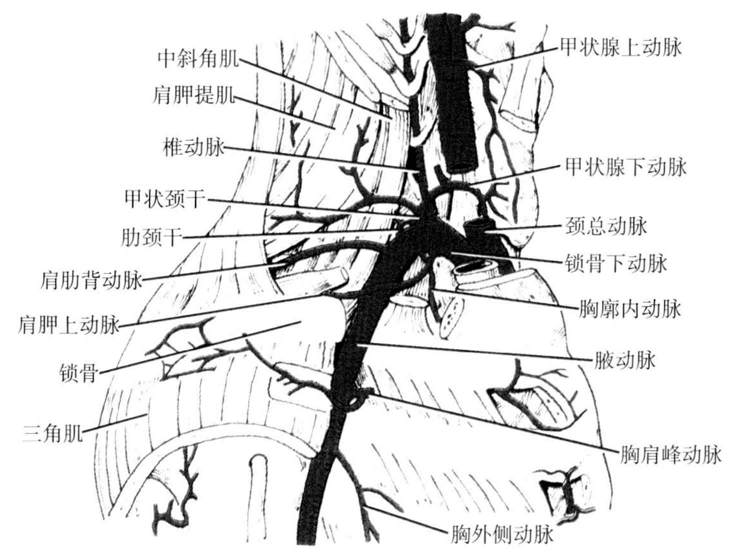

图 6–22 锁骨下动脉及其分支

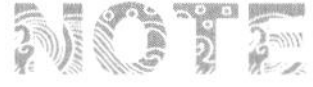

锁骨下动脉主要分支有：

（1）**椎动脉** vertebral artery 于前斜角肌内侧起自锁骨下动脉，上行穿过第 6~1 颈椎横突孔，经枕骨大孔进入颅后窝，左、右椎动脉会合，形成基底动脉。分支主要供应脑和脊髓（详见神经系统）。

（2）**胸廓内动脉** internal thoracic artery 自椎动脉起始处的对侧发出，向下进入胸腔，经第 1 ～ 7 肋软骨后方，距胸骨外侧缘约 1.2cm 下行，发出 6 条肋间前支，至第 6 肋间隙附近移行为**腹壁上动脉**，穿膈进入腹直肌鞘，分布于膈和腹直肌。

（3）**甲状颈干** thyrocervical trunk 为一短干，在前斜角肌内侧附近起始，其分支主要有：①**甲状腺下动脉**，分布于甲状腺、咽和食管、喉和气管等处。②**肩胛上动脉**，分布于冈上、下肌等处。

此外，锁骨下动脉还发出肋颈干，分布于颈深肌和第 1、2 肋间隙。肩胛背动脉分布于背部肌肉。

（三）上肢的动脉

1. 腋动脉 axillary artery 在第 1 肋外缘续于锁骨下动脉，行于腋窝深部，至大圆肌下缘移行为肱动脉。腋动脉的主要分支有（图 6–23）：

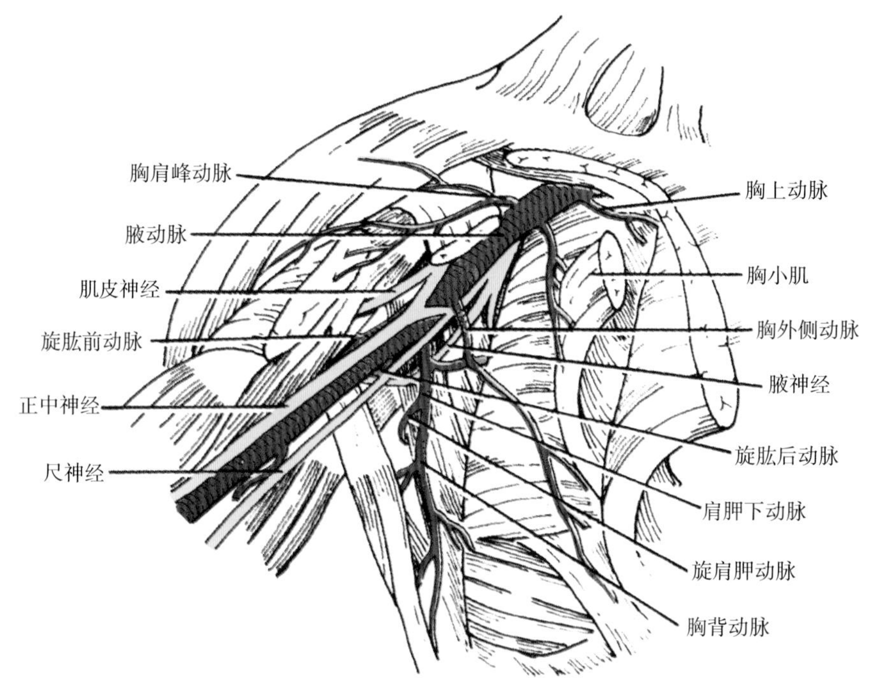

图 6–23 腋动脉及其分支

（1）**胸上动脉** 至第 1、2 肋间隙。

（2）**胸肩峰动脉** thoracoacromial artery 在胸小肌上缘处起于腋动脉，分支至胸大肌、胸小肌、三角肌和肩关节。

（3）**胸外侧动脉** lateral thoracic artery 沿胸小肌下缘行走，分布于前锯肌、胸大肌、胸小肌和乳房。

（4）**肩胛下动脉** subscapular artery 在肩胛下肌下缘发出，行向后下，分为**胸背动脉**和**旋肩胛动脉**。前者至背阔肌、前锯肌；后者至冈下窝，分布于冈下肌群、肩胛下肌。

（5）**旋肱前动脉** anterior humeral circumflex artery　经肱骨外科颈前方至肩关节和邻近肌肉。

（6）**旋肱后动脉** posterior humeral circumflex artery　伴腋神经绕肱骨外科颈至三角肌、肩关节等处。

2. 肱动脉 brachial artery（图 6-24、25） 自大圆肌下缘续于腋动脉，沿肱二头肌内侧沟行至肘窝，平桡骨颈处分为尺动脉、桡动脉。肱动脉全程位置表浅，易扪及其搏动，在肘关节稍上方最明显，是测量血压时的听诊部位。其最主要的分支为**肱深动脉** deep brachial artery，与桡神经伴行，分布于肱三头肌和肱骨，并参与肘关节网的组成。

3. 桡动脉 radial artery（图 6-25） 起自肱动脉，在前臂上部行于肱桡肌深面，在前臂下部行于肱桡肌与桡侧腕屈肌腱间，绕桡骨茎突转向手背，穿第 1 掌骨间隙至手掌深面（图 6-26），其终支与尺动脉掌深支构成掌深弓。桡动脉在腕关节上方位置表浅，可扪及搏动，为脉诊常用部位。桡动脉可出现行程异常，其主干在前臂中部绕到桡骨背面下行，中医学中的"反关脉"即为此异常桡动脉。分支除了分布于桡骨和前臂桡侧肌外，桡动脉还发出以下主要分支：

（1）**桡侧返动脉**　从桡动脉起始处发出，参与肘关节网。

（2）**掌浅支** superficial palmar branch　在腕关节前发出，穿鱼际肌或沿其表面行手掌，与尺动脉终支吻合成掌浅弓（图 6-25、27）。

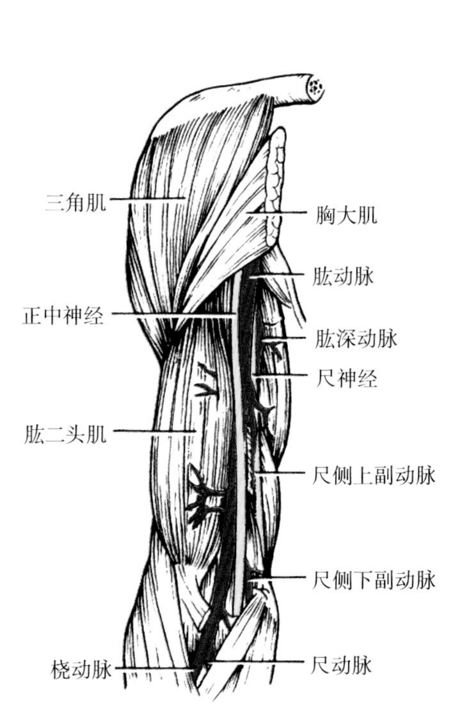

图 6-24　肱动脉及其分支

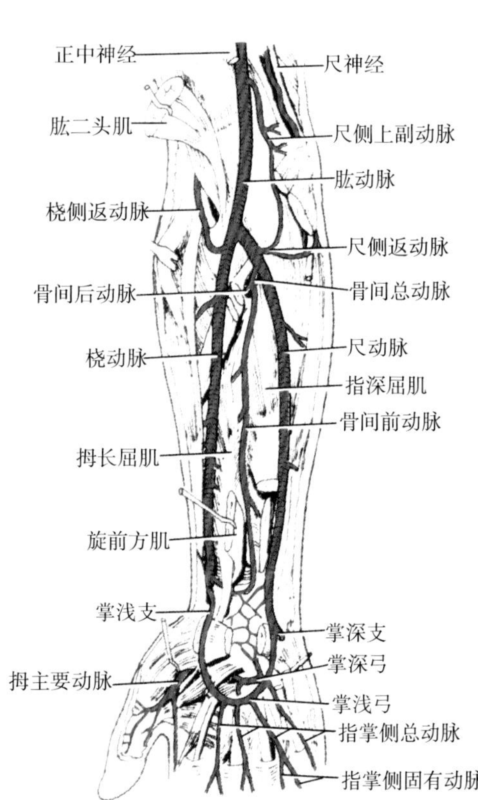

图 6-25　前臂的动脉（前面）

（3）**拇主要动脉** principal artery of thumb　于第 1 掌骨间隙内发出，分为 3 支，分布于拇指掌面的两缘和示指桡侧缘（图 6-28）。

4. 尺动脉 ulnar artery　起自肱动脉，在旋前圆肌深面，尺侧腕屈肌与指浅屈肌间下行，

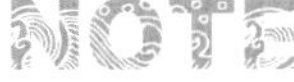

经豌豆骨桡侧至手掌，其终支在掌腱膜深面与桡动脉掌浅支吻合成掌浅弓（图 6–25、27、28）。除了分支分布于尺骨和前臂尺侧肌外，尺动脉还发出以下主要分支：

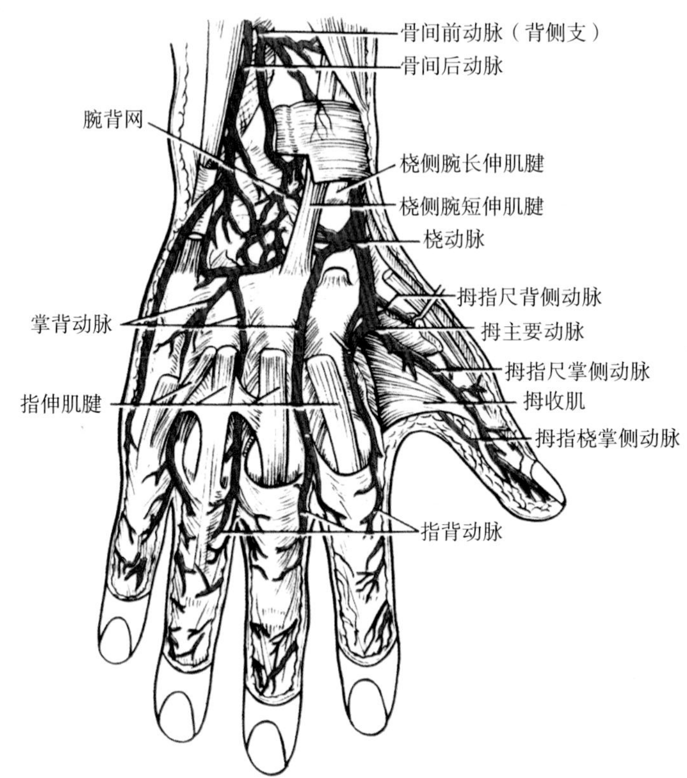

图 6–26　手的动脉（背侧）

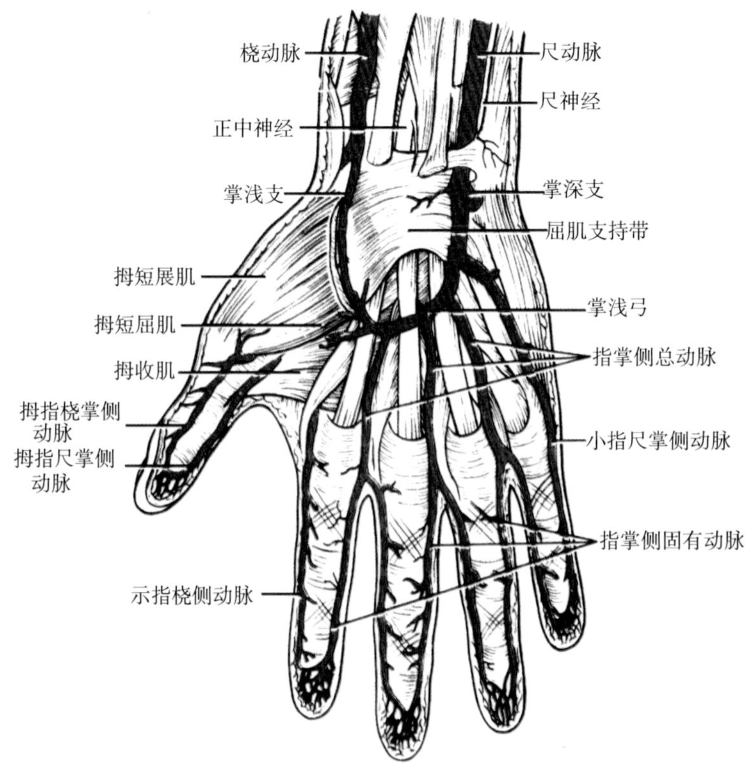

图 6–27　手的动脉（掌侧浅层）

（1）**骨间总动脉**　分为骨间前、后动脉，分别沿骨间膜前、后下行，沿途发出分支至前臂肌和尺、桡骨。

（2）**掌深支**　穿小鱼际肌至掌深部，与桡动脉终支吻合成掌深弓。

5. 掌浅弓　位于屈指肌腱浅层，由尺动脉终支与桡动脉掌浅支吻合而成，在弓的凸缘发出3条指掌侧总动脉和1条小指尺掌侧动脉（图6–27）。前者每条再分为2支指掌侧固有动脉至第2～5指的相对缘。后者分布于小指掌面尺侧缘。

6. 掌深弓　位于屈指肌腱深层，由桡动脉终支和尺动脉掌深支吻合而成，由弓的凸缘发出3条掌心动脉，沿第2～4掌骨间隙至掌指关节附近，分别与相应的指掌侧总动脉吻合（图6–28）。

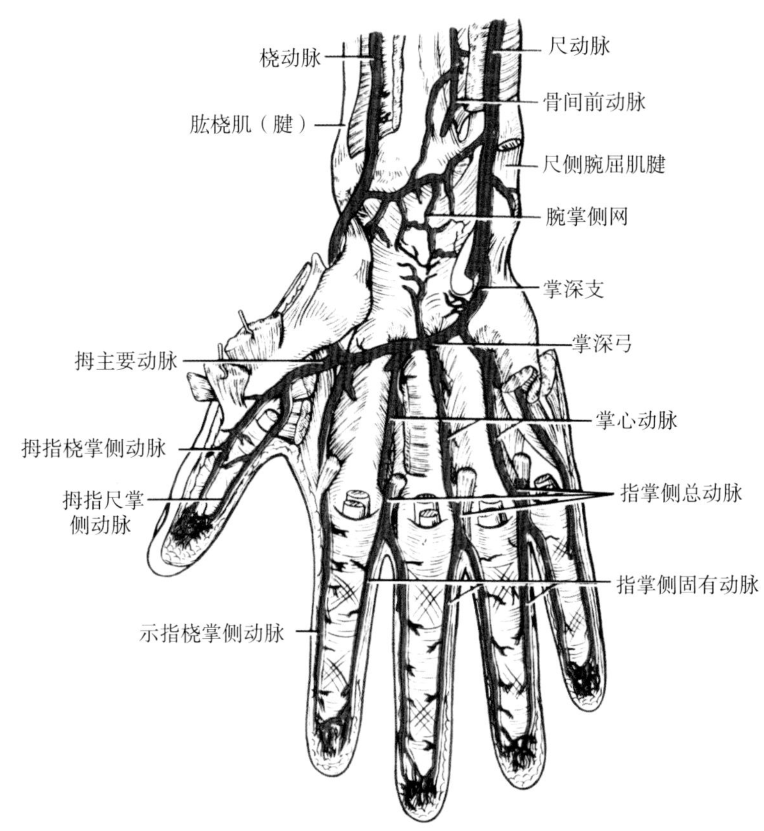

图6–28　手的动脉（掌侧深层）

（四）胸部的动脉

胸主动脉 thoracic aorta 是胸部的动脉主干，在第四胸椎体下缘接主动脉弓，先沿脊柱左侧，后逐渐转向其前方下行，穿膈的主动脉裂孔后移行为腹主动脉。胸主动脉的分支有壁支和脏支两类（图6–19）。

1. 壁支　主要包括9对**肋间后动脉**（走行于第3～11肋间隙）和一对**肋下动脉**（沿第12肋下缘走行），均由胸主动脉后壁发出，在脊柱两侧分为前、后两支，其中后支细小，分布于脊髓及其被膜、背部的肌和皮肤；前支在相应肋沟内前行，分布于第3肋间以下胸壁和腹壁上部，并与胸廓内动脉的肋间前支吻合（图6–19、29）。

2. 脏支　包括支气管支、食管支和心包支，均较细小，分布于气管、食管、心包等处。

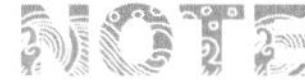

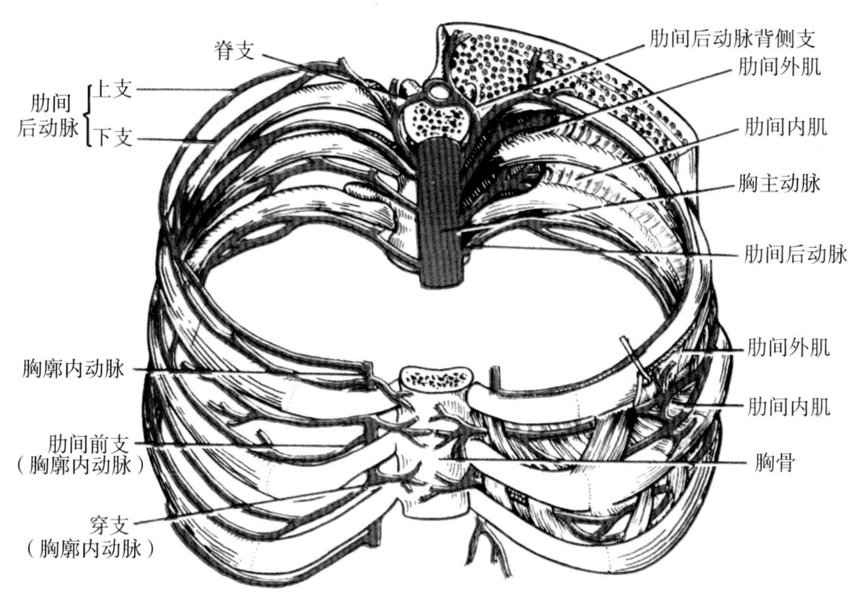

图 6-29 胸壁的动脉

（五）腹部的动脉

腹主动脉 abdominal aorta 是腹部的动脉主干（图 6-20），在膈的主动脉裂孔处续于胸主动脉，沿脊柱左前方下降，至第 4 腰椎下缘处分为左、右髂总动脉。其右侧有下腔静脉伴行，前方有肝左叶、胰、十二指肠水平部和小肠系膜根横过。腹主动脉的分支有壁支和脏支两类。

1. 壁支（图 6-20）

（1）**膈下动脉** 左、右各一支，起自腹主动脉的前壁，分布于膈的下面，并发出肾上腺上动脉至肾上腺。

（2）**腰动脉** 共 4 对，起自腹主动脉后壁，分布于腹后壁、腹侧壁、脊髓及其被膜。

（3）**骶正中动脉** 为一细支，起自腹主动脉下端分叉处后壁，沿骶骨前面下降，分布于盆腔后壁。

2. 脏支 可分为成对和不成对两类。

成对的脏支（图 6-20）包括：

（1）**肾上腺中动脉** middle suprarenal artery 约平第 1 腰椎，起自腹主动脉，分布于肾上腺。

（2）**肾动脉** renal artery 约在第 1 腰椎下缘，起自腹主动脉，横向外侧，行至肾门附近分前、后干经肾门入肾，再分支为肾段动脉，分布于肾实质。在进入肾门前还发出肾上腺下动脉至肾上腺，与肾上腺上、中动脉吻合。

（3）**睾丸动脉** testicular artery 细长，在肾动脉起点稍下方起自腹主动脉前壁，沿腰大肌前面行向外下，于第 4 腰椎水平跨输尿管前面，经腹股沟管深环进入腹股沟管，参与精索的组成，分布于睾丸和附睾。该动脉在女性为**卵巢动脉** ovarian artery，经卵巢悬韧带进入盆腔，分布于卵巢和输卵管。

不成对的脏支包括：

（1）**腹腔干** celiac trunk 为一粗短的动脉干，在膈的主动脉裂孔稍下方起自腹主动脉前壁，随即分为胃左动脉、肝总动脉和脾动脉 3 个分支（图 6-30、31）。腹腔干的分支主要分布于食管腹部至十二指肠的消化管和邻近的肝、胆囊、脾、胰。

NOTE

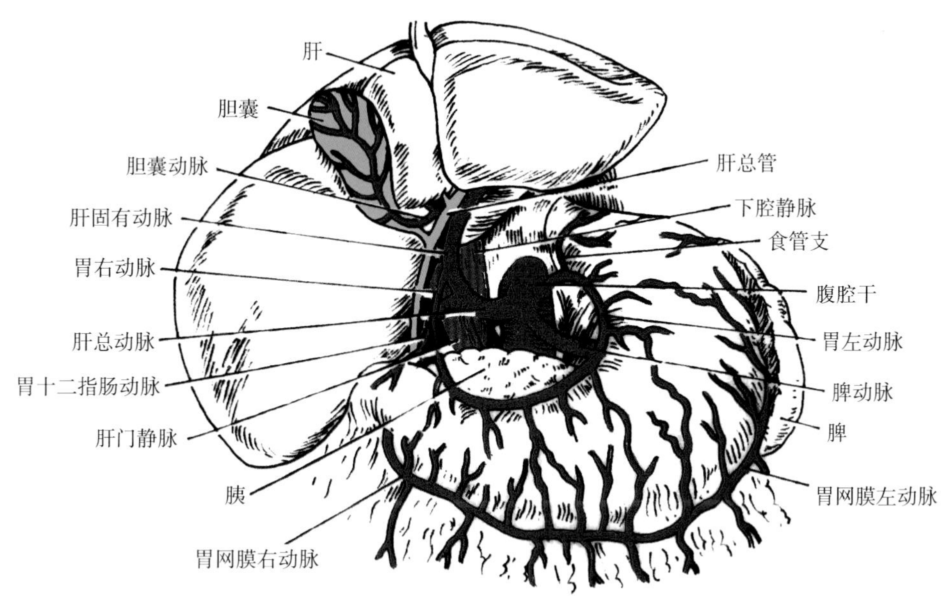

图 6–30　腹腔干及其分支（前面）

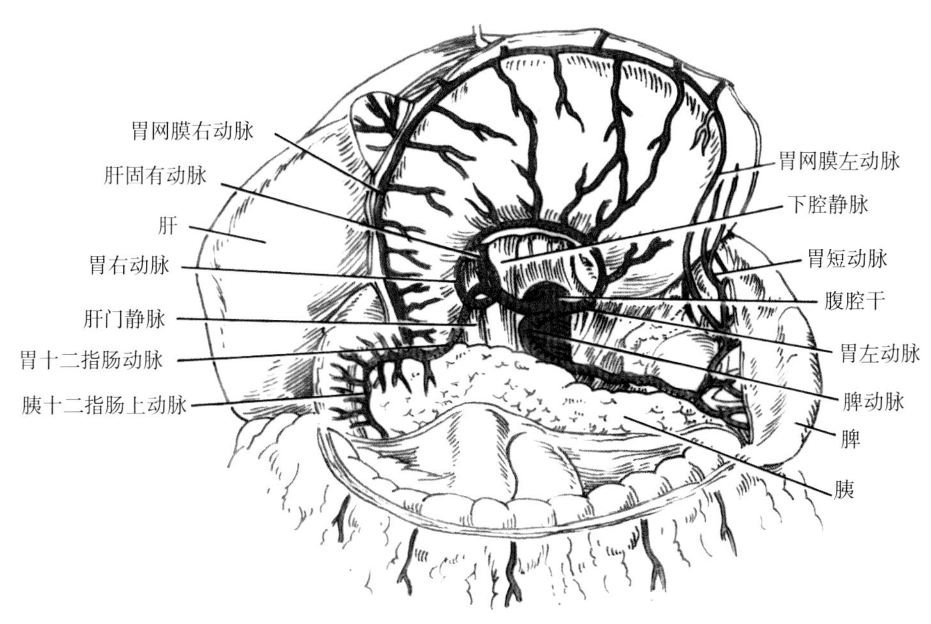

图 6–31　腹腔干及其分支（胃翻向上）

1）**胃左动脉** left gastric artery：较细，先行向左上方，至贲门附近沿胃小弯向右下，最终与胃右动脉吻合，沿途分支分布于食管腹部、贲门及小弯侧胃壁。

2）**肝总动脉** common hepatic artery：较粗大，发出后沿胰头上缘右行，至十二指肠上部的上方进入肝十二指肠韧带，分为肝固有动脉和胃十二指肠动脉。

①**肝固有动脉** proper hepatic artery：在肝十二指肠韧带内，门静脉前方及胆总管左侧上行至肝门附近，分为左、右支，分别进入肝左、右叶。右支在进入肝门前还发出**胆囊动脉** cystic artery，分布于胆囊。在肝固有动脉的起始部发出**胃右动脉** right gastric artery，经幽门上缘，沿胃小弯向左，与胃左动脉吻合，分支分布于十二指肠上部和胃小弯附近胃壁。

NOTE

②**胃十二指肠动脉** gastroduodenal artery：沿十二指肠上部后方下行，经幽门后方至幽门下缘处分为**胃网膜右动脉**和**胰十二指肠上动脉**，前者沿胃大弯向左走行，末端与胃网膜左动脉吻合，沿途分支分布于胃大弯侧胃壁和大网膜；后者又分为前、后两支，分别在胰头与十二指肠降部间的前、后方下行，与胰十二指肠下动脉吻合，沿途分支分布于胰头和十二指肠。

3）**脾动脉** splenic artery：较粗大，沿胰的上缘左行至脾门，分数支入脾。沿途发出数支胰支至胰体、胰尾，进入脾门前发出 3 ～ 5 条**胃短动脉**至胃底和 1 条**胃网膜左动脉**沿胃大弯向右行，最终与胃网膜右动脉吻合，分支分布于胃大弯侧胃壁和大网膜。

（2）**肠系膜上动脉** superior mesenteric artery　在腹腔干下方约 1 cm，平第 1 腰椎高度起自腹主动脉前壁，经胰头、胰体交界处后方下行，经胰和十二指肠之间进入肠系膜根部，斜行至右髂窝，分支分布于十二指肠至横结肠的消化管（图 6–32）。肠系膜上动脉的主要分支包括：

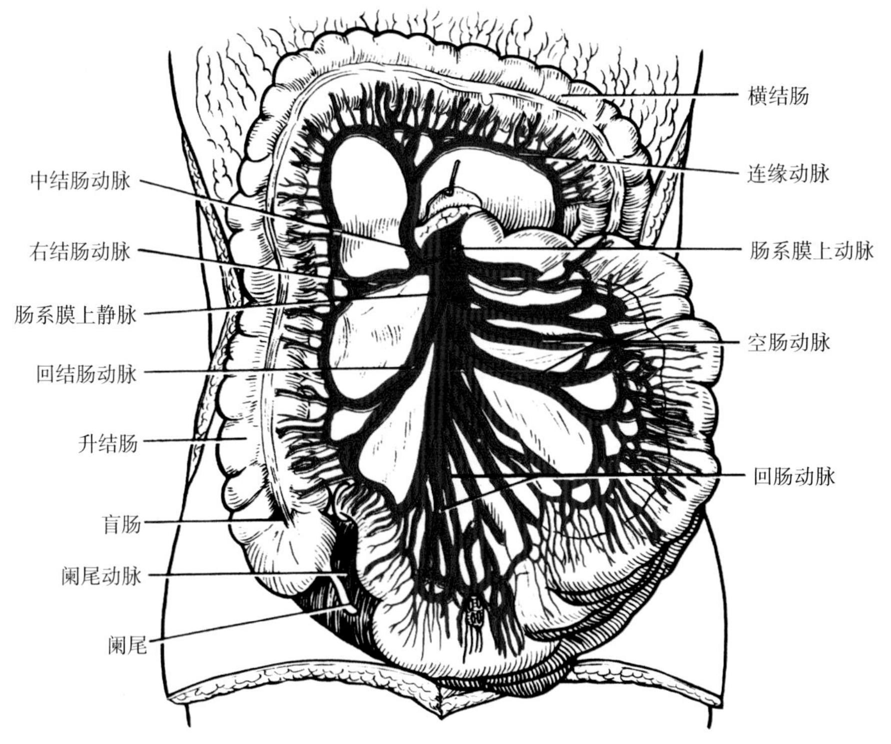

图 6–32　肠系膜上动脉及其分支

1）**胰十二指肠下动脉**：在胰头和十二指肠间分为前、后支上行，分别与胰十二指肠上动脉前、后支吻合，分支分布于胰和十二指肠。

2）**空肠动脉** jejunal arteries 和**回肠动脉** ileal arteries：常有 13 ～ 18 支，由肠系膜上动脉左侧壁发出，行于肠系膜内，反复分支并吻合成多级动脉弓（动脉弓在空肠多为 1 ～ 2 级，在回肠多为 3 ～ 5 级），最后一级弓发出直支进入肠壁，分布于空、回肠。

3）**回结肠动脉** ileocolic artery：为肠系膜上动脉终支，斜向右下行于壁层腹膜后方至盲肠附近，分支分布于回肠末端、盲肠、阑尾和升结肠。其中至阑尾的分支称**阑尾动脉** appendicular artery，由回肠末端后部进入阑尾系膜，分布于阑尾。

4）**右结肠动脉** right colic artery：在回结肠动脉上方起自肠系膜上动脉右侧壁，水平向右行于壁层腹膜后方，到达中结肠中部附近分为升、降支至升结肠，并与回结肠和中结肠动脉吻合。

5）**中结肠动脉** middle colic artery：通常在胰下缘起自肠系膜上动脉右侧壁，向前偏右侧进入横结肠系膜，分支分布于横结肠，并与左、右结肠动脉吻合。

（3）**肠系膜下动脉** inferior mesenteric artery　约在第3腰椎水平起自腹主动脉前壁，沿壁腹膜后方行向左下至左髂窝，进入乙状结肠系膜，终于直肠上部，分支分布于降结肠至直肠上部的消化管（图6–33）。肠系膜下动脉的主要分支包括：

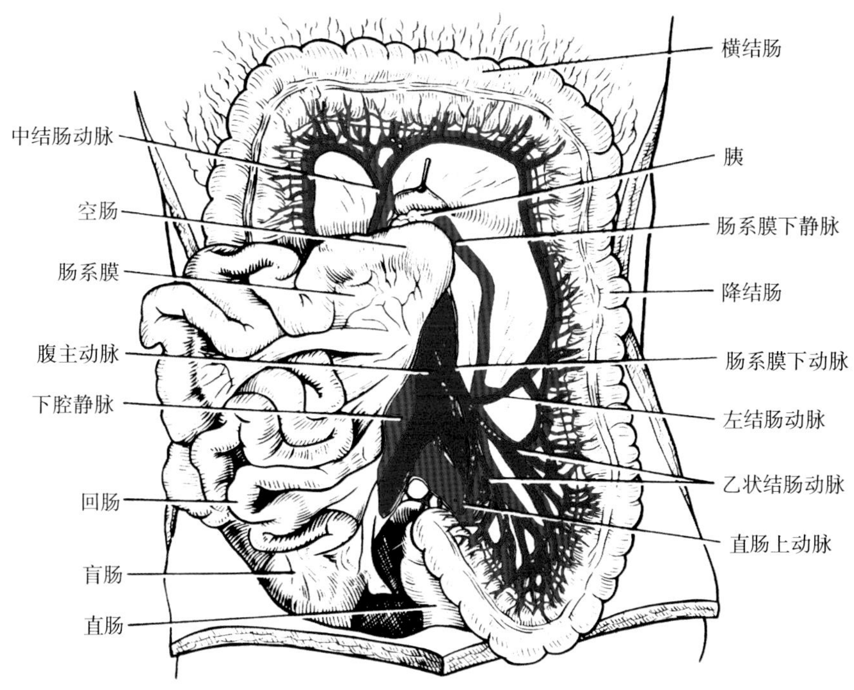

图6–33　肠系膜下动脉及其分支

1）**左结肠动脉** left colic artery：常为一支，横行向左，跨左侧输尿管前方至降结肠附近，分支分布于降结肠，并与中结肠和乙状结肠动脉吻合。

2）**乙状结肠动脉** sigmoid arteries：常为2～3支，斜向左下进入乙状结肠系膜，分支分布于乙状结肠，并与左结肠动脉吻合。

3）**直肠上动脉** superior rectal artery：为肠系膜下动脉的终支，在乙状结肠系膜内下降进入盆腔，分支沿直肠两侧下行，分布于直肠上部，并与直肠下动脉吻合。

（六）盆部的动脉

1. 髂总动脉 common iliac artery　左、右各一，平第4腰椎下缘由腹主动脉分出，沿腰大肌下行至骶髂关节前方分为髂内、外动脉，分别至盆部和下肢。

2. 髂内动脉 internal iliac artery　是盆部的动脉主干，沿盆腔侧壁下行，发出壁支和脏支，分布于盆腔壁和盆腔脏器（图6–34、35）。

（1）壁支

1）**闭孔动脉** obturator artery：沿骨盆侧壁行向前下，穿闭膜管至大腿内侧群肌和髋关节。

2）**臀上动脉和臀下动脉**：分别经梨状肌上、下孔穿出盆腔，分支分布于臀肌和髋关节。

此外，髂内动脉还发出髂腰动脉和骶外侧动脉，分支分布于髂腰肌、盆腔后壁和骶管内结构。

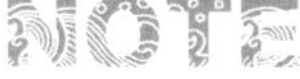

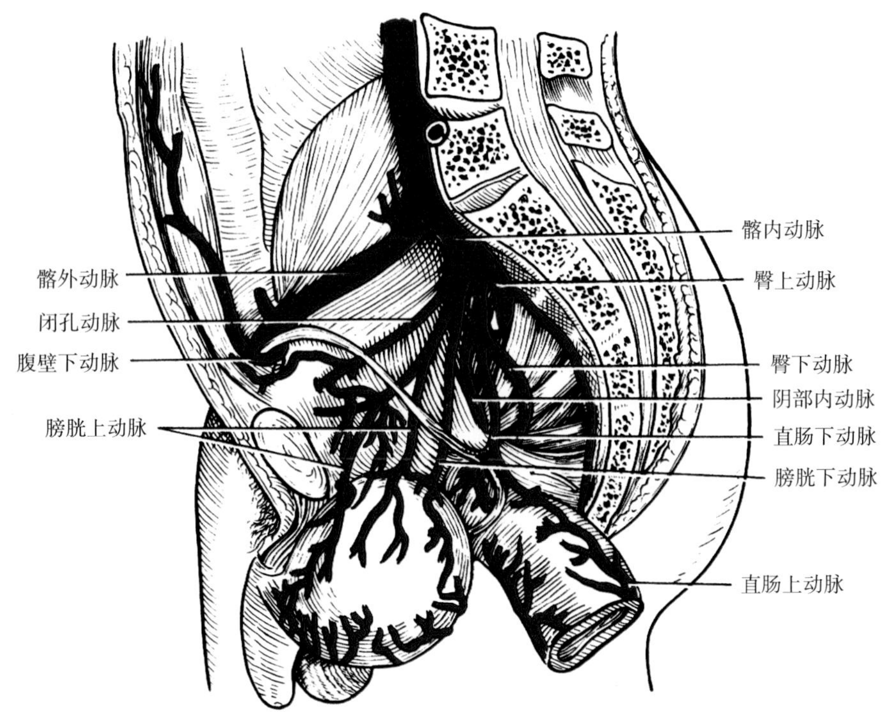

图 6-34 髂内、外动脉及其分支

（2）脏支

1）**脐动脉** umbilical artery：为胎儿时期的动脉干，出生后其远端闭锁形成脐内侧韧带（又称**脐动脉索**），近端未闭与髂内动脉相通，发出数支膀胱上动脉，分布于膀胱中、上部。

2）**膀胱下动脉** inferior vesical artery：男性分布于膀胱底、精囊腺、前列腺和输尿管末段；女性分布于膀胱底和阴道，与膀胱上动脉分支有较多吻合。

3）**直肠下动脉** inferior rectal artery：起点多，分布于直肠下部、肛管及邻近的前列腺（阴道）等处，与直肠上动脉和肛动脉吻合。

4）**子宫动脉** uterine artery：仅见于女性，沿盆腔侧壁下行，进入子宫阔韧带内，在子宫颈外侧约 2cm 处，跨输尿管前上方，至子宫颈分升、降两支，分布于子宫、阴道、输卵管和卵巢，并与卵巢动脉吻合。

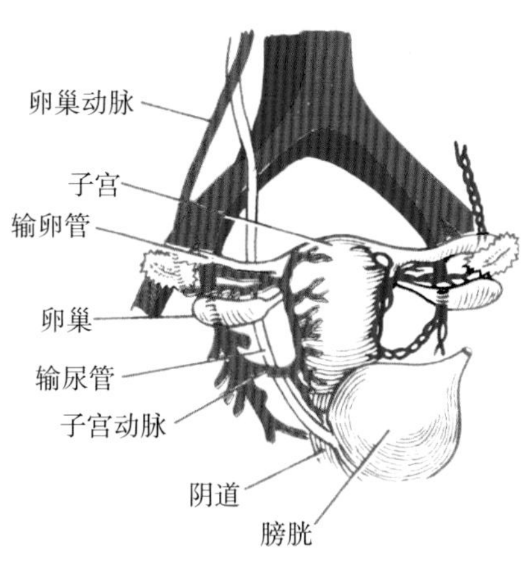

图 6-35 子宫动脉与输尿管的关系

5）**阴部内动脉** internal pudendal artery：沿梨状肌前方下行，经梨状肌下孔穿出盆腔，再经坐骨小孔至坐骨肛门窝，发出肛动脉、会阴动脉、阴茎（阴蒂）动脉等分支，分布于肛门、会阴和外生殖器等处（图 6-36）。

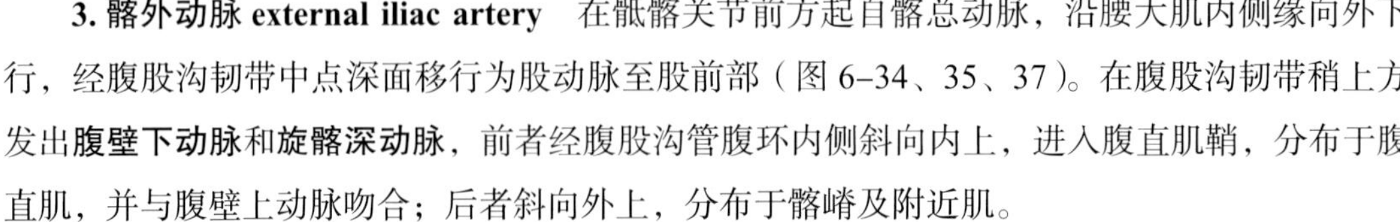

3. 髂外动脉 external iliac artery 在骶髂关节前方起自髂总动脉，沿腰大肌内侧缘向外下行，经腹股沟韧带中点深面移行为股动脉至股前部（图 6-34、35、37）。在腹股沟韧带稍上方发出**腹壁下动脉**和**旋髂深动脉**，前者经腹股沟管腹环内侧斜向内上，进入腹直肌鞘，分布于腹直肌，并与腹壁上动脉吻合；后者斜向外上，分布于髂嵴及附近肌。

NOTE

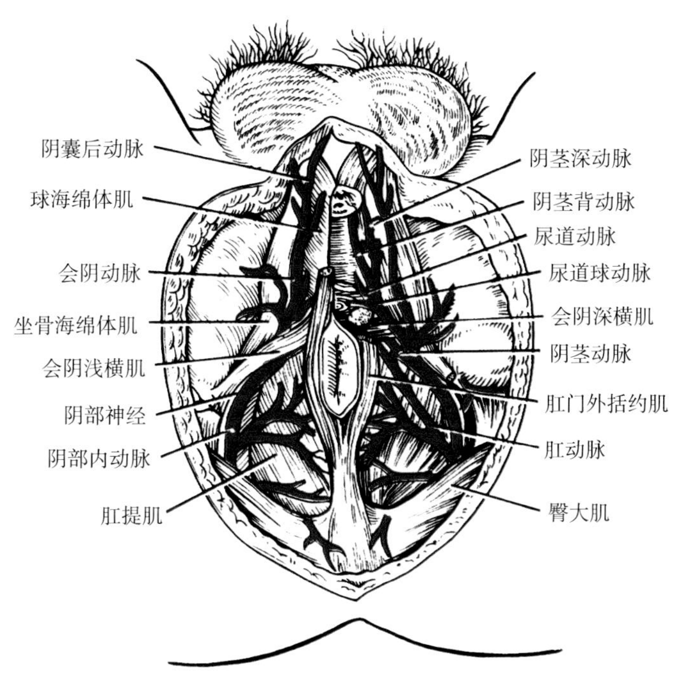

图 6–36　会阴部的动脉（男性）

（七）下肢的动脉

1. 股动脉 femoral artery（图 6–37） 在腹股沟韧带中点深面续于髂外动脉，行于股三角底部，其外侧有股神经，内侧有股静脉伴行，向下经收肌管至腘窝，移行为腘动脉。该动脉在股三角内段位置表浅，可触及搏动，其内侧为股静脉，亦可以其搏动作为静脉穿刺的标志。股动脉的主要分支包括：

（1）**股深动脉** deep femoral artery　在腹股沟韧带下方 2 ～ 5 cm 处，起自股动脉外侧壁或后壁，行向后内下，沿途发出旋股内侧动脉、旋股外侧动脉、穿动脉等多条分支，分布于大腿诸肌。

（2）**腹壁浅动脉和旋髂浅动脉**　分别至腹前壁下部和髂前上棘附近皮肤、浅筋膜等。

2. 腘动脉 popliteal artery（图 6–38） 在收肌腱裂孔处续于股动脉，在腘窝深面下行，至腘窝下

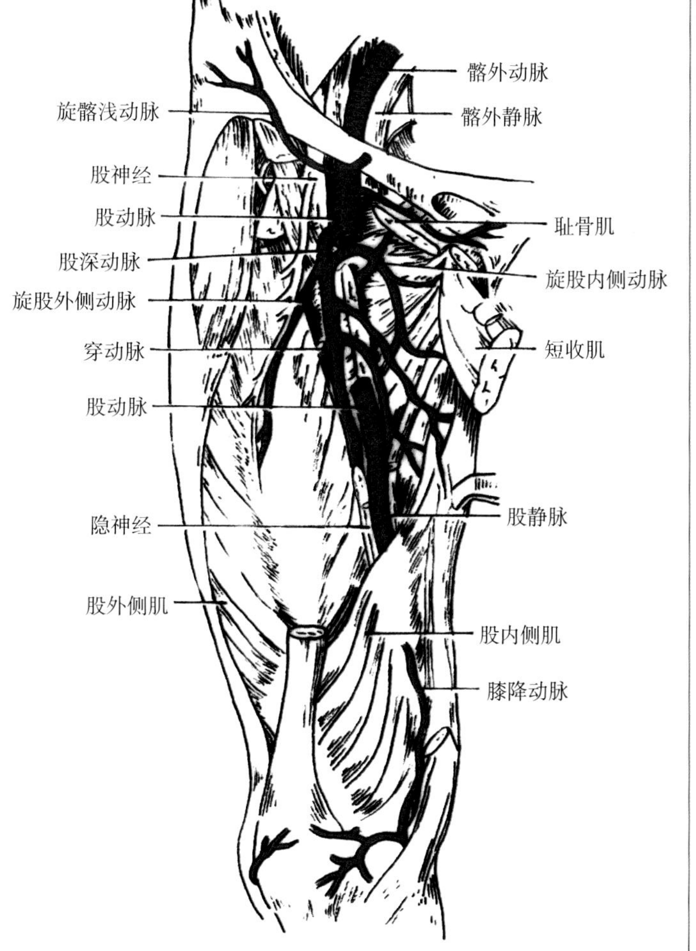

图 6–37　股动脉及其分支

角分为胫前动脉和胫后动脉，腘静脉和胫神经伴行在其浅面。腘动脉在腘窝内发出分支分布于邻近肌及膝关节，并参与构成膝关节网。

3. 胫后动脉 posterior tibial artery　为腘动脉的终支之一，沿小腿后群肌浅、深两层之间下行，经内踝后方进入足底，分为足底内侧动脉和足底外侧动脉（图 6–38）。胫后动脉在行程中分支分布于小腿后群、外侧群肌和足底结构。

4. 胫前动脉 anterior tibial artery　为腘动脉另一终支，穿小腿骨间膜上部裂孔至小腿前群肌深面，经踝关节前方到达足背，移行为**足背动脉**（图 6–39）。胫前动脉分支分布于小腿前群肌和足背，并参与构成膝关节网。

5. 足背动脉 dorsalis pedis of artery　在踝关节前方，内、外踝连线中点前下方，续于胫前动脉（图 6–39），前行至第 1 跖骨间隙处，分为足底深支及第 1 跖背动脉，参与构成足底弓，分支分布于跗骨、跗骨间关节、第 2 ～ 5 趾的相对缘和䠀趾两侧缘。足背动脉位置表浅，在体表可触及搏动，中医称趺阳脉。

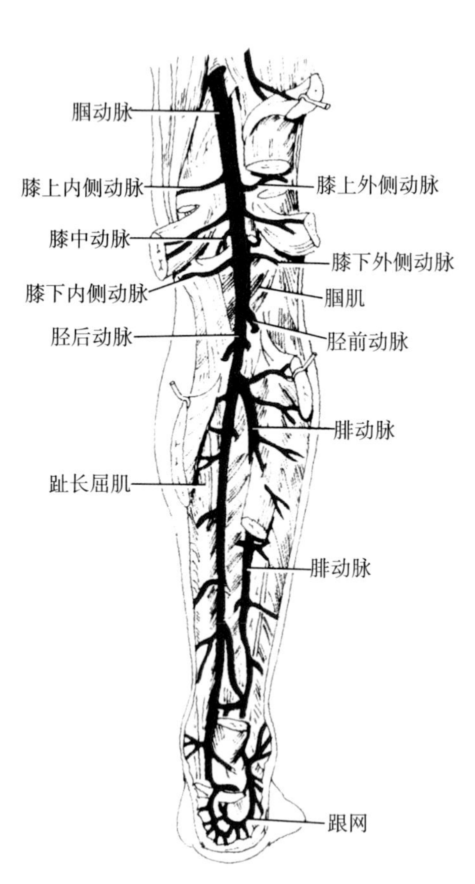

图 6–38　小腿的动脉（后面）

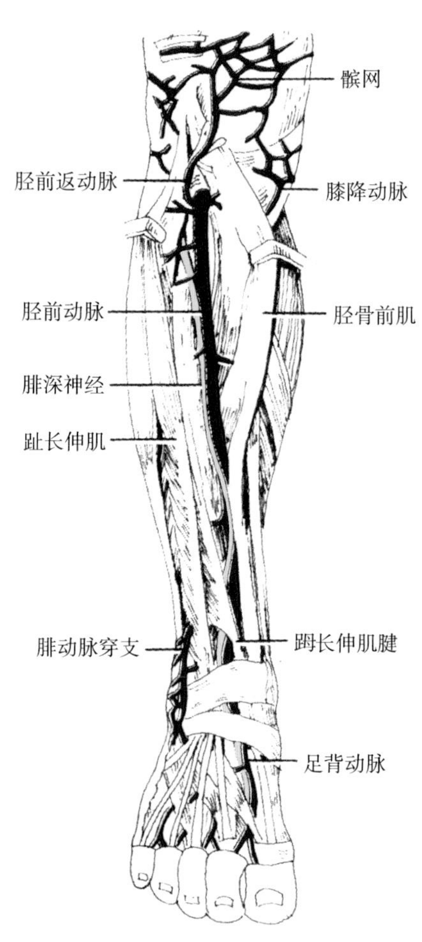

图 6–39　小腿的动脉（前面）

［附一］全身主要动脉的体表投影和止血部位

1. 颈总动脉和颈外动脉

（1）体表投影　取下颌角与乳突尖连线的中点，由此点至胸锁关节引一连线，为这两条动脉的投影。又以甲状软骨上缘为界，下方为颈总动脉，上方为颈外动脉。

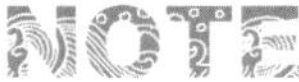

（2）摸脉点和止血部位　于环状软骨外侧可摸到颈总动脉的搏动，将动脉向后内方压迫于

第 6 颈椎横突上，可使一侧头部止血。

2. 面动脉

（1）体表投影　咬肌下端前缘至目内眦的连线。

（2）摸脉点和止血部位　在咬肌前缘下颌骨下缘处，可摸到搏动。将面动脉压向下颌骨，可使眼裂以下面部止血。

3. 颞浅动脉

摸脉点和止血部位　在外耳门前方、颧弓后端可摸到搏动，压迫该处可使颞部和头顶部止血。

4. 锁骨下动脉

（1）体表投影　胸锁关节到锁骨中点引一条凸向上的弧线，最高点在锁骨上缘 1~2cm。

（2）止血部位　于锁骨上窝中点向下压，将动脉压在第 1 肋上，可使肩和上肢止血。

5. 腋动脉和肱动脉

（1）体表投影　上肢外展 90°，手掌向上，由锁骨中点至肱骨内、外上髁连线中点稍下引一线，为这两条动脉的投影。背阔肌下缘以上为腋动脉，以下为肱动脉。

（2）摸脉点和止血部位　在肱二头肌内侧沟可摸到肱动脉的搏动；将其压向肱骨，可使压迫点以下的上肢止血。

6. 桡动脉

（1）体表投影　自肱骨内、外上髁连线中点稍下方至桡骨茎突的连线。

（2）摸脉点　在腕上方桡侧腕屈肌腱外侧，可摸到搏动，为主要摸脉点。中医在此切脉，此处也是计数脉搏的部位。

7. 尺动脉

（1）体表投影　自肱骨内上髁至豌豆骨桡侧缘连一线，该线的下 2/3 段为尺动脉下段的投影。自肱骨内、外上髁连线中点稍下方，向内下方引一条线至上述连线的上、中 1/3 交点处，为尺动脉上段的投影。

（2）止血部位　在腕横纹两端同时向深部压迫，可压住桡、尺动脉，使手部止血。

8. 掌浅弓和掌深弓

体表投影　自然握拳时，中指尖所指为掌浅弓投影，稍近侧为掌深弓投影。

9. 指掌侧固有动脉

止血部位　在手指根部两侧压向指骨，可使手指止血。

10. 股动脉

（1）体表投影　大腿外展外旋，自腹股沟中点至股骨内侧髁上方连一线，该线的上 2/3 为股动脉的投影。

（2）摸脉点和止血部位　在腹股沟中点稍下方可摸到股动脉搏动。将动脉压向耻骨上支，可使下肢止血。

11. 腘动脉

止血部位　在腘窝中加垫，屈膝包扎，可压迫腘动脉，使小腿和足部止血。

12. 胫前动脉和足背动脉

（1）体表投影　自胫骨粗隆与腓骨头连线中点起，经足背内、外踝中点，至第 1 跖骨间隙近侧部连一线，此线在踝关节以上为胫前动脉，踝关节以下为足背动脉的投影。

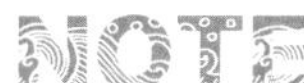

（2）摸脉点和止血部位　踇长伸肌腱外侧可摸到搏动，中医称趺阳脉。向下压迫可减轻足背出血。

13. 胫后动脉

（1）体表投影　自腘窝稍下方至内踝和跟骨结节连线的中点。

（2）摸脉点和止血部位　在内踝与跟骨结节之间可摸到搏动。将该动脉压向深部，可减轻足底出血。

［附二］体循环的动脉流注表（以下“A”表示动脉）

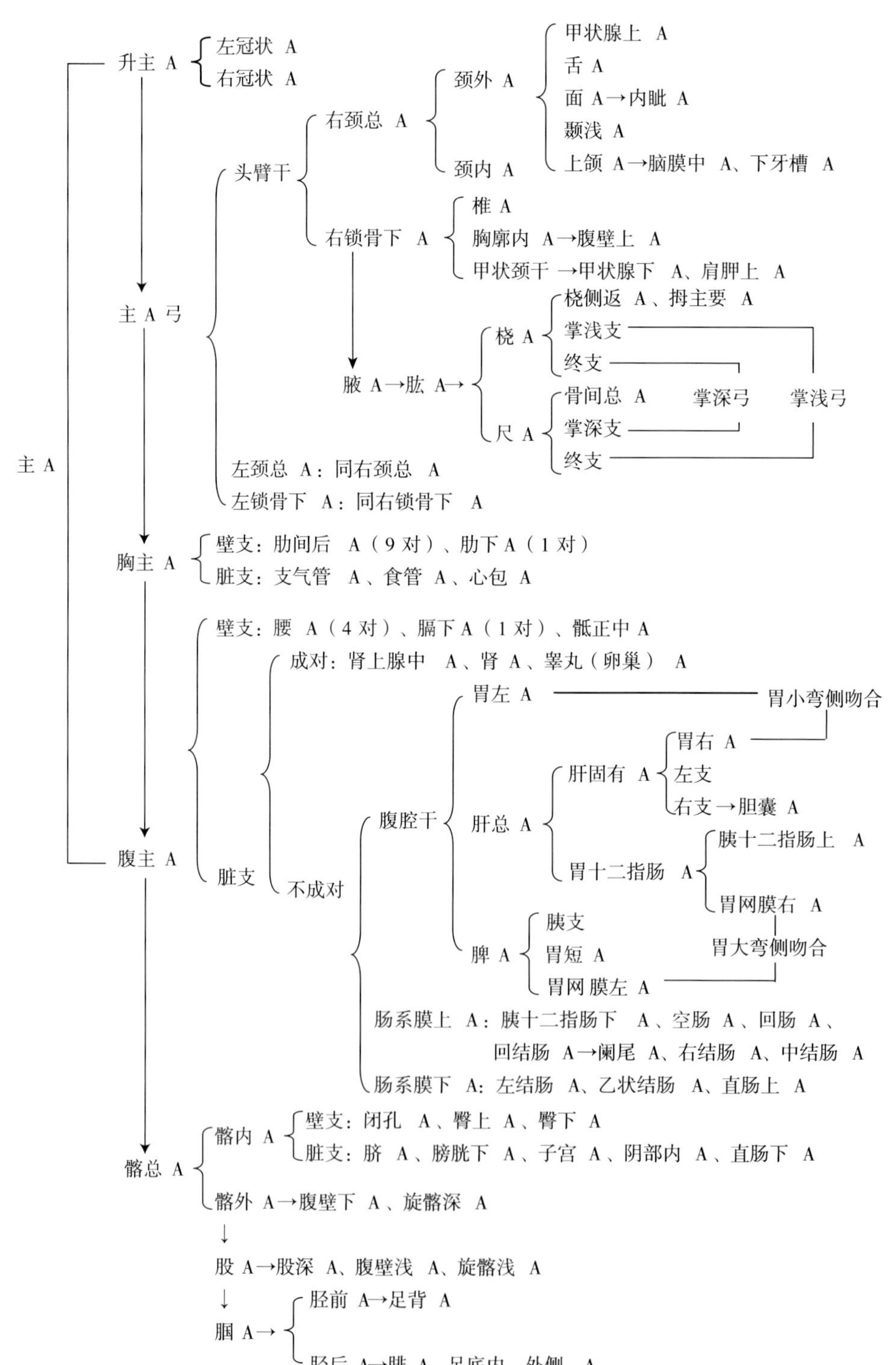

第三节　静　脉

一、肺循环的静脉

肺静脉 pulmonary vein 左、右各 1 对，分为左上、下肺静脉和右上、下肺静脉，起自肺门向内侧穿过纤维心包，将含氧丰富的动脉血输送回左心房。

二、体循环的静脉

体循环的静脉包括上腔静脉系、下腔静脉系和心静脉系（见心脏部分）（图 6-40）。

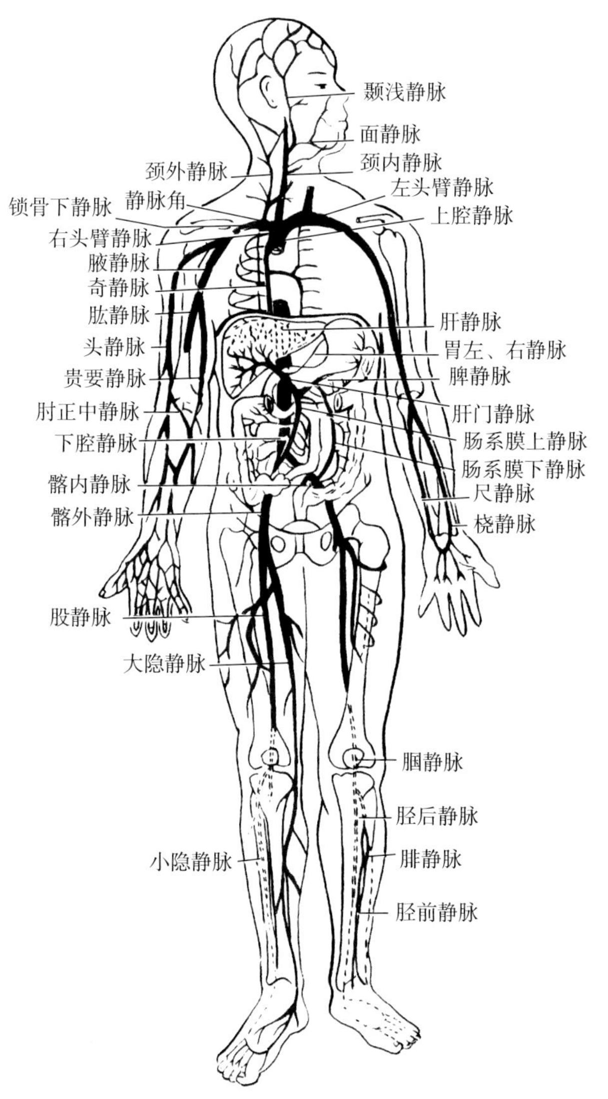

图 6-40　全身静脉模式图

（一）上腔静脉系

上腔静脉系由上腔静脉及其属支组成，收集头颈部、上肢、胸部（心和肺除外）的静脉血。

上腔静脉 superior vena cava 由左、右头臂静脉在右侧第 1 胸肋结合处的后方会合而成，并沿升主动脉的右侧下行，注入右心房。在注入右心房前，有奇静脉汇入（图 6-41、44）。

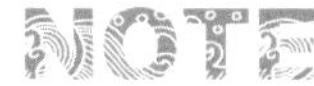

头臂静脉 brachiocephalic vein 左、右各一，是收纳头颈部及上肢静脉血的主干，由颈内静脉和锁骨下静脉在同侧的胸锁关节后方会合而成，会合处形成的夹角称**静脉角** venous angle，是淋巴导管注入静脉的部位。头臂静脉还直接收纳椎静脉、胸廓内静脉和甲状腺下静脉等属支。

1. 头颈部的静脉 主要有颈内静脉、颈外静脉和锁骨下静脉等（图 6-41、42）。

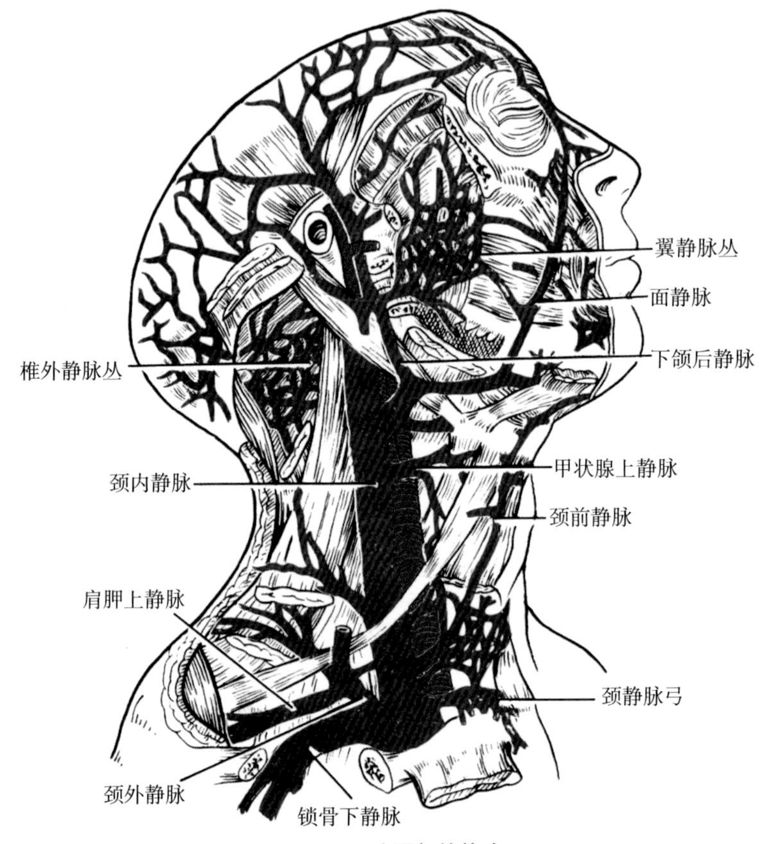

图 6-41 头颈部的静脉

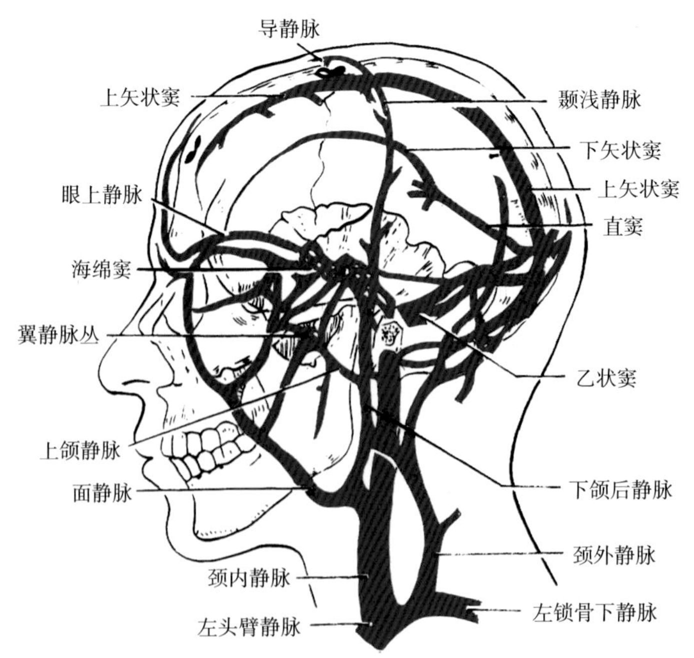

图 6-42 颅内、外静脉及其交通支

（1）**颈内静脉** internal jugular vein　于颅底颈静脉孔处续于乙状窦，在颈动脉鞘内沿颈内动脉、颈总动脉的外侧下行，至同侧胸锁关节的后方与锁骨下静脉会合，形成**头臂静脉**，有颅内属支和颅外属支两种。

1）颅内属支：通过硬脑膜窦收集脑、脑膜、视器等部位的静脉血（见神经系统）。

2）颅外属支：收纳咽、舌、甲状腺、面部和颈部的静脉血。这些静脉一部分直接注入颈内静脉，另一部分先会合成面静脉和下颌后静脉，再注入颈内静脉。

面静脉 facial vein 起自内眦静脉，伴面动脉下行，至下颌角下方与下颌后静脉前支汇成一短干，注入颈内静脉。面静脉经内眦静脉、眼静脉与颅内海绵窦相通。

知识链接

面部“危险三角”：指由口裂以及两侧口角至鼻根间连线所围成的三角形区域。该区域的面静脉缺乏静脉瓣，且经内眦静脉、眼静脉与颅内海绵窦相通，当此区发生化脓性感染时，若搔抓挤压或挑刺，可使病菌随血液逆行至颅内，导致颅内继发性感染，甚至危及生命，故临床上将此区域称为面部“危险三角区”。

下颌后静脉 retromandibular vein 由颞浅静脉和上颌静脉在腮腺内会合而成。在下颌角附近分为前、后两支，前支汇入面静脉后注入颈内静脉；后支与耳后静脉、枕静脉等会合成颈外静脉。

（2）**颈外静脉** external jugular vein　由下颌后静脉的后支与耳后静脉、枕静脉等会合而成，在胸锁乳突肌表面下行注入锁骨下静脉。颈外静脉浅居皮下，属于浅静脉（图 6–43）。右心衰竭的患者，因右半心血液输出量减少，造成体循环淤血，上腔静脉压升高，可致颈外静脉充血怒张。

（3）**锁骨下静脉** subclavian vein　由腋静脉越过第 1 肋外缘后延续而成，向内横过第 1 肋上面至胸锁关节后方与颈内静脉会合成头臂静脉（图 6–41、42）。锁骨下静脉因与深筋膜和第 1 肋骨骨膜紧密结合而位置固定，故临床上输液和心血管造影时常选其进行穿刺和插管。

2. 上肢的静脉　分深、浅两种，富含静脉瓣，深、浅静脉之间有许多交通支吻合。

（1）上肢的深静脉　均与同名动脉伴行，臂以下多为两条静脉伴一条动脉，到腋窝处合成一条腋静脉。腋静脉位于腋动脉前内侧，收纳上肢浅、深静脉的全部血液，在第 1 肋外缘延续成锁骨下静脉。

（2）上肢的浅静脉　位于皮下，不与动脉伴行。手背的浅静脉形成手背静脉网，再向上会合成尺侧的贵要静脉和桡侧的头静脉（图 6–43）。

1）**贵要静脉** basilic vein：起自手背静脉网尺侧，沿前臂尺侧上行至臂部肱二头肌内侧沟中份稍下方，穿过深筋膜，注入肱静脉或腋静脉。收纳手背和前臂尺侧浅层结构的静脉血。

2）**头静脉** cephalic vein：起自手背静脉网桡侧，沿前臂和臂的桡侧一路上行至肩，经三角肌和胸大肌间沟，穿过深筋膜，注入腋静脉或锁骨下静脉。收纳手背和前臂桡侧浅层结构的静脉血。

3）**肘正中静脉** median cubital of vein：位于肘窝皮下，变异较多，一般为一条，起自头静脉，斜向内上方连于贵要静脉。临床上常在此进行采血、输液或注射药物等。

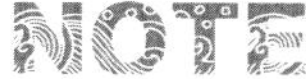

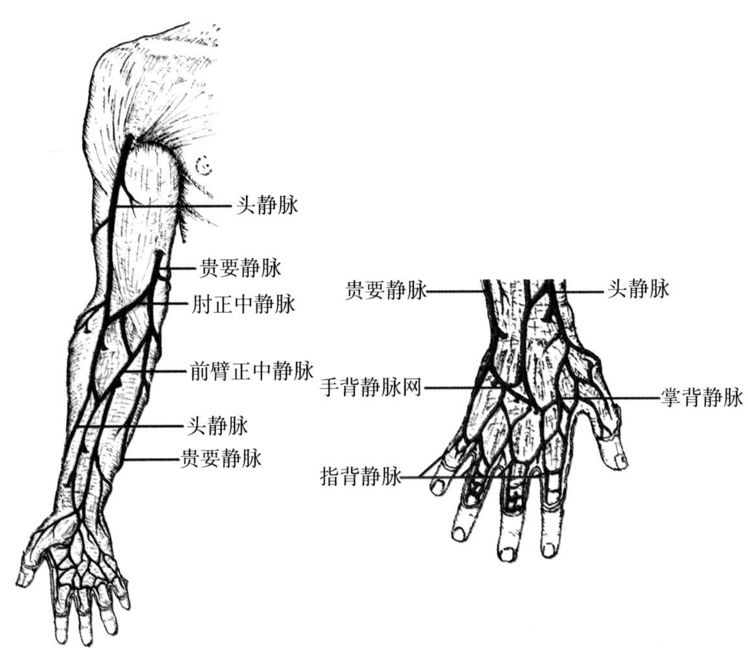

图 6–43 上肢的浅静脉

3. 胸部的静脉 主要有胸廓内静脉和奇静脉等。

（1）**胸廓内静脉** internal thoracic vein 由腹壁上静脉向上延续而成，与同名动脉伴行，注入头臂静脉，收纳同名动脉分布区的静脉血。

（2）**奇静脉** azygos vein 由右腰升静脉向上穿过膈延续而成，沿椎体右侧上行，至第 4 胸椎体高度向前跨越右肺根上方注入上腔静脉。奇静脉沿途收纳右肋间后静脉、半奇静脉、食管静脉、支气管静脉等（图 6–44）。由于奇静脉既与上腔静脉相连，又借右腰升静脉与下腔静脉相连，是上、下腔静脉系之间的重要交通途径之一。

（3）**半奇静脉** hemiazygos vein 由左腰升静脉向上穿过膈延续而成，沿椎体左侧上升至第 8 胸椎体高度，向右横过脊柱前方注入奇静脉。半奇静脉收纳左侧下部的肋间后静脉和副半奇静脉。

（4）**副半奇静脉** accessory hemiazygos vein 收纳左侧中、上部的肋间后静脉，沿椎体左侧下行，注入半奇静脉或跨过椎体前方向右注入奇静脉。

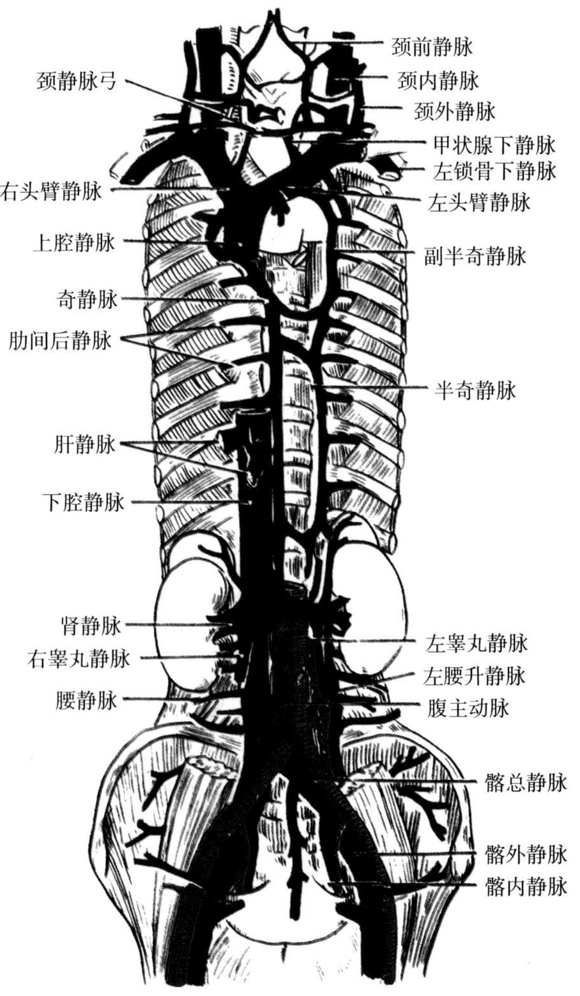

图 6–44 上腔静脉和下腔静脉

（二）下腔静脉系

由下腔静脉及其属支组成，收纳腹部、盆部和下肢的静脉血。

下腔静脉 inferior vena cava 由左、右髂总静脉在第 5 腰椎体右前方会合而成，沿腹主动脉右侧上行，穿过膈的腔静脉孔，注入右心房（图 6–44、45）。除左、右髂总静脉外，下腔静脉的属支分为壁支和脏支。壁支有 4 对腰静脉，每侧 4 条腰静脉之间有纵行的腰升静脉相连。脏支收纳腹腔脏器的静脉血。

髂总静脉 common iliac vein 由髂内静脉和髂外静脉在骶髂关节的前方会合而成，斜向内上方，至第 5 腰椎体右侧，左、右髂总静脉会合成下腔静脉（图 6–44、45）。

1. 下肢的静脉 下肢的静脉均有丰富的静脉瓣，分为深、浅两种，深、浅静脉之间有许多交通支吻合。

（1）下肢的深静脉 与同名动脉伴行，膝部以下一条动脉有两条同名静脉伴行，上行至腘窝会合成为一条腘静脉。腘静脉向上延续成股静脉，股静脉经腹股沟韧带深面延续成髂外静脉。

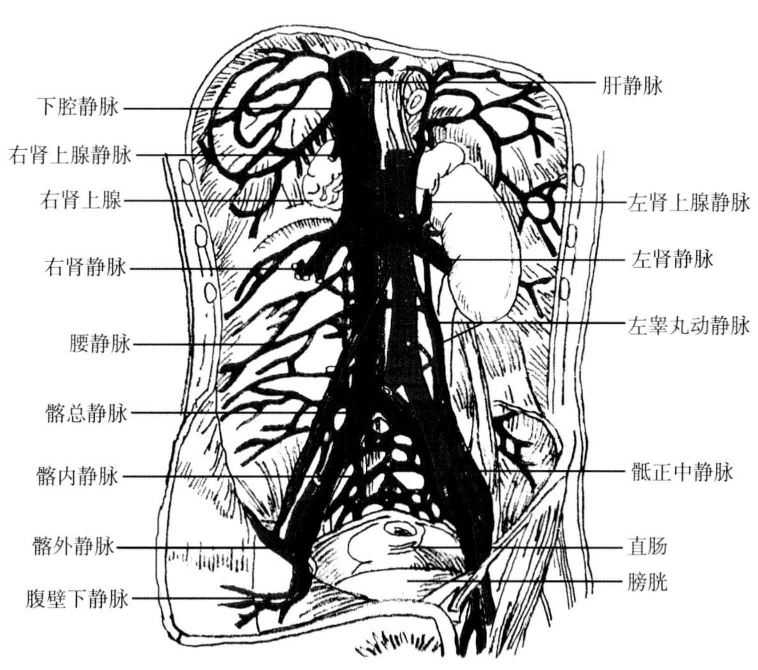

图 6–45 下腔静脉及其属支

（2）下肢的浅静脉 足背的皮下静脉会合成足背静脉弓，其两端向上分别延续成大隐静脉和小隐静脉（图 6–46）。

1）**大隐静脉** great saphenous vein：起自足背静脉弓的内侧端，经内踝前方，沿小腿内侧上行，经股骨内侧髁的后方，沿大腿前内侧上行，至耻骨结节外下方 3 ～ 4cm 处，穿隐静脉裂孔，注入股静脉。在注入股静脉前，还有腹壁浅静脉、旋髂浅静脉、阴部外静脉、股内外侧静脉等 5 条属支注入。大隐静脉在内踝前方位置浅表而恒定，临床上常在此行静脉穿刺或切开。

2）**小隐静脉** small saphenous vein：起自足背静脉弓的外侧端，经外踝的后方沿小腿后面中线上行，至腘窝中点穿深筋膜注入腘静脉。

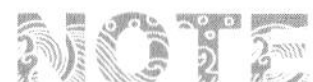

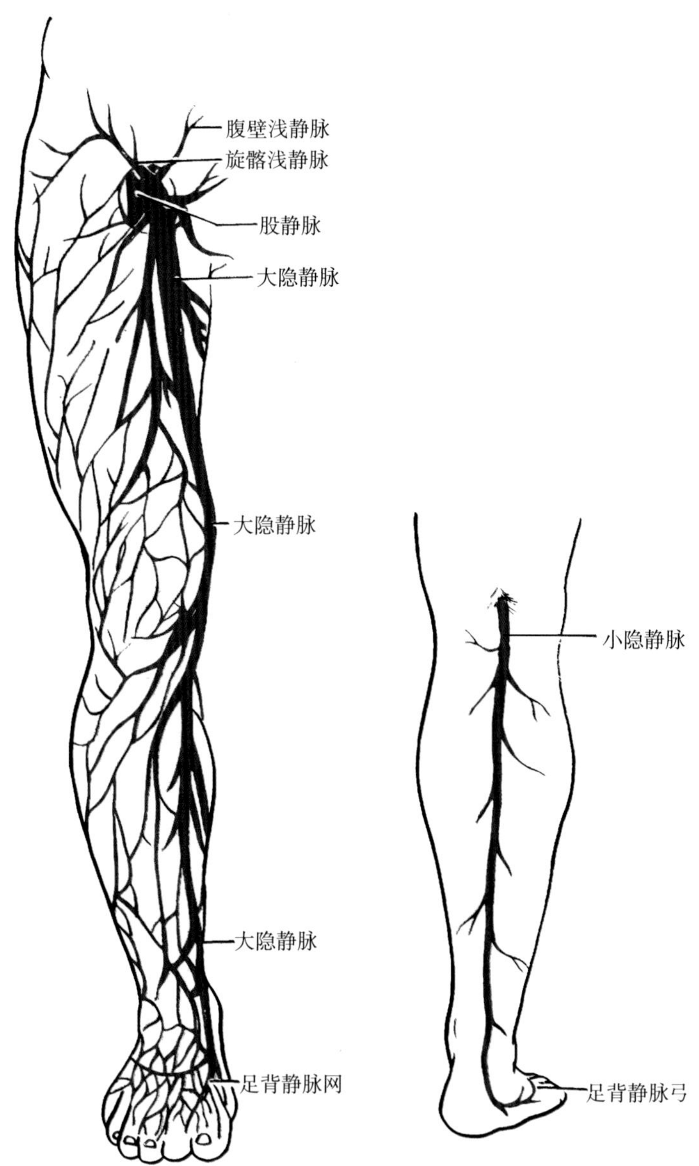

图 6-46　下肢的浅静脉

知识链接

单纯性下肢浅静脉曲张：常简称为“下肢静脉曲张”，顾名思义，其病变仅局限于下肢浅静脉，病变范围包括大、小隐静脉及其属支，绝大多数发生在大隐静脉，多由于静脉瓣膜功能不全导致浅静脉血反流，增加下肢静脉压力而引起，常见于长期从事站立工作和体力劳动的人群，如教师、司机、搬运工等。病变的浅静脉表现为隆起扩张，迂曲伸长如蚯蚓状。

2. 盆部的静脉　主要有髂内静脉和髂外静脉等。

（1）**髂内静脉** internal iliac vein　其属支分为壁支和脏支。

1）壁支：与同名动脉伴行，收纳同名动脉分布区的静脉血。

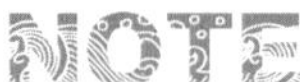

2）脏支：主要有直肠下静脉、阴部内静脉和子宫静脉，它们分别起自直肠静脉丛、阴部静脉丛和子宫阴道静脉丛。各静脉丛均位于脏器的周围，直肠静脉丛上部的血液经直肠上静脉注入肠系膜下静脉；直肠静脉丛下部的血液经直肠下静脉注入髂内静脉；肛管的血液经肛静脉、阴部内静脉注入髂内静脉（图 6–47）。

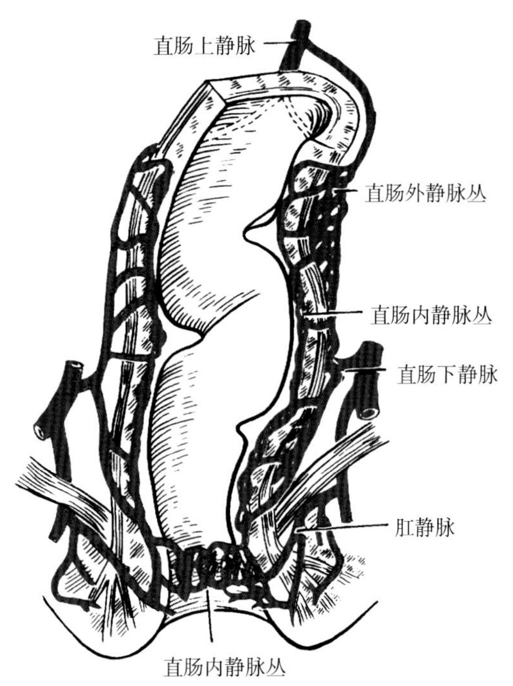

图 6–47　直肠和肛管的静脉

（2）**髂外静脉** external iliac vein　由股静脉经腹股沟韧带深面向上延续而成，行向内上与髂内静脉会合成髂总静脉。

3. 腹部的静脉

（1）腹前壁的静脉　包括浅静脉和深静脉两种。

1）腹前壁的浅静脉

①**胸腹壁静脉** thoracoepigastric vein：由腹前壁脐以上浅静脉向上会合而成，向外上方行至腋窝注入腋静脉。

②**腹壁浅静脉** superficial epigastric vein：由腹前壁脐以下浅静脉会合而成，向外下注入大隐静脉。

2）腹前壁的深静脉

①**腹壁上静脉** superior epigastric vein：与同名动脉伴行，向上延续为胸廓内静脉，注入头臂静脉。

②**腹壁下静脉** inferior epigastric vein：与同名动脉伴行，向外下注入髂外静脉。

（2）腹腔脏器的静脉　可分为成对的静脉和不成对的静脉两种。

1）成对的静脉：为来自腹腔成对脏器的静脉，都直接或间接注入下腔静脉。

①**睾丸静脉** testicular vein：起自睾丸和附睾，呈蔓状缠绕睾丸动脉，称蔓状静脉丛，向上逐渐会合成一条睾丸静脉，右侧以锐角直接注入下腔静脉，左侧以直角注入左肾静脉（图 6–45）。左睾丸静脉的注入形式是男性精索静脉曲张多发生在左侧的原因之一。在女性为**卵巢静脉** ovarian vein，起自卵巢静脉丛，其回流途径与男性相似。

②**肾静脉** renal vein：起自肾门，经肾动脉前方横行向内侧注入下腔静脉。

③**肾上腺静脉** suprarenal vein：右侧直接注入下腔静脉，左侧注入左肾静脉。

2）不成对的静脉：来自腹腔不成对脏器（肝除外）的静脉不直接注入下腔静脉，而是先会合成肝门静脉，经肝门入肝，在肝内反复分支最后注入肝血窦，与肝固有动脉的血液混合，再会合成 2 ～ 3 条肝静脉注入下腔静脉。

4. 肝门静脉系　由肝门静脉及其属支组成，收纳腹腔不成对脏器，如胃、小肠、大肠（至直肠中部）、胆囊、胰和脾等的静脉血。

（1）**肝门静脉** hepatic portal vein　是一条粗短的静脉干，长 6 ～ 8cm，由肠系膜上静脉和脾静脉在胰头后方会合而成，向右上方进入肝十二指肠韧带内，到达肝门，分左、右两支分别

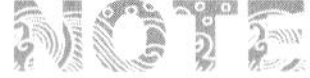

进入肝的左、右叶（图 6-48、49）。

（2）肝门静脉的主要属支

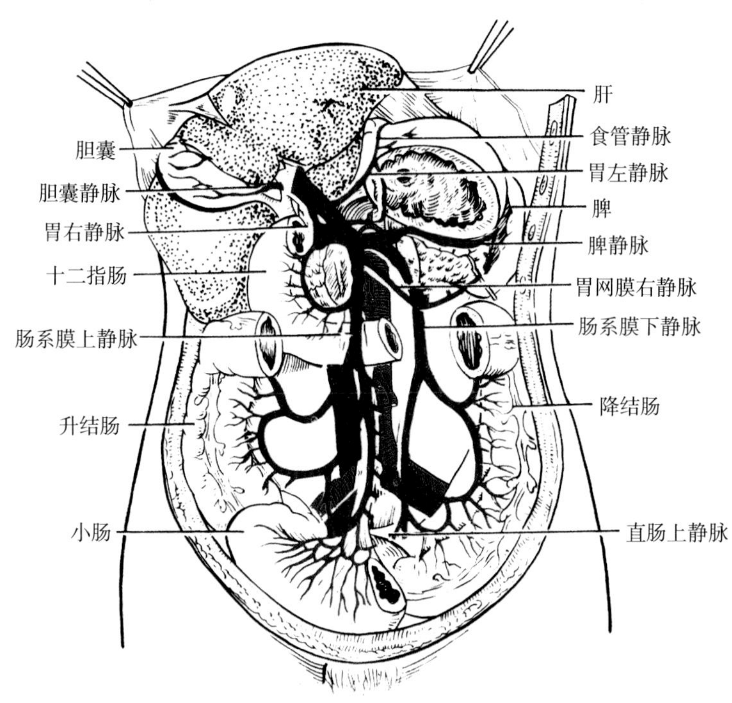

图 6-48　肝门静脉及其属支

1）**肠系膜上静脉** superior mesenteric vein：伴同名动脉右侧上行，收纳范围与肠系膜上动脉分布范围相同。

2）**脾静脉** splenic vein：与同名动脉伴行向右，收纳范围与脾动脉分布范围相同，通常还收纳肠系膜下静脉的静脉血。

3）**肠系膜下静脉** inferior mesenteric vein：大体上与同名动脉伴行，收纳范围与肠系膜下动脉分布范围相同，注入脾静脉。

4）**胃左静脉** left gastric vein：与同名动脉伴行，收纳食管腹部、胃贲门、胃小弯的静脉血，注入肝门静脉。

5）**胃右静脉** right gastric vein：与同名动脉伴行，注入肝门静脉。

6）**附脐静脉** paraumbilical veins：为数条细小的静脉，起自脐周静脉网，沿肝圆韧带走行，注入肝门静脉。

7）**胆囊静脉** cystic vein：收集胆囊壁的静脉血，可注入肝门静脉或其右支。

（3）肝门静脉的侧支循环　肝门静脉与一般静脉不同，它的始末两端均为毛细血管。一端始于胃、肠、胰、脾的毛细血管网，另一端终于肝血窦，且肝门静脉及其属支均缺乏静脉瓣，因此，当肝门静脉的血液按正常方向回流受阻（如肝硬化）时，可反向经肝门静脉与上、下腔静脉之间的吻合支回流右心房，这种循环称肝门静脉的侧支循环。正常情况下肝门静脉与上、下腔静脉之间的吻合支很小，血流量很少，但当肝门静脉回流受阻，压力增高时，这些吻合支可因血液逆流充盈而高度扩张，血流量增加，起疏导作用。

肝门静脉的侧支循环主要有以下三条途径（图 6-49）：

1）通过食管静脉丛：肝门静脉→胃左静脉→食管静脉丛→食管静脉→奇静脉→上腔静脉。

NOTE

由于大量血液经上述途径回流，可引起食管静脉丛高度曲张，一旦破裂，会引起急性上消化道出血（呕血）。

2）通过直肠静脉丛：肝门静脉→脾静脉→肠系膜下静脉→直肠上静脉→直肠静脉丛→直肠下静脉、肛静脉→髂内静脉→髂总静脉→下腔静脉。由于大量血液经上述途径回流，可引起直肠静脉丛曲张（痔），如破裂可引起便血。

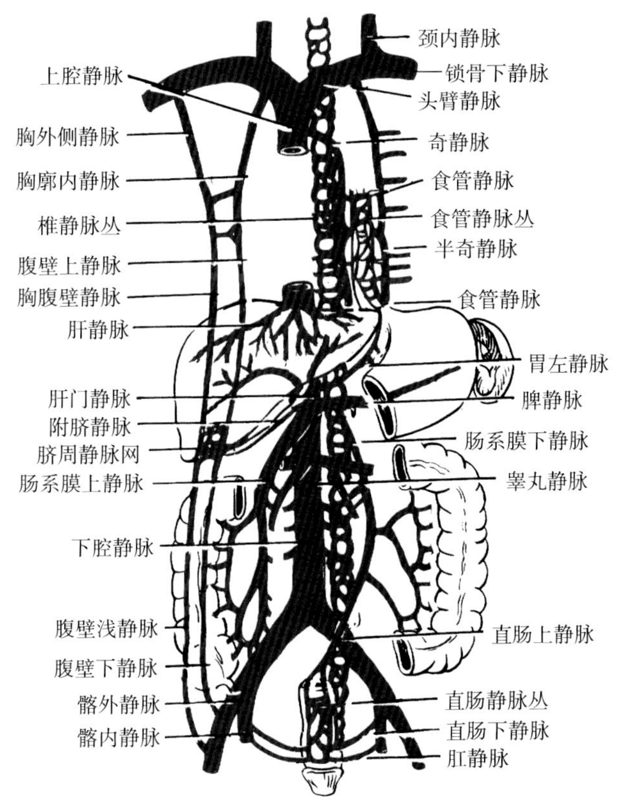

图 6–49　肝门静脉与上、下腔静脉间的交通支

3）通过脐周静脉网：肝门静脉→附脐静脉→脐周静脉网→上、下两条途径回流：

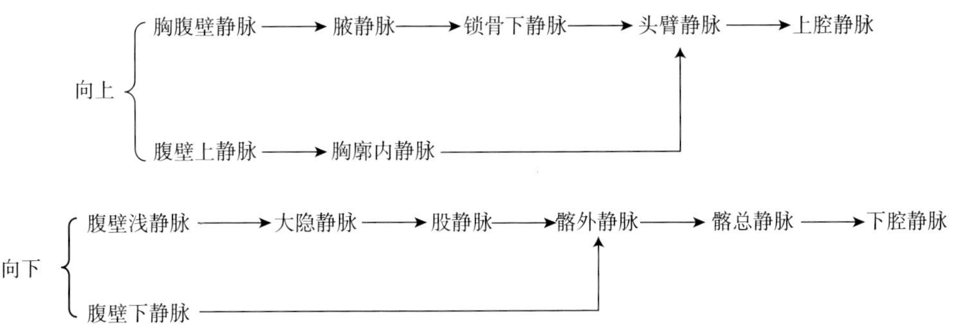

由于大量血液经上述途径回流，可引起脐周静脉网曲张，曲张的静脉呈放射状分布在肚脐周围，此体征称为“海蛇头”。

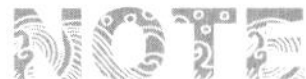

[附一] 上腔静脉系流注表（以下“V”表示静脉）

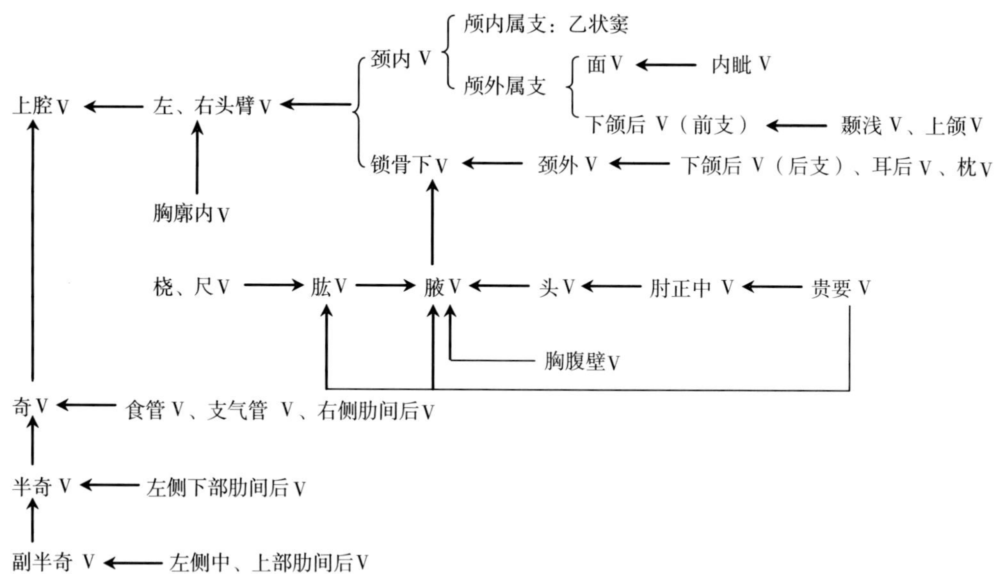

[附二] 下腔静脉系流注表

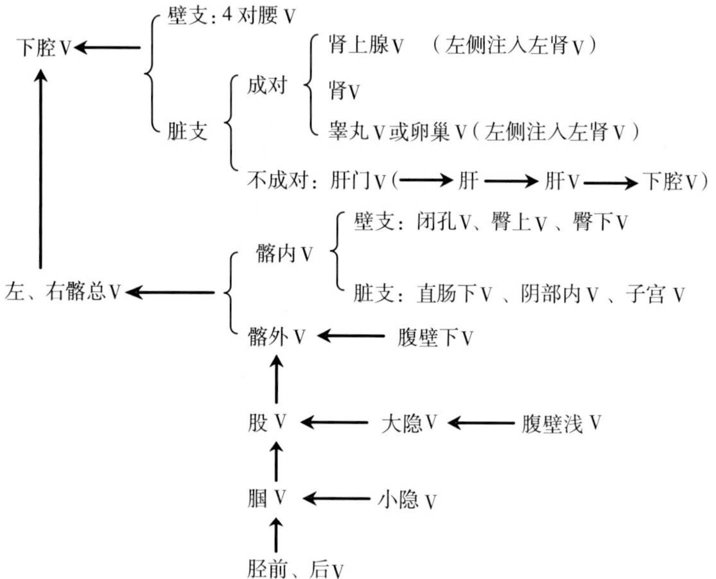

复习思考题

1. 从心脏外形上，如何辨别左、右心房，左、右心室？
2. 简述心传导系的组成及各部分的机能。
3. 腹主动脉的不成对脏支及其分布范围是什么？
4. 腹腔干有哪些主要分支，分布于哪些器官？
5. 临床进行胃切除手术时，需要结扎哪些动脉？它们分别发自什么动脉？
6. 简述肾上腺的动脉供应及其来源。
7. 冠心病介入治疗时，经股动脉根部放入导管，导管要依次经过哪些血管才能到达病变的冠状动脉？
8. 试述肝门静脉的组成、位置及其主要的属支？
9. 用箭头表示从头静脉注射抗生素到达阑尾的主要途径。

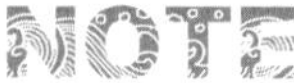

第七章　淋巴系统

学习目标

1. 淋巴系统的组成和功能。
2. 淋巴干的名称和收集范围。
3. 局部淋巴结的概念和临床意义。
4. 胸导管的组成、走行、汇入部位和收集范围。
5. 右淋巴导管的组成、汇入部位和收集范围。

淋巴系统由淋巴管道、淋巴器官和淋巴组织组成，淋巴管道内的无色透明液体称**淋巴液**（淋巴）（图 7–1）。

血液中的部分成分经毛细血管滤出，进入组织间隙，形成**组织液**。组织液与细胞进行物质交换后，大部分从毛细血管静脉端和毛细血管后静脉回流入静脉，小部分（主要是水和从血管溢出的大分子物质，如蛋白质等）进入毛细淋巴管成为淋巴，每天淋巴的生成量为 2 ～ 4L。淋巴沿各级淋巴管道向心流动，并经过诸多淋巴结的滤过，最终回流入静脉，故淋巴系统可视为静脉的辅助结构。此外，淋巴器官还具有产生淋巴细胞和浆细胞、滤过淋巴、产生抗体等功能，是身体重要的防御装置。

第一节　淋巴管道

淋巴管道 lymphatic vessel 可分为毛细淋巴管、淋巴管、淋巴干和淋巴导管。

一、毛细淋巴管

毛细淋巴管 lymphatic capillary 是淋巴管道的起始部分。管壁由单层内皮细胞构成，位于组织间隙内，以膨大的盲端起始，彼此交织成网。毛细淋巴管分布几乎遍及全身各处，但脑、脊髓、角膜、晶状体、牙釉质、软骨、上皮等处无毛细淋巴管。毛细淋巴管常与毛细血管伴行，多位于血管深侧。它与毛细血管有下列不同：毛细淋巴管的腔大而不规则；壁更薄而且没有外周细胞及完整的基膜；两相邻内皮细胞之间常相互重叠，紧密连接少见，在内皮外有纤维细丝牵拉，使内皮与周围结缔组织相连并维持管腔的扩张。因此，毛细淋巴管壁的通透性较大，一些不易透过毛细血管的大分子物质，如蛋白质、细菌、异物、癌细胞等较易进入毛细淋巴管（图 7–2 ）。

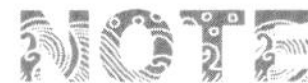

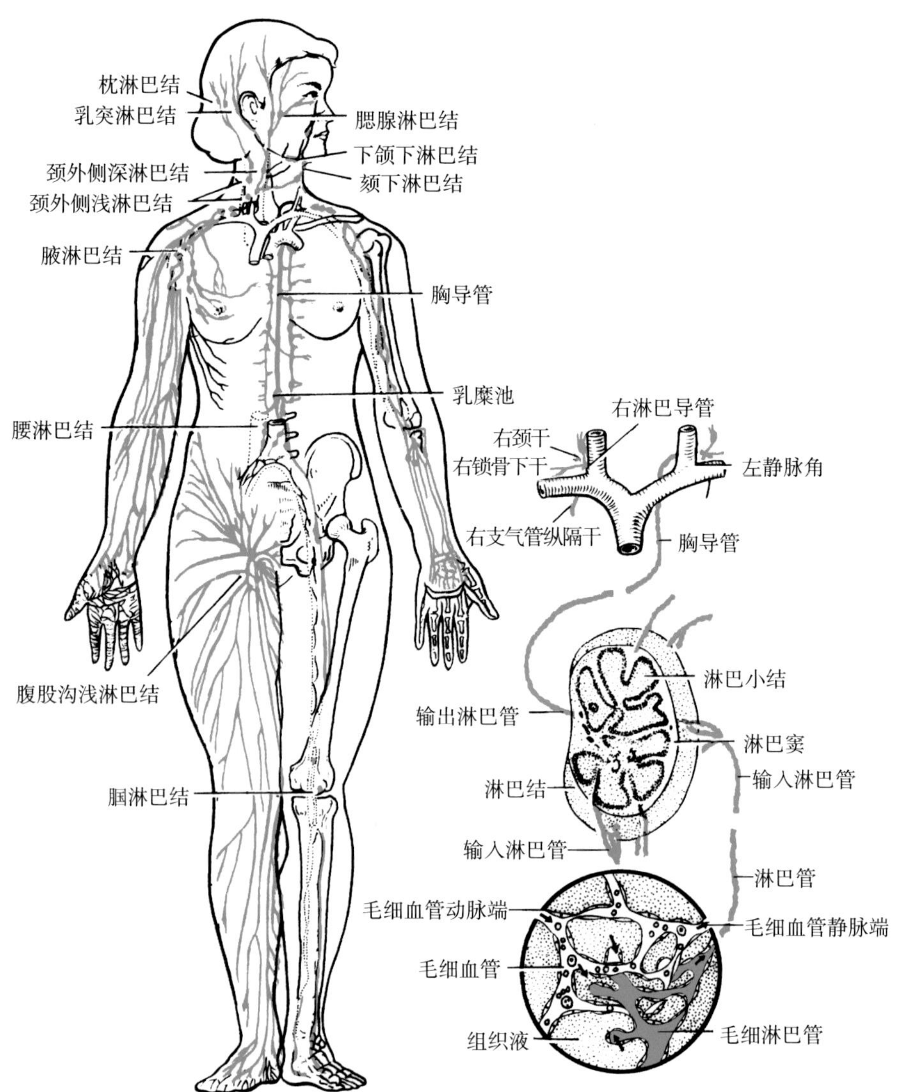

图 7–1　全身淋巴管和淋巴结

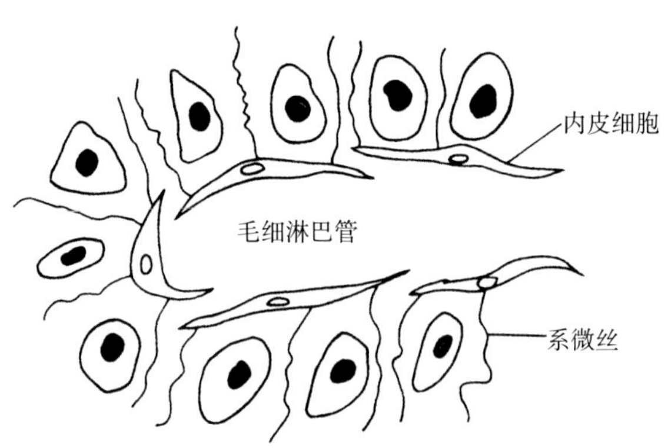

图 7–2　毛细淋巴管的结构

二、淋巴管

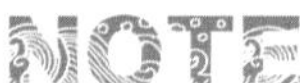

淋巴管 lymphatic vessel 由毛细淋巴管会合而成。结构上类似静脉，管壁内面有丰富的瓣膜，可分为浅、深淋巴管两类。浅淋巴管位于浅筋膜内，与浅静脉伴行；深淋巴管位于深筋膜

深面，多与深部的血管、神经等伴行。二者间存在广泛的交通。淋巴在其向心回流的行程中，通常要经一个或多个淋巴结的滤过。淋巴在淋巴管中的回流速度较慢，约为静脉血回流速度的 1/10。

三、淋巴干

淋巴干 lymphatic trunks 由淋巴管会合而成。全身各部的淋巴管穿经相应的淋巴结群后，会合成较大的淋巴干，全身共有 9 条淋巴干：**左、右颈干**收集头颈部淋巴，**左、右锁骨下干**收集上肢淋巴，**左、右支气管纵隔干**收集胸部淋巴，**左、右腰干**收集下肢、盆部及腹部成对脏器淋巴，单一的**肠干**收集腹部不成对脏器淋巴（图 7–3 ）。

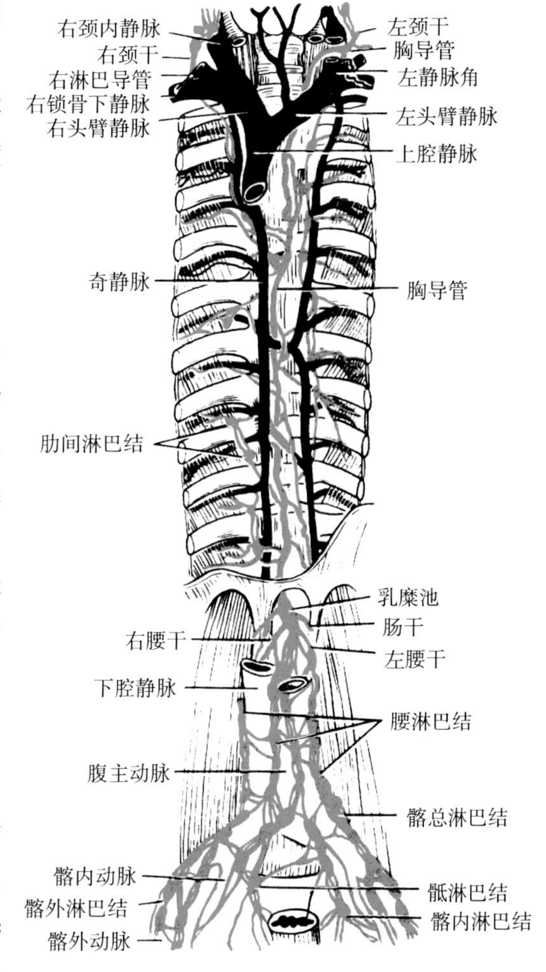

图 7–3　胸导管和右淋巴导管

四、淋巴导管

淋巴导管 lymphatic ducts 由 9 条淋巴干会合形成两条淋巴导管。右颈干、右锁骨下干、右支气管纵隔干汇为**右淋巴导管** right lymphatic duct，其余 6 条汇入**胸导管** thoracic duct。两条淋巴导管分别汇入两侧的静脉角。

（一）右淋巴导管

右淋巴导管由右颈干、右锁骨下干和右支气管纵隔干会合而成，为一短干，长 1 ～ 1.5cm。右淋巴导管收集右头颈部、右上肢、右胸部的淋巴后，汇入右静脉角。

（二）胸导管

胸导管是全身最粗大的淋巴管，全长 30 ～ 40cm。由左、右腰干和肠干在第 1 腰椎高度合成膨大的**乳糜池** cisterna chyli，经膈的主动脉裂孔入胸腔，走在食管后方，沿脊柱右前方上行，到第 5 胸椎附近转向左侧沿脊柱左前方上行，出胸廓上口达颈根部，呈弓状弯曲，注入左静脉角。胸导管注入左静脉角之前收集左支气管纵隔干、左锁骨下干和左颈干的淋巴。胸导管主要收集左胸部、左头颈部、左上肢、双侧下肢的淋巴和腹盆腔全部脏器（肝的膈面除外）的淋巴。

知识链接

胸导管与肋间淋巴结、纵隔后淋巴结、气管支气管淋巴结和左锁骨上淋巴结之间存在广泛的淋巴侧支通路，胸导管内的肿瘤细胞可转移至这些淋巴结。胸导管常发出较细的侧支注入奇静脉和肋间后静脉等，故胸导管末端结扎后一般不会引起淋巴水肿。

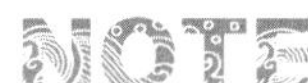

第二节　淋巴器官

淋巴器官 lymphatic organs 包括淋巴结、扁桃体、脾和胸腺等。

一、淋巴结

淋巴结 lymph nodes 是淋巴管向心行程中的必经器官，通常为灰红色、质软的卵圆形小体，一侧隆凸，另一侧凹陷，称淋巴结门，有血管神经出入。与淋巴结隆凸侧相连的淋巴管为输入淋巴管，与凹面相连的淋巴管为输出淋巴管。后者数量较少，把经淋巴结过滤后的淋巴液运出淋巴结。淋巴结常聚集成群，有浅、深组之分，多沿血管周围分布，位于身体较隐蔽、安全且活动度较大的地方。其主要功能是滤过淋巴液、产生淋巴细胞和浆细胞，参与机体的免疫反应。

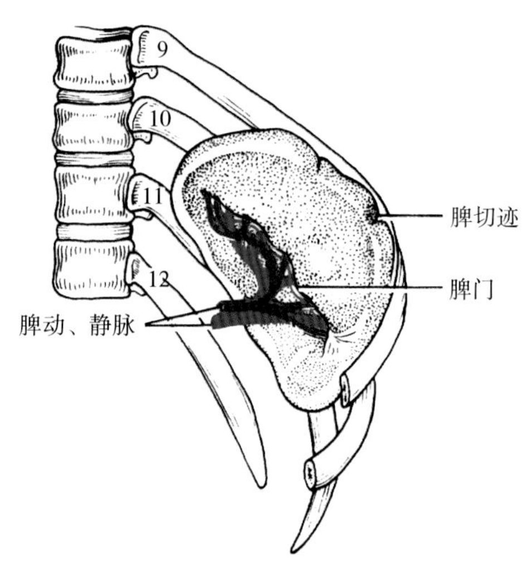

图 7-4　脾的位置

人体某个器官或某一区域的淋巴常向一定的淋巴结引流，这些淋巴结被称为这个区域或器官的局部淋巴结，当身体某器官或部位发生病变时，癌细胞、寄生虫、细菌或毒素可沿淋巴管到达相应的局部淋巴结，这些淋巴结可阻截和清除这些异物，对机体有非常重要的保护作用。此时，淋巴结内细胞增殖，机能增强，体积增大。如不能阻截和消灭病原体时，病变可继续沿该淋巴结输出淋巴管方向蔓延。了解局部淋巴结的位置、收集范围及其引流去向，对诊断、治疗某些疾病有重要意义。

二、脾

脾 spleen 是一个实质性器官，位于左季肋部，胃底的左侧，左肾及左肾上腺的前面，结肠左曲的上方，恰与第 9 ～ 11 肋骨相对，其长轴大致与第 10 肋一致。脾的实质柔软较脆，血管丰富，颜色暗红，形态略呈椭圆形（图 7-4）。

脾可分为膈面和脏面，前、后两端和上、下两缘。膈面凸隆、较平滑，对向膈，并间接与左肺、左胸膜以及第 9 ～ 11 肋骨相毗邻。脏面凹陷，近中央处有一纵沟，称**脾门**，是血管、淋巴管和神经出入之处。前端较宽阔，向腹外侧。后端钝圆，向背内侧，与第 12 胸椎同高。上缘较锐，向前上方，作为膈面与胃面的分界，前部有 2 ～ 3 个脾切迹，脾肿大时，可借此与其他肿块相鉴别。下缘较钝，向后下方，为肾面与膈面的分界。

脾是腹膜内位器官，其表面（除脾门和胰面外）有腹膜覆盖。脾与胃间的双层腹膜，构成胃脾韧带，其间有胃短动脉通过。自脾门经肾至膈的腹膜皱襞称膈脾韧带，其内通过脾动脉和脾静脉。此外，还有脾肾韧带和膈结肠韧带等。

在脾附近常可见副脾，副脾的大小、数目不一，可独立存在，也可与脾相连。脾功能亢进行脾切除术时，应将副脾一并切除。

NOTE

脾为重要的淋巴器官，主要功能是参与机体免疫反应，胚胎时可产生各种血细胞，出生后在正常情况下能产生淋巴细胞，此外，尚能储存血液，在需要时可将其储存的血液送入血液循环中。

三、胸腺

胸腺 thymus 大部分位于胸腔的上纵隔前份，小部分向下深入前纵隔，上份窄小，有时可伸入颈部，甚至可达甲状腺的下端。胸腺形如锥体，由不对称的左、右叶组成，两叶均为长扁条状，质柔软，两叶借结缔组织相连。小儿胸腺相对较大，青春期胸腺组织逐渐退化，成为胸腺残余，被脂肪组织替代。胸腺是中枢淋巴器官，培育、选择和向周围淋巴器官（淋巴结、脾和扁桃体）和淋巴组织（淋巴小结）输送 T 淋巴细胞。胸腺还有内分泌功能，可分泌胸腺素和促胸腺生成素。

第三节　人体各部的淋巴结和淋巴引流

一、头颈部的淋巴结和淋巴引流

（一）头部的淋巴结

头部的淋巴结包括枕淋巴结、乳突淋巴结、腮腺深浅淋巴结、面淋巴结、下颌下淋巴结、颏下淋巴结等（图 7–5）。

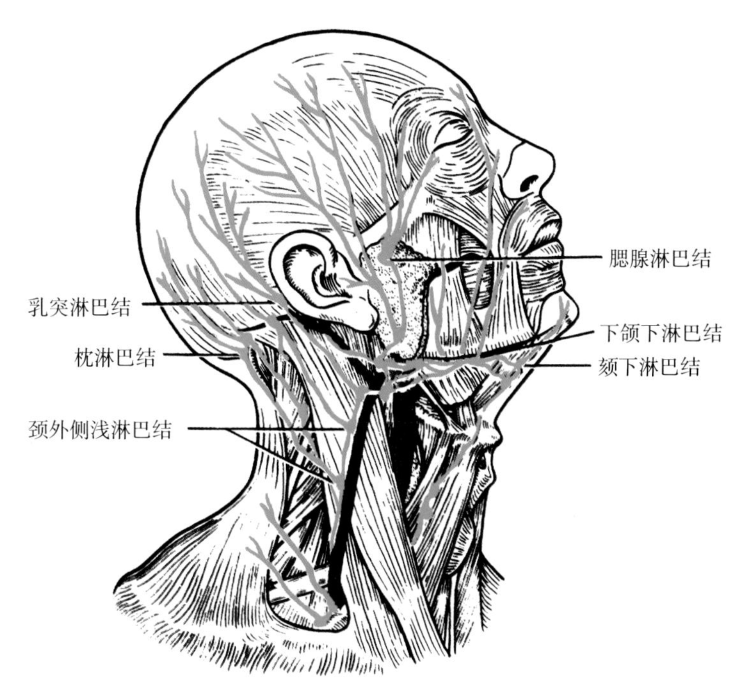

图 7–5　头颈部浅淋巴管和淋巴结

1. 枕淋巴结 occipital lymph nodes　位于枕部皮下，斜方肌起始处与胸锁乳突肌止点之间的表面。收纳枕部皮肤及深层肌和骨膜的淋巴，其输出淋巴管，一部分注入颈外侧浅淋巴结，

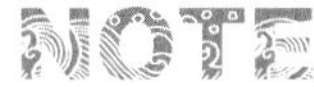

另一部分注入颈外侧深淋巴结上群。

2. 乳突淋巴结 mastoid lymph nodes 又称耳后淋巴结，位于胸锁乳突肌止点的表面。收纳颅顶、颞部及耳郭后面（耳垂除外）的淋巴，其输出淋巴管，一部分注入颈外侧深淋巴结上群，另一部分注入颈外侧浅淋巴结。

3. 腮腺淋巴结 parotid lymph nodes 分浅、深两群，分别位于腮腺表面和实质内。收纳颞区、额、外耳道和耳部、颊部及腮腺等处的淋巴。腮腺浅淋巴结的输出淋巴管注入腮腺深淋巴结或颈外侧浅、深淋巴结。腮腺深淋巴结的输出淋巴管注入下颌下淋巴结或颈外侧深淋巴结。

4. 面淋巴结 facial lymph nodes 体积较小，数目不定，在肿瘤或炎症等病理情况下才易发现。其输出淋巴管注入颈外侧深淋巴结或腮腺淋巴结、下颌下淋巴结。

5. 颏下淋巴结 submental lymph nodes 位于颏下部。收纳颏部、舌尖和下唇内侧的淋巴，其输出淋巴管注入下颌下淋巴结或颈外侧深淋巴结。

6. 下颌下淋巴结 submandibular lymph nodes 位于下颌下腺与下颌骨体之间或下颌下腺实质内。收纳面、鼻和口腔器官的淋巴，其输出淋巴管注入颈外侧浅淋巴结或颈外侧深淋巴结的上、下群。

（二）颈部的淋巴结

颈部淋巴结分颈前淋巴结和颈外侧淋巴结。

1. 颈前淋巴结 anterior cervical lymph nodes 位颈前部正中，分**颈前浅淋巴结**和**颈前深淋巴结**两组。颈前淋巴结收纳甲状腺、气管颈段和喉等的淋巴回流，其输出淋巴管主要注入颈外侧深淋巴结。

2. 颈外侧淋巴结 lateral cervical lymph nodes 分颈外侧浅淋巴结和颈外侧深淋巴结。

（1）**颈外侧浅淋巴结** 位于胸锁乳突肌表面，沿颈外静脉排列，数目较少，常为1～2个。收纳枕淋巴结、乳突淋巴结及耳下淋巴结的淋巴，其输出淋巴管注入颈外侧深淋巴结。颈外侧淋巴结是淋巴结结核（中医称瘰疬）的好发部位。

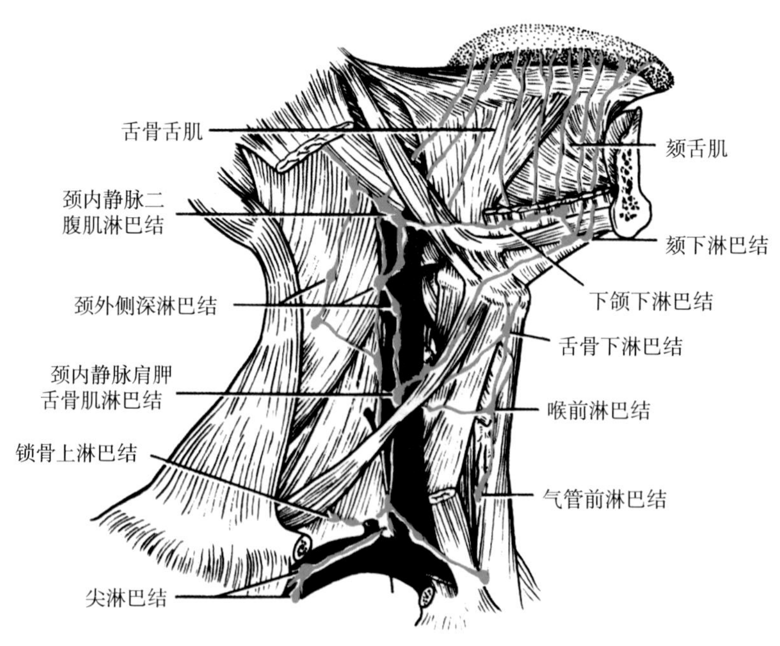

图 7-6 颈深部淋巴管和淋巴结

（2）**颈外侧深淋巴结** 也称颈深淋巴结，主要沿颈总动脉和颈内动、静脉排列，数目较多，一般为 15 ～ 30 个，收纳头颈部其他各组淋巴结的淋巴，也收纳部分来自头颈部的浅、深淋巴。颈外侧深淋巴结又分上、下两群。

上群主要淋巴结有：**颈内静脉二腹肌淋巴结**，又称**角淋巴结**，位于二腹肌后腹下缘与颈内静脉之间，收集舌后、腭扁桃体及鼻咽部的淋巴。

下群主要淋巴结有：**颈内静脉肩胛舌骨肌淋巴结**位于肩胛舌骨肌中间腱与颈内静脉交叉处，收集颏下和舌尖淋巴，舌尖癌常累及此淋巴结。**锁骨上淋巴结**也称颈横淋巴结，沿锁骨下动脉和臂丛排列。此淋巴结外侧组和前组交界处淋巴结较大，位于前斜角肌前方，又称**斜角肌淋巴结**。左侧斜角肌淋巴结常称 virchow 淋巴结，食管下部癌和胃癌时，肿瘤细胞可沿胸导管或颈干逆流转移，累及此淋巴结（图 7–6）。

二、上肢的淋巴结和淋巴引流

上肢淋巴结分上肢浅淋巴结和上肢深淋巴结两部分。上肢浅淋巴管较多，伴随浅静脉走行，上肢深淋巴管与深血管伴行，最后都注入腋淋巴结。

（一）肘浅淋巴结

肘浅淋巴结又称**滑车上淋巴结**，有 1 ～ 2 个，位于肱骨内上髁上方，接受尺侧两个半手指和前臂尺侧半部的浅淋巴，其输出淋巴管注入腋淋巴结的外侧群。

（二）腋淋巴结

腋淋巴结是上肢最大的一群淋巴结，有 20 ～ 30 个，沿血管和神经排列，根据其收集区域和位置不同，可分五群，其间界限不清（图 7–7）。

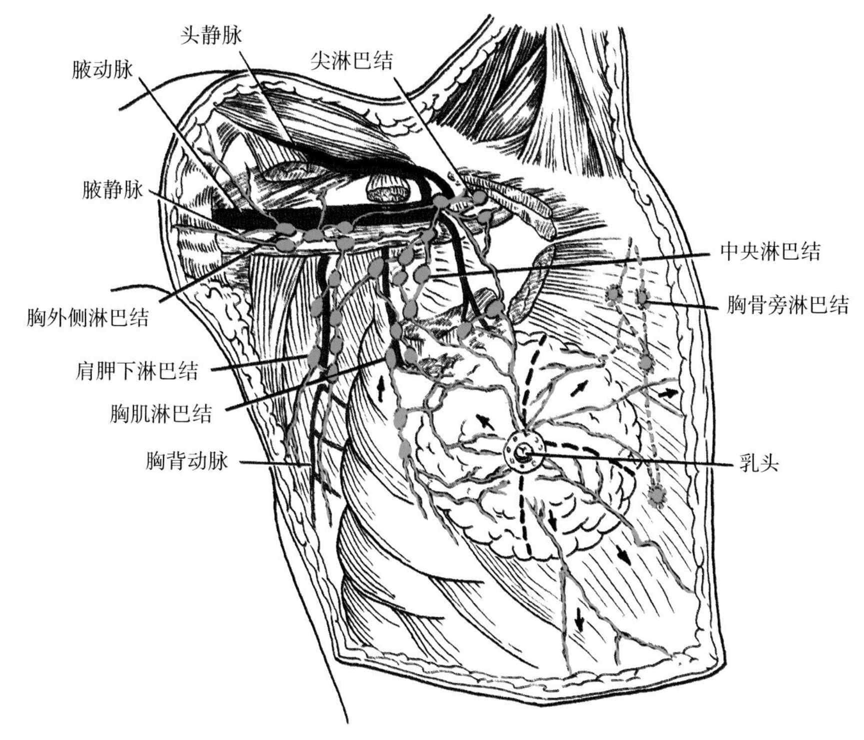

图 7–7 腋淋巴结和乳房淋巴管

1. 外侧淋巴结 lateral lymph node 沿腋静脉起始部的内侧、背侧排列，有 1 ～ 7 个，多为 2 ～ 3 个。收纳上肢大部分淋巴管（沿头静脉而行的部分淋巴管除外），其输出淋巴管注入中央淋巴结群和尖淋巴结。

2. 前群（胸肌淋巴结 pectoral lymph nodes，又称乳房外侧淋巴结） 位于胸大肌下缘的深面。收纳乳房中央部、外侧部、胸前外侧壁和脐以上腹壁的淋巴，其输出淋巴管注入中央淋巴结群和尖淋巴结。

3. 后群（肩胛下淋巴结 subscapular lymph nodes） 位于腋窝后壁下部，收集项下部、背上部及胸后壁的皮肤和浅层肌的淋巴，其输出淋巴管注入中央淋巴结和尖淋巴结。

4. 中央群（中央淋巴结 central lymph nodes） 位于腋窝底部的脂肪组织内，收集前、后、外侧群淋巴结，其输出淋巴管注入尖淋巴结。

5. 尖群（尖淋巴结 apical lymph nodes） 位于胸小肌上缘以上和后部，沿腋静脉内侧排列，可伸至腋窝尖部。收纳乳房上部及上述四群的淋巴，其输出淋巴管组成锁骨下干。

三、胸部的淋巴结和淋巴引流

胸部淋巴结分胸壁淋巴结和胸腔脏器淋巴结（图 7–8、9）。

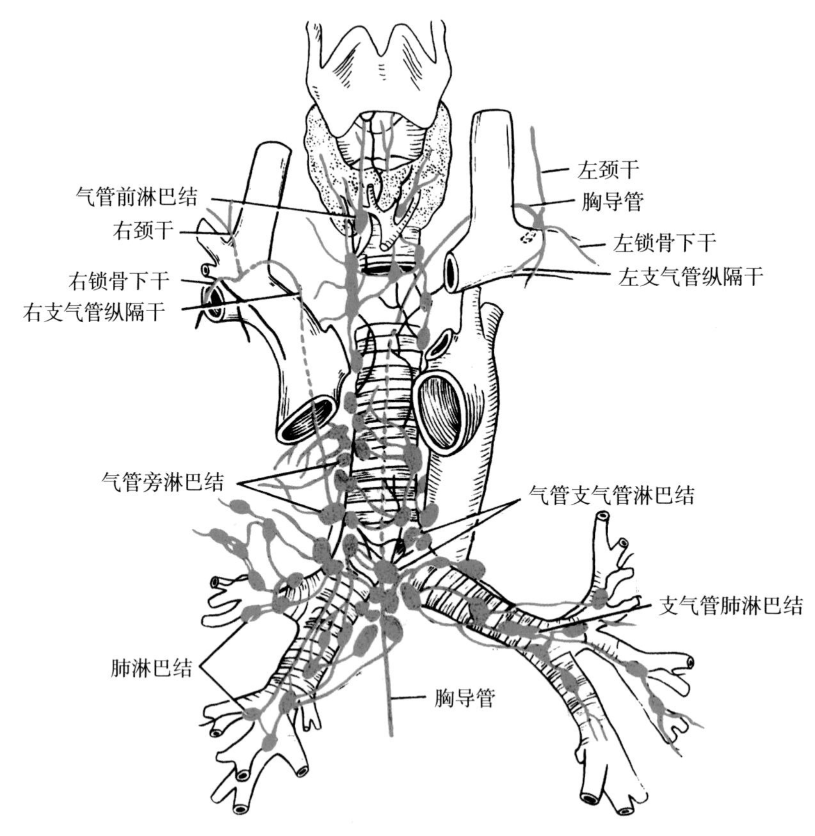

图 7–8 气管、支气管和肺的淋巴结

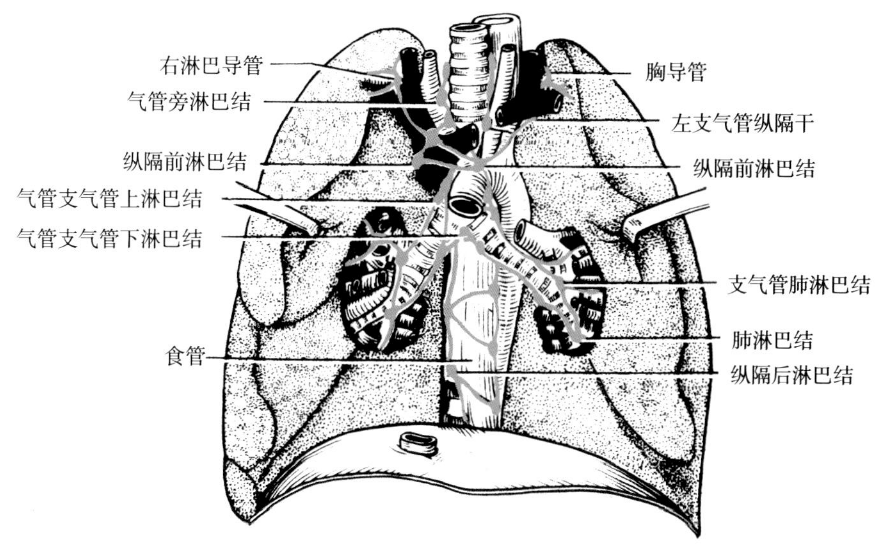

图 7-9 胸腔脏器的淋巴结

(一)胸壁淋巴结

胸壁的淋巴管除部分注入腋淋巴结和颈外侧淋巴结外，其余部分都注入胸骨旁淋巴结、肋间淋巴结和膈上淋巴结。

1. 胸骨旁淋巴结 又称胸骨淋巴结或胸廓内淋巴结。沿胸廓内动脉排列，位于第 1 ～ 6 肋间隙前部，每侧有 4 ～ 5 个淋巴结。除收集肋胸膜前部和胸前壁的淋巴管外，还有以下三部分集合淋巴管注入：①乳腺内侧部的集合淋巴管。②膈淋巴结的部分输出淋巴管。③脐以上腹前壁的集合淋巴管。因此，乳腺癌、乳腺炎、腹膜炎、胸膜炎、肝癌、膈下脓肿或胃癌时，可累及胸骨旁淋巴结。

2. 肋间淋巴结 位于肋间隙内，根据分布不同，可分为前、中、后三组，收集胸后壁的淋巴。

3. 膈上淋巴结 又称膈淋巴结，位于膈的胸腔面，膈胸膜的下方，可分为前群，左、右外侧群，以及后群，收集膈、壁胸膜、心包和肝上面的淋巴。

(二)胸腔脏器淋巴结

胸腔脏器淋巴结包括**纵隔前淋巴结**、**纵隔后淋巴结**、**心包外侧淋巴结**及**肺韧带淋巴结**等。

1. 纵隔前淋巴结 位于上纵隔前部和前纵隔。收集心、心包、胸腺、肝上面和膈的淋巴。

2. 纵隔后淋巴结 位于上、下纵隔的后部，主要有支气管肺门淋巴结、气管支气管淋巴结及气管旁淋巴结。收纳食管、心包后部、胸主动脉、膈后部的淋巴和部分支气管、肺淋巴。**支气管肺门淋巴结**，位于肺门，又称肺门淋巴结，收集肺浅、深淋巴管，其输出淋巴管注入气管支气管淋巴结。**气管支气管淋巴结**位于气管杈周围，它的输出淋巴管注入气管旁淋巴结。**气管旁淋巴结**位于气管两侧，它的输出淋巴管沿气管两侧上行，参与组成支气管纵隔干，右侧支气管纵隔干注入右淋巴导管，左侧支气管纵隔干注入胸导管（图 7-9）。

四、腹部的淋巴结和淋巴引流

(一)腹壁淋巴结

腹壁上淋巴结 superior epigastric lymph nodes 位于脐上，向上注入胸骨淋巴结。**腹壁下淋**

巴结 inferior epigastric lymph nodes 位于脐下，向下注入髂外淋巴结。腹后壁的深淋巴管注入腰淋巴结（图 7–10）。

（二）腹腔淋巴结

腹腔淋巴结 celiac lymph node 位于腹腔干附近，收纳十二指肠、胃、肝、胆囊、胰和脾等器官的淋巴，其输出淋巴管参与组成肠干（图 7–11）。

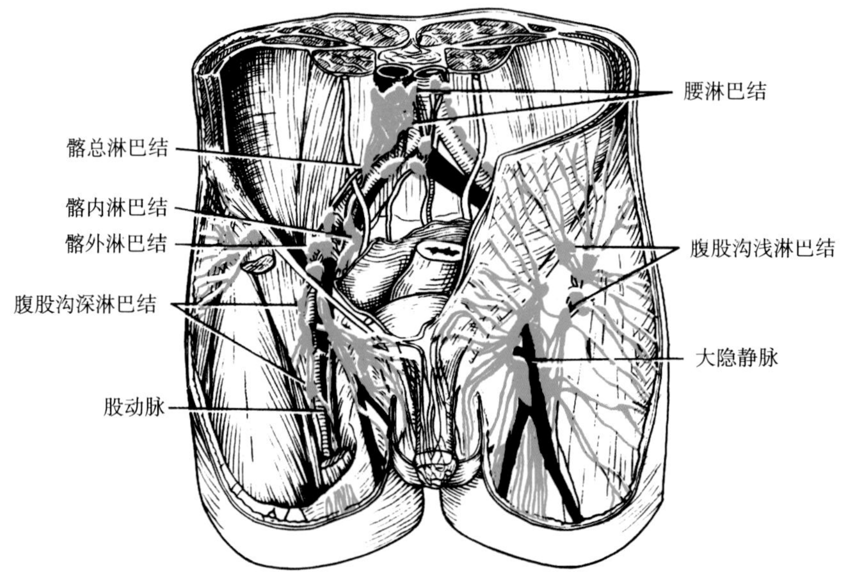

图 7–10　腹股沟及盆部的淋巴结

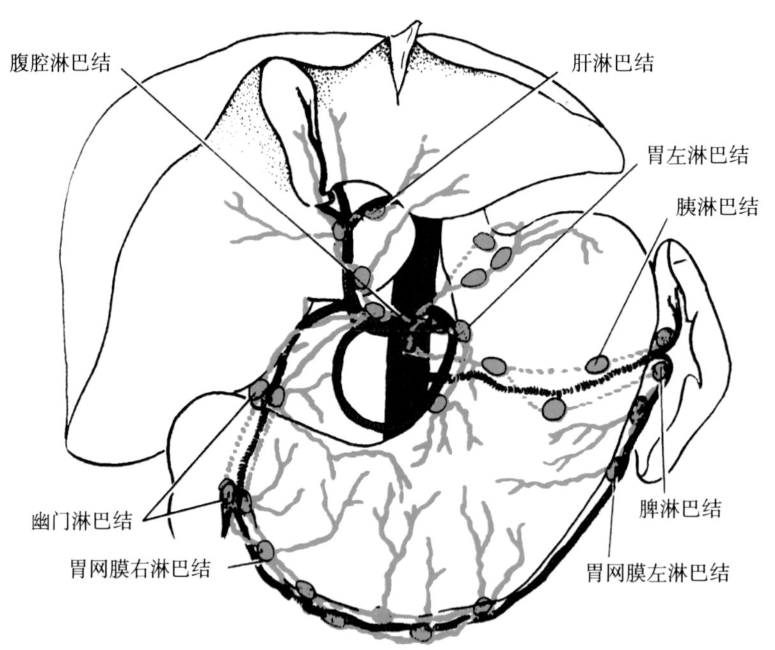

图 7–11　沿腹腔干及其分支排列的淋巴结

（三）肠系膜上淋巴结

肠系膜上淋巴结 superior mesenteric lymph nodes 位于肠系膜上动脉附近，收集十二指肠下部至横结肠的消化管及胰头的淋巴，其输出淋巴管参与组成肠干（图 7–12）。

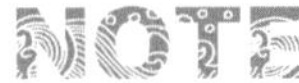

（四）肠系膜下淋巴结

肠系膜下淋巴结 inferior mesenteric lymph nodes 位于肠系膜下动脉附近，收集脾曲至直肠上部消化管的淋巴，其输出淋巴管参与组成肠干。肠干多为一条，由腹腔、肠系膜上下淋巴结等的输出管汇集而成，注入乳糜池（图 7–12）。

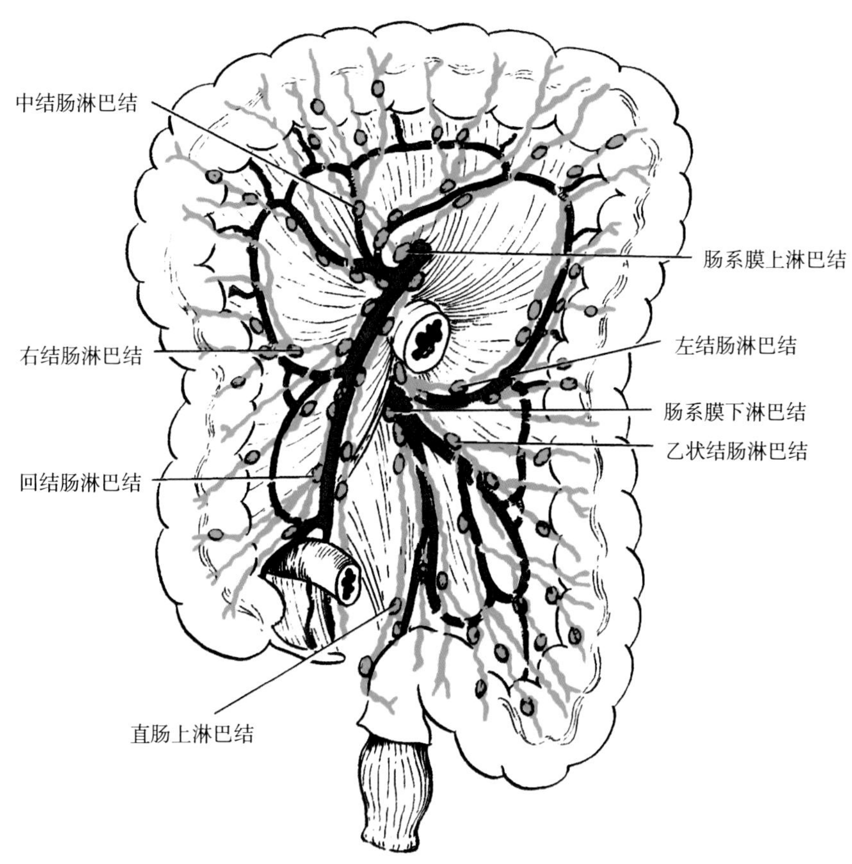

图 7–12　沿肠系膜上、下动脉分布的淋巴结

（五）腰淋巴结

腰淋巴结 lumbar lymph nodes 位于腹主动脉和下腔静脉附近，可分为**左腰淋巴结**、**右腰淋巴结**和**中间淋巴结**。左、右腰淋巴结的输出淋巴管分别形成左、右腰干，左、右腰干注入乳糜池。

五、盆部的淋巴结和淋巴引流

（一）髂外淋巴结

髂外淋巴结 external iliac lymph nodes 位于髂外动、静脉周围。收纳阴茎头、阴蒂头、前列腺、膀胱或子宫颈、阴道上部的淋巴，其输出淋巴管注入髂总淋巴结（图 7–10）。

（二）髂内淋巴结

髂内淋巴结 internal iliac lymph nodes 位于髂内动脉主干及其分支附近，收纳大部分盆腔脏器、盆壁、大腿后面、会阴及臀部深淋巴管，其输出淋巴管可注入髂总淋巴结（图 7–10）。

（三）髂总淋巴结

髂总淋巴结 common iliac lymph nodes 位于髂总动脉周围。收纳上述两组淋巴结和**骶淋巴结**的淋巴，其输出淋巴管注入左、右腰淋巴结（图 7–10）。

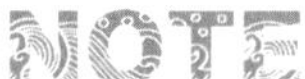

六、下肢的淋巴结和淋巴引流

下肢淋巴结包括腹股沟淋巴结、腘淋巴结及小腿淋巴结。

（一）腹股沟淋巴结

腹股沟淋巴结 inguinal lymph nodes 位于腹股沟韧带下方，以阔筋膜为界，分为浅、深两群，即腹股沟浅淋巴结和腹股沟深淋巴结（图 7–10）。

1. **腹股沟浅淋巴结** superficial inguinal lymph nodes　沿腹股沟韧带下缘和大隐静脉末段排列。收纳腹前壁下部、会阴、臀部、外生殖器，以及除小腿后外侧部、足外侧缘以外的整个下肢的浅淋巴，其输出淋巴管注入腹股沟深淋巴结或直接注入髂外淋巴结。

2. 腹股沟深淋巴结 deep inguinal lymph nodes　沿股动、静脉的内侧、前面分布，其中位置最高的一个位丁股环且体积较大，称股环淋巴结。腹股沟深淋巴结收纳外阴深部及下肢深部的淋巴，其输出淋巴管注入髂外淋巴结。

（二）腘淋巴结

腘淋巴结 popliteal lymph nodes 位于腘窝，据分布位置可分为浅、深两组。收纳足外侧缘、小腿外后的浅淋巴，足及小腿的深部淋巴，其输出淋巴管注入腹股沟深淋巴结。

（三）小腿淋巴结

小腿淋巴结分为胫前、后淋巴结和腓淋巴结，其输出淋巴管注入腘淋巴结。

第四节　部分器官的淋巴引流

一、腮腺的淋巴引流

大部分注入腮腺淋巴结或直接注入颈外侧深淋巴结上部。

二、乳房的淋巴引流

乳房外侧及中央的淋巴管注入胸肌淋巴结或中央淋巴结。乳房内侧的淋巴管注入胸骨旁淋巴结，少部分可越过正中线，与对侧乳房淋巴管吻合。乳房内上部的淋巴管可向上注入锁骨上淋巴结。乳房内下部的淋巴管向下可与肝的淋巴管相交通。乳房基部的淋巴管可注入胸肌间淋巴结或腋尖淋巴结，也可注入中央淋巴结或胸肌淋巴结。

三、食管的淋巴引流

食管颈段的淋巴管主要注入颈部的气管旁淋巴结。食管胸上段（气管杈以上）淋巴管注入左、右气管旁淋巴结。食管胸下段淋巴管注入肺食管旁淋巴结。

四、肺的淋巴引流

肺有丰富的淋巴管，可分浅、深两组，两组之间有广泛交通。大部分注入支气管肺门淋巴结（图 7–8）。

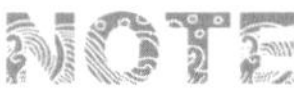

五、胃的淋巴引流

贲门前面的淋巴管主要注入贲门前淋巴结和贲门左淋巴结，贲门后面的淋巴管主要注入贲门后淋巴结。胃底前面的淋巴管主要注入贲门前淋巴结和贲门左淋巴结，胃底后面的淋巴管主要注入贲门后淋巴结。胃小弯的淋巴输出管主要经胃左淋巴结注入胃胰淋巴结和腹腔淋巴结。胃大弯左半的淋巴输出管注入脾淋巴结，右半部的淋巴管主要注入胃网膜右淋巴结；胃幽门部小弯侧的淋巴输出管主要注入幽门上淋巴结和肝淋巴结，大弯侧注入幽门下淋巴结和胃网膜右淋巴结（图 7–11）。

六、子宫的淋巴引流

子宫底和子宫体上部 2/3 的淋巴管注入腰淋巴结。子宫体下 1/3 部及子宫颈的淋巴管主要注入髂外淋巴结。

复习思考题

1. 试述胸导管的起始、行程和注入的部位。
2. 在体表可扪及的淋巴结有哪些，它们的肿大有何临床意义？

第八章　感觉器

（一）感觉器的组成

感觉器 sensory organs 由感受器和辅助装置组成，又称感觉器官，如视器、前庭蜗器等。

感受器是感觉神经末梢的特殊装置，能够接受内、外环境各种刺激，并将这些刺激转化为神经冲动，再通过感觉传导路，传至大脑皮质，从而产生感觉。感受器的结构形式多种多样，简单的可以是感觉神经末梢（如痛觉感受器）或包有结缔组织被囊的神经末梢（如环层小体及触觉小体）；也可以是高度分化的感觉细胞，如视网膜中的视杆细胞和视锥细胞、内耳的毛细胞、味蕾中的味觉细胞等。根据感受器的部位和接受刺激的来源不同，将感受器分为三类：

1. 外感受器　分布在皮肤、嗅黏膜、味蕾、视器和蜗器等处，接受来自外界环境的刺激，如触、压、痛、温度、光、声、嗅、味等刺激。

2. 内感受器　分布在内脏和血管等处，接受来自内脏和血管的刺激，如压力、渗透压、温度和化合物浓度等刺激。

3. 本体感受器　分布在肌、肌腱、关节和前庭器等处，接受躯体运动、肌张力和头部位置改变及平衡等的刺激。

（二）感觉器的功能

感觉器的功能是接受机体内、外环境的刺激，并将刺激转变为相应的神经冲动，该神经冲动经过感觉神经传入中枢神经，在大脑皮质产生相应的感觉，从而建立机体与内、外界环境之间的联系。

第一节　视　器

学习目标

1. 眼球壁的分层、各层分部及主要形态结构。
2. 房水、晶状体、玻璃体的位置及形态结构。
3. 房水循环的途径。

视器 visual organ 由眼球和眼副器共同构成。眼球的功能是接受光的刺激，将感受的光波刺激转变为神经冲动，经视神经等传入大脑视觉中枢，产生视觉。眼副器包括眼睑、结膜、泪器和眼球外肌等，对眼球起支持、保护和运动作用。

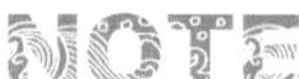

一、眼球

眼球 eyeball 位于眼眶内，借眶筋膜连于眶壁，前面有眼睑保护，后面借视神经穿视神经管连于间脑，周围有眶脂体支持。眼球近似球形，其前面的正中点称前极，后面的正中点称后极。前、后极的连线称眼轴。在眼球的表面距前、后极相等的各点连线，称眼球的赤道或中纬线。光线通过瞳孔的中央至视网膜黄斑中央凹的轴线称视轴。眼轴和视轴呈锐角相交。

眼球由眼球壁及内容物组成（图8-1）。

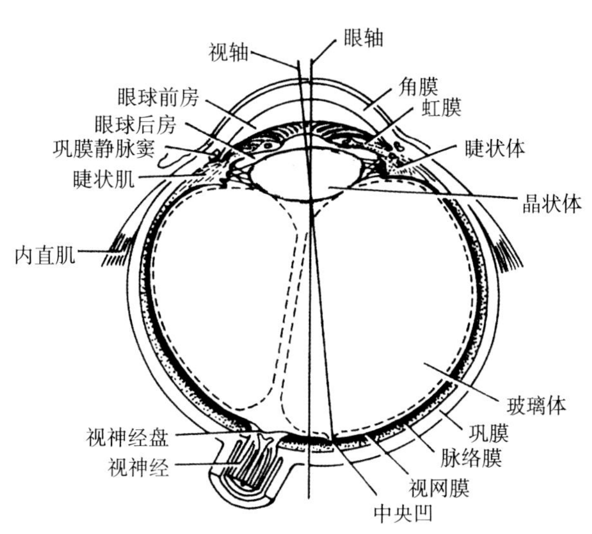

图 8-1　眼球的水平切面

（一）眼球壁

眼球壁包括三层结构，由外向内依次为眼球纤维膜、血管膜和视网膜。

1. 眼球纤维膜　眼球纤维膜又称外膜，由致密结缔组织构成，厚而坚韧，包括角膜和巩膜两部分，具有维持眼球外形和保护内部结构的作用。

（1）**角膜** cornea　占眼球外膜的前 1/6，曲度较大，无色透明，有折光作用。角膜内无血管，但有丰富的感觉神经末梢，对触觉和痛觉十分敏锐，故角膜炎时，疼痛比较剧烈。

（2）**巩膜** sclera　占眼球外膜的后 5/6，呈乳白色，不透明，为厚而坚韧的结缔组织膜，向后与视神经鞘相延续。视神经的纤维穿过的部位，称巩膜筛板。巩膜与角膜交界处称角巩膜缘，其深部有环形的管道，称**巩膜静脉窦**（Schlemm 管），为房水回流的主要途径。

2. 眼球血管膜　眼球血管膜又称中膜，位于外膜内面。含丰富的血管和色素细胞，亦称色素膜。其结构由前向后包括虹膜、睫状体和脉络膜三部分，具有供给组织营养和防止光线散射的作用（图 8-2）。

（1）**虹膜** iris　为眼球中膜的最前部，是角膜与晶状体之间呈冠状位圆盘状的薄膜，其中央有一圆孔，称**瞳孔** pupil。两侧眼球的瞳孔等大等圆。在活体上，可透过角膜见到虹膜的前面及瞳孔。虹膜的颜色因人种不同而有差异，黄种人多呈棕黑色。虹膜内有两种不同方向的平滑肌，一种是围绕瞳孔周围呈环行的瞳孔括约肌，收缩时使瞳孔缩小；一种为瞳孔周围呈放射状排列的瞳孔开大肌，收缩时使瞳孔开大。瞳孔的开大或缩小随光线的强弱或视物的远近而变化。角膜和晶状体之间的腔隙称眼房，角膜和虹膜之间为眼前房，虹膜与晶状体之间为眼后房，两者间借瞳孔相通。虹膜和角膜交界处形成环形的沟隙，即虹膜角膜角或称前房角。房水由前房角渗入巩膜静脉窦，再回流至眼静脉。

（2）**睫状体** ciliary body　位于虹膜与脉络膜之间。前部呈环形增厚并与虹膜根部续连，有向后内侧突起的纵行皱襞，称**睫状突**，它所发出的纤细透明的**睫状小带** ciliary zonule（又称晶状体悬器）连于晶状体囊。睫状体内环形的平滑肌称睫状肌，可调节晶状体曲度，睫状肌收缩还可使巩膜静脉窦扩张，促进房水回流。睫状体的主要作用为调节视力和产生房水。

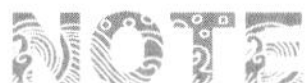

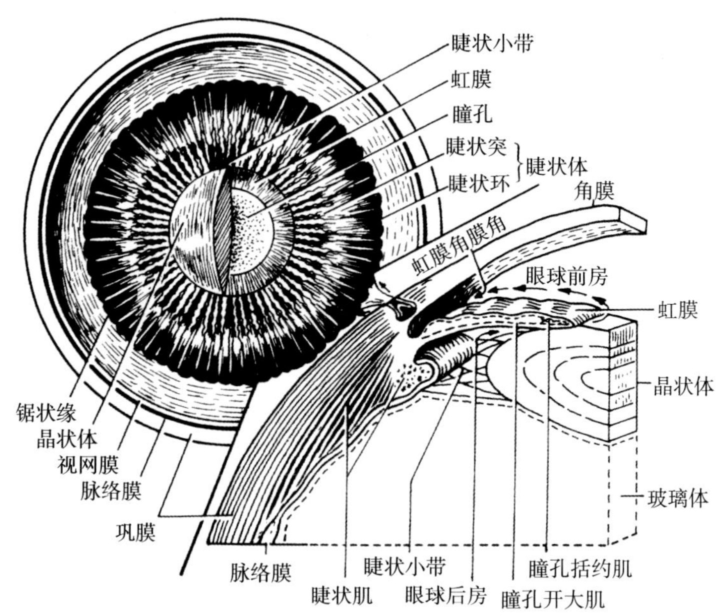

图 8–2　眼球前部后面观（示虹膜、睫状体）

（3）**脉络膜** choroid　居眼球中膜的最后部，前连睫状体，后方有视神经穿过，位于视网膜视部和巩膜之间。脉络膜与巩膜之间有一潜在性的间隙，称脉络膜周隙，内含大量的血管，该隙直接经视神经鞘间隙通蛛网膜下隙。脉络膜为一层富含血管的棕色薄膜，营养视网膜的外层，其大量色素细胞可吸收光线，防止光线散射干扰物像。

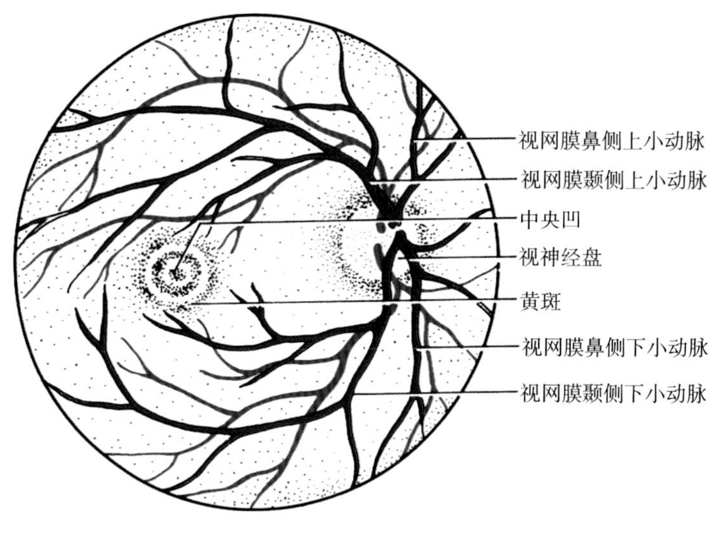

图 8–3　右侧眼底

3. 视网膜 retina　为眼球壁的最内层，可分为外层的色素上皮层和内层的神经细胞层，两层间连接疏松，外伤或眼内压过高是视网膜剥离的解剖学基础。视网膜由前向后又可分为视网膜虹膜部、睫状体部和视部。前两部因无感光细胞，故无感光作用，合称为视网膜盲部。视网膜视部面积最大，位于脉络膜内面，以锯状缘与盲部分界。视部由后向前逐渐变薄，神经细胞层含有大量的感光细胞，具有感光作用。视部的内面在眼球后极偏鼻侧处有一白色圆盘状结构，称**视神经盘** optic disc 或视神经乳头，是视网膜节细胞轴突集中穿出眼球壁的部位，即视

NOTE

神经的起始部，也是视网膜中央动、静脉穿出眼球壁之处，其中央有一漏斗状凹陷，称视盘凹陷或生理杯。由于视神经盘内无感光细胞，故称生理盲点。在视神经盘颞侧稍偏下方约 3.5mm 处，有一卵圆形凹陷区，因略呈黄色而称**黄斑** macula lutea，其中心凹陷称**中央凹** fovea centralis，为感光最敏锐的部位（图 8-3）。这些结构在活体上呈红褐色，通过眼底镜可以观察到。

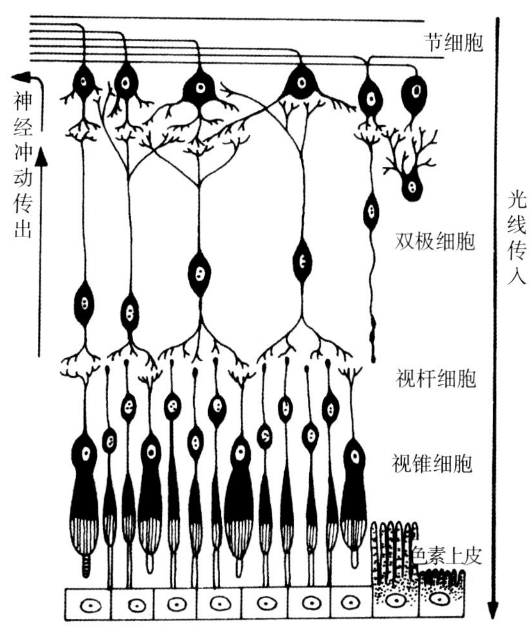

图 8-4　视网膜的结构（示意图）

视网膜的神经细胞层结构复杂，由外向内依次为感光细胞、双极细胞和节细胞 3 层。感光细胞邻外层的色素上皮层，因其形态和功能的不同又可分为视锥细胞和视杆细胞。前者感受明视觉，色辨力强，后者感受暗视觉。双极细胞将感光细胞的神经冲动传至节细胞。节细胞的轴突在视神经盘汇集，穿过脉络膜和巩膜形成视神经（图 8-4）。

（二）眼球内容物

眼球内容物包括房水、晶状体和玻璃体。这些结构均无色透明、无血管，具有折光作用，与角膜合称眼的折光（屈光）装置。外界的物像通过上述结构成像在视网膜上。这些结构还可使眼球具有一定张力，以保持眼球的外形。

1. 房水 aqueous humor　无色透明，其中 98% 为水分，仅含微量的氯化钠和白蛋白，充满于眼房。房水由睫状突的毛细血管产生。房水从眼后房经瞳孔进入眼前房，再由虹膜角膜角渗透入巩膜静脉窦，经房水静脉和睫状前静脉汇入眼静脉。房水具有营养角膜与晶状体、折光，以及维持正常的眼内压等作用。若因虹膜睫状体炎或前房角狭窄，可导致房水回流受阻，引起眼内压增高，视力下降，甚至失明，临床上称**青光眼**。

2. 晶状体 lens　位于虹膜与玻璃体之间，为一富有弹性的双凸面的透明体，其直径 9 ～ 10 mm，厚 4 ～ 5 mm，可随视物的远近而改变曲度。晶状体借睫状小带悬挂于睫状突周缘。

晶状体无血管，外被覆一层薄而透明的弹性膜，称晶状体囊。晶状体周围部分较软，称晶状体皮质，中央部分较硬，称晶状体核。若晶状体混浊，透明度降低，临床上称**白内障**。

晶状体是眼球重要的屈光装置，富有弹性，其曲度可随睫状肌和睫状小带的舒缩而改变。当视近物时，睫状肌收缩睫状体向前内侧移位，致使睫状小带松弛，晶状体变厚，屈光度增加，可使近处物像聚焦于视网膜上。当视远物时，睫状肌舒张而使睫状小带紧张，晶状体受牵拉而变薄，屈光度减少，可使远处物像聚焦在视网膜上。年龄增大后，晶状体的弹性减弱，睫状肌逐渐萎缩，调节视力的功能减退，致看近物时模糊，从而形成远视眼，俗称老花眼。

3. 玻璃体 vitreous body　为无色透明的凝胶状物质，填充于晶状体与视网膜之间，其形状与所在的腔隙一致。玻璃体除有屈光作用外，亦有支撑视网膜的功能，若出现混浊，则影响视力。

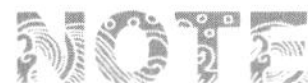

二、眼副器

眼副器位于眼球周围，对眼球具有支持、保护和运动作用，包括眼睑、结膜、泪器、眼球外肌、眶筋膜和眶脂体等。

（一）眼睑

眼睑 eyelid 俗称眼皮，是眼球的重要保护屏障，可防止机械性损伤和强烈光线对眼球的刺激。眼睑分为上睑和下睑，上、下睑缘之间的裂隙称睑裂，上、下睑缘在内侧端的结合处称内眦，在外侧端的结合处称外眦。外眦锐利，直接和眼球接触，内眦钝圆，与眼球之间有泪湖相隔。泪湖中有一粉红色的突起，称**泪阜**。在上、下睑缘的内侧各有一小孔，称**泪点**，是泪小管的开口处。睑的游离缘称睑缘，长有睫毛，可阻挡尘埃或异物进入眼内，睫毛根部有睫毛腺，其炎症称为麦粒肿。上睑由于提上睑肌的特殊作用，活动范围较下睑为大。

眼睑的层次结构，由浅入深依次为皮肤、皮下组织、肌层、睑板和睑结膜。

1. 皮肤　细薄而有弹性。

2. 皮下组织　组织疏松，脂肪少，易发生水肿和血肿。

3. 肌层　包括眼轮匝肌、提上睑肌和睑板肌。眼轮匝肌呈环形，收缩时使睑裂缩小，同时还牵拉、扩大泪囊，囊内产生负压，促使泪液回流。提上睑肌收缩使睑裂开大。睑板肌又称**苗勒肌**（Müller m.），属平滑肌，收缩时协助开大睑裂。

4. 睑板　由致密坚韧的结缔组织构成，呈半月形，为眼睑的支架结构，起支持作用。睑板组织内含垂直走行的皮脂腺，称**睑板腺**，分泌油脂，若睑板腺导管变窄或阻塞，临床上称霰粒肿。

5. 睑结膜　为一层透明而光滑的薄膜，血管丰富，属结膜的一部分（图 8-5）。

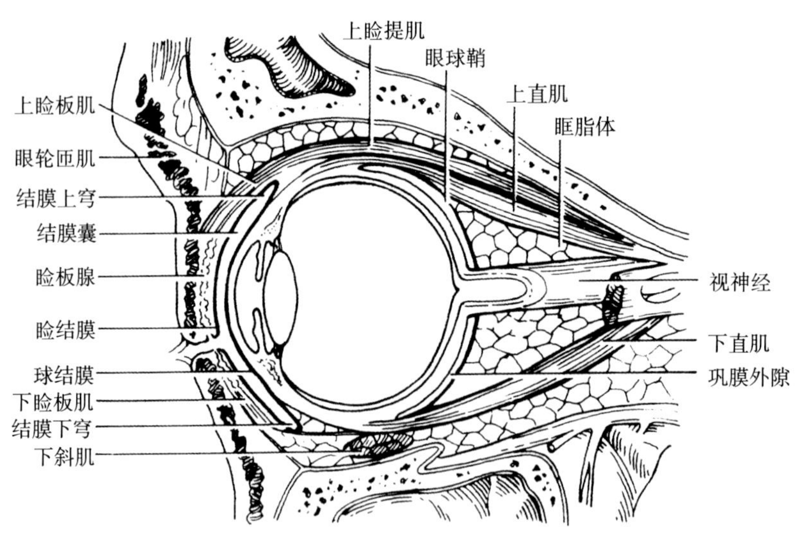

图 8-5　眶（矢状切面）

（二）结膜

结膜 conjunctiva 为一层富含血管的薄膜，衬贴于睑板的内面并覆盖于巩膜前部的表面。按其所在部位可分为 3 个部分。

1. 睑结膜　紧贴于上、下睑板的内面。

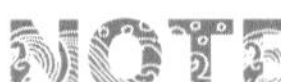

2. 球结膜　覆盖于巩膜前份的表面，于角膜缘处移行为角膜上皮。

3. 结膜穹隆　为睑结膜和球结膜的移行部分，可分为结膜上穹和结膜下穹。此部的结膜松弛而形成皱襞，使眼球有较大的转动性。

眼睑闭合时，结膜形成的囊状腔隙称结膜囊，此囊通过睑裂与外界相通。临床上的沙眼、结膜炎是结膜常见的眼病。

（三）泪器

泪器由泪腺和泪道组成。

1. 泪腺 lacrimal gland　位于眶上壁前外侧份的泪腺窝内，有 10 ～ 20 条排泄小管开口于结膜上穹，泪腺分泌的泪液通过瞬目运动及泪小管的虹吸作用，经眼球表面流向泪湖，进入泪道。泪液有清洁与湿润角膜、结膜以及杀菌等作用。

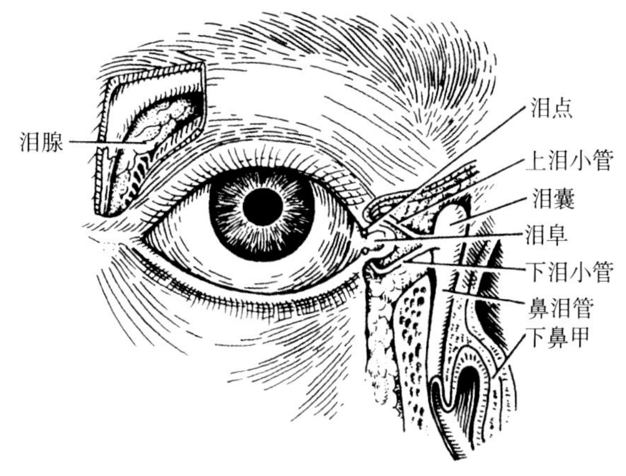

图 8–6　泪器（右侧）

2. 泪道 lacrimal passages　包括泪点、泪小管、泪囊和鼻泪管。

（1）泪点　位于上、下睑缘的内侧部，泪乳头中央的小孔，为泪小管的入口。

（2）泪小管　分为垂直部和水平部。垂直部始于泪点，分别垂直上行和下行，然后呈直角向内侧连于水平部。上、下泪小管向内侧会合成一总管，开口于泪囊上部。

（3）泪囊　位于眶内侧壁前份的泪囊窝内，上端为盲端，下端移行于鼻泪管。

（4）鼻泪管　为泪囊向下延伸至下鼻道的膜性管道。上部位于骨性鼻泪管中，称骨内段；下部位于鼻腔外侧壁的黏膜下，称鼻内段，开口于下鼻道中部的外侧壁（图 8–6）。

（四）眼球外肌

1. 上睑提肌　起于视神经管处的总腱环，向前以宽阔的腱膜止于上睑，可上提上睑，开大睑裂。

2. 直肌　均起于总腱环，向前至眼球的中纬线前方，分别止于巩膜前份的上、下、内侧和外侧。其中上直肌位于上睑提肌的深面、眼球的上方，收缩时使瞳孔转向内上方，也可协助提上睑肌使睑裂开大；**下直肌**为直肌中最短的一条，位于眼球的下方，收缩时使瞳孔转向内下方；**内直肌**为眼外肌中最大的一条，位于眼球的内侧，收缩时使瞳孔转向内侧；**外直肌**位于眼球的外侧，收缩时使瞳孔转向外侧。

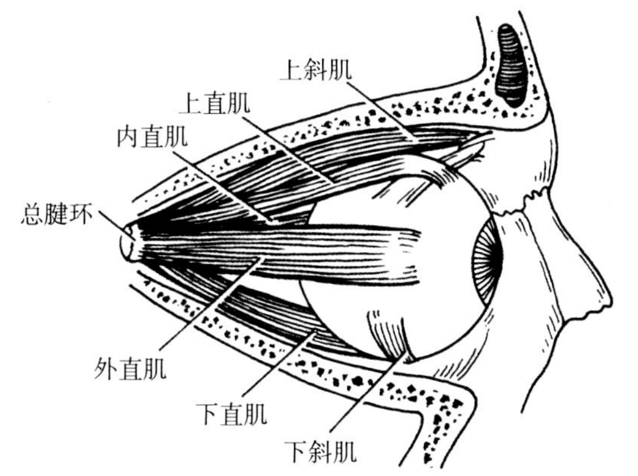

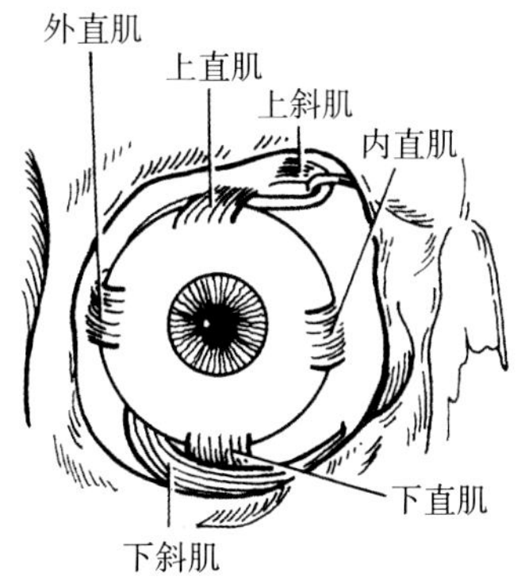

图 8–7　眼球外肌（右侧）

3. 斜肌　包括上斜肌和下斜肌。**上斜肌**细而长，起于总腱环，向前穿过眶内侧壁的纤维滑车，继而转折向后外，在上直肌下方止于眼球壁上面中纬线后方的外侧份，该肌收缩时使瞳孔转向外下方；**下斜肌**起于眶下壁前部，经下直肌下方，斜向后外止于眼球外侧面下部眼球中纬线的后方，该肌收缩时使瞳孔转向外上方（图 8–7）。

眼球的转动并非一条肌肉单独收缩完成，而是两眼数条眼外肌协同运动的结果。如侧视时，一侧的外直肌和另一侧的内直肌同时收缩；当双眼聚合中线时，则是两条内直肌同步收缩，而外直肌同时舒张的结果。

三、眼的血管及神经

（一）眼动脉

眼动脉是眼的主要动脉，起于颈内动脉的颅内段，在视神经的外下方经视神经管入眶，分支营养眼球、泪腺和眼外肌等。其最重要的分支为视网膜中央动脉，在眼球后方穿入视神经内，行至视神经盘分为上、下两干，随后再分为视网膜鼻侧上、下小动脉和视网膜颞侧上、下小动脉，分别营养相应区域的视网膜内层，但黄斑中央凹无血管分布。临床上观察这些动脉的变化，可以帮助诊断眼底疾患或某些全身性疾病。

（二）眼静脉

眼眶内的静脉汇集于眼上、下静脉，眼静脉与面部的静脉、鼻部的静脉以及海绵窦都有丰富的吻合网，形成颅内、外交通。故面部浅层组织的感染，特别是“危险三角”的感染，可经眼上、下静脉扩散（或蔓延）至海绵窦，致颅内感染。

（三）眼神经

分布于视器的神经来源较多。

1. 运动性脑神经　动眼神经运动纤维支配上睑提肌、上直肌、下直肌、内直肌和下斜肌的运动，其副交感纤维，通过睫状神经节、神经元之节后纤维支配瞳孔括约肌和睫状肌运动。滑车神经支配上斜肌的运动。展神经支配外直肌的运动。

2. 感觉性脑神经　视神经传导视觉冲动。三叉神经的眼神经和上颌神经传导眼睑、结膜、角膜和泪腺的感觉冲动。

此外，由交感干的颈上神经节发出的节后纤维，支配瞳孔开大肌和睑板肌运动。

知识链接

睑缘腺和睫毛腺的急性炎症临床上称麦粒肿。在眼睑内有睑板腺，其开口被阻时，可形成睑板腺囊肿，称霰粒肿。眼睑的皮下组织疏松，某些水和钠潴留疾患，可最先出现眼睑皮下水肿。正常的睫毛向外生长，如睫毛长向角膜，称倒睫，严重的可引起角膜溃疡、结疤、失明。

复习思考题

1. 试述房水的产生及循环途径。
2. 试述晶状体视近物与视远物时的调节过程。

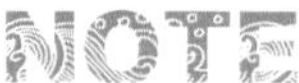

3. 眼球内、外肌有哪些？其作用各是什么？各受什么神经支配？

4. 试述泪液的产生与排出途径。

第二节　前庭蜗器

学习目标

1. 外耳、中耳的分部。
2. 鼓膜的位置、形态及分部。
3. 鼓室各壁的构成及内容。
4. 内耳迷路的组成、分部及主要形态结构。

前庭蜗器（位听器）包括**前庭器** vestibular apparatus（位觉器）和**听器** auditory apparatus 两部分。这两部分在功能上虽然不同，但结构上关系密切。前庭蜗器按部位分为外耳、中耳和内耳三部分（图 8–8）。外耳和中耳是收集和传导声波的装置，内耳有接受声波和位觉刺激的感受器。

一、外耳

外耳 external ear 包括耳郭、外耳道和鼓膜（图 8–8）。

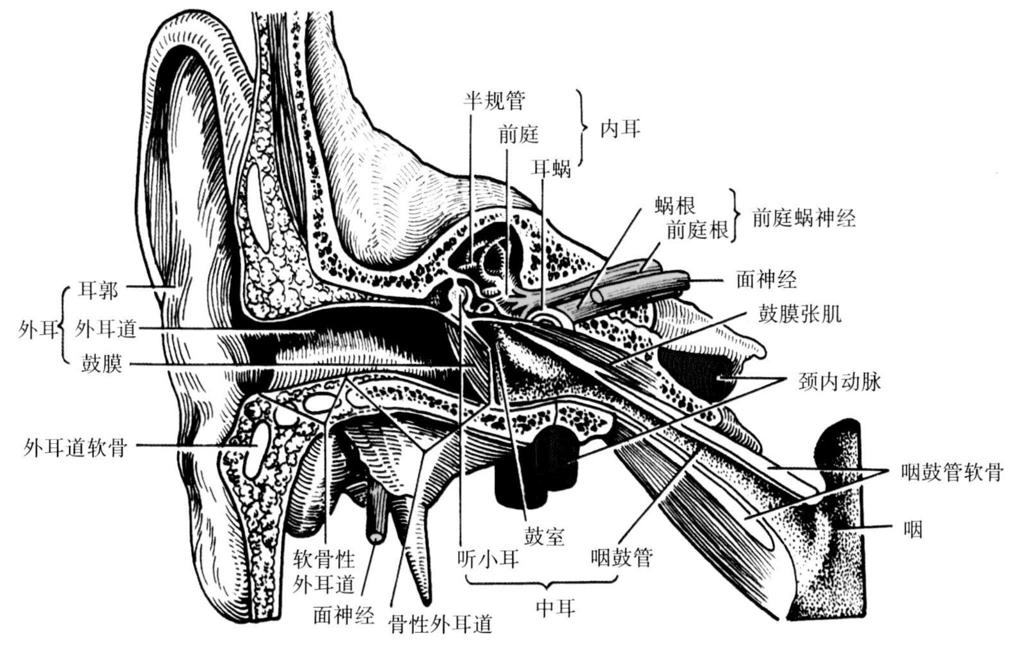

图 8–8　前庭蜗器全貌

（一）耳郭

耳郭 auricle（图 8–9）位于头部的两侧，形似漏斗，具有收集声波的功能。耳郭大部分以弹性软骨为支架，外覆皮肤，皮下组织甚少，但有丰富的血管神经分布。耳郭下部的一小部分

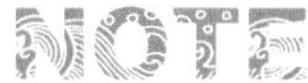

缺乏软骨，皮下仅含结缔组织和脂肪，称为耳垂，是临床常用的采血部位。

耳郭的前外侧面高低不平，卷曲的游离缘称耳轮，以耳轮脚起于外耳门的上方。耳轮的前方有一与其平行的弓状隆起称对耳轮。

对耳轮前上份分为两脚，分别称对耳轮上脚和对耳轮下脚，两脚之间的凹陷部分称三角窝。在耳轮与对耳轮之间的弯曲浅沟，称耳舟。在对耳轮前方的深凹，称耳甲，它被耳轮脚分为上、下两部，上部称耳甲艇，下部称耳甲腔。耳甲腔的前方有一突起，称耳屏。对耳轮下端的突起，恰与耳屏相对，称对耳屏。耳屏与对耳屏之间为耳屏间切迹。耳甲腔向内经外耳门通入外耳道。

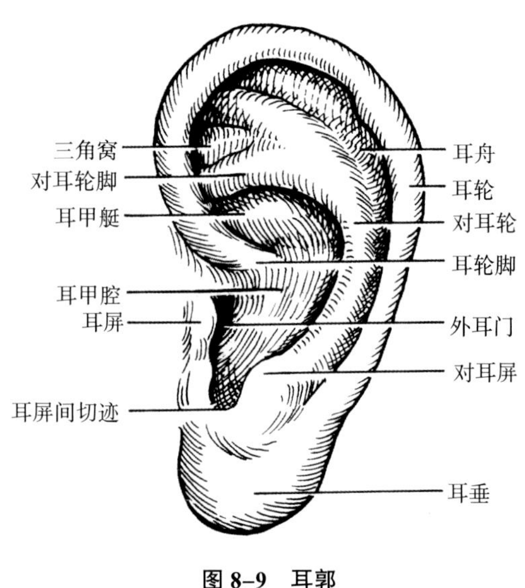

图 8-9 耳郭

（二）外耳道

外耳道 external acoustic meatus 为一条弯曲的盲管道，从外耳门向内延伸至鼓膜，成人长 2.0 ～ 2.5cm。它的外侧 1/3 以软骨作为支架，称软骨部；内侧 2/3 则以骨作为支架，称骨部。两部的交界处较为狭窄，称外耳道峡，是外耳道异物易停留之处。外耳道并非是平直的管道，从外耳门向内走行的方向是先向前内上，次稍向后，然后复向前内下。软骨性外耳道可以牵动，进行活体外耳道鼓膜检查时，须将耳郭拉向后上方，使外耳道变直，才能观察到整个外耳道和鼓膜。婴儿骨性外耳道和软骨性外耳道发育未完全，故外耳道较短而狭窄，其鼓膜位置较水平，故检查鼓膜时，须将耳郭向后下方牵拉。

外耳道的皮肤较薄，皮下组织较少，皮肤与软骨膜和骨膜紧密相连，因而外耳道的炎症或疖肿，常有剧烈疼痛。外耳道的皮肤除含有毛囊、皮脂腺外，还含有耵聍腺，耵聍腺的构造与汗腺相似，能分泌黏稠的液体，称为耵聍。一般情况下，耵聍可以随颞下颌关节的运动而脱落，如凝结成块阻塞外耳道，则称耵聍栓塞，可阻挡声波传导，产生耳鸣或耳聋。

（三）鼓膜

鼓膜 tympanic membrane 位于外耳道与中耳的鼓室之间，为椭圆形半透明的薄膜（图 8-11）。鼓膜直径约 1cm，厚约 0.1mm，由被覆上皮、结缔组织纤维和黏膜上皮构成。鼓膜在外耳道底呈倾斜位，其外面向前、下、外倾斜，与外耳道下壁构成约 50°角，故外耳道的前壁和下壁较长。鼓膜上部 1/4 的三角形区附于颞骨鳞部，缺乏纤维层，故薄而松弛，称为松弛部，活体上呈浅红色。鼓膜的下 3/4 附于颞骨鼓部的鼓沟内，较为坚韧而紧张，称为紧张部，活体上呈银灰色。两部之间以鼓膜的锤骨前、后襞为分界标志。

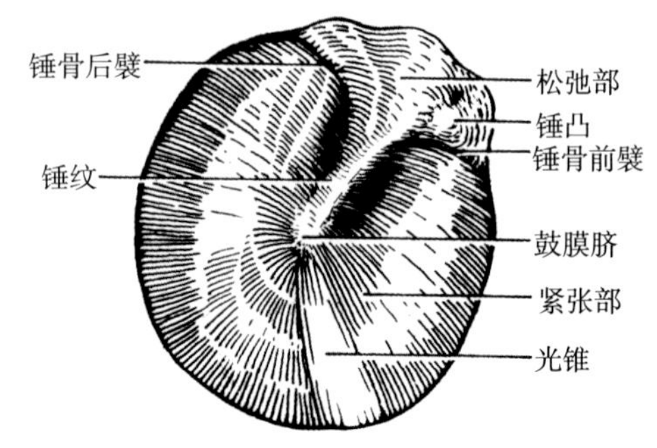

图 8-10 鼓膜

鼓膜呈漏斗状，其外面凹陷，凹陷最深处称鼓膜脐，其内面为锤骨柄末端的附着处。在活体上观察鼓膜时，可见鼓膜脐的前下方有一个三角形反光发亮区域，称**光锥**。中耳炎时常常会出现光锥消失、松弛部充血、鼓膜脐的凹陷变浅等现象。

二、中耳

中耳 middle ear 位于外耳与内耳之间，包括鼓室、咽鼓管、乳突窦和乳突小房，为一含气的连续而不规则的腔隙，大部分位居颞骨岩部内。中耳为传递声波的结构，结构虽小，但极为重要。

（一）鼓室

鼓室 tympanic cavity 是位于颞骨岩部内不规则的含气小腔，其外侧借鼓膜与外耳道为界；内侧与内耳相邻；后外上方经乳突窦与乳突小房相通；前内下方以咽鼓管通鼻咽部。其内含有听小骨、韧带等结构，鼓室各壁及上述结构均覆以黏膜，鼓室的黏膜与咽鼓管、乳突窦和乳突小房的黏膜彼此连续。

1. 鼓室壁　鼓室有不规则的 6 个壁（图 8–12、13）。

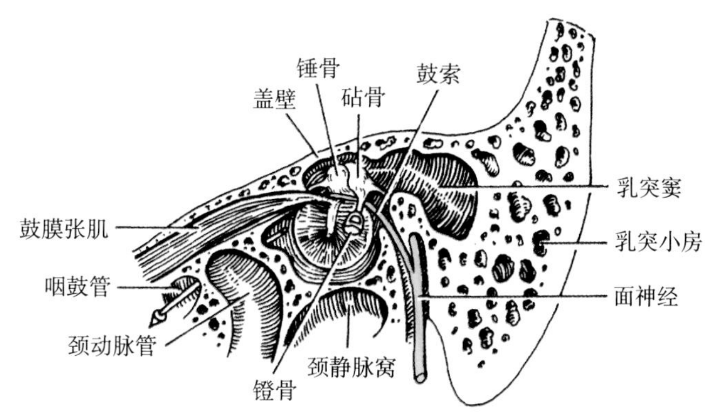

图 8–11　鼓室外侧壁

（1）上壁　又名盖壁，即鼓室盖，为一层薄骨板，分隔鼓室与颅中窝。

（2）下壁　即颈静脉壁，为一层薄骨板，分隔鼓室与颈内静脉起始部，与颈内静脉相毗邻。

（3）前壁　即颈动脉壁，该壁与颈内动脉相毗邻。此壁的外上方有咽鼓管的鼓室口，鼓室借咽鼓管与鼻咽部相通。

（4）后壁　即乳突壁，该壁上部有乳突窦入口，可经乳突窦通入乳突小房。

（5）外侧壁　即鼓膜壁。

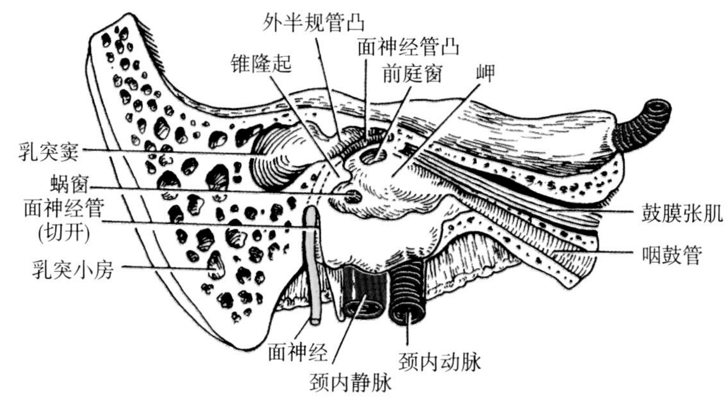

图 8–12　鼓室内侧壁

（6）内侧壁　又名迷路壁，是内耳的外侧壁。该壁中部有一丘状隆起，称岬。岬后上方有一卵圆形的孔，称前庭窗（又名卵圆窗），被镫骨底封闭。岬的后下方有一圆形的孔，称蜗窗（又名圆窗），活体上有第二鼓膜封闭。前庭窗的后上方，有一条弓形隆起，并延至鼓室后壁，是面神经管突于鼓室的部分，其内有面神经通过，称面神经管凸，此处的骨质甚薄，偶尔出现先天性缺损，导致面神经的位置浅表，中耳炎症或施行手术时易累及面神经（图 8–13）。

2. 听小骨　每侧鼓室内有 3 块听小骨，从外侧向内侧依次为锤骨、砧骨和镫骨（图 8–14）。3 块听小骨之间以关节相连，组成听骨链，其一端以锤骨柄连于鼓膜，而另一端以镫骨底封闭于前庭窗上。鼓膜接受的声波振动，经过听骨链传递至内耳。

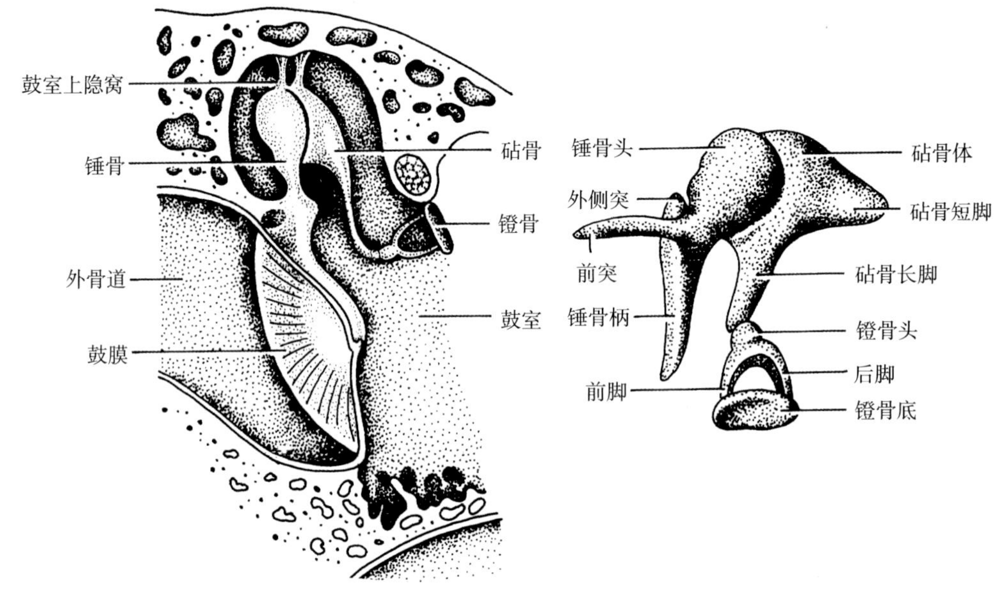

图 8–13　听小骨

（1）锤骨　呈锤状，有一头、一柄和两个突起（前突和外侧突）。锤骨头位于鼓室上隐窝内，与砧骨体形成砧锤关节。柄细长，附于鼓膜，末端附着于鼓膜脐的内面，柄的上端有鼓膜张肌附着。

（2）砧骨　分一体和两脚。体与锤骨头构成砧锤关节，长脚与镫骨头形成砧镫关节。

（3）镫骨　形似马镫，有一头、两脚和一底。头与砧骨长脚形成砧镫关节，镫骨底借韧带连于前庭窗的周缘。

（二）咽鼓管

咽鼓管 auditory tube 是沟通鼓室与鼻咽部的一条细长而狭窄的管道，维持鼓室与外耳道的气压平衡，以利于鼓膜的振动。咽鼓管外侧 1/3 段为骨部，即颞骨岩部的咽鼓管半管，其外侧端借鼓室口开口于鼓室的前壁。软骨部占全长的内侧 2/3，其内侧端以咽鼓管咽口开口于鼻咽部的侧壁，两部之间的交界处，管腔最为狭窄，称咽鼓管峡。咽鼓管咽口平时处于闭合状态，当吞咽或张大口时开放，空气经咽鼓管进入鼓室。

NOTE

知识链接

由于被覆咽鼓管的黏膜与鼻咽部和鼓室的黏膜彼此相续，故鼻咽部的炎症可经咽鼓管蔓延到鼓室，引起中耳炎，尤以婴幼儿为多见，这与婴幼儿的咽鼓管较成人短、粗、平直等特点紧密相关。炎症可蔓延至邻近结构，引起并发症。如累及鼓膜可引起鼓膜穿孔；累及内侧壁可引起化脓性迷路炎和侵蚀面神经导致面瘫；向后可蔓延至乳突窦和乳突小房，引起化脓性乳突炎；向上腐蚀破坏鼓室盖，可引发颅内感染。

（三）乳突窦和乳突小房

乳突窦及**乳突小房**为鼓室向后的延伸部分，为颞骨乳突内或周围的多个含气小腔，这些大小不等的小腔彼此相通。乳突小房和乳突窦内面都衬以黏膜，并与鼓室的黏膜相连续，因此，中耳炎可通过乳突窦向乳突小房蔓延，引起乳突窦炎和乳突小房炎，这时患者常有乳突区压痛。

三、内耳

内耳位于颞骨岩部的骨质内，在鼓室与内耳道底之间，由于构造复杂，故称**迷路**（图8–15）。迷路又可分为骨迷路和膜迷路。骨迷路是由骨密质围成的曲折管道。膜迷路则套于骨迷路内，为结缔组织膜所围成的封闭的管道系统。骨迷路与膜迷路之间的腔隙内充满外淋巴，膜迷路管道内充满内淋巴，内、外淋巴互不相通。听觉、位置觉感受器位于膜迷路内。

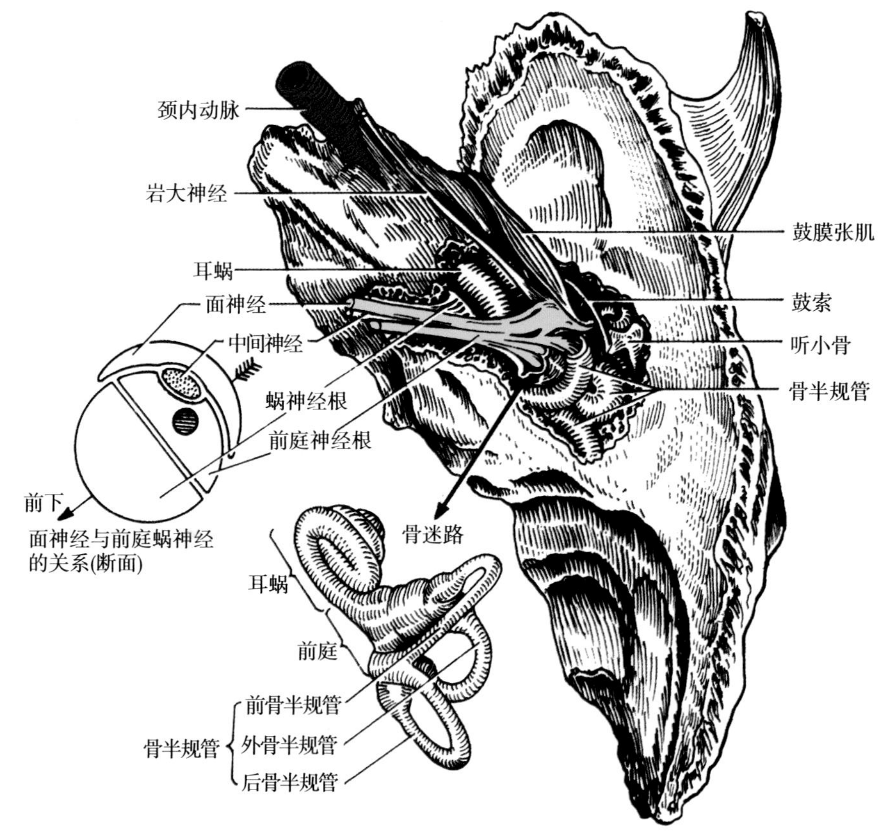

图 8–14 内耳

（一）骨迷路

骨迷路可分为耳蜗、前庭和骨半规管三部。三者形态不同，但依次互相连通，大致沿颞骨岩部的长轴由前内向后外排列（图 8-16）。

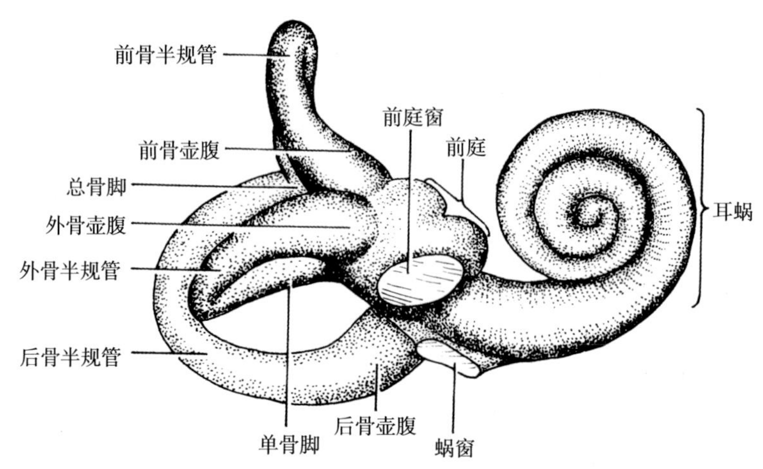

图 8-15 骨迷路

1. 前庭 vestibule 位于骨迷路的中部，为一个近似椭圆形的腔隙。前庭的外侧壁就是鼓室的内侧壁，壁上有前庭窗和蜗窗，前者被镫骨底封闭，后者被第二鼓膜封闭。前庭内侧壁为内耳道底，有神经穿行。前庭后壁上有 5 个小孔，向后通入 3 个骨半规管。前壁有一大孔，向前通入耳蜗。

2. 骨半规管 bony semicircular canal 位于骨迷路的后部、前庭的后外方，为 3 个半环形的小管。按其位置分别称为前骨半规管、后骨半规管和外骨半规管，三者互成直角排列。前骨半规管弓突向上，与颞骨岩部长轴相垂直，埋于弓状隆起深面；后骨半规管向后外弓突，与颞骨岩部的长轴平行；外骨半规管水平突向后外方。每个骨半规管均有两个脚，一个脚稍微膨大，呈壶腹状，称为壶腹骨脚；另一个脚不膨大，称为单骨脚。前骨半规管的单骨脚与后骨半规管的单骨脚合成一个总骨脚，因而 3 个骨半规管仅有 5 个小孔开口于前庭。

3. 耳蜗 cochlea 位于骨迷路的前部、前庭的前内方，形似蜗牛壳。耳蜗的尖端称蜗顶，朝向前外方，耳蜗底朝向内耳道底，即称蜗底。耳蜗由蜗轴和环绕蜗轴的蜗螺旋管构成。蜗螺旋管（骨蜗管）起于前庭，环绕蜗轴旋转约两圈半，以盲端终于蜗顶。从蜗轴发出骨螺旋板突入蜗螺旋管内，此板的游离缘尚未到达蜗螺旋管的对侧壁，其缺空处由膜迷路（蜗管）填补封闭。因此，蜗螺旋管内共有 3 条管道，上方是前庭阶，起于前庭；中间是蜗管（膜蜗管），其尖端为盲端终于蜗顶；下方是鼓阶，终于蜗窗上的第二鼓膜。前庭阶和鼓阶在蜗顶处借蜗孔相通（图 8-17）。

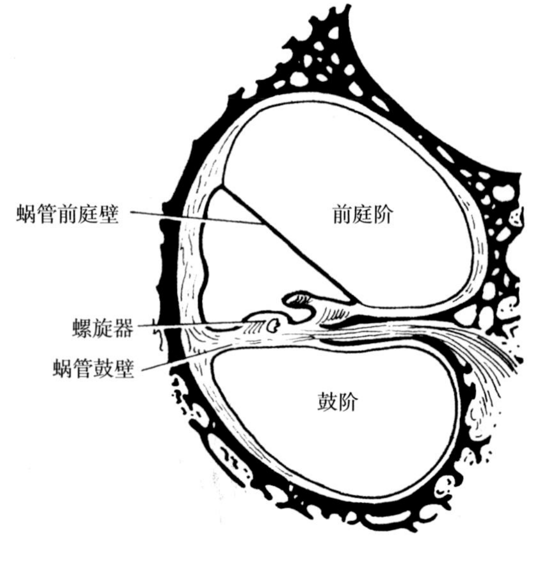

图 8-16 耳蜗切面

（二）膜迷路

膜迷路为套在骨迷路内的膜性管和囊（图 8-18）。管壁上有位置觉、听觉感受器。膜迷路包括椭圆囊、球囊、膜半规管和蜗管，以上各部相互连通成密闭的管道。

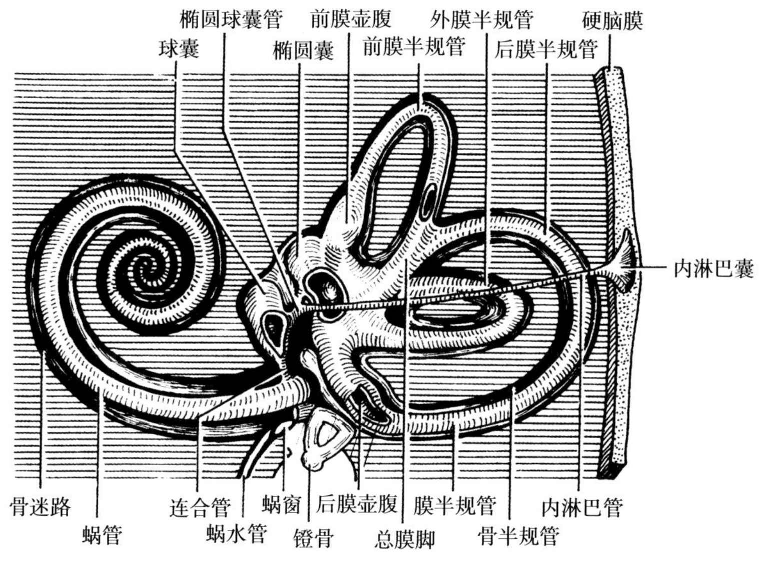

图 8-17 内耳模式图

1. 椭圆囊和球囊　椭圆囊 utricle 和**球囊** saccule 为膜迷路的中间部分，位于骨迷路的前庭内。椭圆囊在球囊后上方，为一微扁而略长的椭圆形囊。其后壁上有 3 个膜半规管的 5 个开口，与膜半规管相通，前壁借椭圆球囊管与球囊相连。在椭圆球囊管上连有一细的内淋巴管，此管穿经前庭内侧壁至颞骨岩部后面，出前庭水管外口在硬脑膜下扩大为内淋巴囊，膜迷路内的内淋巴可经此囊渗透到周围的血管丛内。球囊位于椭圆囊前下方，其前下端借连合管连于蜗管。位于椭圆囊内面底部和前壁上的**椭圆囊斑**和位于球囊内面前壁上的**球囊斑**均为位觉感受器，能感受头部静止时位置觉和直线变速运动的刺激。

2. 膜半规管 semicircular duct　位于骨半规管内，形状与骨半规管相似。在膜半规管的膜壶腹脚有膨大的膜壶腹，每个膜壶腹的壁上有一隆起，称为**壶腹嵴**，是位觉感受器，能感受头部旋转及变速运动的刺激。

3. 蜗管 cochlear duct　位于蜗螺旋管内，介于骨螺旋板与蜗螺旋管外侧壁之间，蜗管一端伸入前庭内，借连合管与球囊相连，另一端为盲端，终于蜗顶。蜗管在横切面上呈三角形，可分为 3 个壁：上壁，即蜗管前庭壁（前庭膜），分隔前庭阶与蜗管；外侧壁与蜗螺旋管外侧壁的骨膜紧密结合，其内含有丰富的血管，有分泌内淋巴液的作用；下壁由骨螺旋板和蜗管鼓壁（基底膜）构成，分隔蜗管与鼓阶。基底膜又称螺旋膜，其上有**螺旋器**，又称 **Corti 器**，是听觉感受器（图 8-19），能感受声波刺激。

声波的传导途径有空气传导和骨传导两种途径。空气传导的途径是经外耳道振动鼓膜，经听小骨链将之传至前庭窗，引起耳蜗外淋巴波动，经前庭壁引起内淋巴波动，并经鼓阶引起螺旋器基底膜振动，刺激毛细胞，转化为神经冲动，经蜗神经传入脑干，再经一定的传导径路传入大脑皮质听觉感受区，产生听觉。骨传导主要是指音波冲击颅骨，经颅骨传至耳蜗，使耳蜗外淋巴液产生波动，刺激螺旋器的毛细胞。但骨传导的效能比空气传导要小得多。

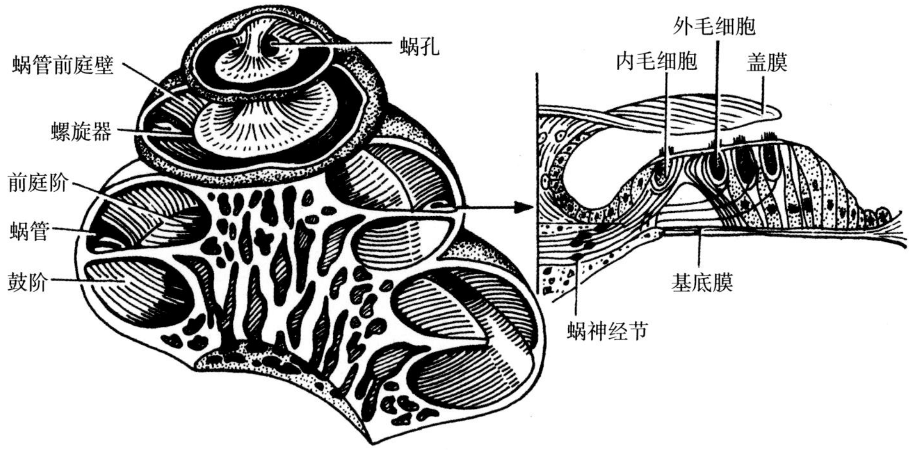

图 8-18　耳蜗、蜗管切面、螺旋器示意图

临床上将鼓膜、听小骨等损坏而导致的听力下降叫传导性耳聋，将螺旋器和蜗神经损伤导致的听力障碍叫神经性耳聋。传导性耳聋时，可经骨传导听到声音，而神经性耳聋则可完全丧失对音波的感受。

（三）内耳道

内耳道 internal acoustic meatus 是内耳门至内耳道底之间的管道。内耳道底上有很多小孔，前庭蜗神经和面神经等由此通过。

复习思考题

1. 试述内耳迷路的组成。
2. 内耳有哪些感受器？各有什么功能？
3. 简述声波的传导途径。
4. 鼓室的位置、分部，试述鼓室各壁的名称及毗邻结构。

第九章 神经系统

学习目标

1. 神经系统根据位置和功能及分布对象的区分；躯体神经和内脏神经的概念。

2. 神经元的主要形态结构和分类；神经纤维和突触的概念；神经胶质的概念。

3. 神经系统活动方式；反射、反射弧的概念。

4. 神经系统的常用术语：灰质、白质、神经节、神经核、神经和纤维束的概念。

（一）神经系统的主要功能

神经系统由脑、脊髓和与其相连的神经组成。它是人体的主导系统，结构和功能最复杂。

神经系统的功能之一是控制和调节其他系统的活动，使机体成为一个有机的整体，保证机体内部各系统活动的协调统一；二是维持机体与外环境的统一，神经系统通过全身感受器不断接受内、外环境的各种刺激，并进行一系列调节，使机体内环境适应外环境的变化，保持生命活动的正常进行；三是人类的神经系统经过漫长的进化，其形态和功能也发生了变化，特别是大脑皮质发生了质的飞跃，且出现了语言中枢。因此，人类的思维、意识活动远远超越了其他动物，人类在神经系统作用下，不只是被动地适应内、外界环境的变化，而且能主动地认识并改造客观世界。

（二）神经系统的区分

神经系统是一个不可分割的整体，为了学习方便，可从不同角度将其区分。

1. 按位置和功能区分 可将神经系统分为**中枢神经系统**和**周围神经系统**（图 9–1）。

（1）中枢神经系统 central nervous system 包括脑和脊髓。脑位于颅腔内，脊髓位于椎管内，二者在枕骨大孔处相连。中枢神经系统有控制和调节整个机体活动的作用。

（2）周围神经系统 peripheral nervous system 包括与脑相连的 12 对脑神经和与脊髓相连的 31 对脊神经。脑神经和脊神经主要起传导作用，一方面将感受器传来的冲动传向中枢，另一方面将中枢神经系统发出的冲动传向效应器。

2. 按分布对象区分 可将神经系统分为**躯体神经系统** somatic nervous system 和**内脏神经系统** visceral nervous system。它们的中枢部都在脑和脊髓，周围部则根据其分布对象不同分为**躯体神经**和**内脏神经**。

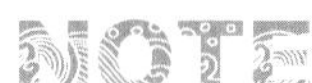

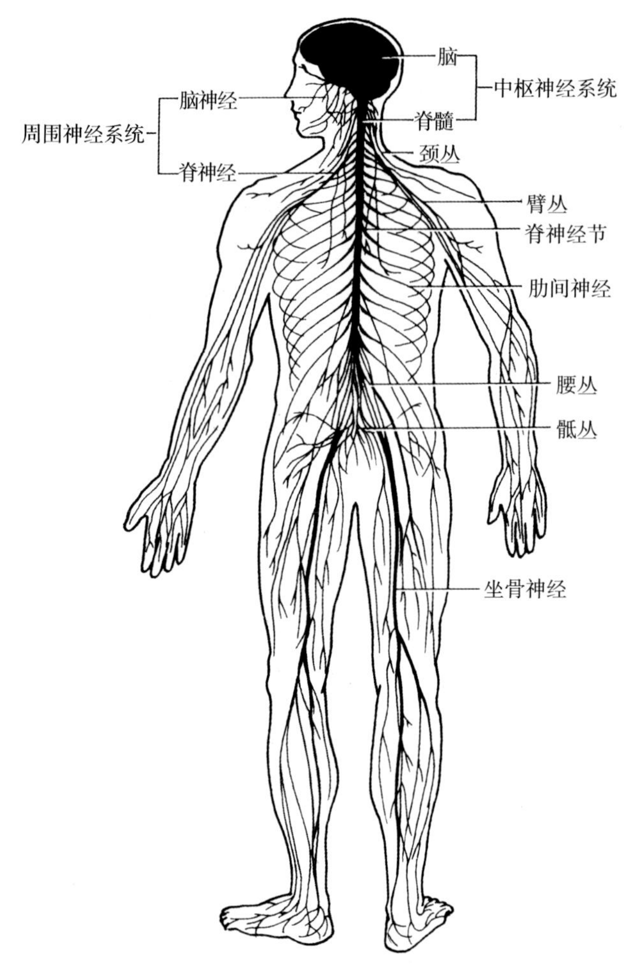

图 9–1　人体的神经系统模式图

（1）躯体神经 somatic nerves　主要分布于皮肤和运动系统（骨、骨连结和骨骼肌）。根据功能又可分为**躯体感觉神经**和**躯体运动神经**，前者又称为**躯体传入神经**，主要传导皮肤和运动系统的感觉冲动，后者又称为**躯体传出神经**，支配骨骼肌运动。

（2）内脏神经 visceral nerves　主要分布于内脏、心血管和腺体。根据功能又分为**内脏感觉神经**和**内脏运动神经**。前者又称为**内脏传入神经**，传导内脏、心血管和腺体的感觉冲动，后者又称为**内脏传出神经**，支配心肌、平滑肌的运动和腺体的分泌。内脏运动神经又根据其功能不同分为**交感神经**和**副交感神经**。

（三）神经系统的组成

神经系统主要由神经组织组成，神经组织内主要包含神经细胞和神经胶质细胞。

1. 神经细胞　神经细胞 nerve cell 是神经系统结构和功能的基本单位，又称**神经元** neuron，具有感受刺激和传导神经冲动的作用。

（1）神经元的形态结构　不同神经元大小和形态差异较大，但每个神经元都可以分为**胞体**和**突起**两部分（图 9–2）。

①胞体：神经元的胞体有圆形、梭形和锥形等，胞体的直径 3 ～ 15μm，胞体为神经元的营养和代谢中心。胞体内的结构与其他细胞相似，但在光镜下可观察到神经元胞体内所特有的尼氏体和神经原纤维。**尼氏体**是神经元通过碱性染料染色后的深蓝或紫色颗粒或块状物，化学

成分是核糖核酸和蛋白质，是合成蛋白质的场所。**神经原纤维**由神经元内的中间丝（又称神经细丝）构成，对神经元有支持作用，也可与微管、微丝一起参与物质运输。神经细胞内还含有丰富的高尔基复合体、线粒体，但不含有中心体，故成熟的神经元一般不能分裂。

②突起：是神经元胞体的延伸部分，根据形态结构和功能不同，又分为**树突** dendrite 和**轴突** axon。树突呈树枝状，可反复分支，逐渐变细，每个神经元可有一个或多个树突，树突的功能是将神经冲动传入胞体。轴突通常每个神经元只有 1 个，但可发出侧支，轴突的功能是将冲动由胞体传出。

（2）神经元的分类　通常依据其形态和功能进行分类。

①根据神经元突起的数目不同分类：可分为三类（图 9–3）。**假单极神经元**：其胞体只发出一个突起，但该突起很快分为两支，一支至周围的感受器，称周围突（相当于树突）；另一支进入脑或脊髓，称中枢突（相当于轴突）。假单极神经元胞体主要位于脑神经节和脊神经节内。**双极神经元**：其胞体的两端各

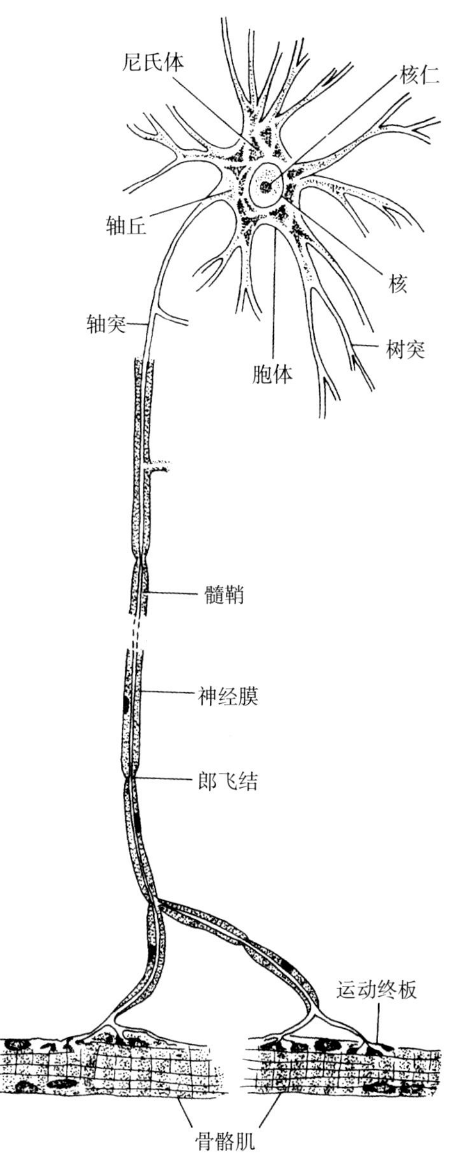

图 9–2　神经元模式图

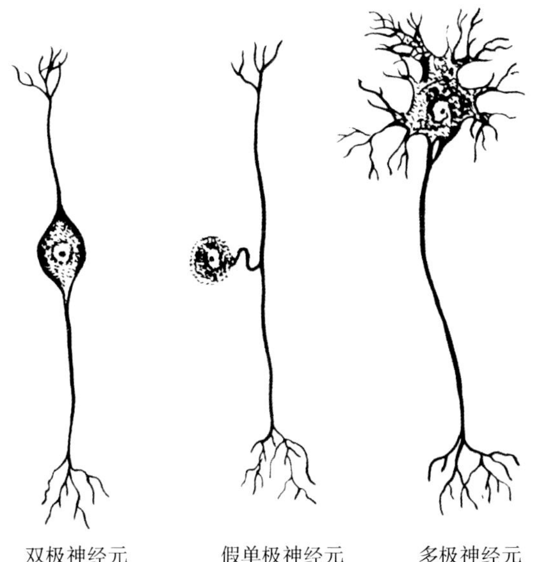

图 9–3　神经元的分类

发出一个突起，其中一个为周围突，和感受器相连，另一个进入中枢，称中枢突。双极神经元胞体主要位于视网膜、鼻腔黏膜嗅部和前庭蜗器神经节等处。**多极神经元**：数量最多，有多个树突和一个轴突，其胞体主要位于脑和脊髓内，部分存在于内脏神经节内。

②根据神经元功能的不同分类：可将神经元分为三类（图 9–4）。**感觉神经元**（也称传入神经元）：将机体内、外环境刺激引起的神经冲动传入中枢。前述的假单极和双极神经元属于此类神经元。**运动神**

经元（也称传出神经元）：将神经冲动从中枢传出，最终至外周的效应器（骨骼肌、心肌、平滑肌和腺体），支配它们的活动。**联络神经元**（也称中间神经元）：在感觉神经元与运动神经元之间起联络作用，其胞体和突起均在中枢内。联络神经元的数量很多，约占神经元总数的99%。运动和联络神经元为多极神经元。

（3）神经纤维　神经元较长的突起常被起绝缘作用的髓鞘和神经膜所包裹，称**神经纤维** nerve fibers。若被髓鞘和神经膜共同包裹称**有髓纤维**，若仅有神经膜包裹则为**无髓纤维**。

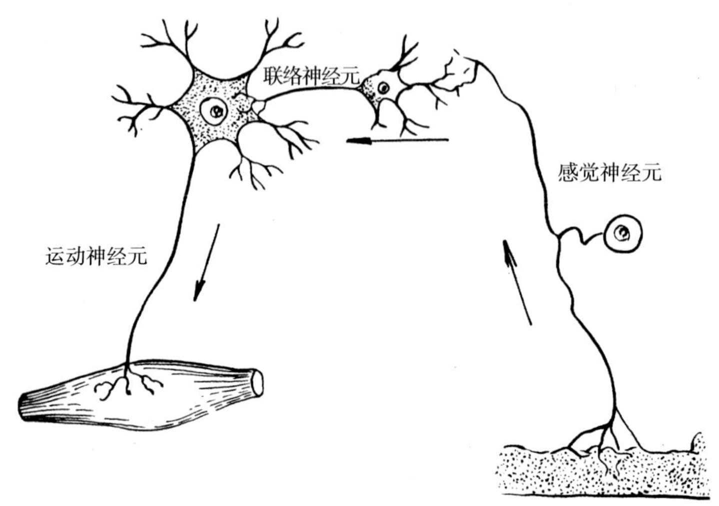

图 9–4　神经元的分类及之间的联系

（4）突触　神经系统的调节和控制功能是通过许多神经元之间的相互联系而共同完成的，神经元与神经元之间发生着定向的信息传递，这种信息传递通过突触来完成。**突触** synapse 是指一个神经元与另一个神经元之间、神经元与效应器之间或感受器细胞与神经元之间特殊的接触点。最多见的突触方式是一个神经元的轴突末梢与另一个神经元的胞体或树突接触，分别称为轴 – 体突触和轴 – 树突触。人体神经系统内大部分突触是依靠化学物质——神经递质进行冲动的传递，称**化学突触**。化学突触包括三部分：突触前部、突触间隙和突触后部（图 9–5）。当神经冲动传到轴突末梢时，此处突触小泡内的神经递质经突触前膜释放到突触间隙，神经递质作用于突触后膜的受体，使其电位发生变化而产生神经冲动。这样神经冲动的信号从一个神经元传至另一个神经元。

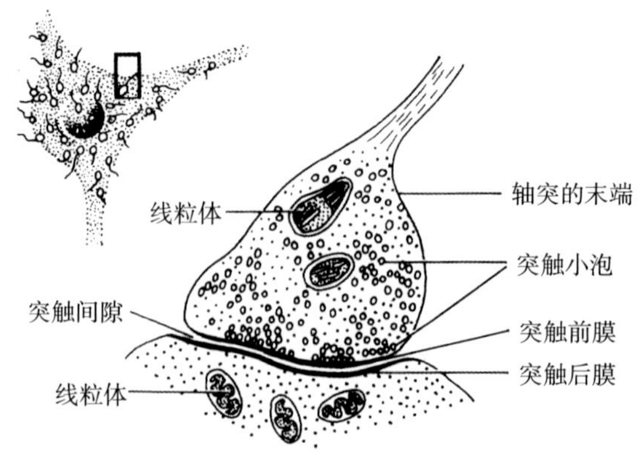

图 9–5　突触模式图

2. 神经胶质细胞　**神经胶质** neuroglia 或称**神经胶质细胞** glial cell，是神经组织的另一大类细胞，属于神经系统的间质细胞或支持细胞，一般没有传递神经冲动的功能，其数量是神经细胞的 10 ～ 50 倍。神经胶质细胞主要对神经元起支持、营养、保护和修复等作用，还有许多神经递质的受体和离子通道，因而对调节神经系统活动也起着十分重要的作用，是神经系统不可缺少的组成部分。

神经胶质主要包括星形胶质细胞、少突胶质细胞、小胶质细胞、Schwann 细胞、室管膜细胞等。其中星形胶质细胞在中枢神经系统损伤修复时可增生形成胶质瘢痕；少突胶质细胞和 Schwann 细胞分别在中枢和周围神经系统形成髓鞘；小胶质细胞被称为中枢神经系统的巨噬细胞，在正常情况下，处于静止状态，当中枢神经系统受损时，小胶质细胞可迅速增殖，移向损伤部位，吞噬坏死组织。

（四）神经系统的活动方式

神经系统的功能活动十分复杂，但其基本的活动方式是**反射** reflex。反射就是神经系统在调节机体的活动中，对内、外环境刺激所做出的反应。反射活动的形态基础是**反射弧** reflex arc（图 9–6），一个反射弧所涉及的中间神经元越多，引起的反射越复杂，但无论反射多复杂，都由以下 5 个基本部分组成，包括感受器、传入神经元、反射中枢、传出神经元和效应器。反射弧中任何一个部分发生障碍，反射活动将减弱或消失。

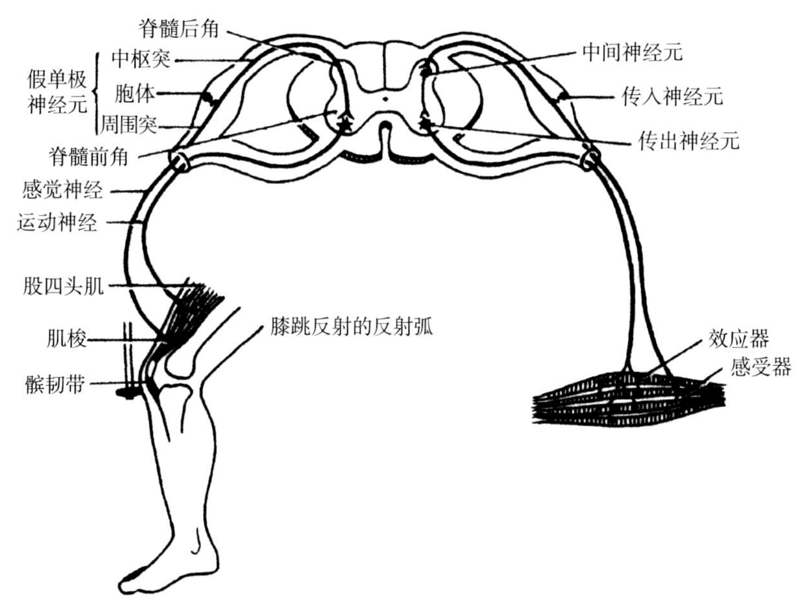

图 9–6　反射弧

（五）神经系统的常用术语

在中枢和周围神经系统中，神经元胞体和突起在不同部位有不同的聚集和排列方式，故用不同的术语表示。

1. 灰质和白质

（1）**灰质** gray matter　在中枢神经系统内，神经元的胞体和树突聚集的部位，色泽灰暗，故称灰质。灰质在大脑和小脑表面成层配布，分别称**大脑皮质**和**小脑皮质**。

（2）**白质** white matter　在中枢神经系统内，神经元轴突聚集的部位，因多数轴突具有髓鞘，色泽亮白，故称**白质**。白质在大脑和小脑皮质的深部分别称**大脑髓质**和**小脑髓质**。

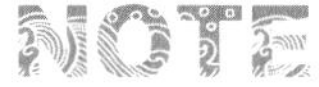

2. 神经核和神经节

（1）神经核 nucleus　在中枢神经系统皮质以外，形态和功能相似的神经元胞体聚集而成的灰质团块，称**神经核**。

（2）神经节 ganglion　在周围神经系统中，神经元胞体聚集的地方，外形可略膨大，称**神经节**。

3. 纤维束和神经

（1）纤维束 fasciculus　在中枢神经系统白质内，起止、行程和功能相同的神经纤维集聚成束，称**纤维束**或**传导束**。

（2）神经 nerve　在周围神经系统中，神经纤维集合成大小、粗细不等的集束，由不同数目的集束再集合成一条**神经**。在每条神经纤维、每个集束及整条神经的周围，都包有结缔组织被膜，分别称神经内膜、神经束膜和神经外膜。

复习思考题

1. 神经系统是如何区分的？
2. 简述神经元的一般结构形态，按突起数目和功能的分类如何？
3. 神经系统的基本活动方式是什么？它的形态基础是什么？
4. 灰质、白质、神经核、神经节、神经和纤维束的概念？

第一节　中枢神经系统

学习目标

1. 脊髓的位置，脊髓外形。

2. 脊髓灰质中前角、中间带、侧角及后角的位置、其内神经元的名称**和功能**。

3. 脊髓白质中的主要上行纤维束和下行纤维束的位置、来源（胞体位置）和功能。

4. 脑干的组成，脑干各部的主要外部结构及与内部结构的关系，重要的脑神经核与其他核团的功能概念和主要联系情况，各主要上、下行纤维束在脑干各部位的位置概况。

5. 小脑的位置与分部（蚓部与两小脑半球）及小脑的功能。

6. 间脑的位置和分部，背侧丘脑的位置和分部，背侧丘脑腹后核的功能，后丘脑内、外侧膝状体的功能。下丘脑的组成结构及其机能概念。

7. 大脑半球的表面结构及分叶情况，基底核的位置、组成；内囊的位置、分部通过内囊各主要纤维束的局部位置关系及其临床意义；大脑皮质主要机能中枢的位置和功能。

NOTE

一、脊髓

脊髓 spinal cord 由胚胎时期神经管的后部发育而成。脊髓与分布到躯干和四肢的 31 对脊神经相连。来自躯干、四肢的各种刺激通过脊神经传到脊髓，再由脊髓传导到脑，脑发出的冲动也要通过脊髓最后经脊神经来完成复杂的功能。脊髓与脑的各部之间有着广泛的纤维联系，通常情况下，脊髓的许多活动是在脑的控制下完成的，但脊髓本身也能完成许多反射活动。

（一）脊髓的位置和外形

1. 脊髓的位置　脊髓位于椎管内，外包裹被膜，上端平枕骨大孔处与延髓相连，在成人全长约 45cm，下端平第 1 腰椎体下缘，在新生儿平第 3 腰椎。脊髓下端与终丝 filum terminale 相连（图 9–7），终丝由软脊膜延续而成，其内无神经组织，向下附着于尾骨后面的骨膜，有稳定脊髓的作用。

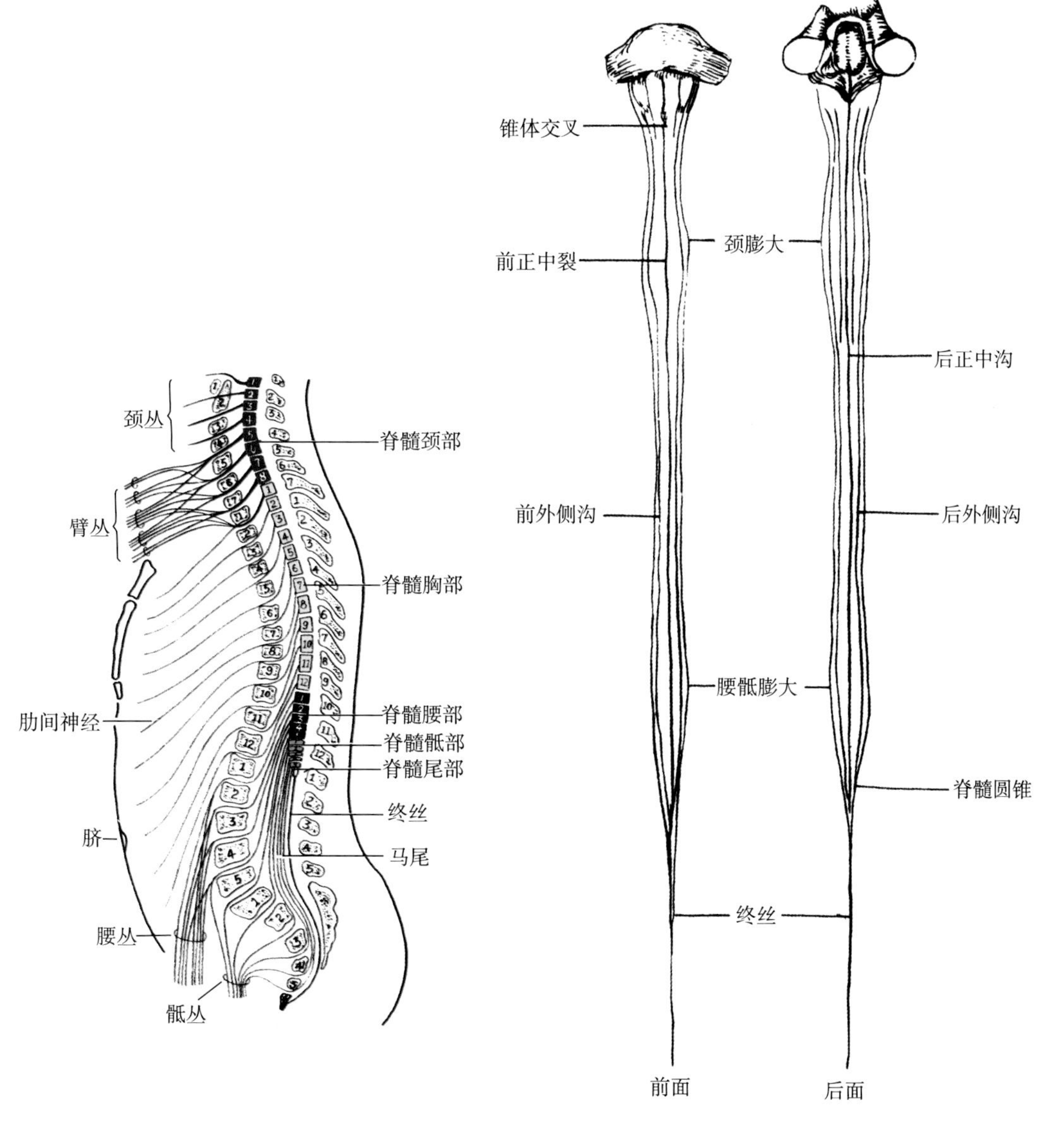

图 9–7　脊髓的位置和节段

图 9–8　脊髓的外形

2. 脊髓的外形 脊髓呈前、后稍扁的圆柱体，表面有 6 条纵贯全长的沟（图 9–8）。前面正中的较深，称**前正中裂**，后面正中的较浅，称**后正中沟**，在前正中裂和后正中沟的两侧，分别有**前外侧沟**和**后外侧沟**。在前、后外侧沟内有出入的神经根丝，自前外侧沟穿出的称**前根**，由运动神经纤维组成；经后外侧沟进入的称**后根**，由感觉神经纤维组成。前根、后根各 31 对，每对前、后根在椎间孔处合并成脊神经，共 31 对，由相应的椎间孔出椎管（图 9–9）。在后根上有一膨大，称**脊神经节**，是假单级神经元的胞体集聚而成，后根纤维即此神经元的中枢突（图 9–10）。

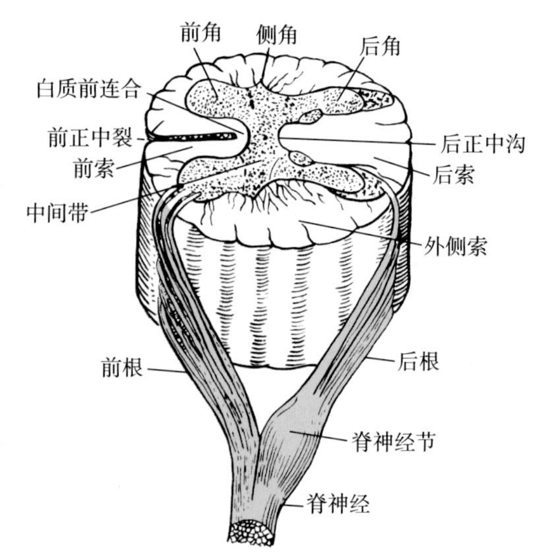

图 9–9 脊髓与脊神经

通常将与每对脊神经相连的一段脊髓称为一个**脊髓节段**，因此，脊髓共31节，即颈髓（C）8 节，胸髓（T）12 节、腰髓（L）5 节、骶髓（S）5 节和尾髓（C_O）1 节（图 9–7）。

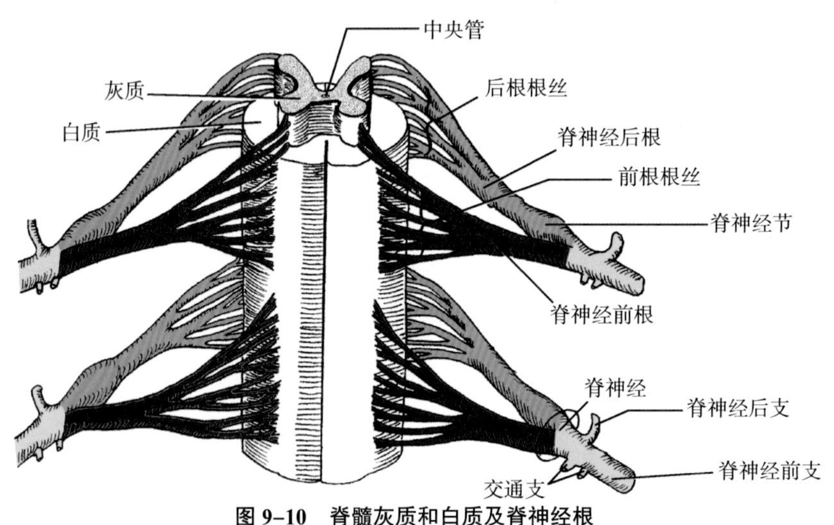

图 9–10 脊髓灰质和白质及脊神经根

脊髓全长粗细不等，有两个膨大部位，上方的称**颈膨大**，相当于第 4 颈髓节段到第 1 胸髓节段（C_4 ～ T_1）；下方的称**腰骶膨大**，相当于第 2 腰髓节段到第 3 骶髓节段（L_2 ～ S_3）。两个膨大的形成与上肢和下肢的功能复杂有关，是由于该节段的神经细胞和纤维数目增多所致。脊髓在腰骶膨大以下变细，呈圆锥状，称**脊髓圆锥** conus medullaris（图 9–8）。因为腰、骶、尾段脊神经根在椎管内垂直下行一定距离才到达相应的椎间孔会合成脊神经，这些神经根围绕在脊髓圆锥下方终丝的周围，仿其形状称马尾 cauda equine。在成人由于第 1 腰椎以下的椎管内无脊髓，而仅有马尾和终丝，故临床上常在第 3、4 腰椎之间进行腰椎穿刺，抽取脑脊液，不致损伤脊髓。

3. 脊髓节段与椎骨的对应关系 在胚胎早期脊髓与椎管等长，所有脊神经根会合成脊神经，都与脊髓呈直角出相应的椎间孔。从胚胎第 4 个月起，脊髓的生长速度慢于椎骨，同时由于脊髓与脑相连处固定于枕骨大孔，造成脊髓节段与椎骨序数并不完全对应。了解其对应关系

NOTE

对椎骨外伤后累及脊髓或脊髓疾病的定位诊断及治疗有很重要的实用意义。

在成人粗略的推算法为：颈髓上半（$C_{1\sim4}$）与同序数椎骨同高，颈髓下半（$C_{5\sim8}$）和胸髓上段（$T_{1\sim4}$）较同序数椎骨高 1 个椎骨，如第 3 胸髓平第 2 胸椎体水平，胸髓中段（$T_{5\sim8}$）比同序数椎骨高 2 个椎骨，胸髓下段（$T_{9\sim12}$）较同序数椎骨高 3 个椎骨，腰髓（$L_{1\sim5}$）平对第 10 ～ 12 胸椎，骶髓和尾髓平对第 1 腰椎（图 9–7）。

（二）脊髓的内部结构

脊髓由位于内部的灰质和周围的白质构成（图 9–11）。

1. 灰质　在脊髓水平切面上灰质呈“H”形，其中间横行部分称**灰质连合**，灰质连合中央有**中央管**，中央管细长，贯通脊髓的全长，内含脑脊液，向上通第四脑室。每侧灰质前部扩大的部分称**前角**，后部狭细的部分称**后角**，前、后角之间的部分称**中间带**。从第 1 胸髓节段到第 3 腰髓节段（T_1 ～ L_3）中间带还向外侧突出形成**侧角**。前角、后角及侧角在脊髓内上下连续，纵贯成柱，又分别称前柱、后柱和侧柱（图 9–11、12）。

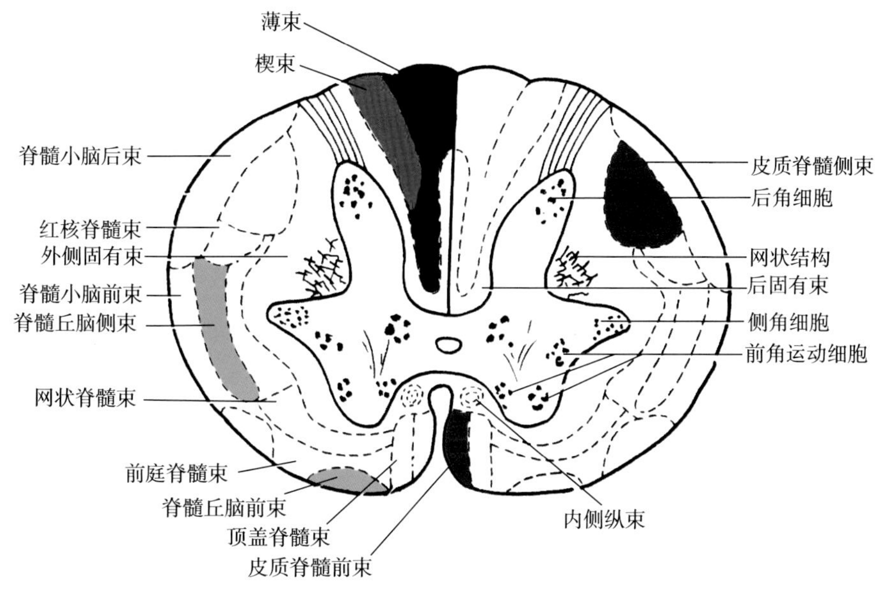

图 9–11　脊髓的灰质和纤维束示意图

（1）前角　其内主要含运动神经元，统称**前角运动细胞**，它们成群排列，其轴突出前外侧沟，经前根和脊神经直达躯干和四肢的骨骼肌，支配其随意运动。

前角运动细胞可分为大型的 α **运动神经元**和小型的 γ **运动神经元**。前者支配肌梭外的肌纤维，引起骨骼肌收缩。后者支配肌梭内的肌纤维，调节肌纤维的张力。此外，前角还有一类小型的抑制性中间神经元，主要为**闰绍**（Renshaw）**细胞**，它们与 α 运动神经元形成负反馈回路，对其起抑制作用。

（2）侧角　仅见于第 1 胸髓节段到第 3 腰髓节段，其余脊髓节段无侧角。侧角内含中、小型多极神经元，通称**侧角细胞**，是交感神经的低级中枢，它们的轴突经相应前根、白交通支进入交感神经节，由此节内的神经元再发出轴突，支配平滑肌、心肌运动和腺体分泌。在第 2 ～ 4 骶髓节段的中间带外侧部有**骶副交感核**，属副交感神经的低级中枢，它们的轴突经相应的前根出脊髓，至盆腔脏器的副交感神经节，再由此节神经元发出轴突，支配盆腔脏器的平滑肌活动和腺体分泌。

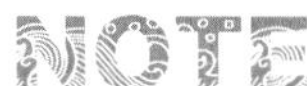

（3）*后角* 其内含多极神经元，组成较复杂，分群较多，统称**后角细胞**。后角细胞主要接受后根传入的感觉冲动，其轴突主要有两种去向：一些后角细胞的轴突进入对侧或同侧的白质形成长距离的上行纤维束，将后根传入的感觉冲动上传到脑；另一些后角细胞的轴突在脊髓内形成较短的固有束，在脊髓节段内或节段间起联络作用。

（4）*脊髓灰质板层* Rexed依据猫脊髓灰质的细胞构筑，将灰质分为10个板层，这些板层从后向前分别用罗马数字Ⅰ～Ⅹ命名，Rexed分层模式已被广泛应用于对人和其他高等哺乳动物脊髓灰质构筑的描述（图9-12、13）。

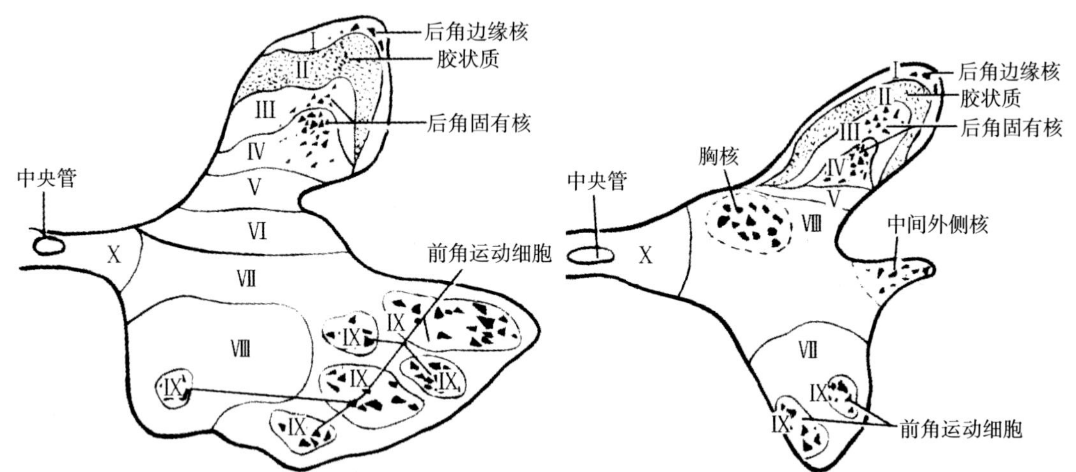

图9-12 人类脊髓灰质的板层示意图（颈髓） **图9-13 人类脊髓灰质的板层示意图（胸髓）**

板层Ⅰ：又称边缘层，位于后角头的边缘，薄而边界不清楚，呈弧形，内含大、中、小神经元，称**后角边缘核**。

板层Ⅱ：占据灰质后角头的大部，由大量密集的小神经元组成，此层几乎不含有髓纤维，髓鞘染色不着色，呈胶状质样，故称**胶状质**。此层对分析、加工脊髓的感觉信息，特别是痛觉信息起重要作用。

板层Ⅲ和Ⅳ：与前两层平行，其内较大的细胞群称**后角固有核**，此二层接受大量的后根传入纤维。

板层Ⅴ：位于后角颈部，除胸髓以外，都可分内、外侧两部分。外侧部占1/3，细胞较大，并与纵横交错的纤维交织在一起，形成网状结构。

板层Ⅵ：位于后角基底部，在颈、腰骶膨大处最发达，分内、外侧两部。

板层Ⅴ～Ⅵ接受后根本体感觉性初级传入纤维，以及自大脑皮质运动中枢、感觉中枢和皮质下结构的大量下行纤维，因此，这两层与调节运动有密切关系。

板层Ⅶ：占中间带的大部，在颈、腰膨大处，还伸向前角。内含**胸核**，又称**背核**或**Clarke柱**，仅见于C_8～L_3节段，发出纤维上行至小脑。中间内侧核在第Ⅶ层最内侧，占脊髓全长，接受后根传入的内脏感觉纤维。中间外侧核位于T_1～L_2（或L_3）节段的侧角，是交感神经节前神经元胞体所在的部位。在S_2～S_4节段该板层的外侧部，有骶副交感核，是副交感神经节前神经元胞体所在的部位。

板层Ⅷ：位于前角底部，在颈、腰膨大处仅限于前角内侧部。此层的细胞为中间神经元，接受邻近板层的纤维终末和一些下行纤维束的终末，发出纤维到第Ⅸ层，影响两侧的运动神经元。

板层Ⅸ：由前角运动神经元和中间神经元组成，位于前角的最腹侧。支配躯干和四肢骨骼肌运动。

板层 X：位于中央管周围，包括灰质前、后连合。某些后根的纤维终于此处。

2. 白质　位于灰质周围，每侧白质借脊髓的纵沟分成 3 个索。前正中裂与前外侧沟之间称**前索**；前、后外侧沟之间称**外侧索**；后外侧沟与后正中沟之间称**后索**。灰质连合与前正中裂底之间的白质，称**白质前连合**，由左右纤维交叉组成。脊髓白质主要由许多纤维束（传导束）构成，纤维束可分为长距离的上、下行纤维束及短的固有束，其中固有束是与脊髓本节段或邻位几个节段内神经元联系的纤维束，完成脊髓节段内或节段间的反射活动。

（1）上行纤维束（感觉传导束）

1）**薄束** fasciculus gracilis 和**楔束** fasciculus cuneatus：位于脊髓后索内，薄束在后正中沟两旁，纵贯脊髓全长，楔束在薄束的外侧，仅见于第 4 胸髓节段以上（图 9–11、14）。两束都由脊神经节内假单极神经元的中枢突经后根入同侧后索上延而成。这些脊神经节细胞的周围突，随脊神经到肌、腱、关节和皮肤等处的感受器。薄、楔束传导来自同侧肢体和躯干的本体觉（肌、腱、关节的位置觉、运动觉及震动觉）和精细触觉（两点之间和物体纹理粗细的辨别觉）的冲动，在后索内上行，到脑内经过两次中继（交换神经元），最终感觉冲动传入对侧大脑皮质的感觉中枢。薄束起自同侧第 5 胸髓节段以下的脊神经节细胞，主要传导同侧乳头平面以下的冲动；楔束起自同侧第 4 胸髓节段以上的脊神经节细胞，主要传导同侧乳头平面以上躯干、颈部和上肢的冲动。

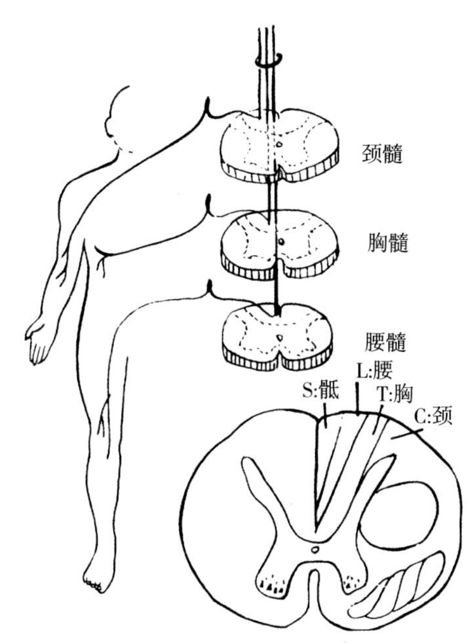

图 9–14　薄束和楔束示意图

薄、楔束来自各节段的纤维有明确的定位，由内侧向外侧，依次由来自骶、腰、胸和颈段的纤维排列而成。

本体觉临床上又称深感觉。当脊髓后索病变时，深感觉的信息不能上传到大脑皮质。闭目时，不能确定患侧肢体的位置、姿势和运动方向。当闭眼站立时，身体摇晃倾斜，站立不稳，走路如踩棉花状，精细触觉也丧失。

2）**脊髓丘脑束** spinothalamic tract：位于脊髓外侧索前部和前索，分别称**脊髓丘脑侧束**和**脊髓丘脑前束**（图 9–11）。脊髓丘脑束主要起自对侧的后角细胞，这些细胞发出的轴突上升 1～2 节段后经白质前连合交叉到对侧外侧索及前索上行。脊髓丘脑侧束传导对侧躯干和肢体的痛、温觉，脊髓丘脑前束传导对侧躯干和肢体的粗触觉和压觉，经脑干止于背侧丘脑，在此中继后，背侧丘脑发出的轴突继续上行终止于大脑皮质感觉中枢。

全身皮肤和面部黏膜的痛觉、温度觉和触觉及压觉，临床上称浅感觉。一侧脊髓丘脑束受损，受损平面下 1～2 节段以下对侧皮肤的痛觉和温度觉丧失，而触觉影响不大，因后索完好，故触觉无明显障碍。

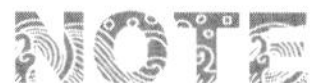

3）**脊髓小脑束** spinocerebellar tract：包括**脊髓小脑后束**和**脊髓小脑前束**，分别位于脊髓外侧索周边的后部及前部（图 9–11），传导下肢和躯干下部的非意识性本体觉至小脑，参与协调下肢的运动和姿势。

（2）下行纤维束（运动传导束）

1）**皮质脊髓束** corticospinal tract：包括皮质脊髓侧束和皮质脊髓前束，分别位于脊髓外侧索和前索（图 9–11），管理躯干和四肢的骨骼肌随意运动。它们起自大脑皮质躯体运动中枢的运动神经元，纤维下行至延髓下端，其中大部分纤维交叉到对侧，再至脊髓外侧索后部，称**皮质脊髓侧束**，该束下行过程中其纤维间接或直接止于脊髓各节段同侧的前角运动细胞，小部分纤维不交叉，沿同侧脊髓前索下行，形成**皮质脊髓前束**，其中大部分纤维陆续经白质前连合交叉到对侧，间接或直接止于颈部和上胸部脊髓的前角运动细胞。

一侧皮质脊髓侧束损伤时，受损平面以下同侧肢体可出现痉挛性瘫痪。主要表现为瘫痪侧肌张力增高、腱反射亢进等，也称硬瘫。

2）**红核脊髓束** rubrospinal tract：位于脊髓外侧索，皮质脊髓侧束的前方（图 9–11）。此束起自中脑红核，纤维发出后立即交叉下行至脊髓，经灰质的中间神经元中继至前角运动细胞。其功能主要是兴奋屈肌运动神经元，抑制伸肌运动神经元。

3）**前庭脊髓束** vestibulospinal tract：位于脊髓前索（图 9–11），起自脑干同侧前庭神经核，大部分纤维终止于脊髓灰质的中间神经元，再至前角运动细胞。其功能主要是兴奋伸肌运动神经元，抑制屈肌运动神经元，在调节身体平衡中起作用。

4）**网状脊髓束** reticulospinal tract：位于脊髓外侧索和前索（图 9–11），起自同侧脑干网状结构，下行终止于脊髓灰质的中间神经元，其功能与调节肌张力有关。

表 9–1　脊髓白质内主要上行和下行传导束

<table>
<tr><th>名称</th><th>位置</th><th>来源（胞体）</th><th>终止部位</th><th>功能</th></tr>
<tr><td>薄束（上行）</td><td>后索（所有节段）</td><td>同侧 T4 以下脊神经节</td><td>薄束核</td><td>同侧乳头平面下深感觉和精细触觉</td></tr>
<tr><td>楔束（上行）</td><td>后索 T4 以上节段</td><td>同侧 T4 以上脊神经节</td><td>楔束核</td><td>同侧乳头平面上深感觉和精细触觉</td></tr>
<tr><td>脊髓丘脑侧束（上行）</td><td>外侧索前部</td><td rowspan="2">对侧后角细胞</td><td rowspan="2">背侧丘脑</td><td>对侧躯干四肢的痛、温觉</td></tr>
<tr><td>脊髓丘脑前束（上行）</td><td>前索</td><td>对侧躯干四肢的粗触、压觉</td></tr>
<tr><td>皮质脊髓侧束（下行）</td><td>脊髓侧索后部</td><td>对侧大脑躯体运动中枢</td><td>脊髓前角</td><td>同侧躯干和四肢骨骼肌运动</td></tr>
</table>

（三）脊髓的功能

脊髓主要具有传导和反射功能。

1. 传导功能　脊髓是感觉和运动神经冲动传导的重要通路，其结构基础即脊髓内的上、下行纤维束。除头、面部外，全身的浅、深感觉和大部分内脏感觉冲动，都须经脊髓白质的上行纤维束才能传导到脑，由脑发出的冲动也要通过脊髓白质的下行纤维束才能支配躯干、四肢骨骼肌以及部分内脏的活动。

2. 反射功能　脊髓内有多种低级反射中枢，可执行一些反射活动，包括躯体反射和内脏反射等。

躯体反射即引起骨骼肌收缩的反射，由于感受器部位不同，又分为浅反射和深反射。

浅反射：是刺激皮肤、黏膜的感受器，引起骨骼肌收缩的反射，如腹壁反射，即划腹壁皮肤后，出现腹肌收缩。

深反射：是刺激肌、腱的感受器，引起骨骼肌收缩的反射。因为这一反射是使肌、腱受到刺激而引起被牵拉肌的反射性收缩，所以又称牵张反射。如膝跳反射，即叩击髌韧带引起股四头肌收缩产生伸小腿动作。

知识链接

脊髓全横断损伤：脊髓突然完全横断后，横断平面以下脊神经分布区的全部感觉和运动丧失，反射消失，处于无反射状态，称为**脊髓休克**。数周至数月后，各种反射可逐渐恢复，但由于传导束很难再生，脊髓又失去了脑的易化和抑制作用，因此恢复后的深反射和肌张力比正常时高，离断平面以下的感觉和运动不能恢复。

脊髓半横断损伤：可引起损伤平面以下出现 Brown–Sequard 征。即损伤平面以下损伤侧位置觉、震动觉和精细触觉丧失（薄束、楔束受损），同侧肢体硬瘫（皮质脊髓侧束受损），损伤平面以下的损伤侧对侧身体痛、温觉丧失（脊髓丘脑束受损）。

脊髓前角损伤：表现为这些细胞所支配的同侧骨骼肌呈弛缓性瘫痪，即肌张力低下，腱反射消失，肌萎缩，无病理反射，但感觉无异常。如临床上脊髓灰质炎，是指前角运动细胞受脊髓灰质炎病毒侵犯，致相应的肌瘫痪，常见于小儿，故又称小儿麻痹症。

内脏反射：是内脏活动的基本形式，包括内脏－内脏反射、内脏－躯体反射和躯体－内脏反射。在脊髓内有交感神经和副交感神经的低级中枢，这些中枢所执行的内脏反射活动也是通过脊髓反射弧完成的，并受到大脑皮质的控制。如膀胱排尿反射，其排尿中枢在骶髓（S_2 ～ S_4）。

二、脑

脑 brain 位于颅腔内，成人的脑平均重量约为 1400g。脑由端脑、间脑、中脑、脑桥、延髓和小脑 6 个部分组成。通常将中脑、脑桥和延髓合称为**脑干**。

（一）脑干

脑干 brain stem 位于颅后窝的斜坡上，自下向上依次为延髓、脑桥和中脑。延髓下部在平枕骨大孔处与脊髓相续，中脑上部紧接间脑。延髓和脑桥的背面与小脑相连，其间的腔隙为第四脑室。第四脑室向上经中脑水管与第三脑室相通，向下与延髓及脊髓的中央管相续（图 9–15、16）。

1. 脑干外形（图 9–17、18）

（1）延髓的外形　**延髓** medulla oblongata 形似倒置的圆锥体，上缘在腹侧面以延髓脑桥沟与脑桥分界，在背侧面以第四脑室底横行的髓纹与脑桥为界。延髓下部的外形与脊髓相似，脊髓表面所有的纵沟都延伸到延髓。

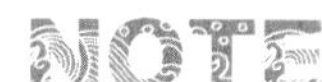

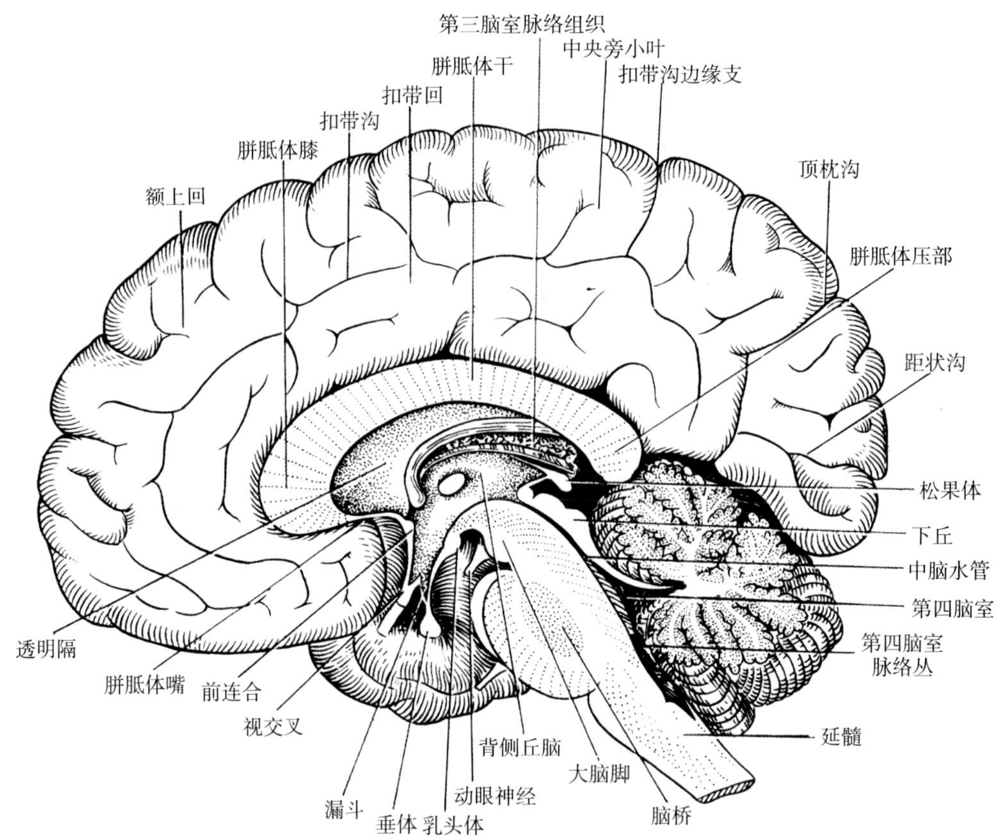

图 9-15 脑的正中矢状切面

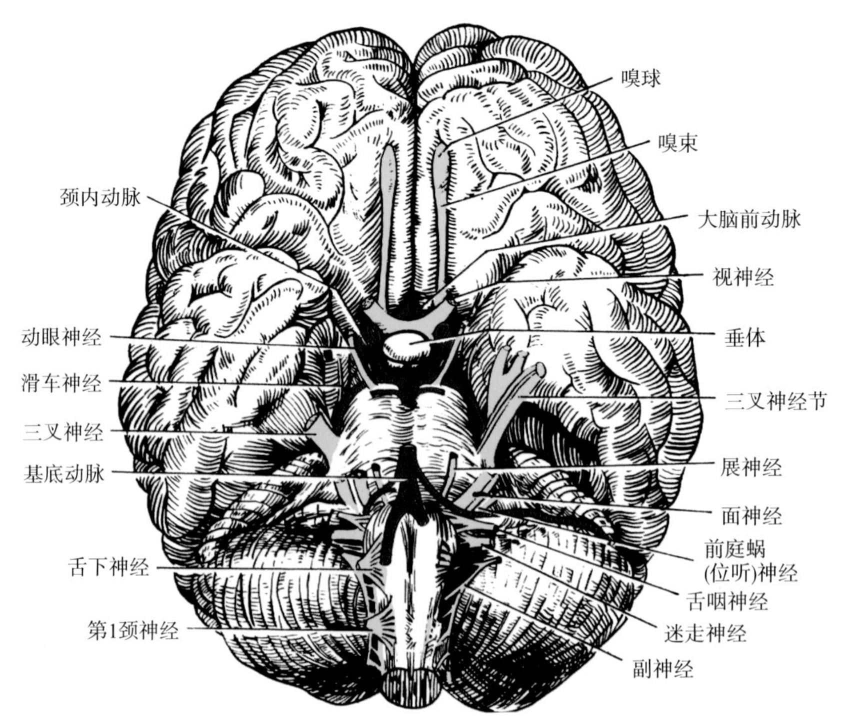

图 9-16 脑的底面

在延髓腹侧面，前正中裂的两旁有纵行的隆起，称**锥体** pyramid，由大脑皮质发出的锥体束构成。在锥体下端锥体束的纤维大部分左、右交叉，形成发辫状的**锥体交叉** decussation of pyramid。在锥体外侧的卵圆形隆起称**橄榄** olive，其内有下橄榄核。橄榄与锥体之间的前外侧沟内附有舌下神经根丝。在橄榄的背侧，自上而下依次排列有舌咽神经、迷走神经和副神经根丝。

在延髓背侧面，下部形似脊髓，上部构成第四脑室底的下部。在后正中沟的两侧各有两个隆起，内侧的为**薄束结节** gracile tubercle，外侧的为**楔束结节** cuneate tubercle，其深面分别有薄束核和楔束核，分别是薄束和楔束的终止核。楔束结节外上方有稍隆起的**小脑下脚** inferior cerebellar peduncle，主要由脊髓和延髓进入小脑的纤维束构成。

（2）脑桥的外形（图 9–17）**脑桥** pons 腹侧面膨隆宽阔，称基底部，其正中线上有一浅沟，称**基底沟** basilar sulcus。脑桥基底部向两侧逐渐变窄，移行为**小脑中脚** middle cerebellar peduncle，主要由脑桥进入小脑的纤维束构成。在基底部与小脑中脚交界处有粗大的三叉神经根。在延髓脑桥沟中，从内侧向外侧依次排列有展神经、面神经和前庭蜗神经根。延髓脑桥沟外侧部与小脑的结合处称脑桥小脑三角，为前庭蜗神经瘤好发部位。

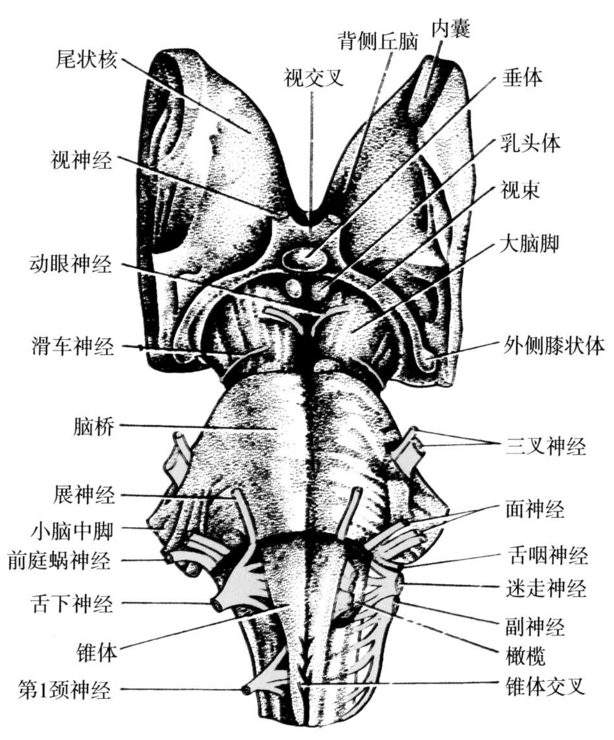

图 9–17　脑干的腹侧面

脑桥背侧面形成第四脑室底的上部，此处的外侧缘分别为左、右**小脑上脚** superior cerebellar peduncle，主要由小脑进入中脑的纤维束构成。

菱形窝 rhomboid fossa 即第四脑室底，呈菱形凹陷。它由延髓上部背面和脑桥背面共同构成。其上外侧界为小脑上脚，下外侧界为薄束结节、楔束结节和小脑下脚。窝正中有纵行的正中沟，将窝分成左右两半。正中沟的外侧有纵行的**界沟** sulcus limitans，界沟外侧部分呈三角形，称为**前庭区** vestibular area，其深面有前庭神经核。前庭区外侧角处有一小隆起，称**听结节** acoustic tubercle，内含蜗神经核。界沟上端的外侧，新鲜标本可见一蓝黑色的小区域，称**蓝斑** locus ceruleus，深面有含色素的去甲肾上腺素能的神经细胞团。界沟与正中沟之间为**内侧隆起** medial eminence，在髓纹稍上方，内侧隆起上有一圆形隆凸，称**面神经丘** facial colliculus，其深面为展神经核。内侧隆起在髓纹下方的延髓部可见两个三角，内上方为**舌下神经三角** hypoglossal triangle，深面有舌下神经核；外下方为**迷走神经三角** vagal triangle，深面有迷走神经背核。

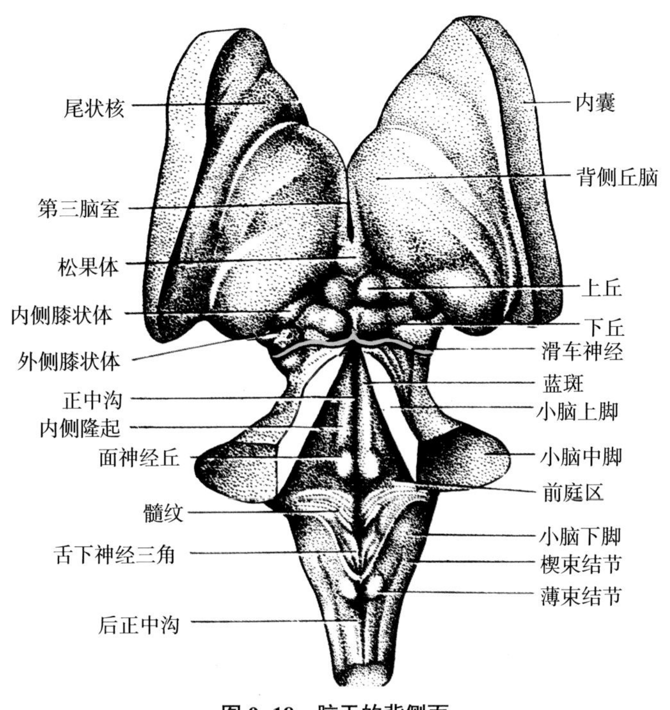

图 9-18 脑干的背侧面

（3）中脑的外形（图 9-17、18） **中脑** midbrain 腹侧面有一对纵行粗大的柱状隆起，称**大脑脚** cerebral peduncle，内有锥体束等纤维束通过。其间的凹窝称**脚间窝** interpeduncular fossa，内有动眼神经根出脑。

中脑背侧面有两对圆形隆起，上方的一对称**上丘** superior colliculus，是视觉皮质下反射中枢；下方的一对称**下丘** inferior colliculus，是听觉皮质下反射中枢。在下丘的下方，有滑车神经根出脑。上丘与下丘合称四叠体。

中脑内部有一细长管道称中脑水管，该管向上、向下分别与第三脑室和第四脑室相通。

2. 脑干内部的结构 与脊髓相比较，脑干内部的结构主要也由灰质和白质构成，但比脊髓复杂，同时还出现大范围的网状结构。脑干的灰质不是呈连续的纵柱状，而是分散成大小不等的团块状或短柱状的神经核。脑干的神经核可分为两大类：一类是与第Ⅲ～Ⅻ对脑神经直接相连的**脑神经核**；另一类不与脑神经直接相连，统称**非脑神经核**。脑干的白质大都是脊髓纤维束的延续，但是其位置、走向发生迁移，并出现一些新纤维束。

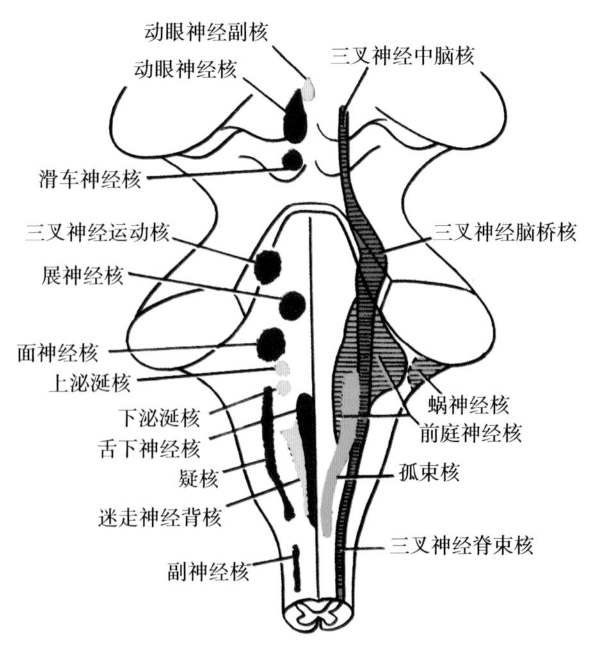

图 9-19 脑神经核在脑干背侧面的投影

（1）脑干的神经核

1）脑神经核（图 9-19）：分为**运动核**和**感觉核**。运动核又分为**躯体运动核**和**内脏运动核**。感觉核相当于脊髓灰质的后柱。感觉核又分为躯体感觉核和内脏感觉核。这四种脑神经核都位于脑干的背侧部，其中躯体运动核在最内侧，由此向外侧依次为内脏运动核、内脏感觉核和躯体感觉核。在生物进化过程中，头面部特殊感受器（视器、前庭蜗器、味器）以及由鳃弓衍化的骨骼肌（咀嚼肌、面肌、咽喉肌）的出现使脑神经核的性质发生了较复杂的分化，增加了**特殊躯体感觉核**、**特殊内脏感觉核**和**特殊内脏运动核**三种类型的脑神经核。因此，脑神经核共有躯体运动核、内脏运动核、躯体感觉核、内脏感觉核、特殊躯体感觉核、特殊内脏感觉核和特殊内脏运动核等七种。为方便学习，本教材将脑神经核简化为躯体运动核、内脏运动核、躯体感觉核和内脏感觉核四种。

①躯体运动核：主要由躯体运动神经元的胞体组成，其轴突组成脑神经中的躯体运动纤维，支配头颈部的骨骼肌。其重要者：在中脑有**动眼神经核** nucleus of oculomotor nerve 支配大部分眼球外肌；脑桥有**三叉神经运动核** motor nucleus of trigeminal nerve 支配咀嚼肌，**面神经核** nucleus of facial nerve 支配面肌；延髓有疑核 nucleus ambiguous 支配咽喉肌，**舌下神经核** nucleus of hypoglossal nerve 支配舌肌。

②内脏运动核：脑干内脏运动核皆属副交感核。它们的轴突组成脑神经中管理内脏运动的副交感纤维，支配平滑肌、心肌和腺体。其重要者：在中脑有**动眼神经副核** accessory nucleus of oculomotor nerve 支配睫状肌和瞳孔括约肌；延髓有**迷走神经背核** dorsal nucleus of vagus nerve 支配颈部、胸腔和大部分腹腔器官的平滑肌、心肌和腺体。

③躯体感觉核：接受脑神经中的躯体感觉纤维。其重要者：脑桥有**三叉神经脑桥核** pontine nucleus of trigeminal nerve，主要接受面部皮肤和口、鼻腔黏膜的触觉冲动；还有**三叉神经脊束核** spinal nucleus of trigeminal nerve，它是三叉神经脑桥核的延续，向下伸贯延髓全长，主要接受面部皮肤和口、鼻腔黏膜的痛、温度觉冲动。中脑有**三叉神经中脑核** mesencephalic nucleus of trigeminal nerve，它是三叉神经脑桥核向中脑的延续，主要接受咀嚼肌的本体觉冲动。

④内脏感觉核：为位于延髓的**孤束核** nucleus of solitary tract，接受脑神经中的内脏感觉纤维。来自舌、咽、喉及胸腹腔脏器的内脏感觉纤维皆终止于孤束核，其中味觉纤维终止于孤束核的上端。

2）非脑神经核

①**薄束核** gracile nucleus 和**楔束核** cuneate nucleus：位于延髓背侧面的薄束结节和楔束结节内，分别接受薄束和楔束的纤维。它是传导躯干和四肢意识性本体觉和精细触觉冲动的中继性核团。

②**中缝核** rapheal nuclei：位于脑干中线及其附近，是自延髓延伸至中脑上端的小核团群，主要包括中缝大核、中缝隐核、中缝苍白核、脑桥中缝核及中缝背核等，是脑内 5- 羟色胺能神经元的集中处，有广泛的传入、传出联系，与镇痛、睡眠等调节功能有关。据研究报告，针刺镇痛作用的机制之一是激活了中缝核 - 脊髓的下行抑制系统。由于中缝核与脑干网状结构关系密切，一些学者将它们归属于脑干网状结构。

③**下橄榄核** inferior olivary nucleus：位于延髓橄榄内，主要接受大脑皮质、脊髓和中脑发来的纤维，它发出的纤维走向对侧，经小脑下脚入小脑。

④**上橄榄核** superior olivary nucleus：位于脑桥中下部的被盖内。上橄榄核主要接受双侧蜗神经腹核纤维，发出的上行纤维加入两侧外侧丘系。此核群与蜗神经腹核一起，根据双耳传导声波的时间差和强度差，共同参与加入声响的空间定位。

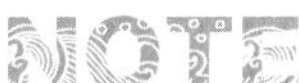

⑤**脑桥核** pontine nucleus：由大量散在分布于脑桥基底部纤维之间大、小不等的神经元群组成。它们接受来自同侧大脑皮质广泛区域的**皮质脑桥纤维** corticopontine fibers，发出**脑桥小脑纤维** pontocerebellar fibers，越过中线，形成粗大的小脑中脚进入对侧小脑。脑桥核是大脑皮质向小脑传递信息的主要中继站。

⑥**黑质** substantia nigra：是紧靠大脑脚底的灰质带。可分背侧的致密部和腹侧的网状部。黑质与纹状体之间有往返的纤维联系。致密部主要由多巴胺能神经元组成，神经元的胞浆含有黑色素颗粒，其纤维主要投射到端脑的新纹状体。当多巴胺能神经元受损时，会引起黑质和新纹状体内的多巴胺水平降低，所至疾病称**帕金森**（Parkinson's）病。

⑦**红核** red nucleus：在中脑上丘水平，位于被盖部的中央。可分尾端的大细胞部和头端的小细胞部。人类小细胞部十分发达，占红核的绝大部分。红核接受来自小脑和大脑皮质的传入纤维，发出纤维左右交叉下行至脊髓，形成红核脊髓束。发自小细胞的纤维至同侧下橄榄核，通过后者与对侧小脑联系。因此，红核是与躯体运动控制相关的重要核团。

⑧**顶盖前区** pretectal area：位于中脑和间脑交界处。这群细胞接受经上丘臂来自视网膜的传入纤维，发出纤维至双侧动眼神经副核，经动眼神经和睫状神经节完成瞳孔对光反射。

（2）脑干的纤维束　脑干中的白质主要由长的上行纤维束、下行纤维束和出入小脑的纤维组成。长的上行纤维束主要有内侧丘系、脊髓丘脑束、外侧丘系、三叉丘系和内侧纵束等；长的下行纤维束主要有锥体束及红核脊髓束、顶盖脊髓束、前庭脊髓束、网状脊髓束等；出入小脑的纤维主要有脊髓小脑前、后束，小脑中脚和上脚等。

1）**锥体束** pyramidal tract：是自大脑皮质运动中枢发出的支配骨骼肌随意运动的传导束。在脑干内，向下行经大脑脚、脑桥基底部及延髓锥体。锥体束一部分纤维终止于脑干躯体运动核，称**皮质核束**（又称皮质脑干束）；另一部分纤维终止于脊髓前角运动细胞，称**皮质脊髓束**。皮质脊髓束大部分纤维在锥体下端相互交叉（锥体交叉）到对侧脊髓外侧索，称**皮质脊髓侧束**；小部分纤维不交叉，下行于同侧脊髓前索，称**皮质脊髓前束**。

2）**内侧丘系** medial lemniscus：由薄束核、楔束核发出的纤维，呈弓形走向延髓中央管的腹侧，在中线上左、右交叉，形成**内侧丘系交叉**。交叉后的纤维折向上行，组成**内侧丘系**。内侧丘系先走在正中线两旁，继而偏向外侧，终止于背侧丘脑的腹后外侧核。

3）**脊髓丘脑束** spinothalamic tract：也称脊髓丘系，为脊髓丘脑侧束和脊髓丘脑前束在脑干的延续，走在内侧丘系的背外侧，上行终止于背侧丘脑的腹后外侧核。

4）**三叉丘脑束** trigeminothalamic tract：又称三叉丘系，由对侧三叉神经脊束核和脑桥核发出的纤维越过中线转而上行集合而成。三叉丘脑束在内侧丘系的背外侧，上行终止于背侧丘脑的腹后内侧核。

5）**内侧纵束** medial longitudinal fasciculus：主要由前庭神经核发出的纤维在中线两侧组成，向上止于运动眼球外肌的脑神经核（Ⅲ、Ⅳ、Ⅵ），完成眼肌运动的前庭反射，如眼球震颤；向下至脊髓颈段止于副神经核和颈髓前角运动细胞，完成头颈部的前庭反射和转眼、转头的协调运动，如跟踪飞行物。

（3）脑干的网状结构　脑干内除上述各种神经核和纤维束外，在脑干中央区还有较分散的神经纤维纵横交织成网，网眼内散在有神经细胞，这个区域称**脑干网状结构** reticular formation of brain stem。脑干网状结构向上延伸到背侧丘脑。网状结构中神经元的形态、大小各异，其

NOTE

树突和胞体接受脑干上行纤维束发出的侧支；其轴突多分叉形成升、降支，从升、降支发出大量侧支终止于脑干的核团。升支向上可分布到间脑、大脑和小脑。脑干网状结构可接受来自各种感觉传导束的信息，其传出纤维可联系中枢各级水平。网状结构是中枢神经系统内一个重要的整合机构，参与躯体、内脏及觉醒等多种功能活动。

（二）小脑

1. 小脑的位置和外形 小脑 cerebellum 位于颅后窝内，在大脑半球枕叶的下方、脑桥与延髓的后方。小脑借三对脚与脑干相连：小脑上脚与中脑相连；小脑中脚与脑桥相连；小脑下脚与延髓相连。小脑脚均由出入小脑的纤维束组成。

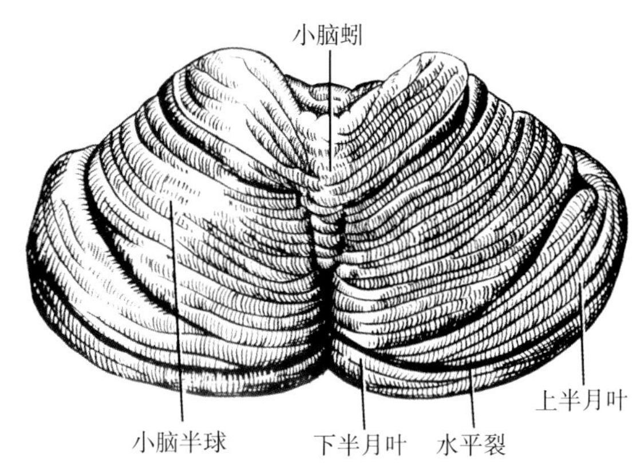

图 9-20 小脑上面

小脑在外形上可分为中间的**小脑蚓** vermis 和两侧的**小脑半球** cerebellar hemisphere（图 9-20、21）。小脑上面平坦，小脑半球下面隆凸。两半球下面靠近小脑蚓的椭圆形隆起称**小脑扁桃体** tonsil of cerebellum。它靠近枕骨大孔，腹侧邻近延髓，当颅内压增高时，小脑扁桃体可被挤入枕骨大孔内，压迫延髓而危及生命，临床上称小脑扁桃体疝或枕骨大孔疝。小脑半球和蚓部表面被许多横行的浅沟分割成许多薄的小脑叶片。

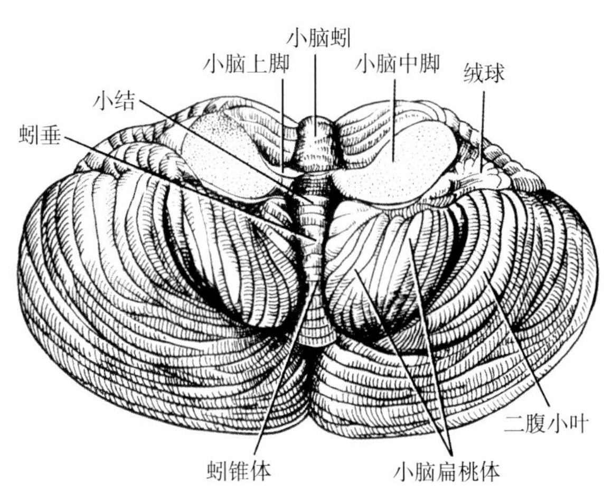

图 9-21 小脑下面

（1）**绒球小结叶** flocculonodular lobe 位于小脑下面前方，由小脑半球的绒球和小脑蚓前端的小结构成，二者之间以绒球脚相连。种系发生上此叶出现最早，因此称**原小脑** archicerebellum。由于其主要和前庭神经及前庭神经核发生联系，所以又称**前庭小脑** vestibulocerebellum。

（2）**前叶** anterior lobe 位于小脑上面，为原裂以前的皮质结构。从种系发生上看，前叶和小脑蚓下面的蚓垂、蚓锥体等出现较晚，因此统称为**旧小脑** paleocerebellum。由于此叶主要接受脊髓小脑前、后束的纤维，故又称**脊髓小脑** spinocerebellum。

（3）**后叶** posterior lobe 位于原裂以后的大部分小脑皮质结构（不包括蚓垂和蚓锥体），在种系发生上出现最晚，与大脑皮质的高度发生有关，称**新小脑** neocerebellum。此叶主要和大脑皮质的广泛区域发生联系，故又称**大脑小脑** cerebrocerebellum。

2. 小脑的构造 小脑表面的一层灰质称**小脑皮质** cerebellar cortex，皮质深面的白质称小脑髓质，髓质内埋有四对灰质团块，称小脑核（图 9-22）。

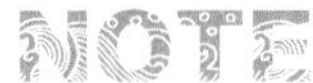

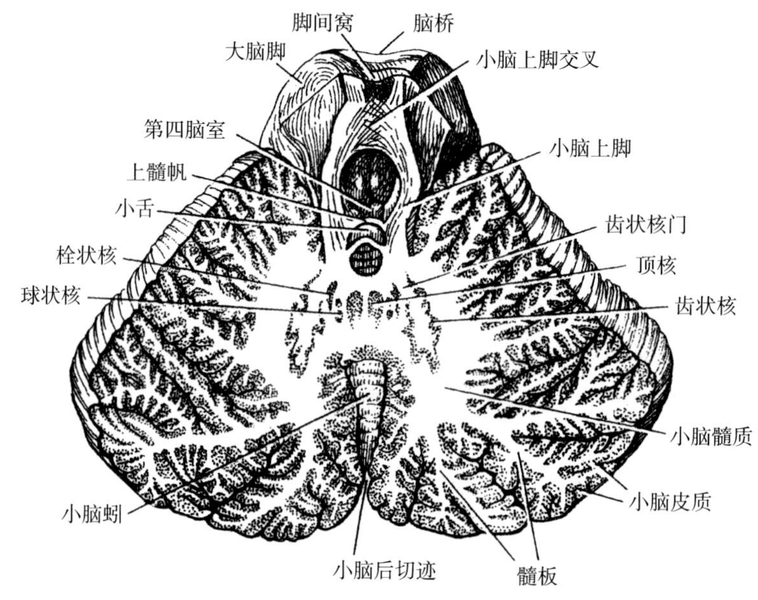

图 9–22 小脑的横切面

（1）小脑皮质 由神经元的胞体和树突组成。根据细胞构筑不同，小脑皮质可分为三层，由浅入深分别是**分子层** molecular layer、**梨状细胞层** piriform cell layer（又称 Purkinje 细胞层）和**颗粒层** granular layer。

（2）小脑髓质 由三类纤维构成：①小脑皮质梨状细胞投射至小脑核的纤维和小脑核投射至小脑皮质的纤维。②相邻小脑叶片间或小脑各叶之间的联络纤维。③联系小脑和小脑以外其他脑区的传入、传出纤维，这些纤维组成小脑上、中、下脚。

（3）小脑核 为深埋于小脑髓质内的灰质团块，共四对，从外侧向内侧依次为**齿状核** dentate nucleus、**栓状核** emboliform nucleus、**球状核** globose nucleus 和**顶核** fastigial nucleus。齿状核最大，形如皱缩的口袋状，袋口朝前内。

3. 小脑的纤维联系和功能

（1）原小脑（前庭小脑） 主要接受同侧前庭神经初级平衡觉纤维和前庭神经核经小脑下脚的传入纤维。其传出纤维经顶核中继或直接经小脑下脚终止于同侧前庭神经核和网状结构，在此中继后发出前庭脊髓束和内侧纵束至脊髓前角运动细胞和脑干的一般躯体运动核，控制躯干肌和眼外肌运动，维持身体平衡，协调眼球运动。

（2）旧小脑（脊髓小脑） 主要接受脊髓小脑前、后束经小脑上、下脚传入的本体感觉冲动。其传出纤维主要投射至顶核和中间核，中继后发出纤维到前庭神经核、脑干网状结构和红核，再经前庭脊髓束、网状脊髓束及红核脊髓束来影响脊髓前角运动细胞，以调节肌张力。

（3）新小脑（大脑小脑） 主要接受皮质脑桥束在脑桥核中继后经小脑中脚传入的纤维。发出纤维在齿状核中继后经小脑上脚进入对侧的红核和对侧背侧丘脑腹前核及腹外侧核（又称腹中间核），后者再发出纤维投射到大脑皮质躯体运动区，最后经皮质脊髓束下行至脊髓，以调控骨骼肌的随意、精细运动。

（三）间脑

间脑 diencephalon 位于中脑的前上方，由于大脑半球高度发达，间脑除腹侧面的一部分露于脑底外，其余皆被大脑半球所掩盖。间脑的外侧与大脑半球愈合。左、右间脑之间呈矢状位的裂隙，称第三脑室，它向下通中脑水管，向上经室间孔与侧脑室相通。间脑可分为 5 个部分：背侧丘脑、后丘脑、上丘脑、底丘脑和下丘脑。

1. 背侧丘脑 dorsal thalamus　位于间脑的后上部，是一对卵圆形的灰质团块，其外侧紧贴大脑半球的内囊，前下方邻接下丘脑，其内侧面构成第三脑室侧壁的后上部。背侧丘脑以下丘脑沟与下丘脑分界（图 9–23、24）。

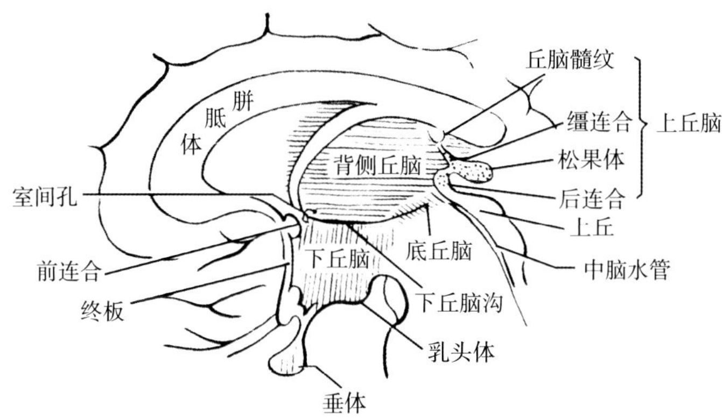

图 9–23　脑正中矢状切面（示间脑的位置和分部）

背侧丘脑由一些灰质核团所组成，其内部有一呈“Y”形的内髓板，将背侧丘脑分隔为位于前部的**前核群**、内侧部的**内侧核群**和外侧部的**外侧核群**。外侧核群分为位于背侧部的**背侧核群**和腹侧部的**腹侧核群**。背侧核群从前向后分为**背外侧核**、**后外侧核**和**枕**；腹侧核群由前向后分为**腹前核**、**腹外侧核**和**腹后核**。腹侧核群中的**腹后核** ventral posterior nucleus 是躯体感觉传导通路的中继站，来自全身绝大部分的深、浅感觉传导通路都在此中继，再辐射到大脑皮质感觉中枢。

背侧丘脑不仅是感觉传导通路的中继站，而且也是一个复杂的分析器，一般认为痛觉在丘脑即开始产生。一侧丘脑受损害时常见的症状是对侧半身感觉丧失、过敏或伴有剧烈的自发疼痛。

（1）*丘脑前核群*　在背侧丘脑的前端内，是边缘系统的一个重要环节，其功能与内脏活动有关。

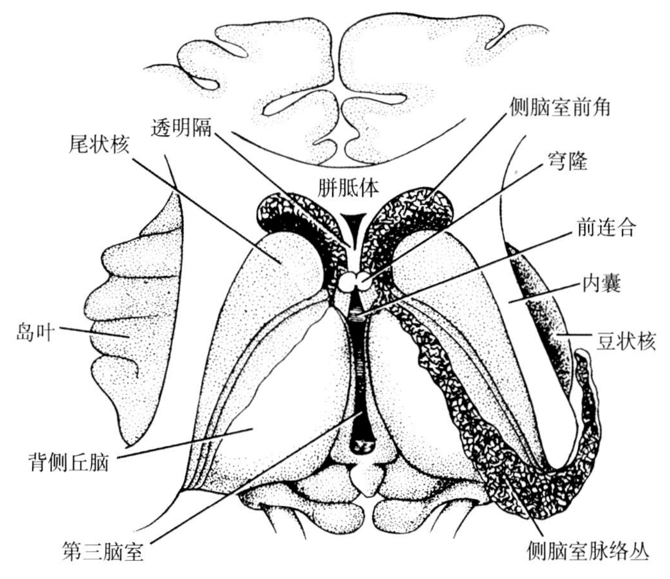

图 9–24　间脑的背面观

（2）丘脑内侧核群　居内髓板的内侧，此核群有广泛的纤维联系，可能是联合躯体和内脏感觉冲动的整合中枢。

（3）腹侧核群　位于内髓板外侧的腹侧部。腹侧核群再分为若干核，其中包含有**腹前核**、**腹外侧核**和**腹后核**。腹后核又分为**腹后内侧核** ventral posteromedial nucleus 和**腹后外侧核** ventral posterolateral nucleus，前者接受三叉丘系的纤维，后者接受脊髓丘系和内侧丘系的纤维。此两核发出纤维均投射到大脑皮质躯体感觉中枢。

（4）板内核群　包括中央中核、束旁核、中央外侧核等。有人认为，板内核群与镇痛机制有密切关系。

（5）中线核群　内脏感觉通过网状结构等处传递至此，并与板内核群有联系，也和边缘系统关系密切。

2. 后丘脑 metathalamus　为位于背侧丘脑的后外下方的一对小隆起，分别称**内侧膝状体** medial geniculate body 和**外侧膝状体** lateral geniculate body（图 9–25）。它们分别是听觉和视觉传导通路的中继站。内侧膝状体接受听觉纤维，发出听辐射至颞叶的听觉中枢。外侧膝状体接受视束纤维，发出视辐射至枕叶的视觉中枢。

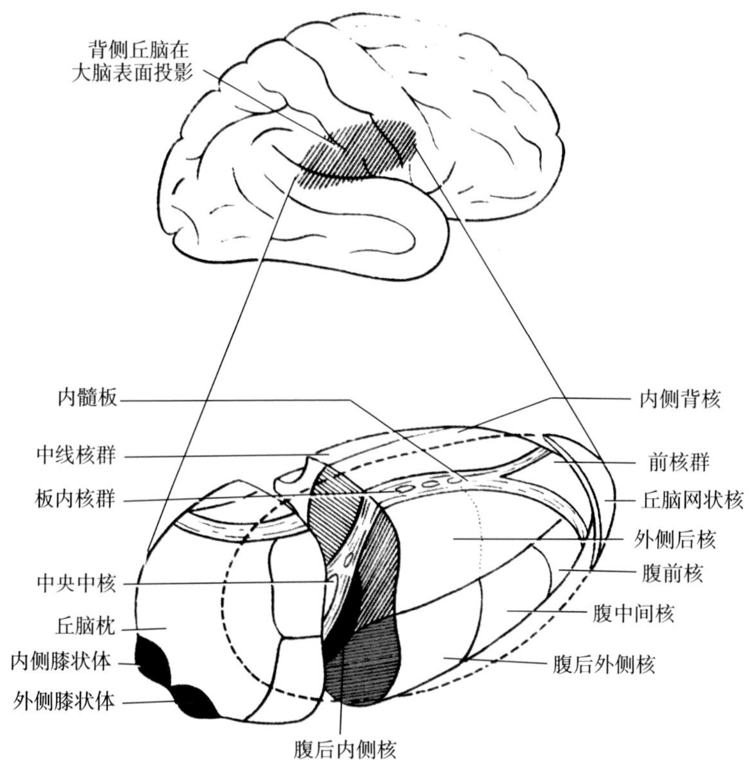

图 9–25　右侧背侧丘脑冠状切面示意图（示右侧背侧丘脑各核团及其在半球内的投影）

3. 上丘脑 epithalamus　位于第三脑室顶周围，包括丘脑髓纹、缰三角、缰连合和松果体，后者为内分泌腺（详见内分泌章节）。

4. 底丘脑 subthalamus　位于背侧丘脑的腹侧，是中脑被盖和丘脑的过渡区，中脑红核与黑质的颅端延伸至底丘脑区，但此区只有在切面上才能见到。底丘脑最主要的核团是**底丘脑核**（丘脑底核）subthalamic nucleus，此核位于黑质的背外侧，内囊的内侧，与苍白球有往返纤维联系，属锥体外系的结构。

5. 下丘脑 hypothalamus　位于背侧丘脑的前下方，构成第三脑室的底和侧壁的下部（图 9-23）。在脑底面，下丘脑的结构从前至后有视交叉 optic chiasma、**灰结节** tuber cinereum、**乳头体** mamillary body。灰结节向下方伸出一细蒂，称**漏斗** infundibulum。漏斗下连垂体。

（1）下丘脑的主要核团　下丘脑自前至后分为视前区、视上区、结节区和乳头体区，各区又以穹隆柱为标志，分内侧部和外侧部。视前区位于终板与前连合和视交叉连线之间，核团有视前核。视上区位于视交叉上方，核团有**视上核** supraoptic nucleus、**室旁核** paraventricular nucleus 和下丘脑前核。结节区位于漏斗上方，核团有**漏斗核** infundibular nucleus、腹内侧核和背内侧核。乳头体区包括乳头体及其背侧灰质，核团有乳头体核和下丘脑后核。

上述核团主要位于各区的内侧部，各区外侧部内有一个边界不太明显的下丘脑外侧核，因此各区外侧部也可称为下丘脑外侧区。下丘脑内一些神经元既是神经细胞又是内分泌细胞，它既可以传导神经冲动，又可以合成和分泌激素。根据神经内分泌细胞的大小，分成大细胞分泌系统和小细胞分泌系统。前者主要集中在视上核和室旁核，其细胞的轴突组成**视上垂体束** supraopticohypophseal tract 和**室旁垂体束** paraventriculohypophyseal tract，两传导束均行至垂体后叶，其末梢止于毛细血管周围（图 9-26）。视上核和室旁核产生的加压素和催产素沿其轴突输送到末梢，达垂体后叶，释放入血。小细胞系统散在于下丘脑，如位于漏斗入口的弓状核，它们含有多种激素，统称促垂体激素，如促甲状腺素释放激素等。这些激素通过垂体门静脉系统输送到垂体前叶，对垂体前叶各种腺细胞的激素分泌起促进或抑制作用。

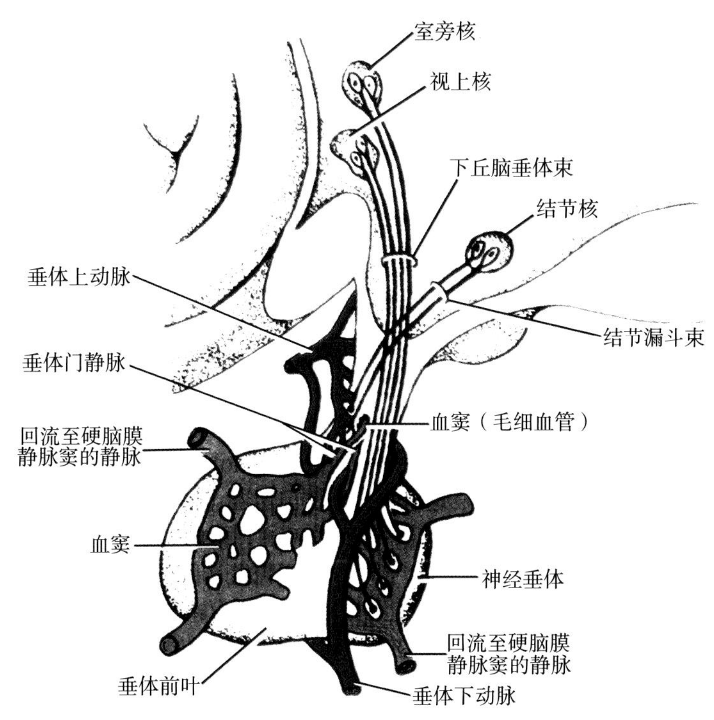

图 9-26　下丘脑垂体束及垂体门静脉系

（2）下丘脑的纤维联系　下丘脑的纤维联系非常复杂，由于其所处的位置介于端脑、丘脑和脑干、脊髓之间，它与上位的端脑和丘脑之间，以及与下位的脑干、脊髓之间均有传入和传出纤维联系，并且还发出纤维至垂体。

1）下丘脑的传入纤维：①来自脑干网状结构的纤维：这些纤维传递经网状结构中继的躯体和内脏的信息。从孤束核发出的传导内脏感觉和味觉冲动的纤维也止于下丘脑。②来自端脑

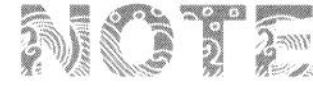

的纤维：最粗大致密的纤维束是**穹隆** fornix，它起于大脑皮质颞叶的海马结构，从后向前绕过背侧丘脑的上方，于前连合后方向下，止于乳头体核。另有纤维直接或间接传递嗅觉冲动至下丘脑，这些纤维由紧靠终板和前连合前方的隔核等区域发出，在下丘脑外侧区形成前脑内侧束。此外，还有一细小的纤维束，称终纹，起于杏仁体，在背侧丘脑和尾状核之间向前，止于下丘脑。上述纤维的起始都在端脑，属于边缘系统，与下丘脑的情绪活动密切相关。

2）下丘脑的传出纤维：①上行纤维束：下丘脑的传出纤维上行，直接或间接止于端脑。下丘脑发出的最粗大的上行纤维束是乳头丘脑束，起于乳头体核，止于丘脑前核。②下行纤维束：从第三脑室周围灰质发出的纤维，通过中脑导水管周围灰质和网状结构等到达脑干和脊髓的内脏运动核，影响内脏的活动。现已证实，从室旁核发出的纤维直接止于迷走神经背核。

（3）下丘脑的功能　主要包括：①神经内分泌调节：下丘脑是控制内分泌的重要结构，通过其与垂体的密切联系，将神经调节与激素调节融为一体。②内脏神经调节：下丘脑是调节交感与副交感活动的主要皮质下中枢，下丘脑前内侧区使副交感神经系统兴奋，下丘脑后外侧区则使交感神经系统兴奋。③体温调节：下丘脑前区对体温升高敏感，损毁此区导致高热，而下丘脑后区对体温降低敏感，损毁此区导致变温症（体温随环境改变）。④摄食调节：通过下丘脑饱食中枢（下丘脑腹内侧核）和摄食中枢（下丘脑外侧部）调节摄食行为。⑤昼夜节律调节：视交叉上核接受来自视网膜的传入而调节昼夜节律。

（四）端脑

端脑 telencephalon 由左、右大脑半球借胼胝体连接而成。人类大脑半球高度发展掩盖了间脑、中脑以及小脑的上面。左右半球之间的裂隙为大脑纵裂，裂底有连接两半球的横行纤维，称胼胝体。大脑与小脑之间的裂隙为大脑横裂。

1. 大脑半球的外形　大脑半球 cerebral hemisphere 可分为上外侧面、内侧面和下面。大脑半球表面凹凸不平，有许多深浅不一的沟，沟与沟之间的隆起称脑回。

（1）大脑半球的分叶　大脑半球被三条较重要的沟分为五个叶（图 9–27）。三条沟是中央沟、外侧沟和顶枕沟。

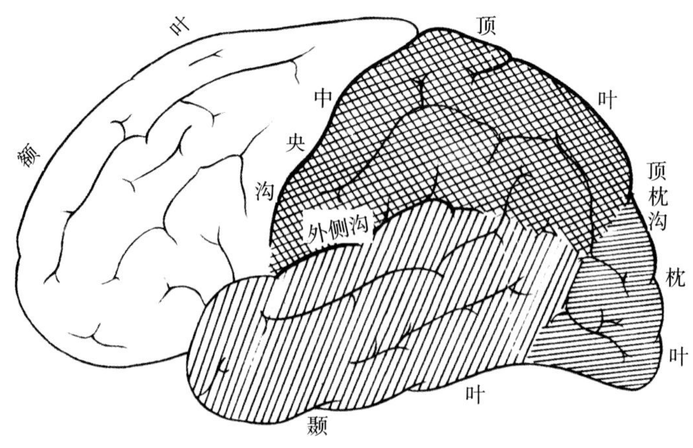

图 9–27　大脑半球的分叶

中央沟 central sulcus 在半球上外侧面，自半球上缘中点稍后，向前下斜行，几乎达外侧沟。**外侧沟** lateral sulcus 位于半球的上外侧面，此沟较深，由前向后斜行。**顶枕沟** parietooccipital sulcus 位于半球内侧面的后部，由前下向后上，并略转至半球上外侧面。

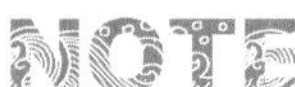

五个叶是额叶、顶叶、枕叶、颞叶和岛叶。**额叶** frontal lobe 在外侧沟以上和中央沟之前。**顶叶** parietal lobe 在中央沟与顶枕沟之间。**枕叶** occipital lobe 在顶枕沟以后。**颞叶** temporal lobe 在外侧沟以下。**岛叶** insular lobe 在外侧沟的深处。

（2）大脑半球上外侧面主要的沟和回（图 9–28）　在中央沟的前方有一条与之平行的中央前沟，两者之间为**中央前回** precentral gyrus。自中央前沟向前，有上、下两条略平行的沟，为**额上沟**和**额下沟**，两沟将额叶皮质自上而下分为**额上回**、**额中回**和**额下回**。在中央沟的后方有一条与之平行的中央后沟，两沟之间为**中央后回** postcentral gyrus。在顶叶下部，围绕外侧沟末端周围的脑回为**缘上回** supramarginal gyrus，围绕颞上沟末端的脑回为**角回** angular gyrus。在外侧沟的下方有与之平行的**颞上沟**和**颞下沟**，两沟将颞叶皮质分为**颞上回**、**颞中回**和**颞下回**。在外侧沟深处的颞上回的上壁，有几条短而横行的脑回，称**颞横回** transverse temporal gyrus。

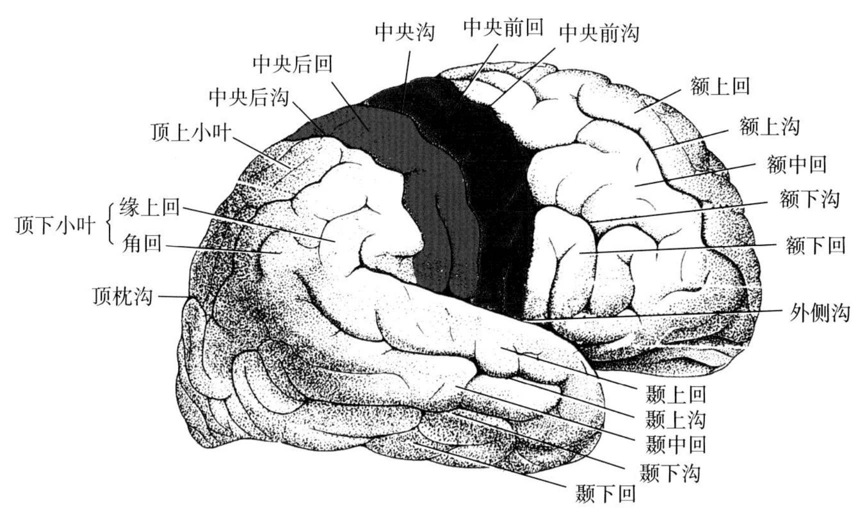

图 9–28　大脑半球的上外侧面

（3）大脑半球内侧面主要的沟和回（图 9–29）　上述的额、顶、颞、枕叶都延伸到半球的内侧面。中央前、后回自半球上外侧面延续到半球内侧面的部分共同组成**中央旁小叶** paracentral lobule。在胼胝体的后方，有一条向后走向枕叶后端的深沟，称**距状沟** calcarine sulcus，此沟与顶枕沟中部相遇。在胼胝体与半球上缘之间，有一略与两者平行的沟，称**扣带沟** cingulate sulcus。扣带沟与胼胝体之间的脑回为**扣带回** cingulate gyrus，其后端变窄并弯向前方接连**海马旁回** parahippocampal gyrus。海马旁回的前端弯成钩形的回折部分，称钩 uncus。扣带回、海马旁回和钩几乎呈环形围于大脑与间脑交接处的边缘，故称**边缘叶** limbic lobe（图 9–30）。

（4）大脑半球的下面　在额叶的下面前内侧有一椭圆形的嗅球，内有嗅球细胞，接受嗅神经的纤维，它的后端变细为嗅束，嗅束向后扩大为嗅三角（图 9–16）。

2. 大脑半球的内部结构　大脑半球表面的一层灰质称**大脑皮质** cerebral cortex，皮质深面的白质称大脑髓质，白质深部的灰质团块称基底核。大脑半球内的腔隙称侧脑室。

（1）大脑皮质

1）大脑皮质的结构和分区：大脑皮质的沟与回扩大了皮质的表面积，人类大脑皮质的表面积约为 2200cm^2，其中约 1/3 露在表面，另 2/3 在沟、裂的底和壁上。大脑皮质由各种神经元、神经纤维及神经胶质构成。

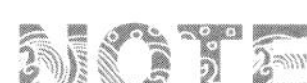

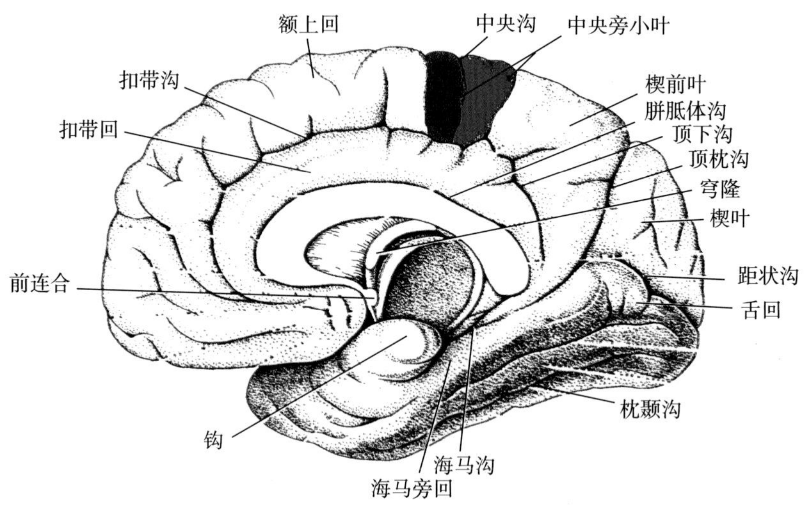

图 9–29　大脑半球的内侧面

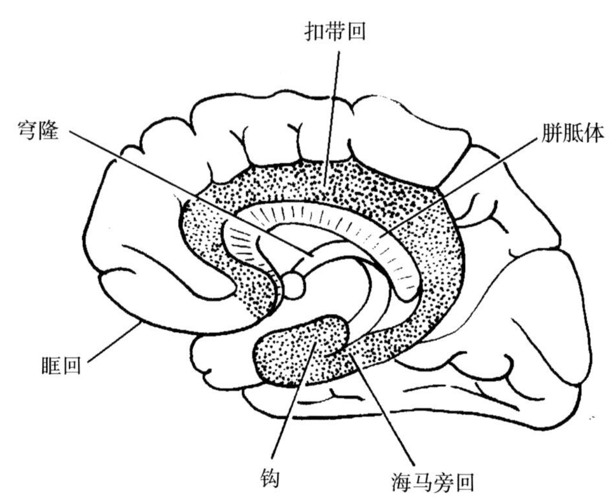

图 9–30　边缘叶示意图

大脑皮质神经元是以分层方式排列的，原皮质和旧皮质分为 3 层，新皮质分为 6 层，而过渡区的中间皮质可分为 4 ～ 6 层。新皮质由浅入深的 6 层结构是：分子层（细胞稀少，主要含深层神经元的树突和多种神经纤维）、外颗粒层（主要是颗粒细胞）、外锥体细胞层（主要是中、小型锥体细胞）、内颗粒层（主要是星形细胞）、内锥体细胞层（主要是大、中型锥体细胞，中央前回有巨型锥体细胞即 Betz 细胞）和多形细胞层（主要是梭形细胞和 Martinotti 细胞）。

依据进化次序，大脑皮质可分为原皮质（海马和齿状回）、旧皮质（嗅脑）和新皮质（占大脑皮质的 96% 以上）。虽然 6 层型的新皮质是大脑皮质的基本构筑形式，但不同区域皮质厚薄及纤维疏密均有不同，学者们依据大脑皮质的细胞构筑将全部皮质分为若干区。现广泛采用的是 Brodmann 分区法，将大脑皮质分为 52 个区（图 9–31、32 ）。

NOTE

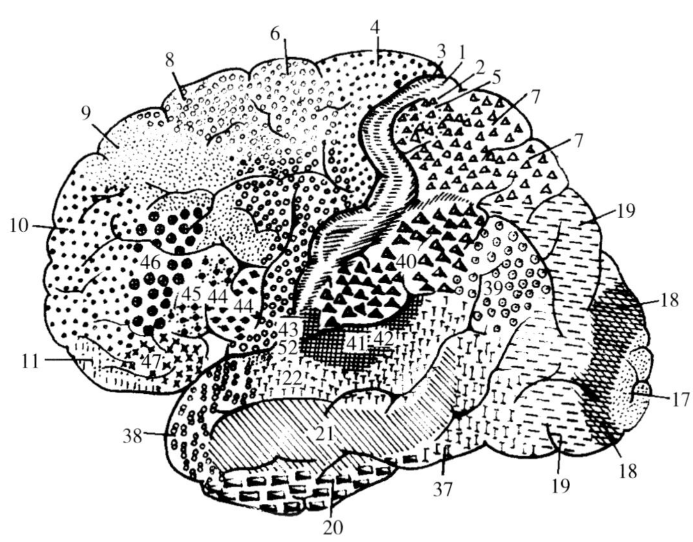

图 9–31　大脑皮质分区（外侧面）

大脑皮质是高级神经活动的物质基础。神经元间的联系极为复杂，皮质的每一部分既是一些上行纤维束的终点，又是一些下行纤维束的起点，传入纤维与传出纤维之间有各种联络神经元，形成复杂而广泛的神经回路。大脑皮质对传入的各种冲动进行分析整合，做出反应，从而构成思维和语言活动的物质基础。

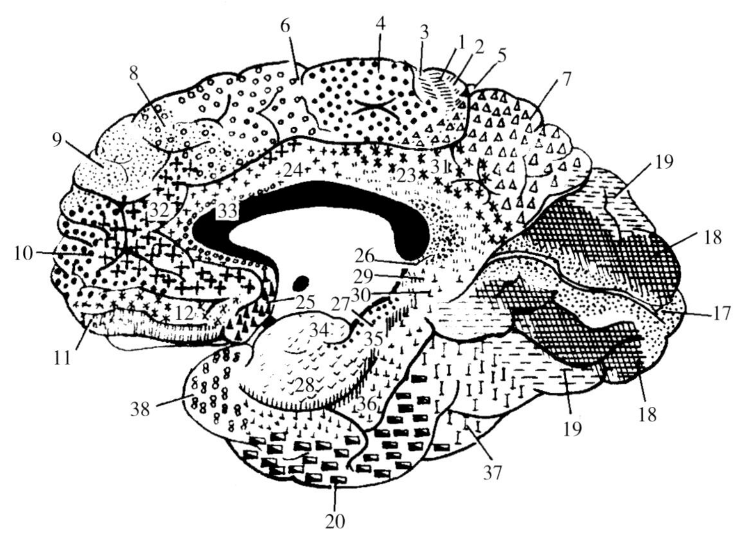

图 9–32　大脑皮质分区（内侧面）

2）大脑皮质的功能定位：根据临床观察和实验研究证明，人的大脑皮质有许多不同的功能区，称为“中枢”（图 9–33、34），主要的中枢有：

①第Ⅰ躯体运动中枢：是随意运动的最高中枢，位于中央前回和中央旁小叶前部（4、6 区）。一侧大脑半球躯体运动中枢的神经冲动经该区发出的锥体束传到对侧或两侧的脊髓前角及脑干躯体运动核，再由脊髓前角或脑干躯体运动核发出的轴突经脊神经或脑神经传到相应的骨骼肌。

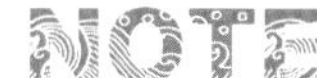

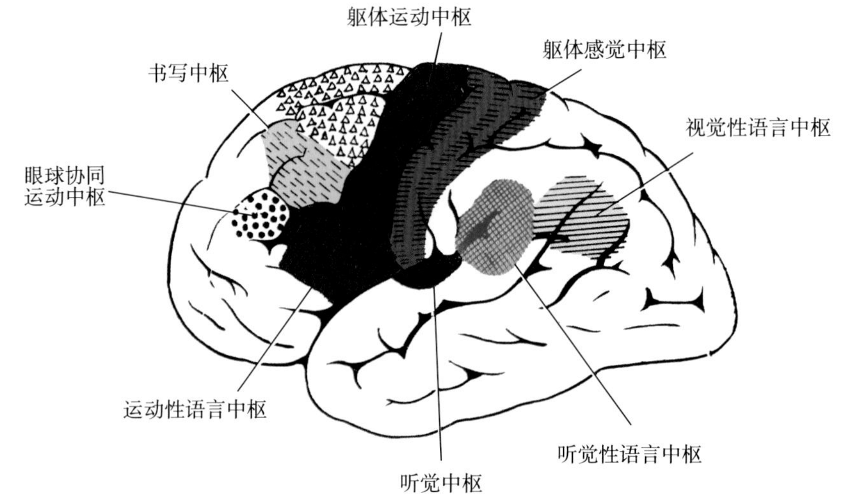

图 9-33 大脑皮质中枢（上外侧面）

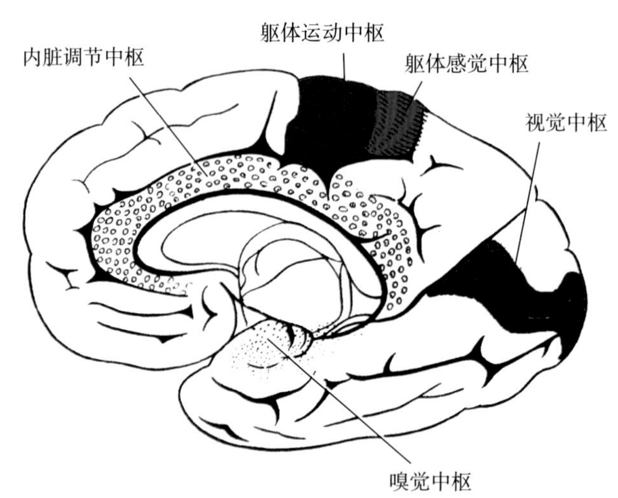

图 9-34 大脑皮质中枢（内侧面）

大脑的躯体运动中枢对骨骼肌运动的管理具有以下特点：管理对侧的上下肢肌、面下部表情肌和舌肌，其余的骨骼肌受双侧支配，有一定的局部定位关系，即中央前回上部及中央旁小叶前部支配下肢肌，中央前回中部支配上肢肌和躯干肌，中央前回下部支配头颈肌，因此其与身体各部的关系，犹如头朝下、足朝上的倒置人形，但头面部的投影依然是正立位。身体各部在皮质的代表区大小，与运动的精细复杂程度相关，如口和手在皮质的代表区所占的面积较其他部分（如躯干）在皮质的代表区所占的面积相对大很多（图 9-35）。

② 第Ⅰ躯体感觉中枢：位于中央后回及中央旁小叶后部（1、2、3 区）。此中枢接受背侧丘脑发出的纤维，司躯体浅、深感觉。其特点是：接受对侧半身的浅、深感觉冲动；感觉冲动传入的皮质投射也是倒置的，和躯体运动中枢相似；代表区的大小与身体各部感觉的灵敏程度相关，如手、指、唇等感觉灵敏部位的代表区面积大，而躯干的代表区面积小（图 9-36）。

③第Ⅱ躯体运动中枢和第Ⅱ躯体感觉中枢：在人类还有第Ⅱ躯体运动中枢和第Ⅱ躯体感觉中枢，它们主要位于中央前回和中央后回下面的岛盖皮质，与对侧上、下肢运动和双侧躯体感觉有关。

NOTE

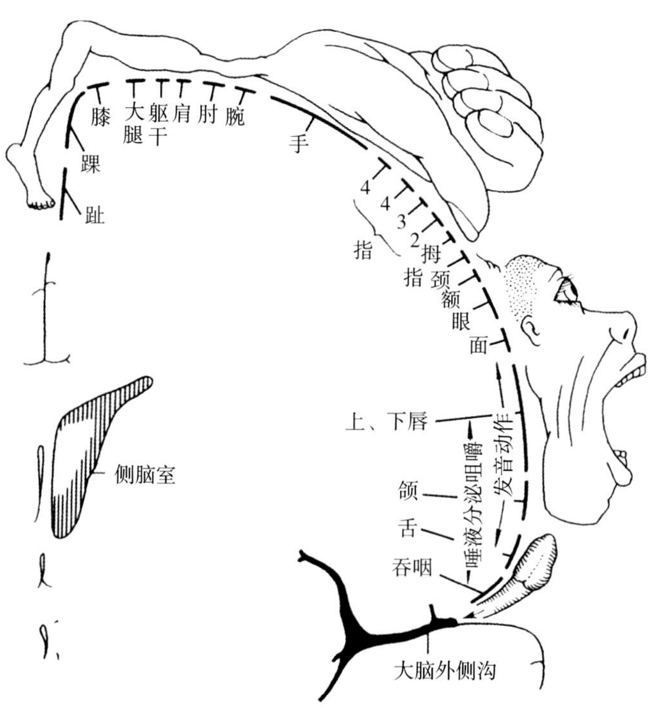

图 9-35　人体各部在运动中枢的投影

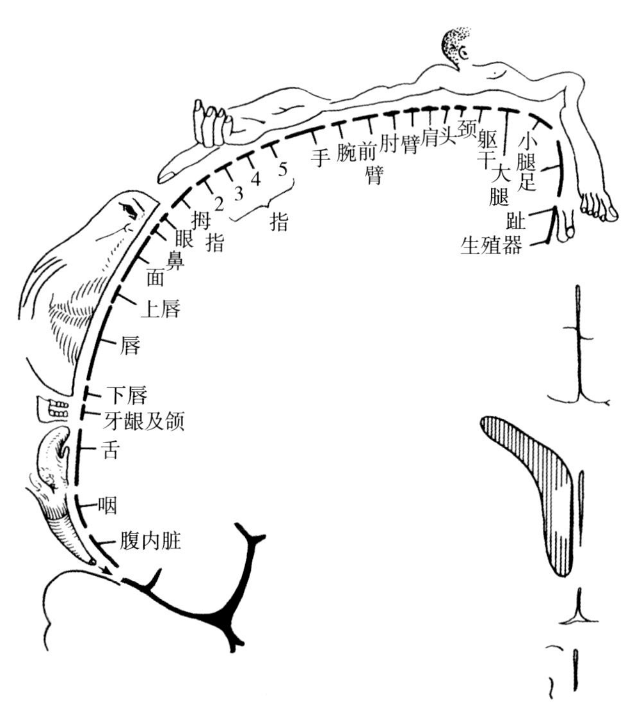

图 9-36　人体各部在感觉中枢的投影

④视觉中枢：位于枕叶内侧面距状沟上、下的皮质（17 区）。一侧视觉中枢接受同侧视网膜颞侧半和对侧视网膜鼻侧半的视觉冲动（图 9-34）。

⑤听觉中枢：在颞叶的颞横回（41、42 区）。每侧听觉中枢都接受来自两耳的听觉冲动。因此，一侧听觉中枢受损，不会引起全聋（图 9-33）。

⑥语言中枢：是人类大脑皮质所特有的，通常存在于优势半球，主要有说话、听话、书写

NOTE

和阅读四种语言中枢（图 9–33）。

运动性语言中枢（说话中枢）位于额下回后部（44 区），又称 Broca 区。此区受损，患者丧失说话能力，可以听懂他人的语言，与发音有关的肌肉并未瘫痪，尚能发音，临床上称运动性失语症。

书写中枢位于额中回后部（8 区）。此中枢受损，患者失去写字、绘画等能力，但上肢的其他运动功能不受影响，临床上称失写症。

视觉性语言中枢（阅读中枢）位于顶叶的角回（39 区）。此中枢受损，患者视觉无障碍，但看不懂已认识的文字，不理解句意，从而不能阅读，称失读症。

听觉性语言中枢（听话中枢）在颞上回后部（22 区）。此中枢能调整自己的语言和理解别人的语言。此中枢受损，患者听觉无障碍，也能说话，但不能理解他人讲话的意思，故不能正确回答问题，临床上称感觉性失语症。

知识链接

语言与脑的进化：研究发现，语言功能主要与大脑皮层有关，并且涉及大脑皮层的广泛部位。特别是语言功能与脑前部和后部的功能整合密切相关。这些发现提示，在人类进化的某一个阶段，逐渐成熟的人脑为语言的诞生准备了充分的条件。对这些脑结构的研究可能有利于揭示语言出现后它在人脑中的工作方式。在语言产出和理解中，左右脑的关系也是一个重要科学问题。以往认为，语言主要是左半球的功能，右半球是个“哑”半球，在语言中不起重要作用。而现在越来越多的研究表明，右半球在语言理解和产生中也有重要作用。语言信息可能先在右半球进行加工，以后才到达左半球；左半球对词汇信息敏感，而右半球对句法信息敏感；左半球进行分析性加工，而右半球进行整体性加工。

⑦嗅觉中枢：在海马旁回、钩的内侧部及其附近。

⑧内脏活动中枢：一般认为在边缘叶。

（2）**基底核** basal nuclei　是在大脑底部白质内的灰质核团，包括尾状核、豆状核和杏仁体等（图 9–37）。

1）**尾状核** caudate nucleus：长而弯曲，蜷伏于背侧丘脑的背外侧，分为头、体、尾三部分。尾状核头在背侧丘脑的前外侧，尾状核体在背侧丘脑的背外侧，尾状核尾向前下伸入颞叶，终端连接杏仁体。

2）**豆状核** lentiferm nucleus：位于岛叶的深部、背侧丘脑的外侧。它被白质分成内、外侧两部分，内侧部分色泽较浅，由两块组成，称**苍白球** globus pallidus，是纹状体中古老的部分，又称为旧纹状体。外侧部分色泽较深，称为**壳** putamen。豆状核的壳和尾状核在进化上较新，合称为新纹状体。尾状核与豆状核合称**纹状体** corpus striatum。纹状体是人类锥体外系的重要组成部分，具有协调各肌群间的运动和调节肌张力等功能。

3）**杏仁体** amygdaloid body：在海马旁回钩内，与尾状核尾相连。为边缘系统的皮质下中枢，与调节内脏活动和情绪等功能有关。

（3）**大脑髓质** cerebral medullary substance　由大量的神经纤维构成，这些纤维的长短和方向不一，可分为三类：

1）**联络纤维** association fibers：为同侧半球皮质各部之间相互联系的纤维。

NOTE

2）**连合纤维** commissural fibers：是连接左、右大脑半球皮质的横行纤维，其主要者为胼胝体。

3）**投射纤维** projection fibers：是大脑皮质各功能区与皮质下各结构之间的上、下行纤维束，它们大部分都经过内囊。

内囊 internal capsule 是位于尾状核、背侧丘脑与豆状核之间的上、下行纤维密集而成的白质区。在大脑半球的水平切面上，呈“><”形，可分为**内囊前肢**、**内囊膝**和**内囊后肢**三部分。内囊前肢位于尾状核与豆状核之间。内囊后肢较长，位于豆状核与背侧丘脑之间。前、后肢相接部，称内囊膝。

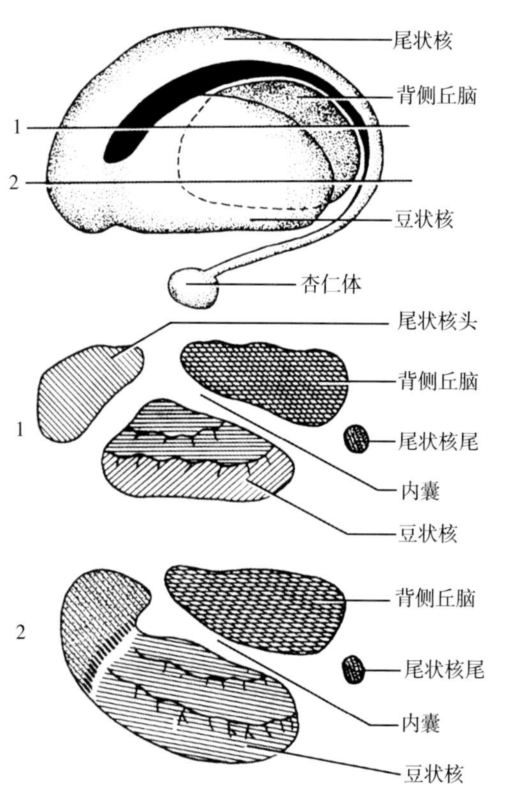

图 9–37　纹状体和背侧丘脑示意图
（下两图是上图 1、2 的水平面）

经内囊前肢的投射纤维束主要有额桥束。经内囊膝的投射纤维束有皮质核束。经内囊后肢的投射纤维束主要有皮质脊髓束、丘脑皮质束（丘脑中央辐射）、顶枕颞桥束，在后肢的后部还有视辐射和听辐射通过。当一侧内囊损伤广泛时，患者会出现对侧偏身运动障碍（四肢肌、舌肌及面下部表情肌瘫痪，因皮质脊髓束、皮质核束受损），对侧偏身感觉丧失（因丘脑皮质束受损），以及双眼对侧视野同向性偏盲（因视辐射受损），即所谓的“三偏”症状（图 9–38、39）。

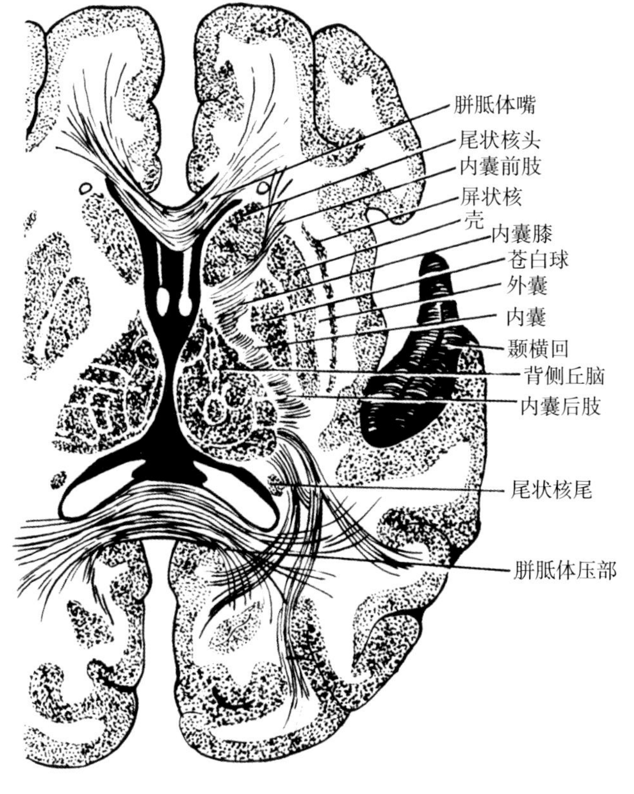

图 9–38　大脑半球的水平切面

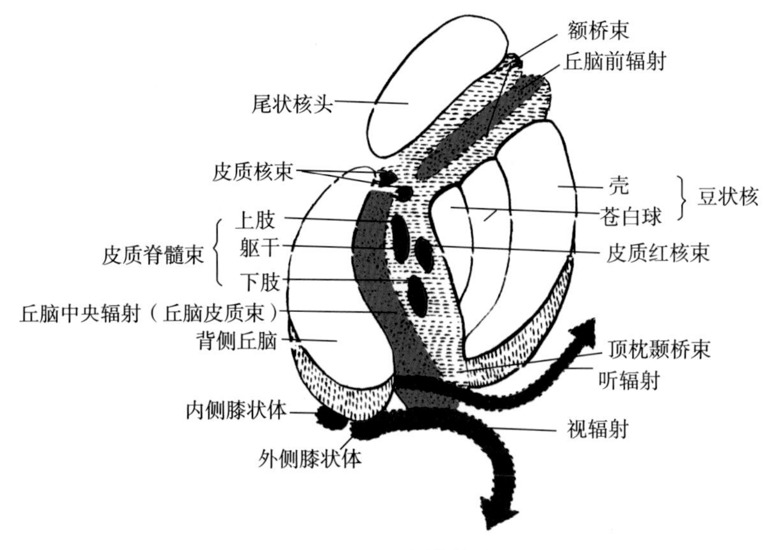

图 9-39　内囊模式图

（4）**边缘系统** limbic system（图 9-30）　由边缘叶与相关的皮质及皮质下结构构成。边缘叶是指位于胼胝体周围和侧脑室下角底壁的一圈弧形结构，包括隔区、扣带回、海马旁回和海马结构。相关皮质是指额叶眶部、岛叶及颞极。相关皮质下结构是指杏仁核、隔核、下丘脑、丘脑前核、中脑被盖等。边缘系统在种系发生上是比较古老的，其纤维联系广泛，功能复杂。边缘系统的功能主要与嗅觉、内脏活动、情绪行为、学习记忆等密切相关。

复习思考题

1. 脊髓下端的位置成人和新生儿有何不同？
2. 试述 31 对前根内分别含有哪些纤维成分？功能如何？其来源（胞体的位置）如何？
3. 脊神经前根和后根损伤与脊髓前角和后角损伤有何区别？
4. 患者第 10 ～ 12 胸椎出现骨折，最易损伤哪些节段的脊髓？
5. 内囊各部有哪些纤维束通过？内囊受损有何临床表现？

第二节　周围神经系统

学习目标

1. 脊神经的构成、数目及纤维成分。
2. 颈丛、臂丛、腰丛和骶丛的组成、位置以及主要分支的走行和主要分布。
3. 胸神经前支的走行和分布。
4. 脊髓和脊神经在胸腹部的皮肤节段性支配。
5. 十二对脑神经的排列顺序和名称，连接的脑部以及进出颅腔的部位。
6. 十二对脑神经的纤维成分，主要分支的行程及分布范围。

周围神经系统 peripheral nervous system 指除中枢神经系统以外，分布于各处的神经结构。包括脊神经、脑神经和内脏神经（周围部）三部分。脊神经和脊髓相连，主要分布于躯干和四肢；脑神经与脑相连，主要分布于头、颈部；内脏神经（周围部）是指伴随脊神经和脑神经分布于内脏、心血管和腺体的神经。

一、脊神经

（一）概述

脊神经 spinal nerves 共 31 对，包括**颈神经** cervical nerve 8 对，**胸神经** thoracic nerves 12 对，**腰神经** lumbar nerves 5 对，**骶神经** sacral nerves 5 对，**尾神经** coccygeal nerves 1 对。每对脊神经都是由脊髓相应的前根和后根在椎间孔处会合而成。脊神经前根含运动纤维，属运动性的，脊神经后根含感觉纤维，属感觉性的，故脊神经既含运动纤维又含感觉纤维，属混合性的。

1. 脊神经出椎管的位置　第 1 对颈神经在寰椎与枕骨之间出椎管；第 2 ～ 7 对颈神经在同序数颈椎上方的椎间孔出椎管；第 8 对颈神经在第 7 颈椎与第 1 胸椎之间的椎间孔出椎管；胸、腰神经分别在同序数椎骨下方的椎间孔穿出；第 1 ～ 4 对骶神经在相应的骶前、后孔穿出；第 5 对骶神经和尾神经由骶管裂孔穿出（图 9–7）。

2. 脊神经的纤维成分　脊神经含有四种纤维成分（图 9–40）。①**躯体运动纤维**：胞体位于脊髓前角运动神经元，其发出的轴突出前根，入脊神经，支配躯干和四肢骨骼肌的运动。②**躯体感觉纤维**：胞体位于脊神经节内的假单极神经元，其周围突分布于躯干和四肢的皮肤、骨骼肌、肌腱和关节，其中枢突经后根进入脊髓，将浅感觉和深感觉冲动传入中枢。③**内脏运动纤维**：胞体位于 T_1 ～ L_3 脊髓节段侧角细胞或 S_2 ～ S_4 脊髓节段骶副交感核，其发出的轴突进入相应前根换元后，支配平滑肌、心肌的运动和控制腺体的分泌。④**内脏感觉纤维**：胞体位于脊神经节内的假单极神经元，其周围突分布于内脏、心血管和腺体，其中枢突经脊神经后根进入脊髓，将内脏感觉冲动传入中枢。

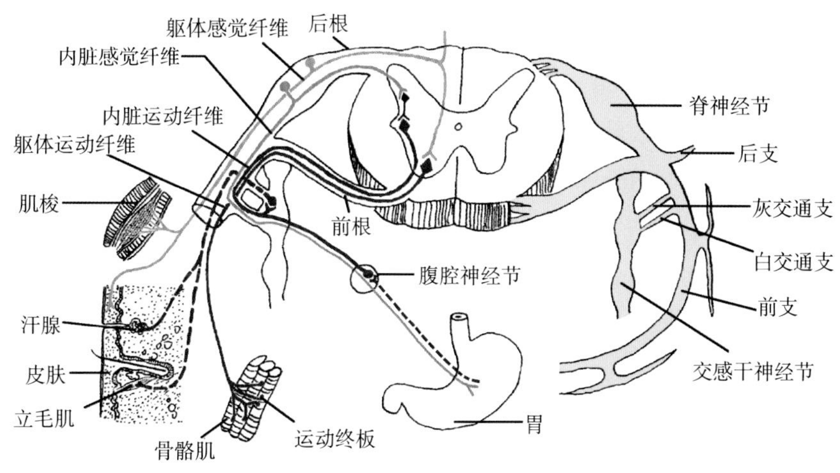

图 9–40　脊神经的组成、纤维成分和分布示意图

3. 脊神经的分支　脊神经出椎间孔后立即分为前支、后支、脊膜支和交通支 4 支。前支和后支都是混合性的；脊膜支为脊神经最小的分支，由脊神经发出后经椎间孔返回椎管，分布到脊髓被膜、血管、椎骨的骨膜等处；交通支为连于脊神经与交感干之间的细支（详见内脏神经）（图 9–40）。

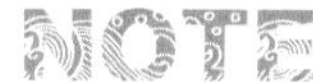

（二）后支

后支是混合性神经。除第 1 ～ 2 颈神经后支较为粗大外，其余脊神经后支均较相对应的前支细小，由脊神经发出后经相邻椎骨横突之间或骶后孔向后走行，主要分布于枕、项、背、腰、臀部的皮肤及脊柱两侧深部的骨骼肌（图 9–41）。

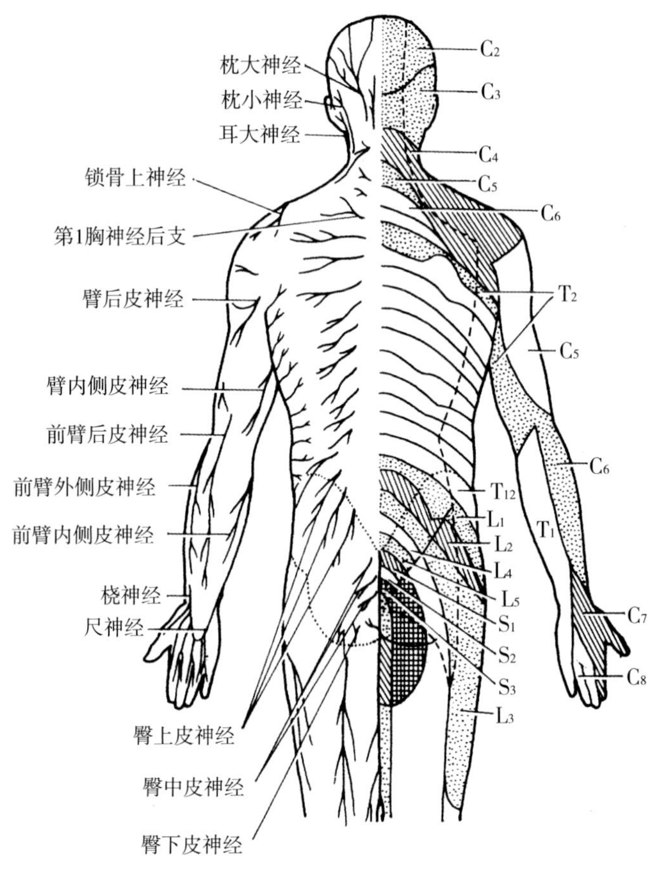

图 9–41 脊神经的皮支

脊神经后支形成的皮神经主要有：

1. 枕大神经 greater occipital nerve 为第 2 颈神经后支的内侧皮支，较粗大，穿斜方肌腱膜至皮下，分布于顶枕部的皮肤。

2. 臀上皮神经 superior clunial nerves 为第 1 ～ 3 腰神经后支的外侧皮支，在髂嵴上方竖脊肌外侧缘处穿至皮下，分布于臀上部皮肤。

3. 臀中皮神经 middle clunial nerves 为第 1 ～ 3 骶神经后支的外侧皮支，穿过臀大肌起始部达皮下，分布于臀中部的皮肤。臀上皮神经和臀中皮神经病变是引起腰痛的原因之一。

（三）前支

前支也是混合性神经，较粗大，分布于躯干的前外侧和四肢的骨骼肌及皮肤。除胸神经前支保持明显的节段性外，其余各部脊神经的前支分别交织成丛，再由丛发出分支分布于相应的区域，脊神经前支形成的神经丛有颈丛、臂丛、腰丛和骶丛。

1. 颈丛 cervical plexus

（1）颈丛的组成和位置 由第 1 ～ 4 颈神经的前支组成（图 9–42），位于胸锁乳突肌上部的深面，中斜角肌和肩胛提肌起始端的前方，发出皮支和肌支。

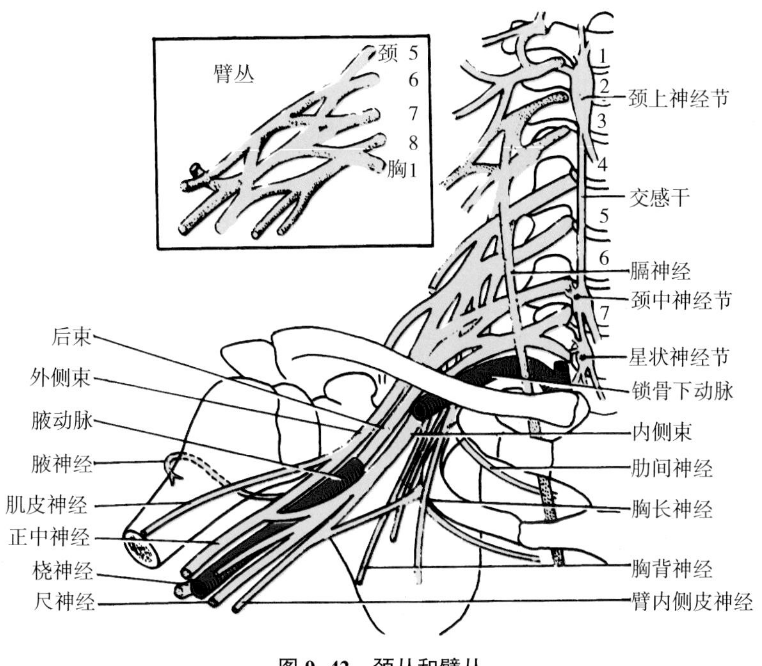

图 9-42　颈丛和臂丛

（2）颈丛的分支　颈丛的皮支均在胸锁乳突肌后缘中点附近自深部浅出，此点称为神经点，临床上可在此处行颈部皮肤浸润麻醉。颈丛的主要皮支有：**枕小神经** lesser occipital nerve、**耳大神经** great auricular nerve、**颈横神经** transverse nerve of neck 和**锁骨上神经** supraclavicular nerves，分布于枕部、耳部、颈前区、肩部和胸壁上部的皮肤（图 9-43）。颈丛深支主要支配颈部深肌，如椎前肌和斜角肌等。

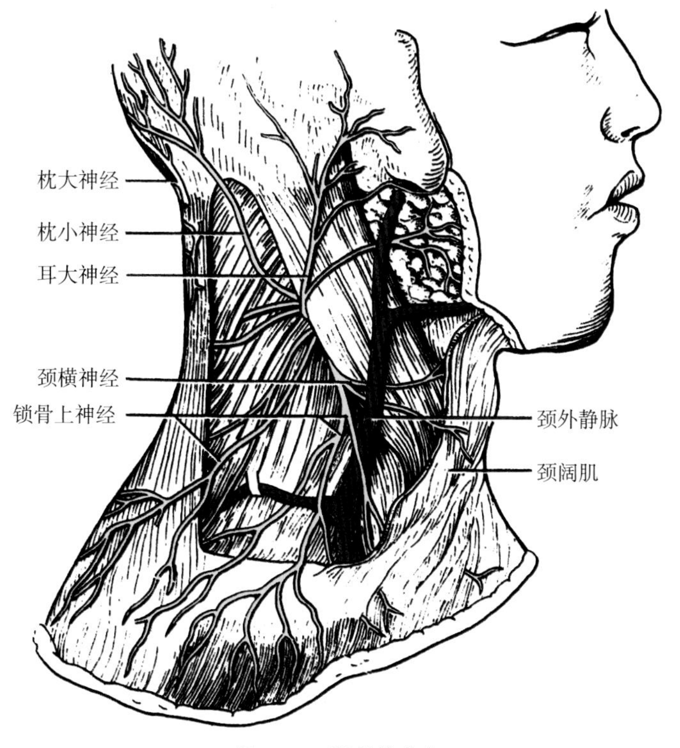

图 9-43　颈丛的皮支

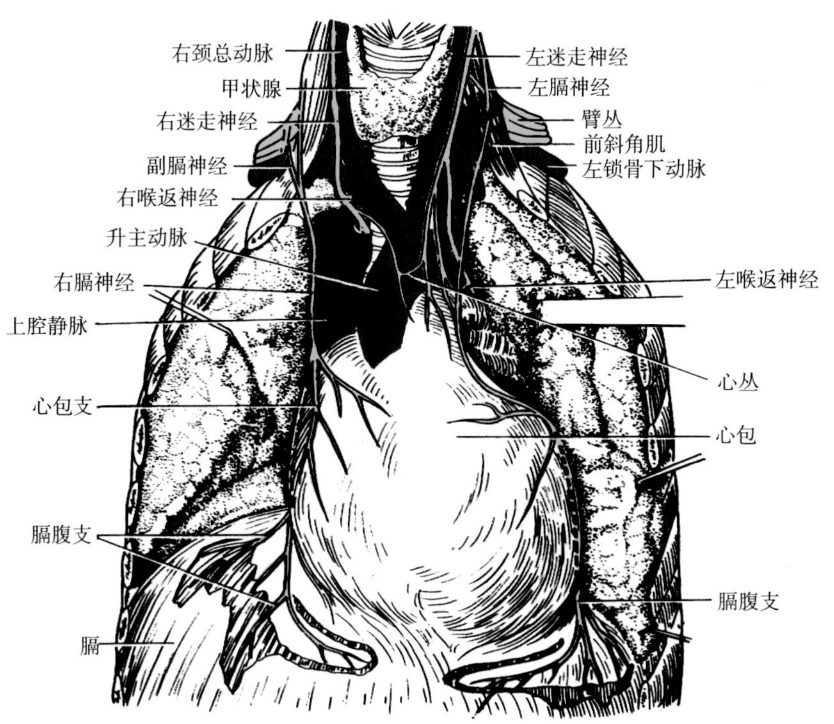

图 9–44 膈神经

膈神经 phrenic nerve 是颈丛中最重要的分支，沿前斜角肌前面下行，在锁骨下动、静脉之间经胸廓上口入胸腔，在胸腔内，膈神经沿肺根前方，心包与纵隔胸膜之间下行至膈。膈神经是混合性神经，其中的运动纤维支配膈肌，感觉纤维主要分布于胸膜、心包及膈下面的部分腹膜。右侧膈神经的感觉纤维还分布到肝、胆囊和肝外胆道等处（图 9–44）。

2. 臂丛 brachial plexus

（1）臂丛的组成和位置　由第 5 ～ 8 颈神经前支和第 1 胸神经前支的大部分组成。在颈根部行于锁骨下动脉的后上方，再经锁骨后方进入腋窝（图 9–42）。因此，臂丛以锁骨为界分为**锁骨上部和锁骨下部**。锁骨上部的分支主要分布于颈部、胸壁及肩部的肌肉。锁骨下部在腋窝内围绕腋动脉，形成**内侧束**、**外侧束**和**后束**，再由束发出分支，主要分布于上肢。

臂丛在锁骨中点上方比较集中，且位置表浅，施行上肢手术时临床上常于此处行锁骨上臂丛阻滞麻醉。

（2）臂丛的主要分支

1）**肌皮神经** musculocutaneous nerve：发自外侧束，向外下方斜穿喙肱肌，在肱二头肌与肱肌之间下行，发出肌支支配肱二头肌、喙肱肌和肱肌（图 9–45）。其终支为皮支，在肱二头肌腱外侧、肘关节稍上方穿出深筋膜延续为**前臂外侧皮神经**，分布于前臂外侧的皮肤。

2）**正中神经** median nerve：由起于内侧束和外侧束的 2 个根会合而成。在臂部沿肱二头肌内侧沟伴随肱动脉下行至肘窝，自肘窝向下穿过旋前圆肌后行于前臂的正中，位于指浅、深屈肌之间，继而在桡侧腕屈肌腱和掌长肌腱之间下行经腕管达手掌（图 9–45）。

在腕关节上方，正中神经位置浅表，易发生切割伤。

①正中神经的分支：肌支：支配除肱桡肌、尺侧腕屈肌、指深屈肌尺侧半以外的所有前臂前群肌以及手肌外侧大部分（除拇收肌以外的鱼际肌和第 1、2 蚓状肌）。皮支：分布于手掌桡

侧 2/3 区、桡侧 3 个半手指的掌面以及这 3 个半手指背面中远节的皮肤（图 9–46、48）。

②正中神经的体表投影：自肱动脉的起始端搏动点至肘部肱骨内、外上髁间连线中点稍内侧，再由此向下沿前臂正中至腕掌侧横纹中点。

3）**尺神经** ulnar nerve：发自内侧束，沿肱二头肌内侧沟伴随肱动脉和正中神经下行，后转至臂后区，进入肱骨内上髁后方的尺神经沟，然后穿尺侧腕屈肌起始部至前臂前面的内侧，伴尺动脉内侧下行，经豌豆骨的桡侧、屈肌支持带的浅面进入手掌（图 9–45、46）。

①尺神经的分支：肌支：支配尺侧腕屈肌、指深屈肌的尺侧半，以及手肌内侧大部分

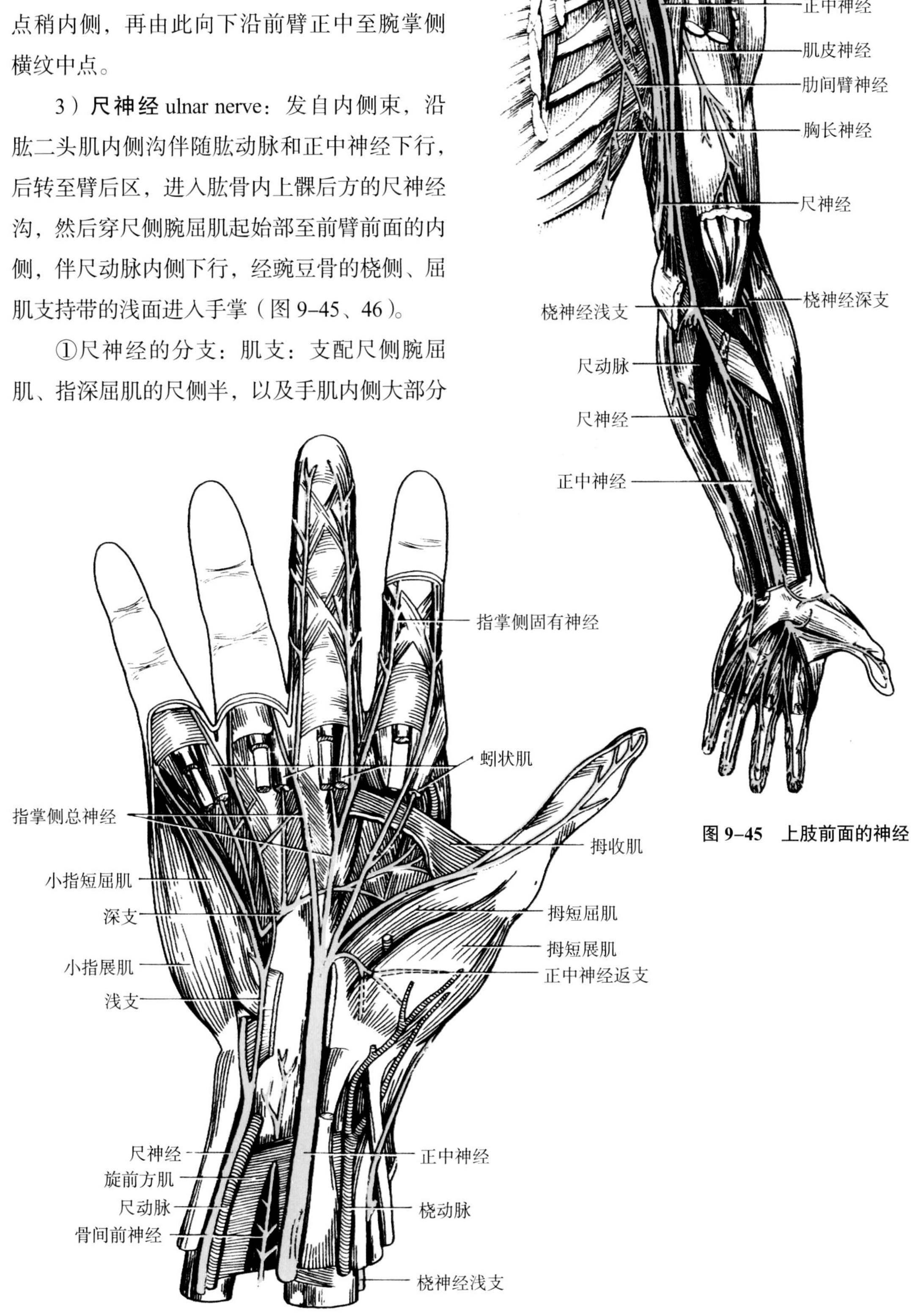

图 9–45　上肢前面的神经

图 9–46　手掌面的神经

（小鱼际肌、拇收肌、骨间肌和第 3、4 蚓状肌）。皮支：在手掌面，分布于手掌尺侧 1/3 区和尺侧 1 个半手指的皮肤；在手背面，分布于手背尺侧 1/2 区及尺侧 2 个半手指的皮肤（第 3、4 指毗邻侧只分布于近节指背皮肤）（图 9-46、47、48）。

②尺神经的体表投影：自肱动脉始端搏动点至肱骨内上髁后方为尺神经在臂部的体表投影，尺神经在前臂的体表投影为由肱骨内上髁后方至豌豆骨外侧的连线。

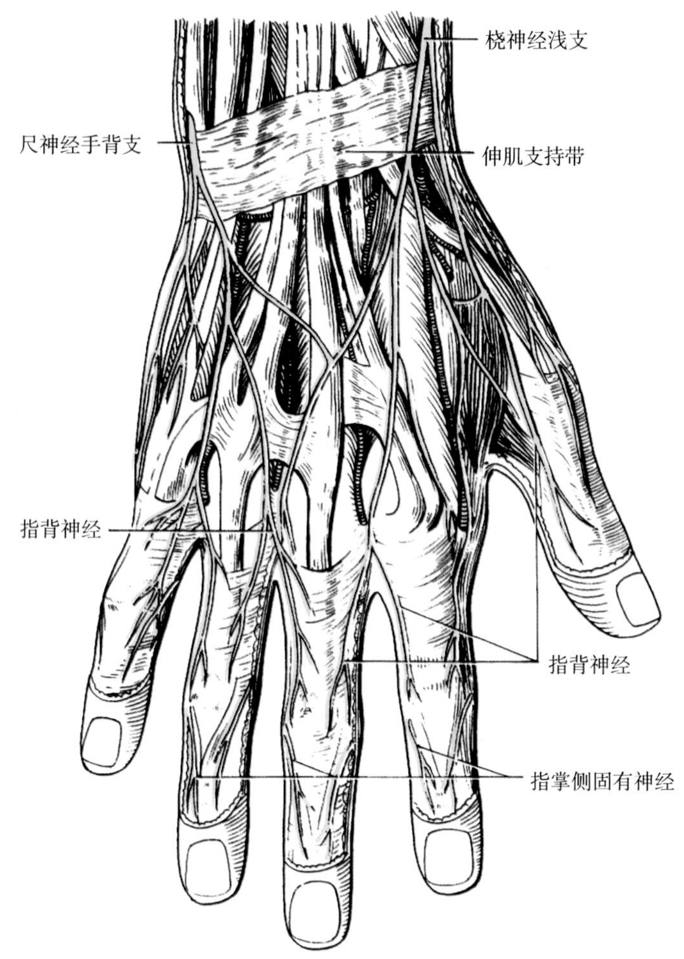

图 9-47　手背面的神经

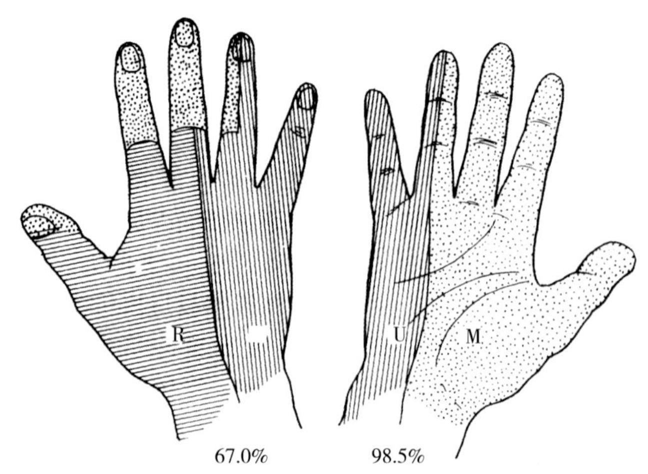

图 9-48　手部皮肤的神经分布示意图

M：正中神经　R：桡神经　U：尺神经

知识链接

正中神经、尺神经损伤后的手形（图9-49）

正中神经损伤：运动障碍表现为前臂不能旋前（旋前圆肌和旋前方肌瘫痪），屈腕能力减弱，拇、示指不能屈曲（屈腕、屈指肌瘫痪），形似手枪，故称“手枪手”，拇指不能对掌，鱼际肌萎缩（鱼际肌瘫痪），手掌变平坦。感觉障碍以桡侧3指远节最明显。

尺神经损伤：主要表现为屈腕能力减弱（屈腕、屈指肌瘫痪），拇指不能内收（拇收肌瘫痪），各指不能互相并拢，第4、5指的掌指骨关节过伸而指骨间关节屈曲（骨间肌及第3、4蚓状肌瘫痪）形似鹰爪，故称“爪形手”，小鱼际肌萎缩平坦。尺神经损伤感觉障碍以手的内侧缘为主。

尺神经与正中神经联合损伤：由于小鱼际肌和鱼际肌、骨间肌、蚓状肌均萎缩，手掌更显平坦，类似“猿手”。尺神经在尺神经沟处位置表浅，贴近骨面，肱骨下端骨折时，容易损伤。

4）**桡神经** radial nerve：是臂丛最大的分支，起自后束。在腋窝位于腋动脉的后方，后伴肱深动脉，紧贴肱骨体中部后面的桡神经沟行向外下方，于肱桡肌与肱肌之间下降，至肱骨外上髁前方分为浅、深两支（图9-45、50）。桡神经在腋窝发出**臂后皮神经**分布于臂后面皮肤；在臂中份外侧发出**前臂后皮神经**分布于前臂后面的皮肤；在臂部还发出肌支支配肱三头肌、肱桡肌和桡侧腕长伸肌的运动。

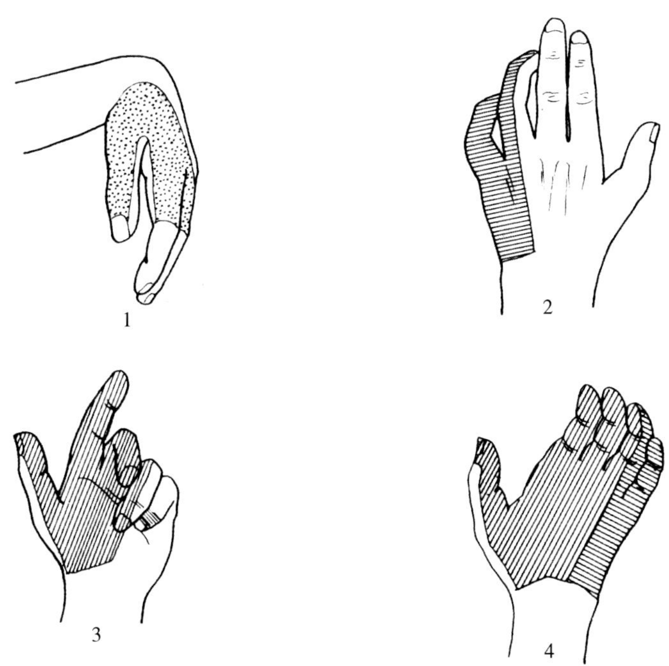

图9-49　桡、尺、正中神经损伤时的手形及皮肤感觉丧失区

1. 垂腕（桡神经损伤）　2. “爪形手”（尺神经损伤）
3. “手枪手”（正中神经损伤）　4. “猿手”（正中神经与尺神经联合损伤）

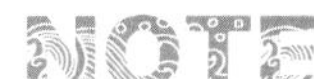

①桡神经浅支：为皮支，经肱桡肌深面与桡动脉伴行下降，至前臂下 1/3 处转向手背，分布于手背桡侧半和桡侧 2 个半手指近节背面的皮肤（图 9–45、47、48）。

②桡神经深支：主要为肌支，穿旋后肌至前臂后面，更名为**骨间后神经**，在前臂后群浅、深两层肌肉之间，发分支支配前臂后群肌（桡侧腕长伸肌除外）（图 9–50）。

桡神经常见的损伤部位在臂部桡神经紧贴肱骨中段后方桡神经沟处。桡神经本干损伤时，主要表现为不能伸腕、伸指，呈垂腕姿态，感觉障碍以手背第 1、2 掌骨之间的皮肤最明显（图 9–49）。

5）**腋神经** axillary nerve：发自后束，绕过肱骨外科颈行向后外至三角肌的深面，肌支支配三角肌和小圆肌，皮支分布于肩部和臂外侧区上部的皮肤（图 9–50）。

3. **胸神经前支** anterior branch of thoracic nerves　共 12 对。除第 1 对的大部分参加臂丛、第 12 对的小部分参加腰丛外，其余皆不成丛。第 1 对至第 11 对胸神经前支行于相应的肋间隙内，称**肋间神经** intercostal nerves；第 12 对胸神经前支行于第 12 肋的下方，称**肋下神经** subcostal nerve。

上 6 对肋间神经分支分布于相应的肋间肌、胸壁皮肤和壁胸膜。第 7 对至第 11 对肋间神经除分布于相应的肋间肌、胸壁皮肤和壁胸膜外，还斜向前下和肋下神经一起行于腹内斜肌和腹横肌之间，分布于腹前外侧群肌和腹壁皮肤及壁腹膜（图 9–51）。

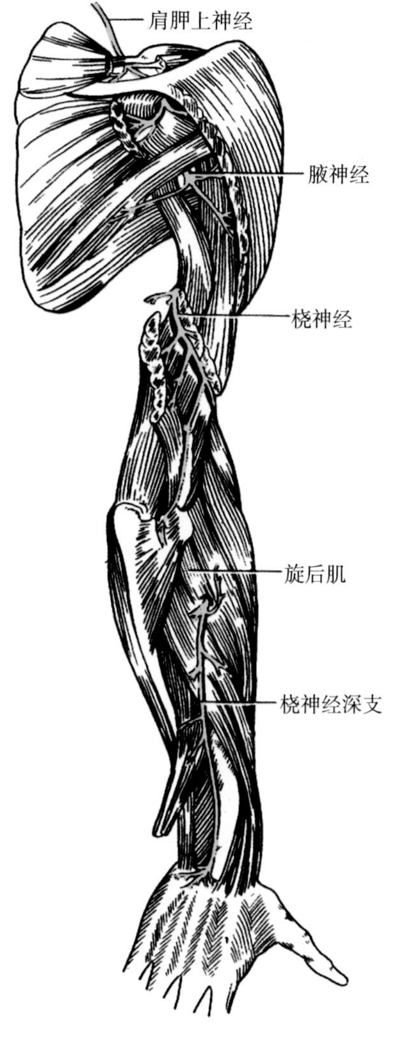

图 9–50　上肢后面的神经

4. 腰丛 lumbar plexus

（1）腰丛的组成和位置　由第 12 胸神经前支的一部分、第 1 ～ 3 腰神经前支和第 4 腰神经前支的一部分组成（图 9–52）。位于腰大肌深面、腰椎横突的前方，除发出肌支支配腰方肌和髂腰肌外，还发出分支分布于腹股沟区和大腿前部及内侧部。

（2）腰丛的主要分支

1）**髂腹下神经** iliohypogastric nerve：出腰大肌外侧缘，在髂嵴上方穿腹横肌后部的腱膜入腹内斜肌与腹横肌之间至腹前壁，在腹股沟管浅环上方穿腹外斜肌腱膜至皮下，沿途发出肌支支配腹壁肌，并发出皮支分布于附近皮肤（图 9–51）。

2）**髂腹股沟神经** ilioinguinal nerve：出腰大肌外侧缘，在髂腹下神经下方并行，进入腹股沟管伴随精索或子宫圆韧带出浅环。其肌支支配腹壁肌，皮支分布于腹股沟部、阴囊或大阴唇皮肤（图 9–51）。

在腹股沟疝修补术中，应注意避免损伤髂腹下神经和髂腹股沟神经。

3）**股神经** femoral nerve：是腰丛最大的分支，自腰大肌外侧缘穿出，继而在腰大肌和髂肌之间下行，经腹股沟韧带深面至大腿前面的股三角，在股动脉的外侧立即分为数支（图

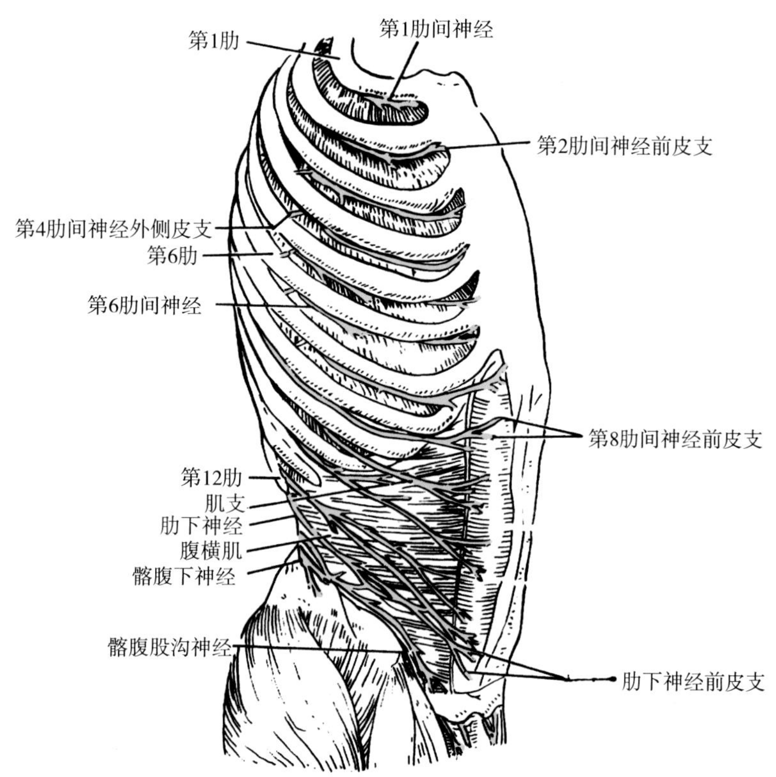

图 9-51　胸神经

9-53）。股神经的肌支支配大腿前群肌和耻骨肌，皮支主要分布于大腿和膝关节前面的皮肤。股神经最长的皮支为**隐神经** saphenous nerve，与大隐静脉伴行下降，向下分布于小腿内侧面及足内侧缘的皮肤。

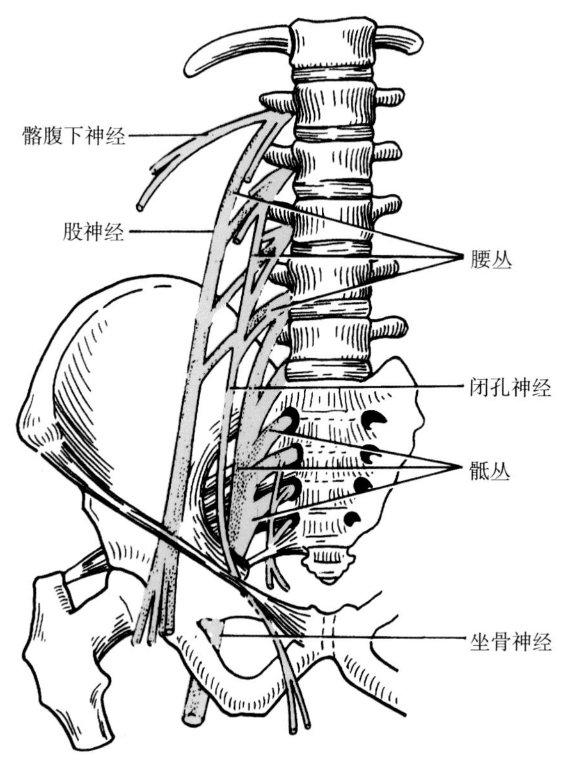

图 9-52　腰丛和骶丛组成模式图

4）**闭孔神经** obturator nerve：自腰大肌内侧缘穿出，伴闭孔血管沿盆腔侧壁行向前下，穿闭膜管出盆腔至大腿内侧（图 9–53），分布于大腿内侧群肌和大腿内侧面的皮肤。

5. 骶丛 sacral plexus

（1）骶丛的组成和位置　由第 4 腰神经前支的一部分和第 5 腰神经的前支合成的腰骶干、全部骶神经和尾神经的前支组成（图 9–52），位于盆腔后壁，骶骨和梨状肌的前方，髂内动脉的后方。骶丛发出分支分布于盆壁、臀部、会阴、股后部、小腿及足的肌肉和皮肤。

（2）骶丛的主要分支

1）**臀上神经** superior gluteal nerve：伴臀上动、静脉经梨状肌上孔出骨盆腔，支配臀中肌、臀小肌和阔筋膜张肌（图 9–54）。

2）**臀下神经** inferior gluteal nerve：伴臀下动、静脉经梨状肌下孔出骨盆腔，支配臀大肌。

3）**股后皮神经** posterior femoral cutaneous nerve：出梨状肌下孔至臀部下行，至臀大肌下缘浅出，分布于大腿后面的皮肤（图 9–54）。

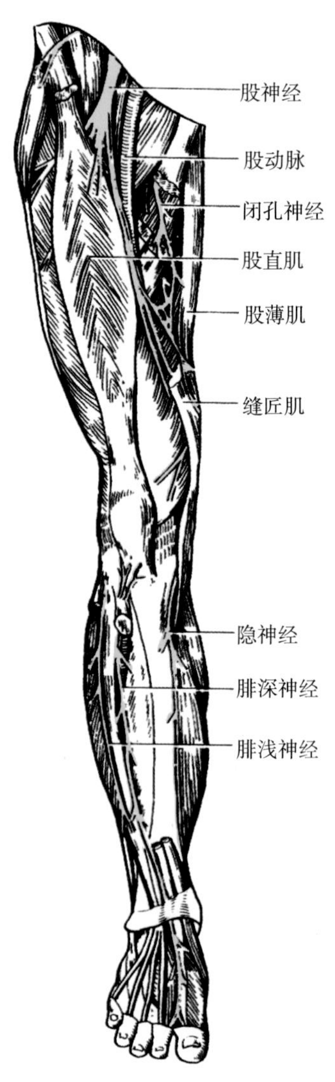

图 9–53　下肢前面的神经

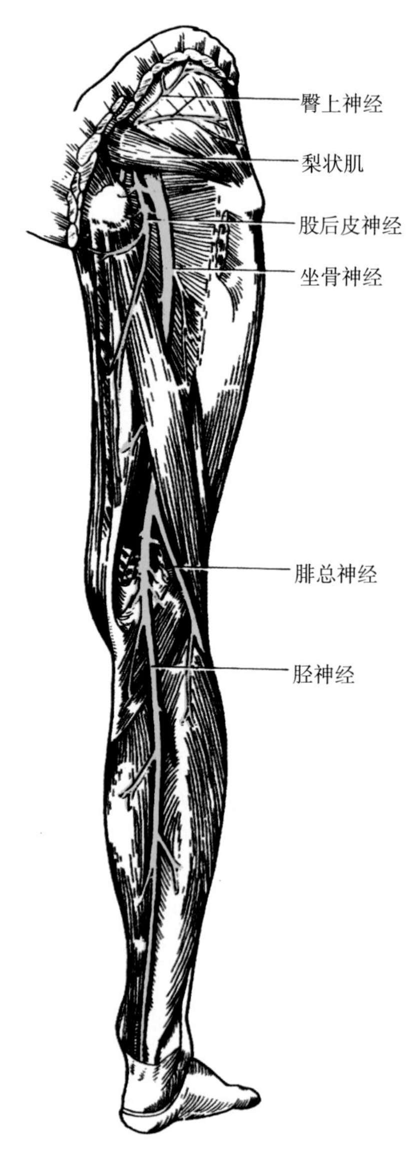

图 9–54　下肢后面的神经

4）**阴部神经** pudendal nerve：与阴部内动、静脉伴行经梨状肌下孔出盆腔，绕坐骨棘经坐骨小孔进入坐骨肛门窝，分支分布于肛门周围、会阴部和外生殖器的肌肉和皮肤（图 9–55）。

主要分支有：

①**肛神经**：与肛动脉伴行，分布于肛门外括约肌和肛门周围皮肤。

②**会阴神经**：分布于会阴诸肌和阴囊（或大阴唇）的皮肤。

③**阴茎（阴蒂）背神经**：沿阴茎（阴蒂）背侧，分布于阴茎（阴蒂）的海绵体及皮肤。

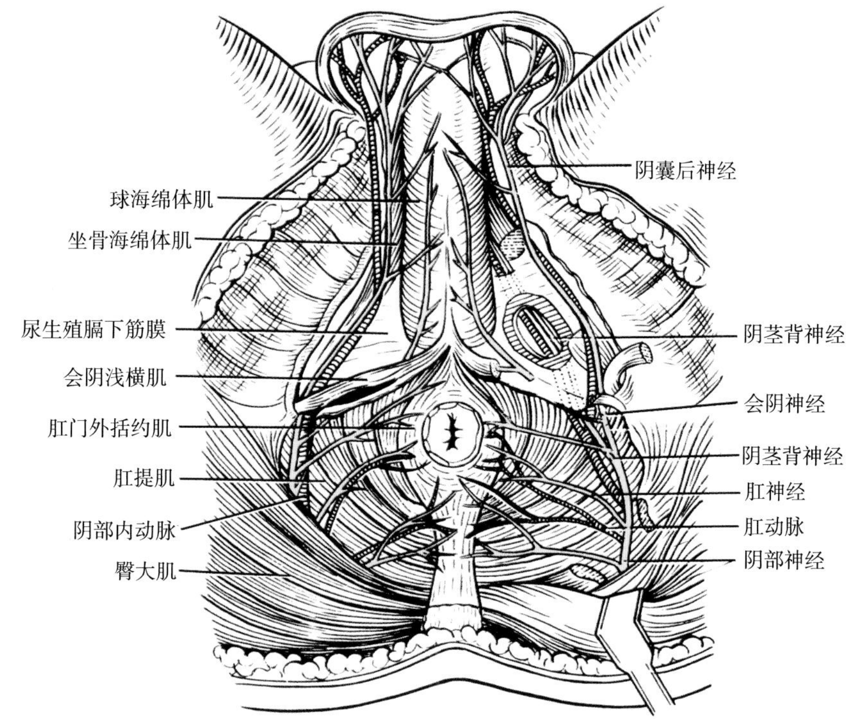

图 9–55　阴部神经（男性）

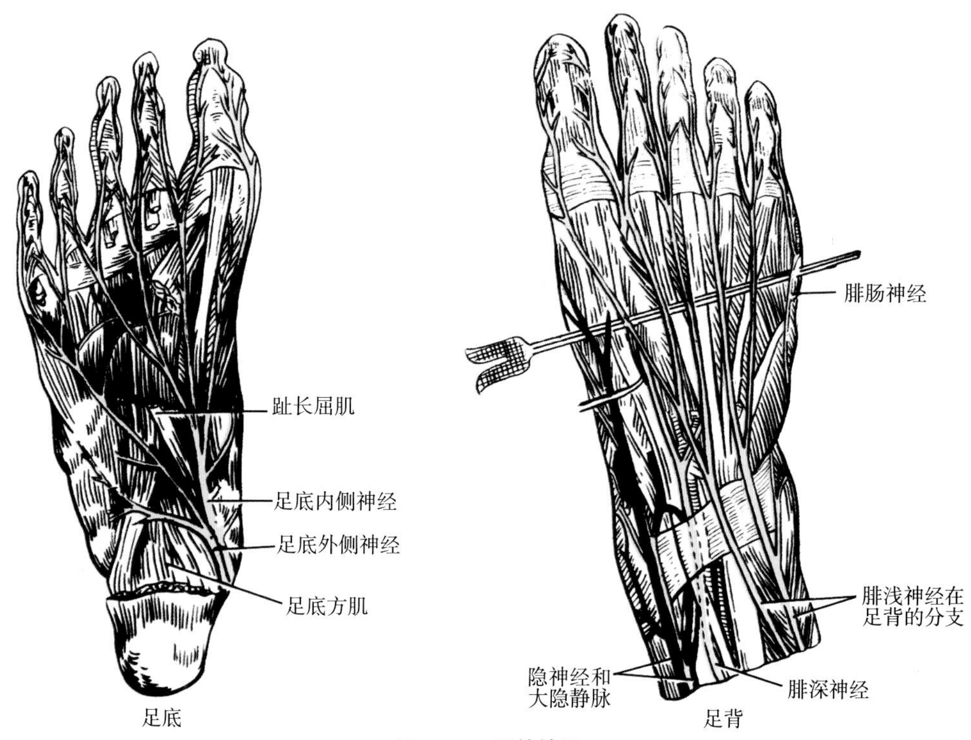

图 9–56　足的神经

5）**坐骨神经** sciatic nerve：是全身最粗大、最长的神经。坐骨神经穿梨状肌下孔出盆腔至臀大肌深面，经股骨大转子与坐骨结节之间至大腿后面下行，多在腘窝上角附近分为**胫神经**和**腓总神经**（图 9–54）。坐骨神经干发出分支支配大腿后群肌。

坐骨神经干的体表投影：坐骨结节与股骨大转子之间的中点稍内侧到股骨内、外侧髁之间中点的连线，其上 2/3 为坐骨神经干。坐骨神经痛时，常在此线上出现压痛。

主要分支有：

①**胫神经** tibial nerve：为坐骨神经干的直接延续，在腘窝内伴随腘血管沿腘窝中线下行，继而在小腿三头肌深面伴胫后动脉下行，经内踝后方至足底，分为**足底内侧神经** medial plantar nerve 和**足底外侧神经** lateral plantar nerve（图 9–54、56、57）。胫神经的肌支支配小腿后群肌和足底肌，皮支分布于小腿后面和足底的皮肤。

②**腓总神经** common peroneal nerve：较胫神经细小，在腘窝上角自坐骨神经发出后，沿腘窝上外侧缘向外下方行，绕腓骨颈至小腿前面，分为腓浅神经和腓深神经（图 9–53、57）。

在腓骨颈外侧，腓总神经位置表浅，且贴近骨面，腓骨颈骨折时，容易损伤该神经。

腓浅神经 superficial peroneal nerve 在腓骨长、短肌之间下行，发出分支支配二肌。其本干于小腿中、下 1/3 交界处浅出至皮下，经踝关节前方至足背，分布于小腿前外侧面下部和足背、趾背的皮肤（图 9–53、56）。

腓深神经 deep peroneal nerve 在小腿前群肌之间伴胫前动脉下行，经踝关节前方至足背（图 9–53）。沿途发分支支配小腿前群肌和足背肌，皮支分布于第 1、2 趾相对缘的皮肤。

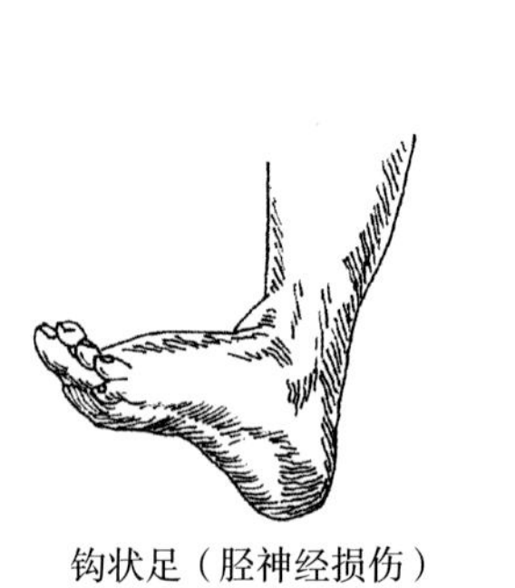

钩状足（胫神经损伤）

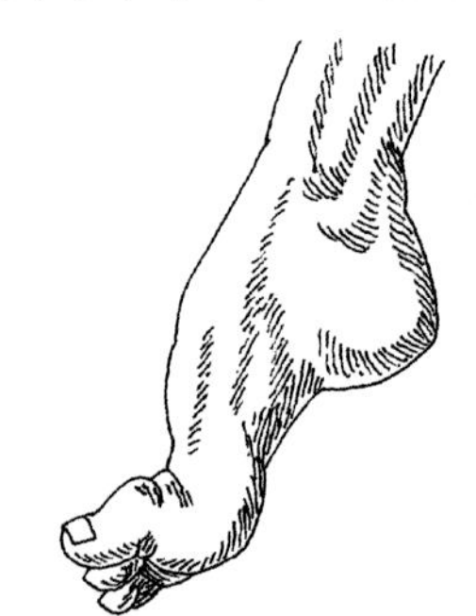

马蹄内翻足（腓总神经损伤）

图 9–57 神经损伤后足的畸形

知识链接

胫神经、腓总神经损伤后足的畸形

胫神经损伤：运动障碍主要表现为足不能跖屈，不能以足尖站立，足底内翻力弱（小腿后群和足底肌瘫痪），由于拮抗肌的牵拉，出现背屈和外翻位，呈“钩状足”畸形，感觉障碍主要在足底。

腓总神经损伤：运动障碍主要表现为足不能背屈，不能外翻，不能伸趾（小腿前群肌、外侧群肌和足背肌瘫痪）。由于重力和后群肌的过度牵拉，足下垂并内翻，称“马蹄内翻足”。因为足不能外翻而成内翻足，且足尖下垂，患者必须用力屈髋、屈膝、高抬下肢，才能使患足向前拖行，因此患者走路时呈“跨阈步态”。感觉障碍在小腿前外侧面下部和足背明显。

（四）脊髓和脊神经的节段性支配

脊髓分 31 个节段，每一节段前角发出的躯体运动纤维，经相应的前根和脊神经，支配躯体一定部位骨骼肌的运动。同样，每一节段的后角，通过相应的脊神经及后根的传入纤维，管理躯体一定部位皮肤的感觉。

脊髓和脊神经对皮肤的节段性支配，以躯干部最为典型，自背侧中线至腹侧中线较有规律地形成连续横行的环带。例如，T_2 相当于胸骨角平面，T_4 相当于乳头平面（男性），T_6 相当于剑突平面，T_8 相当于肋弓平面，T_{10} 相当于脐平面，T_{12} 相当于耻骨联合与脐连线中点平面等（图 9–58）。临床诊查时，可根据感觉障碍平面的高低，判断脊髓损伤或病变的节段，以及受损伤的胸神经序数。另外，当进行椎管内麻醉时，依据痛觉丧失的平面，可确定麻醉平面的高低。

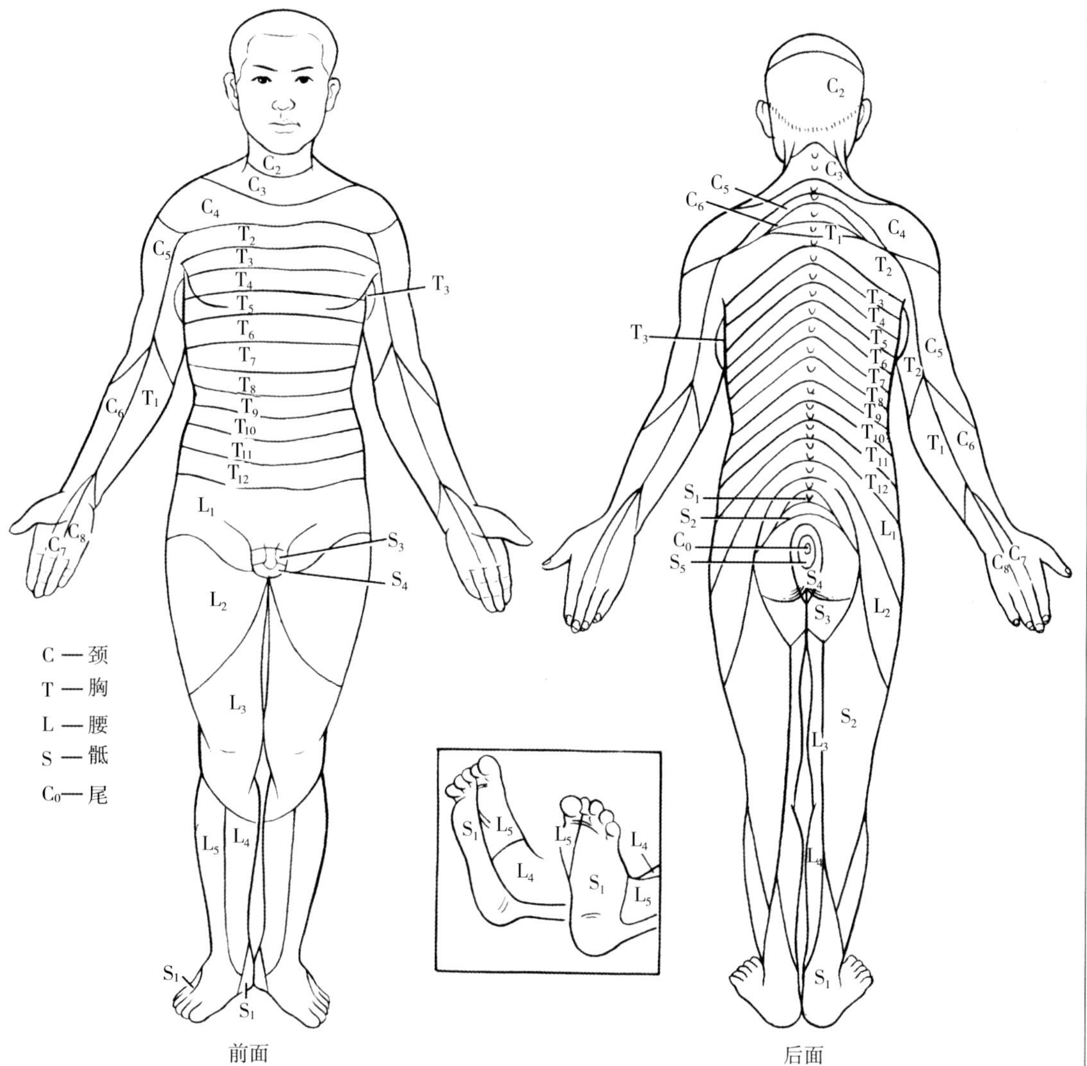

图 9–58　脊髓对皮肤的节段性支配

表 9-2 脊髓对皮肤的节段性支配

脊髓节段	皮肤区域	脊髓节段	皮肤区域
C_2	枕部及颈部	T_8	季肋部平面
$C_{3\sim4}$	颈部及肩部	T_{10}	脐平面
C_5	臂外侧面	$T_{12}\sim L_1$	耻骨部及腹股沟部平面
$C_{6\sim7}$	前臂和手的外侧面	$L_{2\sim3}$	大腿前面
$C_8\sim T_1$	手和前臂的内侧面	$L_{4\sim5}$	小腿内、外侧面和足的内侧半
T_2	臂内侧面，腋窝及胸骨角平面	$S_{1\sim3}$	足外侧半和大、小腿后面
T_4	乳头平面（男性）	$S_{4\sim5}$	会阴部
T_6	剑突平面		

二、脑神经

脑神经 cranial nerves 是连于脑的周围神经，共 12 对，按其与脑相连的顺序编码，用罗马数字表示（表 9-3）：

表 9-3 脑神经简表

顺序	名 称	性 质	连脑部位	出入颅部位	分布区
Ⅰ	嗅神经	感觉性	端脑	筛孔	鼻黏膜嗅部
Ⅱ	视神经	感觉性	间脑	视神经管	视网膜
Ⅲ	动眼神经	运动性	中脑	眶上裂	上睑提肌，上、下、内直肌，下斜肌，瞳孔括约肌，睫状肌
Ⅳ	滑车神经	运动性	中脑	眶上裂	上斜肌
Ⅴ	三叉神经	混合性	脑桥	眶上裂 圆孔 卵圆孔	咀嚼肌，面部皮肤，口鼻腔、舌前 2/3 黏膜，上、下颌牙及牙龈
Ⅵ	展神经	运动性	脑桥	眶上裂	外直肌
Ⅶ	面神经	混合性	脑桥	内耳门、茎乳孔	面肌，泪腺，下颌下腺，舌下腺，鼻腔黏膜腺，舌前 2/3 味蕾
Ⅷ	前庭蜗神经	感觉性	脑桥	内耳门	内耳前庭器、螺旋器
Ⅸ	舌咽神经	混合性	延髓	颈静脉孔	腮腺，咽肌，舌后 1/3 黏膜及味蕾，咽黏膜，颈动脉窦，颈动脉小球
Ⅹ	迷走神经	混合性	延髓	颈静脉孔	咽喉腺体，咽喉肌，胸腹腔器官，咽喉及胸腹腔器官黏膜，耳郭背侧及外耳道皮肤
Ⅺ	副神经	运动性	延髓	颈静脉孔	胸锁乳突肌，斜方肌
Ⅻ	舌下神经	运动性	延髓	舌下神经管	舌肌

脑神经共有七种纤维成分，分别为：①一般躯体感觉纤维：分布于皮肤、肌、肌腱和眶内、口鼻腔黏膜。②特殊躯体感觉纤维：分布于头部特殊感受器即视器和前庭蜗器。③一般内

脏感觉纤维：分布于头、颈、胸、腹的内脏器官。④特殊内脏感觉纤维：分布于味蕾和嗅器。⑤一般躯体运动纤维：支配眼球外肌和舌肌。⑥一般内脏运动纤维：支配平滑肌、心肌和腺体。⑦特殊内脏运动纤维：支配咀嚼肌、面肌和咽喉肌。

为了方便学习本教材，将其合并为四种，分别为：①**躯体感觉纤维**：传导来自头面部皮肤、肌、腱、关节和口鼻腔黏膜，以及视器和前庭蜗器的感觉冲动。②**内脏感觉纤维**：传导来自内脏、心血管、腺体，以及嗅器、味蕾的感觉冲动。③**躯体运动纤维**：发自脑干躯体运动核，支配眼球外肌、舌肌、咀嚼肌、面肌和咽喉肌等头颈部骨骼肌。④**内脏运动纤维**：发自脑干内脏运动核，属副交感纤维，支配平滑肌、心肌和腺体。

脑神经中躯体和内脏感觉神经元大部分是假单极神经元，它们的胞体聚集成脑神经节，如三叉神经节、迷走神经上神经节和下神经节等，其性质类似脊神经节。脑神经节内感觉神经元胞体的周围突分布至相应的感受器，而中枢突入脑终止于脑神经感觉核（又称终核）。

脑神经与脊神经所含纤维成分不同。每对脊神经均含有 4 种纤维成分，都是混合性神经。但每对脑神经的纤维成分不尽相同，第Ⅰ、Ⅱ、Ⅷ对脑神经只含感觉纤维，为感觉性脑神经；第Ⅲ、Ⅳ、Ⅵ、Ⅺ、Ⅻ对脑神经只含运动纤维，为运动性脑神经；第Ⅴ、Ⅶ、Ⅸ、Ⅹ对脑神经既含感觉纤维，又含运动纤维，为混合性脑神经（图 9-59、60）。

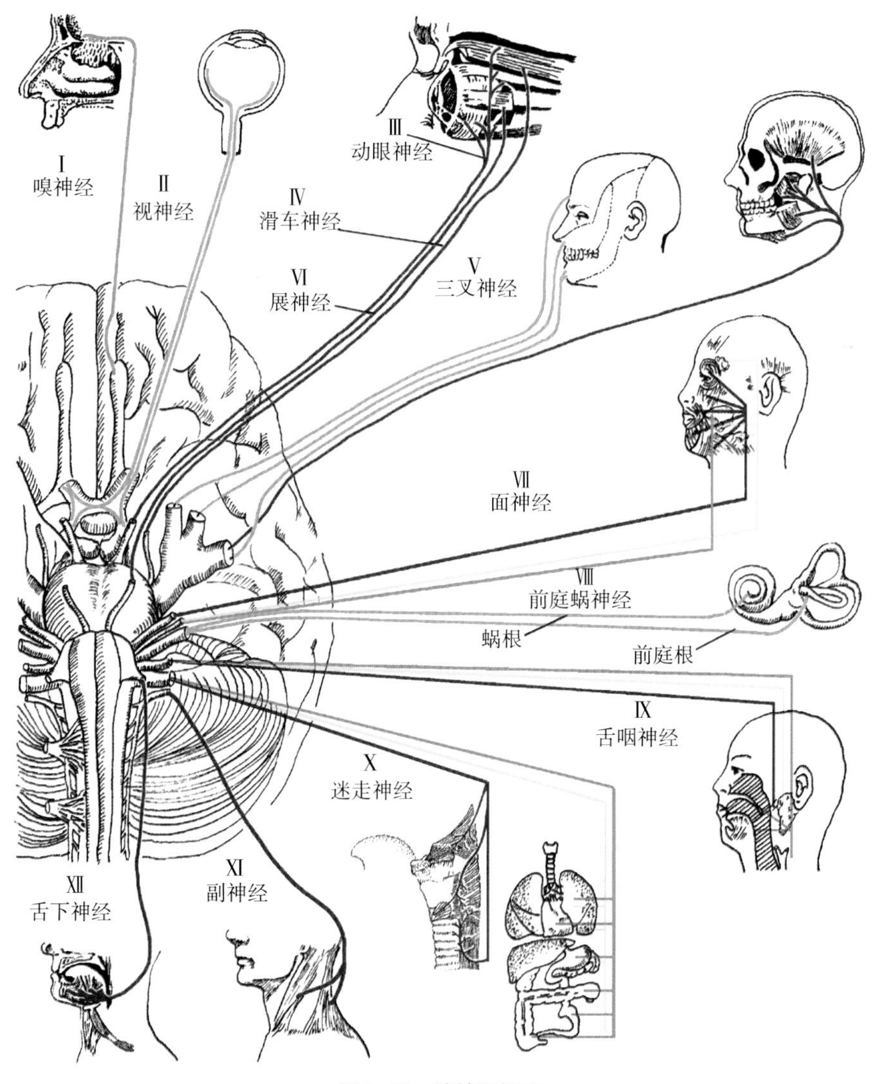

图 9-59　脑神经概观

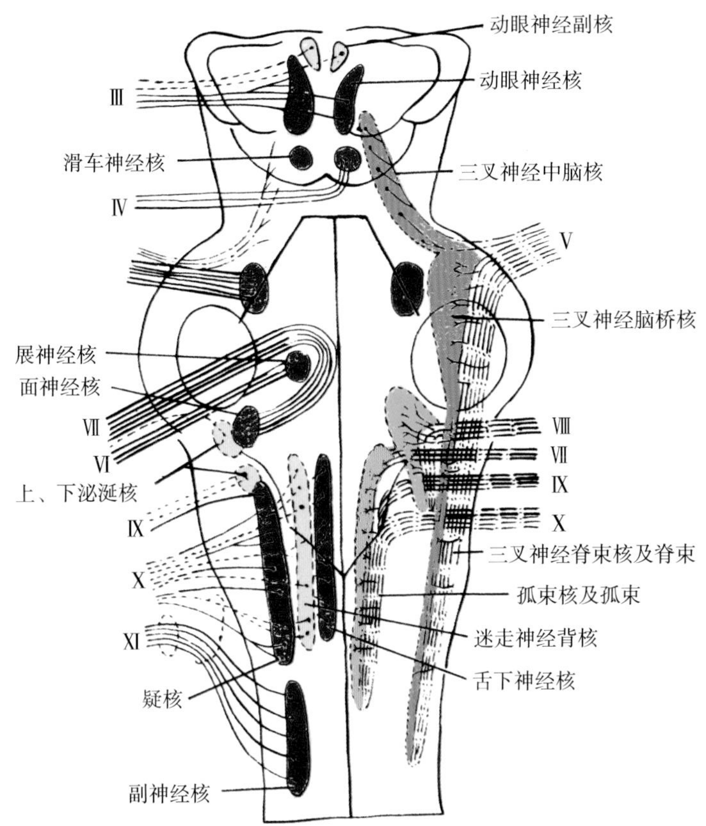

图 9-60　脑神经核及其纤维联系

（一）嗅神经

嗅神经 olfactory nerve 属感觉性神经，由躯体感觉纤维构成，传导嗅觉冲动，由鼻黏膜嗅部嗅细胞的中枢突组成。嗅细胞为双极神经元，其周围突分布于鼻黏膜嗅部，中枢突聚集成 20 多条嗅丝（即嗅神经），穿筛孔入颅，终止于嗅球。颅前窝骨折延及筛板时，可撕脱嗅丝，造成嗅觉障碍（图 9-61）。

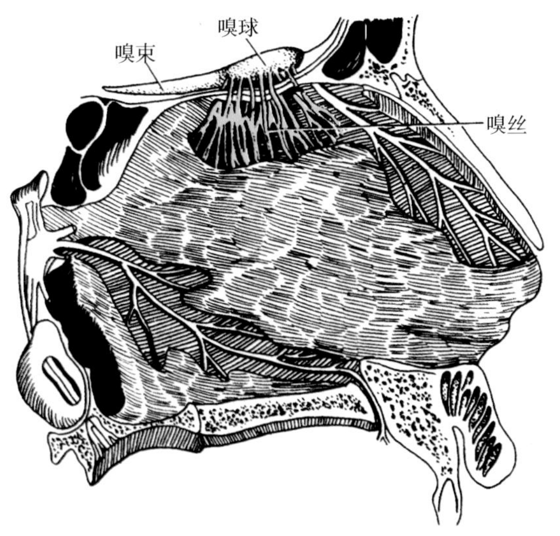

图 9-61　嗅神经

（二）视神经

视神经 optic nerve 属感觉性神经，由躯体感觉纤维构成，传导视觉冲动。视网膜节细胞轴突在视神经盘处聚集后穿过脉络膜和巩膜而成视神经。视神经自眼球后部行向后内方，穿视神经管入颅中窝。两侧的视神经在垂体的前上方形成视交叉，视神经的纤维在视交叉重新组合后分为左、右视束，绕过大脑脚外侧向后止于间脑的外侧膝状体（图 9-62）。

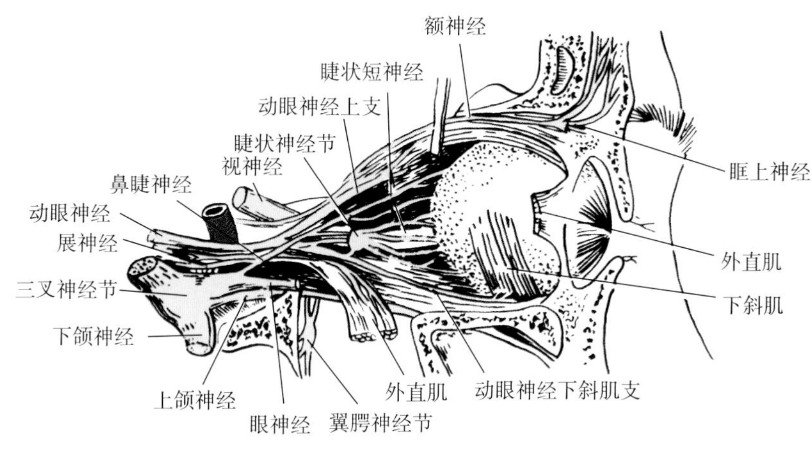

图 9-62　眶内神经

（三）动眼神经

动眼神经 oculomotor nerve 属运动性神经，含躯体运动纤维和内脏运动纤维（副交感纤维）。躯体运动纤维发自中脑动眼神经核，支配上睑提肌、上直肌、内直肌、下直肌和下斜肌。内脏运动纤维发自动眼神经副核，终于睫状神经节，通过节内神经元的节后纤维支配瞳孔括约肌和睫状肌。

动眼神经在脚间窝出脑，向前经眶上裂入眶，分为上、下两支。上支细小，支配上直肌和上睑提肌。下支粗大，支配内直肌、下直肌和下斜肌，其中，下斜肌支分出一小支（含内脏运动纤维）至睫状神经节，在睫状神经节内与节内神经元形成突触，神经元发出节后纤维，由眼球后部穿眼球壁分布于瞳孔括约肌和睫状肌，参与瞳孔对光反射和视力调节反射（图 9-62）。

动眼神经损伤时，其支配的眼球外肌麻痹，出现上睑下垂，眼外下斜视，眼球不能向内、上、下方运动，并有瞳孔扩大、瞳孔对光反射消失等症状。

（四）滑车神经

滑车神经 trochlear nerve 属运动性神经，由躯体运动纤维构成，起自中脑的滑车神经核，由下丘下方出脑，绕大脑脚外侧向前经眶上裂入眶，支配上斜肌（图 9-59）。

（五）三叉神经

三叉神经 trigeminal nerve 属混合性神经，含有躯体感觉与躯体运动两种纤维成分。躯体感觉纤维胞体位于三叉神经节（半月神经节）内。三叉神经节由假单极神经元组成，位于颅中窝颞骨岩部的三叉神经压迹处，包被于硬脑膜的两层之间，其周围突自节的前端发出，组成三叉神经的三大分支，由上内向下外依次为眼神经、上颌神经和下颌神经，分布于面部的皮肤、眼、口腔、鼻

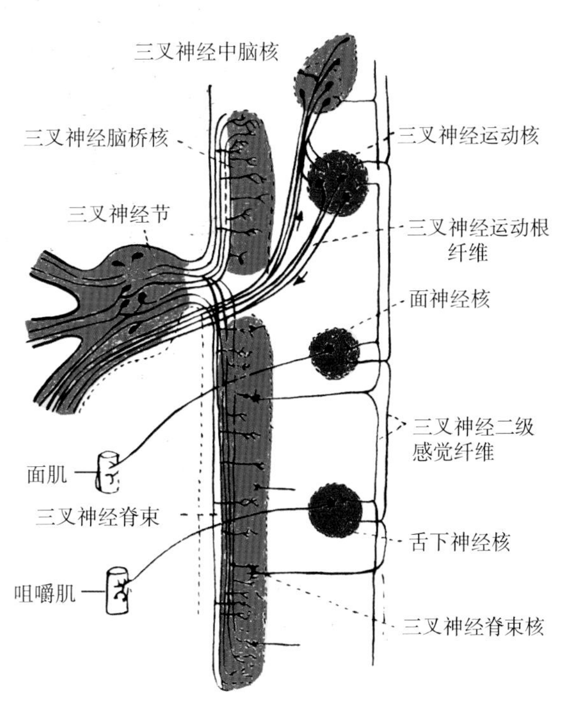

图 9-63　三叉神经核团及其与中枢联系

腔、鼻旁窦的黏膜和脑膜等，传导分布区的痛、温、触、压等感觉，其中枢突汇集成粗大的三叉神经感觉根，由脑桥和小脑中脚交界处入脑，终于三叉神经脑桥核和三叉神经脊束核。躯体运动纤维起于三叉神经运动核，组成三叉神经运动根，由脑桥与小脑中脚交界处出脑，行于感觉根的前内侧，后加入下颌神经，支配咀嚼肌等（图 9–63、64、65）。

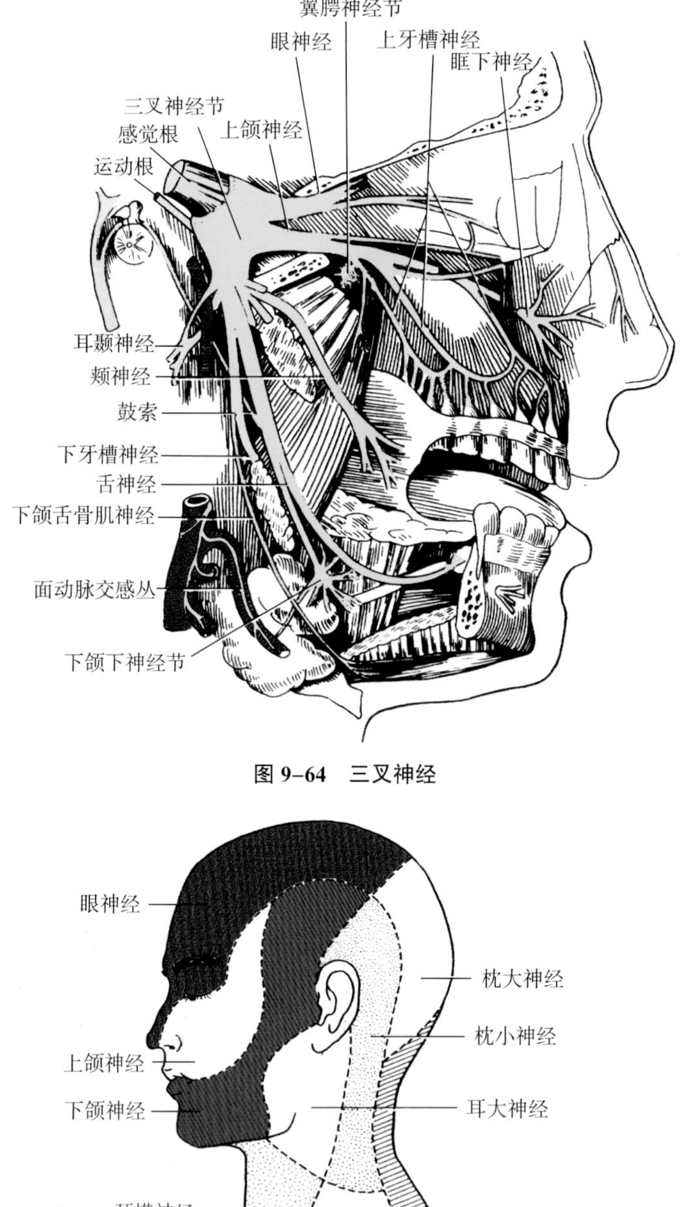

图 9–64　三叉神经

图 9–65　头面部皮神经分布示意图

1. 眼神经 ophthalmic nerve　为感觉性神经，自三叉神经节发出后，自眶上裂入眶，其分支分布于硬脑膜、眼眶、眼球、泪腺、结膜、部分鼻黏膜，以及额顶区、上睑和鼻背的皮肤。眼神经较粗大的分支为**额神经**，沿上睑提肌上方前行，其终支**眶上神经**经眶上孔（眶上切迹）分布于额顶区的皮肤。

2. 上颌神经 maxillary nerve　为感觉性神经，由圆孔出颅后，经眶下裂入眶，沿眶下壁的眶下沟、眶下管前行，沿途有分支到上颌牙齿、牙龈，以及上颌窦和鼻腔的黏膜等处。主干的终末支延续为**眶下神经**，前行出眶下孔至面部，分成数支，主要分布于睑裂与口裂之间的皮肤。

3. 下颌神经 mandibular nerve　为混合性神经，含有躯体感觉和躯体运动纤维，经卵圆孔出颅，立即分为许多分支。其躯体感觉纤维主要分布于下颌牙齿、牙龈、颊和舌前2/3的黏膜，以及耳颞区和口裂以下的面部皮肤。躯体运动纤维支配咀嚼肌。下颌神经的分支中较重要者如下：

（1）**颊神经** buccal nerve　沿颊肌浅面行向前下，分支分布于颊部皮肤与口腔侧壁黏膜，传导此区的感觉冲动。

（2）**舌神经** lingual nerve　呈弓形越过下颌下腺上方，向前入舌内，分布于舌前 2/3 黏膜，传导一般感觉。舌神经在行程中有来自面神经的鼓索加入，其内含副交感纤维和味觉纤维。

（3）**下牙槽神经** inferior alveolar nerve　在舌神经后方经下颌孔入下颌管，在管内分支组成下牙丛，由丛分支至下颌牙和牙龈。下牙槽神经的终支自颏孔穿出为**颏神经**，分布于口裂以下的面部皮肤。

（4）**耳颞神经** auriculotemporal nerve　以两根起自下颌神经，夹持脑膜中动脉向后合成一干，与颞浅血管伴行穿经腮腺实质上行，行程中分支分布于耳屏前部、外耳道皮肤以及颞区皮肤。

一侧三叉神经完全损伤时，可导致同侧面部皮肤、眼以及鼻腔和口腔黏膜感觉丧失，角膜反射消失和咀嚼肌瘫痪，张口时下颌偏向患侧。

（六）展神经

展神经 abducent nerve 属运动性神经，由躯体运动纤维构成，起自脑桥展神经核，在延髓脑桥沟中线外侧出脑，前行经眶上裂入眶，支配外直肌。展神经损伤时，可导致外直肌麻痹，出现内斜视（图 9–62）。

（七）面神经

面神经 facial nerve 属混合性脑神经，主要含有四种纤维成分：①躯体运动纤维：占面神经纤维的大部分，起自脑桥面神经核，支配面肌。②内脏感觉的味觉纤维：分布于舌前 2/3 的味蕾，中枢突止于孤束核，传导味觉。③内脏运动纤维（副交感纤维）：起自上泌涎核，换元后节后纤维分布于泪腺、下颌下腺和舌下腺。④躯体感觉纤维：传导耳部皮肤的感觉和面肌的本体感觉。

面神经在脑桥小脑三角处，自延髓脑桥沟的外侧部出脑，经内耳门进入内耳道，至内耳道底穿内耳道骨壁进入与中耳鼓室相邻的面神经管，经茎乳孔出颅，穿入腮腺，在腮腺内发出分支，呈扇形分布于面肌（图 9–66、67）。在面神经管的起始部有膨大的膝神经节。

1. 面神经在面神经管内的分支

（1）**岩大神经** greater petrosal nerve　含有副交感节前纤维，由膝神经节处发出，至翼腭窝终于翼腭神经节。节后神经元发出节后纤维组成若干分支支配泪腺、腭及鼻腔黏膜腺的分泌。

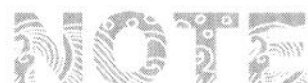

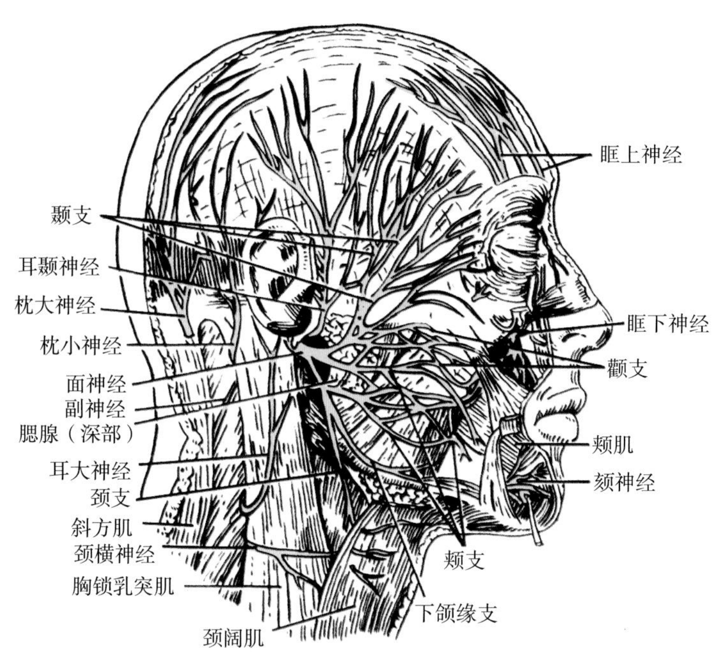

图 9–66　面神经及其分支

（2）**鼓索** chorda tympani　由面神经出茎乳孔前发出，沿鼓膜内面前行穿过鼓室加入舌神经。鼓索含有两种纤维：味觉纤维随舌神经分布于舌前 2/3 味蕾，传导分布区的味觉冲动；副交感节前纤维至下颌下神经节，通过节后纤维支配下颌下腺和舌下腺的分泌。

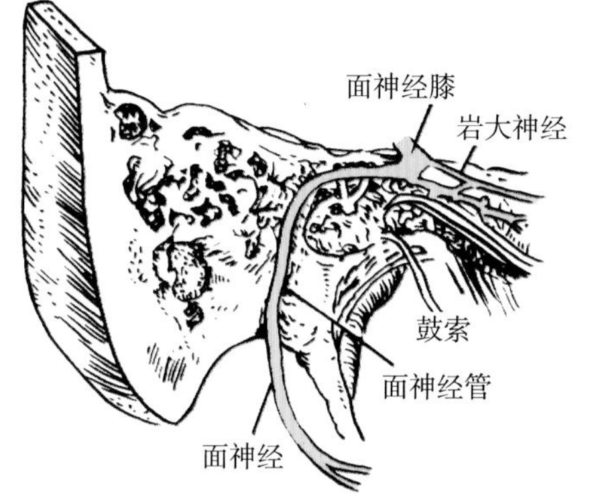

图 9–67　面神经在面神经管内的走行

2. 面神经在面神经管外的分支　面神经出茎乳孔后，主干向前进入腮腺实质，发出 5 组分支，分别由腮腺的前上、前缘和下端呈辐射状行向其支配的面肌。

（1）**颞支** temporal branches　常为 3 支，支配额肌和眼轮匝肌上部等。

（2）**颧支** zygomatic branches　3 ～ 4 支，支配眼轮匝肌和颧肌等。

（3）**颊支** buccal branches　3 ～ 4 支，支配颊肌、口轮匝肌和其他口周肌。

（4）**下颌缘支** marginal mandibular branch　沿下颌缘向前至下唇诸肌。

（5）**颈支** cervical branch　由腮腺下端穿出向前下，支配颈阔肌。

面神经在颅外损伤时，仅累及躯体运动纤维，造成患侧面肌瘫痪，出现患侧额纹消失、不能闭眼、鼻唇沟变浅、角膜反射消失以及口角偏向健侧等症状。面神经在面神经管内损伤时，还出现舌前 2/3 味觉丧失，舌下腺、下颌下腺及泪腺等分泌障碍（图 9–68）。

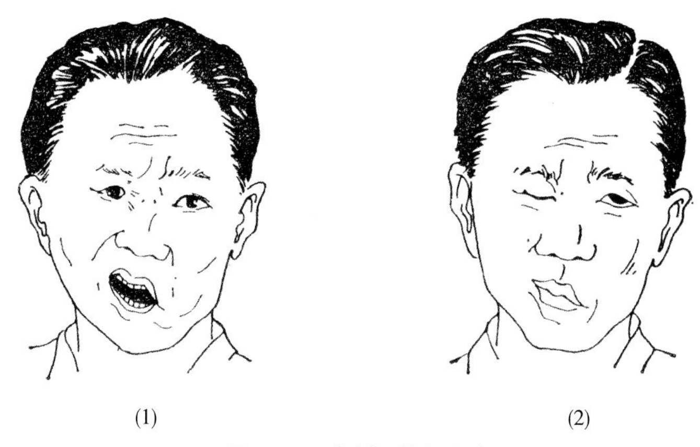

图 9–68　左侧面神经麻痹

（1）露牙时症状更为显著，健侧口角吊起，患侧正常沟纹变浅或消失，睑裂变大。
（2）闭眼时，健侧可闭眼，患侧不能闭眼。

知识链接

角膜反射：当用细棉签毛轻触一侧角膜时，引起两眼同时闭合的现象称**角膜反射**。此反射由三叉神经和面神经共同完成。其传导通路是：角膜→三叉神经的眼神经→三叉神经脑桥核和脊束核→两侧面神经核→两侧面神经→两侧眼轮匝肌。

（八）前庭蜗神经

前庭蜗神经 vestibulocochlear nerve 又称位听神经，属感觉性神经，含躯体感觉纤维，由前庭神经和蜗神经两部分组成。两者合成一干进入内耳道，经内耳门入颅，在脑桥小脑三角经延髓脑桥沟的外侧端进入脑桥。

1. 前庭神经 vestibular nerve　传导平衡觉，其神经元为双极神经元，胞体位于内耳道底的前庭神经节内，周围突分布于内耳的椭圆囊斑、球囊斑和壶腹嵴，中枢突聚集成前庭神经，出内耳门入脑，止于脑干前庭神经核及小脑。

2. 蜗神经 cochlear nerve　传导听觉，其神经元亦为双极神经元，胞体位于内耳蜗轴内的蜗神经节，周围突分布于螺旋器，中枢突聚集成蜗神经，与前庭神经同行入脑，终止于脑干蜗神经核（图 9–69）。

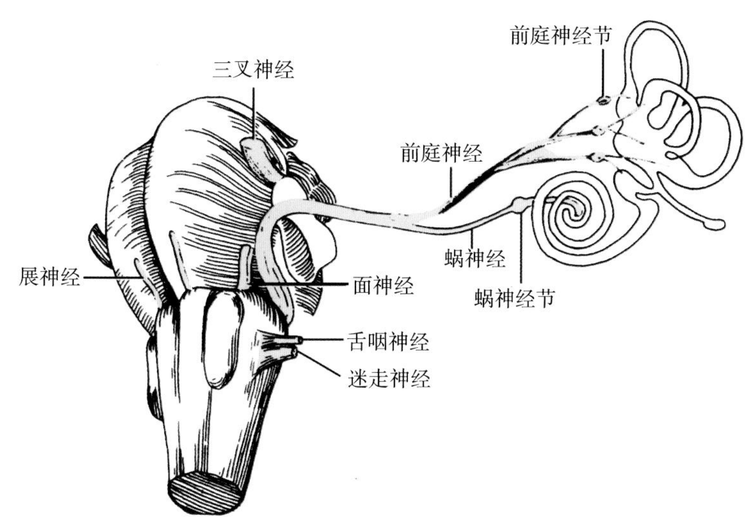

图 9–69　前庭蜗神经

（九）舌咽神经

舌咽神经 glossopharyngeal nerve 属混合性脑神经，主要有三种纤维成分：①内脏感觉纤维：为假单极神经元，胞体位于下神经节，周围突分布于舌后1/3黏膜、腭扁桃体、软腭、咽、咽鼓管和鼓室的黏膜，以及颈动脉窦和颈动脉小球等处传导一般感觉，分布于舌后1/3味蕾传导味觉，中枢突终止于孤束核。②躯体运动纤维：起自延髓疑核，支配部分咽肌。③内脏运动纤维（副交感纤维）：节前纤维起自延髓下泌涎核，在耳神经节内交换神经元，节后纤维分布于腮腺，管理腮腺分泌。

舌咽神经自延髓橄榄背侧出脑，经颈静脉孔出颅，在孔内舌咽神经形成膨大的上神经节，出孔时形成下神经节。出颅后沿颈内动、静脉之间下降，然后呈弓形向前达舌根（图9–70）。

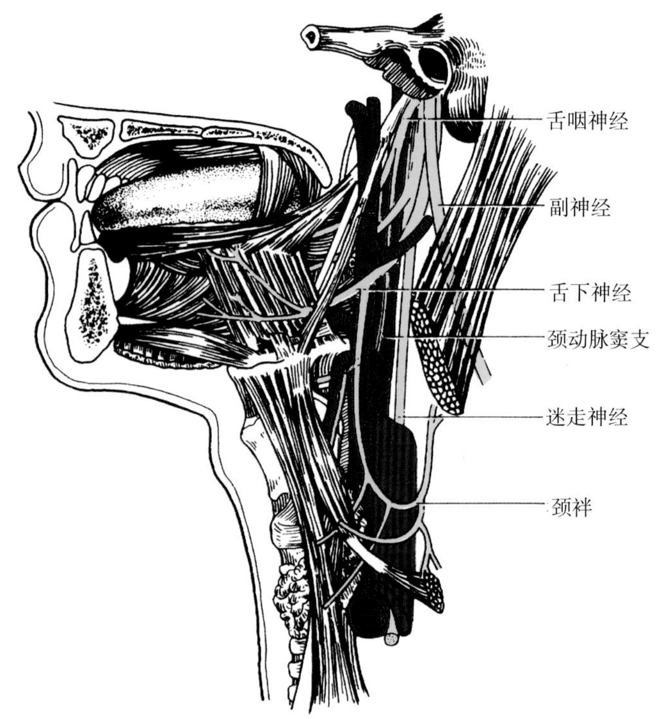

图9–70 舌咽神经、舌下神经和副神经

舌支 lingual branches 为舌咽神经的终支之一，属感觉支，含内脏感觉纤维成分，向前下分布于舌后1/3的黏膜与味蕾，传导舌后1/3的内脏感觉和味觉冲动。

颈动脉窦支 carotid sinus branch 属感觉支，在颈静脉孔下方发出，沿颈内动脉壁前方下降，分布于颈动脉窦（压力感受器）和颈动脉小球（化学感受器），向中枢传导血压和血液中CO_2浓度变化的信息，反射性调节血压和呼吸。

舌咽神经损伤时，表现为舌后1/3一般感觉和味觉消失，软腭、咽后壁等处一般感觉障碍，同侧咽肌无力，腮腺分泌障碍等。

此外，舌咽神经还发出鼓室神经、咽支、扁桃体支和茎突咽肌支等。

（十）迷走神经

迷走神经 vagus nerve 是行程最长、分布最广的脑神经，属混合性，含有四种纤维成分：①内脏运动（副交感）纤维：起自延髓迷走神经背核，支配颈、胸、腹部脏器平滑肌、心肌的运动和腺体的分泌。②躯体运动纤维：起自延髓疑核，支配咽喉肌。③内脏感觉纤维：属假单极神经元，胞体位于下神经节，周围突分布于颈、胸、腹部脏器，中枢突止于孤束核。④躯体感觉纤维：胞

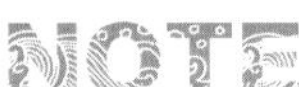

体位于上神经节，周围突分布于耳郭背侧和外耳道皮肤，中枢突止于三叉神经脊束核。

迷走神经在延髓橄榄背侧、舌咽神经下方出脑，经颈静脉孔出颅，神经干在颈静脉孔处形成膨大的上神经节（躯体感觉神经节）和下神经节（内脏感觉神经节）。出颅后，迷走神经在颈动脉鞘内，于颈内（颈总）动脉与颈内静脉之间的后方下行，经胸廓上口入胸腔，越过肺根后方，沿食管下行。左迷走神经在食管前面形成食管前丛，在食管下端延续为迷走神经前干；右迷走神经则行于食管后面形成食管后丛，在食管下端延续为迷走神经后干。食管前、后两干经食管裂孔入腹腔（图 9–71）。迷走神经沿途发出许多分支，其中重要分支如下：

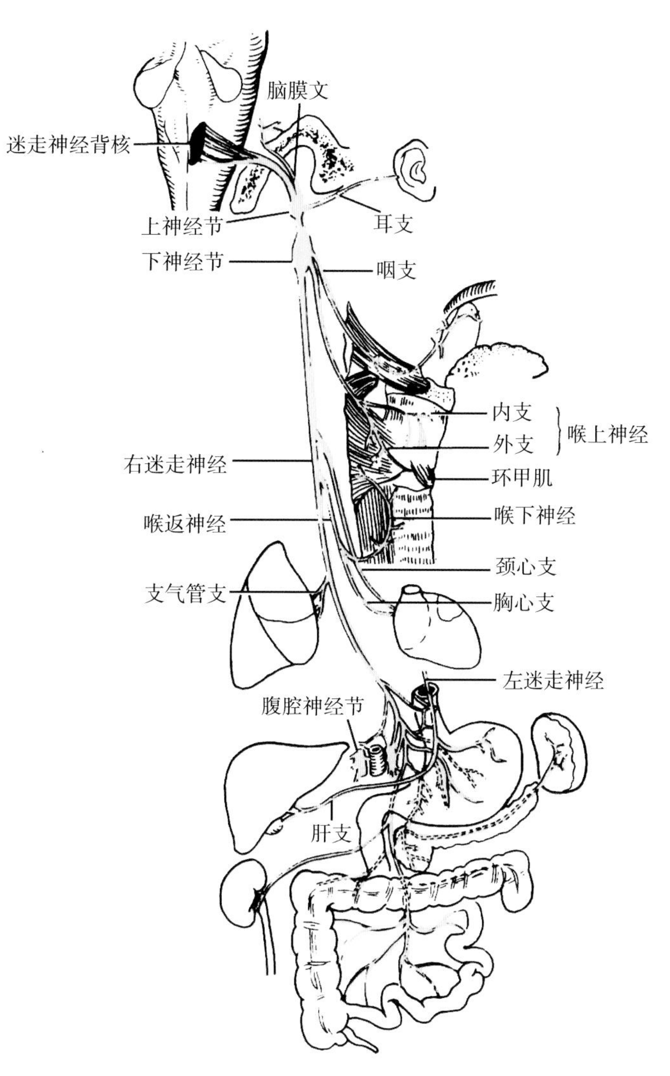

图 9–71　迷走神经

1. 颈部分支

（1）**喉上神经** superior laryngeal nerve　在下神经节处分出，至舌骨大角处分为内、外两支。内支分布于咽、舌根、声门裂以上的喉黏膜，传导内脏感觉，外支支配环甲肌。

（2）**颈心支** cervical cardiac branches　在喉与气管两侧下行入胸腔，与交感神经一起构成心丛，调节心脏活动。其中分布于主动脉弓壁内者称减压神经，能感受主动脉血压变化。

（3）**咽支** pharyngeal branch　在下神经节处分出，与舌咽神经的分支和交感神经咽支共同构成咽丛，分布于咽肌和咽部黏膜。

2. 胸部分支

（1）**喉返神经** recurrent laryngeal nerve　自主干发出后，左喉返神经勾绕主动脉弓，右喉返神经勾绕右锁骨下动脉，返回颈部，行于食管与气管之间的沟中，分别在甲状腺侧叶的后方入喉，于环甲关节以上部分更名为喉下神经。喉返神经管理声门裂以下的喉黏膜感觉，支配除环甲肌以外的喉肌运动。一侧喉返神经损伤时，患侧声带肌瘫痪，出现声音嘶哑；双侧喉返神经损伤，除环甲肌外的所有喉肌瘫痪，可导致声门关闭，引起呼吸困难，甚至窒息。

（2）支气管支和食管支 是迷走神经在胸部发出的若干小支，与交感神经分支共同构成肺丛和食管丛，由丛发出细支至气管、肺和食管，除支配平滑肌和腺体外，也传导脏器和胸膜的感觉。

3. 腹部分支　迷走神经入腹腔后，前干分出**胃前支**和**肝支**。胃前支主要分布于胃前壁，肝支随肝固有动脉分布至肝、胆囊等处。

迷走神经后干除发出**胃后支**至胃后壁，还发出**腹腔支**，与交感神经一起构成腹腔丛，随腹腔干和肠系膜上动脉等血管分布于肝、脾、胰、肾及结肠左曲以上的消化管，管理这些器官的运动、黏膜感觉以及腺体分泌。

迷走神经主干损伤后，出现内脏活动障碍，主要表现为脉速、心悸、恶心、呕吐、呼吸深慢和窒息等症状。由于咽喉感觉障碍和肌肉瘫痪，可出现声音嘶哑、语言和吞咽困难、腭垂偏向一侧等症状。

（十一）副神经

副神经 accessory nerve 属于运动性脑神经，含躯体运动纤维，起自延髓疑核、延髓下部和第 1 ～ 5 颈髓节段的副神经核，在延髓橄榄背侧、迷走神经下方出脑，与舌咽、迷走神经同经颈静脉孔出颅，行向后下，进入胸锁乳突肌和斜方肌，支配此二肌。一侧副神经损伤，可因患侧胸锁乳突肌和斜方肌瘫痪，而致头屈向健侧，面朝向患侧，患侧不能耸肩（图 9–70）。

（十二）舌下神经

舌下神经 hypoglossal nerve 属运动性脑神经，由躯体运动纤维组成，起自延髓舌下神经核，在延髓前外侧沟出脑，经舌下神经管出颅，支配全部舌内肌和大部分舌外肌。一侧舌下神经损伤时，可导致患侧舌肌瘫痪萎缩，伸舌时，由于患侧颏舌肌瘫痪，舌尖偏向患侧（图 9–70）。

复习思考题

1. 脊神经包含几种纤维成分？请简述它们的功能。
2. 请写出膈、三角肌、肱二头肌、肱三头肌、股四头肌、小腿三头肌各有何神经支配？
3. 肱骨干骨折、肱骨下端骨折、腓骨颈骨折最易损伤何神经？这些神经损伤后可出现何症状？
4. 临床上出现“爪形手”“手枪手”“猿手”“钩状足”“马蹄内翻足”是何神经损伤？试用解剖学知识解释。
5. 请简述舌的神经支配及神经损伤后各出现何症状。
6. 支配眼球外肌的脑神经有哪些？损伤后各出现何症状？
7. 面神经的管内损伤与管外损伤有何不同？

第三节　神经系统的传导通路

学习目标

1. 传导通路、感觉传导通路和运动传导通路的概念。
2. 躯干和四肢意识性本体觉传导通路的组成。
3. 浅感觉传导通路的组成。
4. 视觉传导通路的组成，视觉传导通路不同部位损伤后的视野缺损。
5. 锥体系的组成，上、下运动神经元损伤后的临床表现以及核上瘫、核下瘫的临床表现。

NOTE

机体内、外感受器接受的刺激转变为神经冲动，经周围神经传入中枢神经系统，最后至大脑皮质产生感觉。大脑皮质将这些信息整合后发出指令，传递到脑干或脊髓的运动神经元，经传出神经到达躯体或内脏效应器，引起反应。高级中枢与感受器或效应器之间通过神经元构成传导神经冲动的通路，称传导通路。不经过大脑皮质的传导通路称反射通路。

神经系统内存在两大类传导通路：①由感受器经过传入神经、皮质下各级中枢至大脑皮质的神经通路称感觉传导通路（上行传导通路）。②由大脑皮质经过皮质下各级中枢、传出神经至效应器的神经通路称运动传导通路（下行传导通路）。

一、感觉传导通路

躯体感觉分为两类：一般躯体感觉，包括深感觉（本体觉）和浅感觉；特殊躯体感觉，包括视觉、听觉和平衡觉等。

（一）本体觉传导通路

肌、腱、关节等运动器官的位置觉、运动觉和震动觉为本体觉，因感受器位置相对较深，又称深感觉。

此处主要述及躯干和四肢本体觉传导通路（头面部本体觉传导通路尚不清楚），分为意识性和非意识性两条。

1. 躯干和四肢意识性本体觉传导通路　将躯干和四肢的本体觉冲动传至大脑皮质，产生意识性感觉。此传导通路还传导躯干和四肢皮肤的精细触觉。该通路由三级神经元组成（图9-72、73）。

（1）第1级神经元　为脊神经节内的假单极神经元，其周围突随脊神经分布到躯干和四肢的肌、腱、关节等处的本体觉感受器和皮肤精细触觉感受器。中枢突经后根进入脊髓同侧的后索。来自第5胸髓节段以下的纤维走在后索的内侧部，形成薄束。来自第4胸髓节段以上的纤维走在后索的外侧部，形成楔束。薄束和楔束在脊髓后索内上升，达延髓分别止于薄束核和楔束核。

（2）第2级神经元　胞体在**薄束核**和**楔束核**，两核发出的纤维呈弓形前行至延髓中央管腹侧，在中线与对侧纤维交叉，称**内侧丘系交叉**。交叉后的纤维在中线两侧上行，称**内侧丘系**，经过脑桥和中脑，止于背侧丘脑的腹后外侧核。

（3）第3级神经元　胞体在背侧丘脑的腹后外侧核，该核发出纤维参与组成丘脑皮质束，经内囊后肢投射到中央后回的上2/3和中央旁小叶的后部。

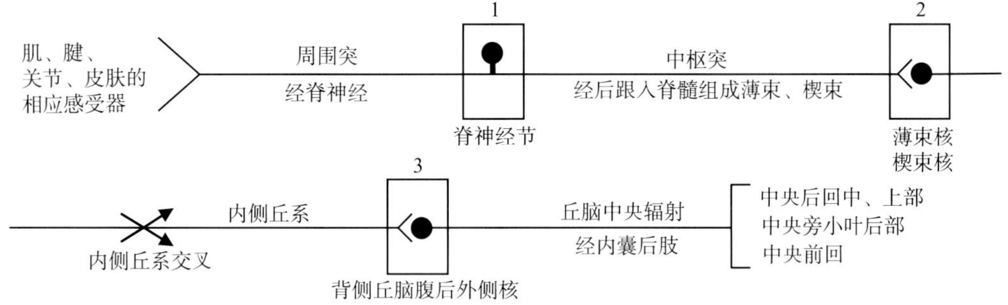

躯干和四肢本体感觉和精细触觉传导通路

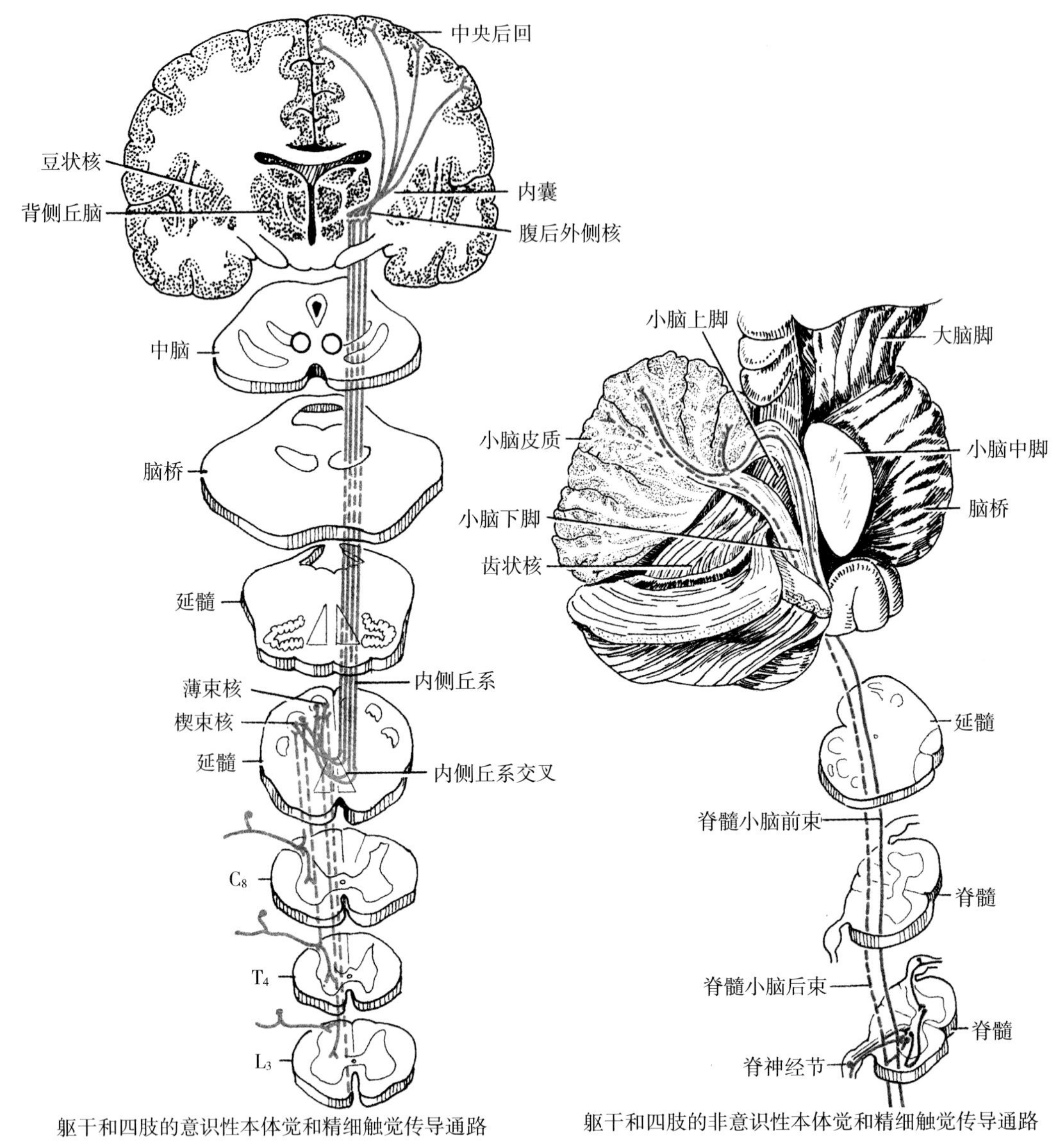

图 9–72 本体觉和精细触觉传导通路

此传导通路在内侧丘系交叉的下方或上方的不同部位损伤时，则患者闭目时不能确定损伤同侧（内侧丘系交叉下方的损伤）或损伤对侧（内侧丘系交叉上方的损伤）的位置姿势和运动方向，震动觉消失，同时精细触觉也丧失。

2. 躯干和四肢非意识性本体觉传导通路 为传入小脑的本体觉通路，不产生意识性感觉，实际上是反射通路的上行部分（图 9–72）。该通路由两级神经元组成。第 1 级神经元为脊神经节细胞，周围突分布于肌、腱、关节等处的感受器。中枢突经脊神经后根进入脊髓，止于后角的胸核及腰骶节段Ⅴ～Ⅶ层。第 2 级神经元胞体在胸核及腰骶节段Ⅴ～Ⅶ层，胸核发出二级纤维组成**脊髓小脑后束**，腰骶节段Ⅴ～Ⅶ层发出的二级纤维组成**脊髓小脑前束**。脊髓小脑后束经小脑下脚入小脑，脊髓小脑前束经小脑上脚入小脑，均止于小脑皮质。本体觉冲动达小脑皮质不产生意识性感觉，而是反射性调节躯干和四肢的肌张力和协调运动，维持身体的平衡和姿势。

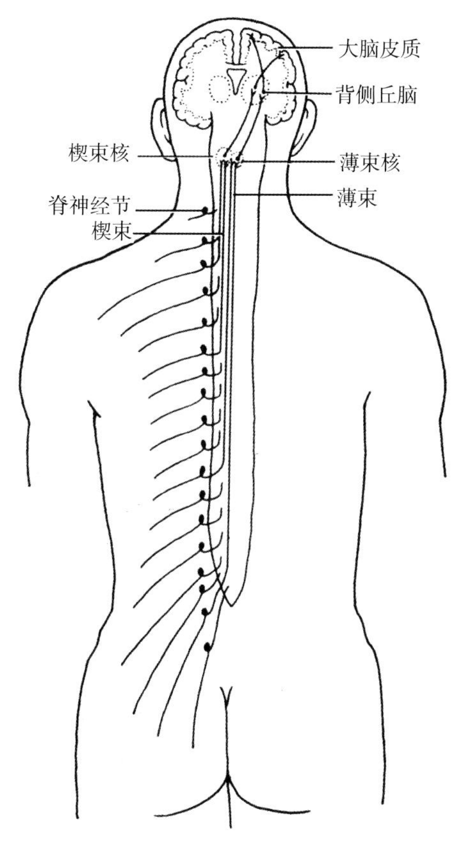

图 9-73　薄束和楔束的构成

（二）浅感觉传导通路

浅感觉传导通路传导皮肤和黏膜的痛觉、温度觉、粗触觉、压觉，由三级神经元组成（图 9-74、75）。

1. 躯干和四肢浅感觉传导通路

（1）第 1 级神经元　为脊神经节内的假单极神经元，其周围突随脊神经分布到躯干和四肢皮肤内的感受器，中枢突经后根进入脊髓，止于后角。

（2）第 2 级神经元　主要是后角细胞，其发出的纤维上升 1 ～ 2 个节段，经白质前连合交叉到对侧的外侧索和前索上行，组成**脊髓丘脑侧束**和**脊髓丘脑前束**，进入脑干后两束在上行过程中合并成脊髓丘脑束，居于内侧丘系的外侧，向上经延髓、脑桥和中脑，止于背侧丘脑的腹后外侧核。脊髓丘脑侧束传导痛、温觉，脊髓丘脑前束传导粗触觉和压觉。

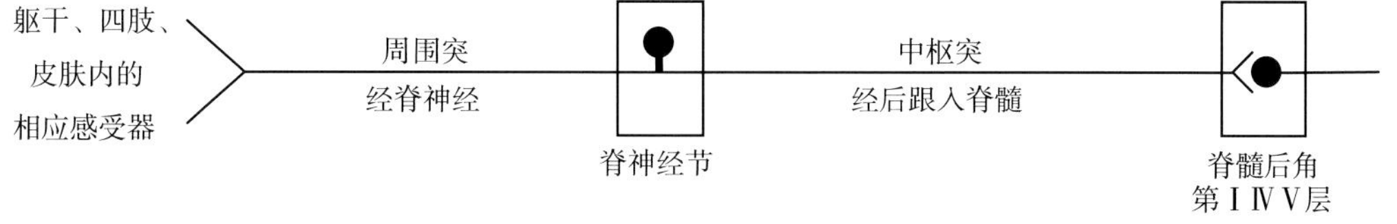

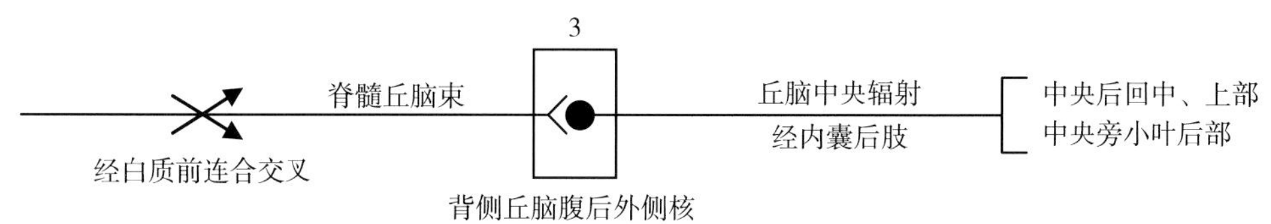

躯干和四肢的浅感觉传导通路

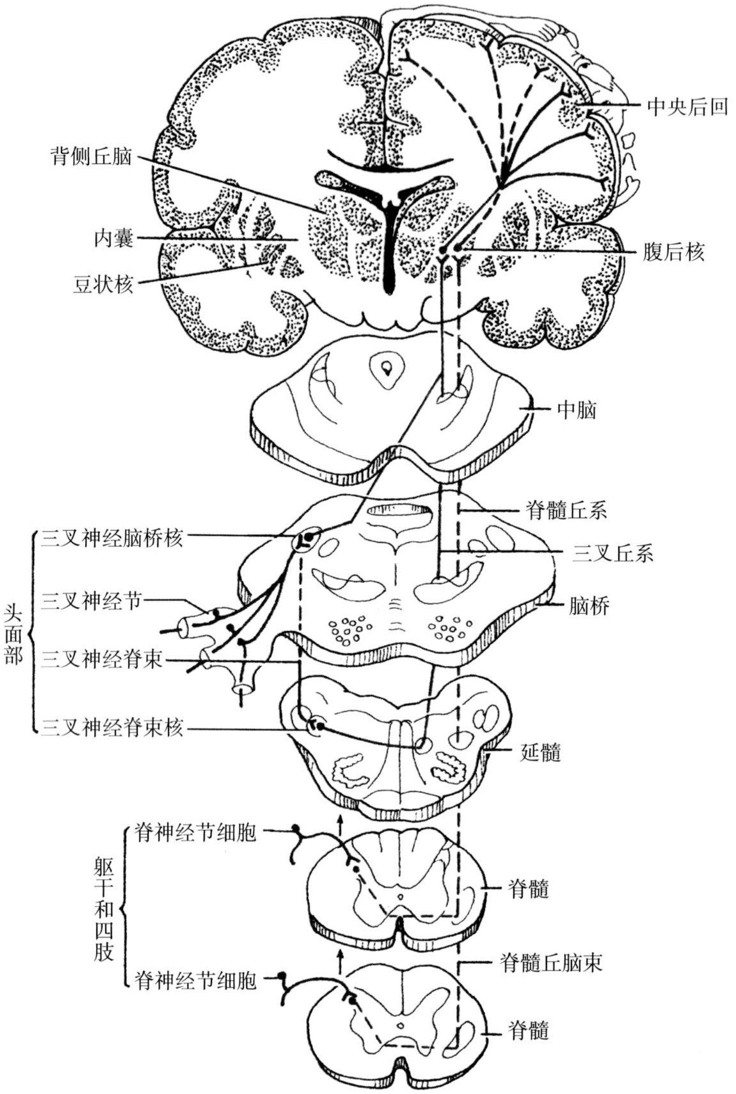

图 9-74　痛觉、温度觉和粗触觉传导通路

（3）第 3 级神经元　胞体在背侧丘脑的腹后外侧核，该核发出的纤维参与组成丘脑皮质束，经内囊后肢投射到中央后回上 2/3 和中央旁小叶的后部。

一侧脊髓丘脑侧束和脊髓丘脑前束受损时，受伤平面下 1 ～ 2 个节段以下的对侧皮肤痛、温觉减弱或丧失，但触觉缺失不显著，因后索亦传导触觉。

2. 头面部浅感觉传导通路

（1）第 1 级神经元　为三叉神经节内的假单极神经元，其周围突经三叉神经分布于头面部皮肤和口、鼻腔黏膜的相关感受器。中枢突经三叉神经感觉根入脑桥，其中传递痛、温觉的纤维下降，形成三叉神经脊束，止于三叉神经脊束核。传递触觉的纤维终止于三叉神经脑桥核。

（2）第 2 级神经元　胞体在三叉神经脊束核和脑桥核内，两核发出的纤维交叉至对侧上行，组成**三叉丘系**，止于背侧丘脑的腹后内侧核。

（3）第 3 级神经元　胞体在背侧丘脑的腹后内侧核，该核发出的纤维参与组成丘脑皮质束，经内囊后肢，投射到中央后回的下 1/3。

此通路在交叉以上损伤，对侧头面部出现浅感觉障碍。若在交叉以下损伤，出现同侧浅感觉障碍。

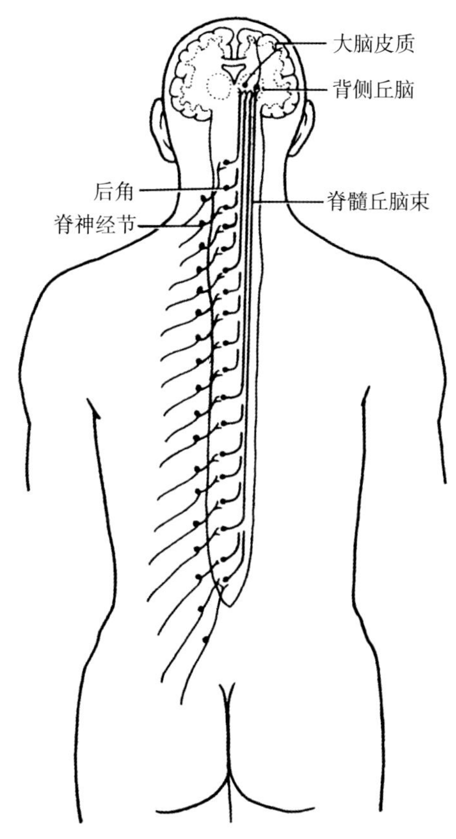

图 9–75　脊髓丘系的构成

（三）视觉传导通路和瞳孔对光反射通路

1. 视觉传导路　视网膜神经部最外层的视杆细胞和视锥细胞为光感受器细胞，感受光刺激后，将冲动传至视网膜神经部中层的双极细胞。双极细胞为第 1 级神经元，将神经冲动传至视网膜神经部最内层的神经节细胞。神经节细胞为第 2 级神经元，其轴突在视神经盘处集合成**视神经**，经两侧视神经管入颅腔，形成视交叉，继而延为左、**右视束**。在视交叉处，来自两眼视网膜鼻侧半的纤维左右交叉，交叉后加入对侧视束。来自视网膜颞侧半纤维不交叉，进入同侧视束。因此，左、右视束均含有同侧眼球视网膜颞侧半纤维和对侧眼球视网膜鼻侧半纤维。视束绕过大脑脚后，主要止于外侧膝状体。第 3 级神经元胞体位于外侧膝状体，其轴突组成**视辐射**，经内囊后肢投射到枕叶距状沟上、下皮质的视觉中枢，产生视觉（图 9–76）。

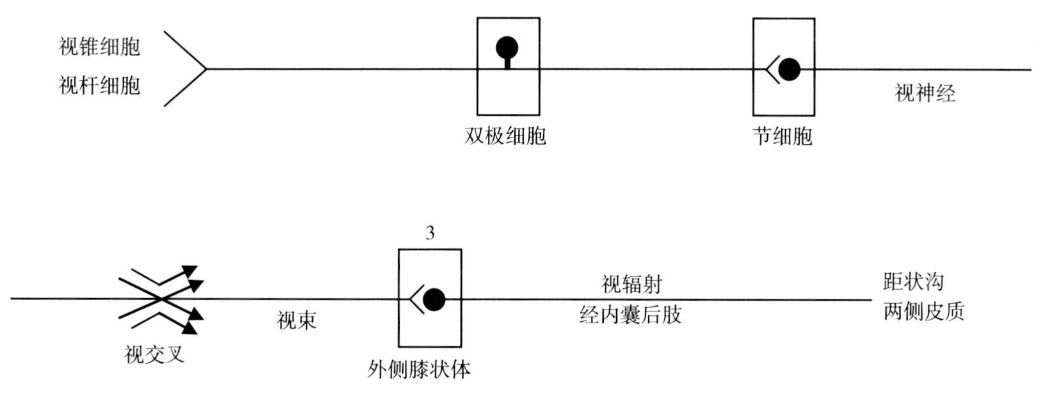

视觉传导通路

眼球固定向前平视看到的空间范围称视野。由于眼球屈光装置对光线的折射，鼻侧半视野的物像投射到颞侧半视网膜，颞侧半视野的物像投射到鼻侧半视网膜，上半视野的物像投射到下半视网膜，下半视野的物像投射到上半视网膜。

视觉传导通路不同部位损伤时，可引起不同的视野缺损（图 9–76）：①一侧视神经损伤，引起患侧眼全盲。②视交叉中央部交叉纤维损伤，引起双眼视野颞侧偏盲。③一侧视束、外侧膝状体、视辐射或视觉中枢损伤，引起双眼对侧视野同向性偏盲。例如，左侧视束损伤时，可引起双眼视野右侧半偏盲（即左眼鼻侧视野和右眼颞侧视野偏盲）。

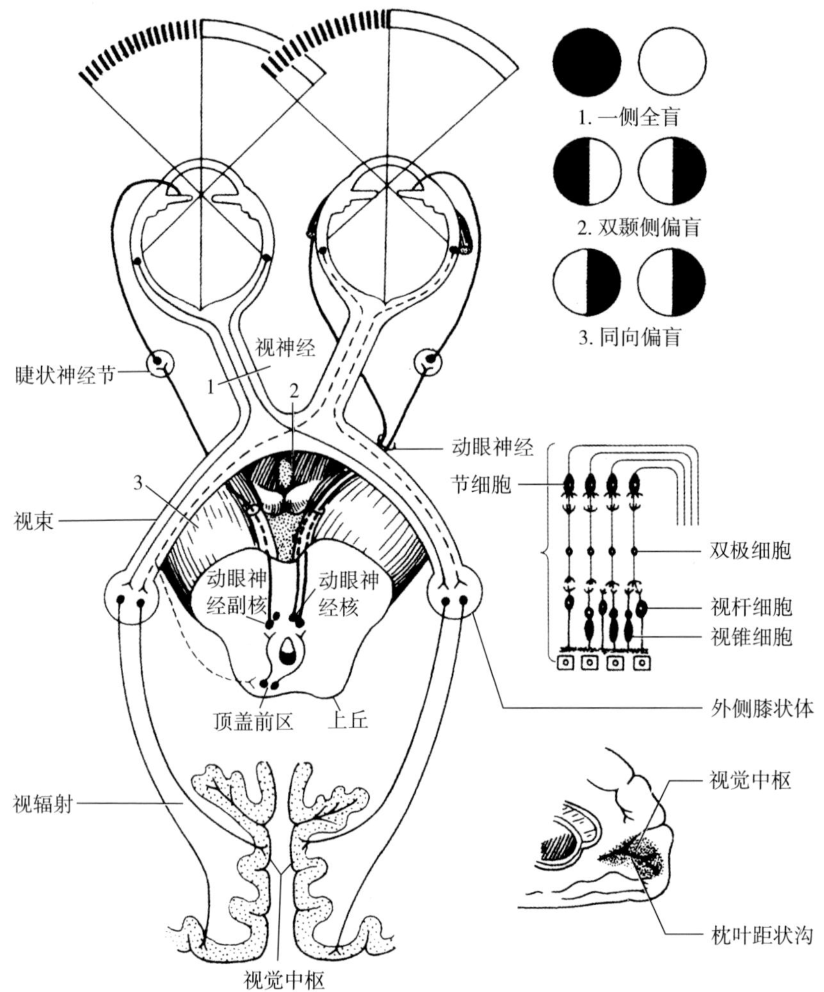

图 9–76 视觉传导通路和瞳孔对光反射通路

2. 瞳孔对光反射通路 光照一侧瞳孔引起两侧瞳孔均缩小的反应称瞳孔对光反射。被照侧瞳孔缩小，为直接对光反射，另一侧瞳孔缩小，为间接对光反射（图 9–76）。瞳孔对光反射通路：视网膜→视神经→视交叉→两侧视束→上丘臂→顶盖前区→两侧动眼神经副核→动眼神经→睫状神经节→节后纤维→瞳孔括约肌收缩→两侧瞳孔缩小。

瞳孔对光反射在临床上有重要意义，反射消失表示在反射通路上存在病变。一侧视神经损伤，光照患侧眼球，两侧瞳孔均无反应，光照健侧眼球，则两侧瞳孔都缩小。此即患眼直接对光反射消失，间接对光反射存在。一侧动眼神经损伤，分别光照两侧眼球，患眼瞳孔均无反应，此即患眼直接对光反射和间接对光反射均消失，但健侧眼直接对光反射和间接对光反射均存在。

二、运动传导通路

运动传导通路是指从大脑皮质至躯体运动效应器的神经联系，管理骨骼肌的运动。运动传导通路包括锥体系和锥体外系。

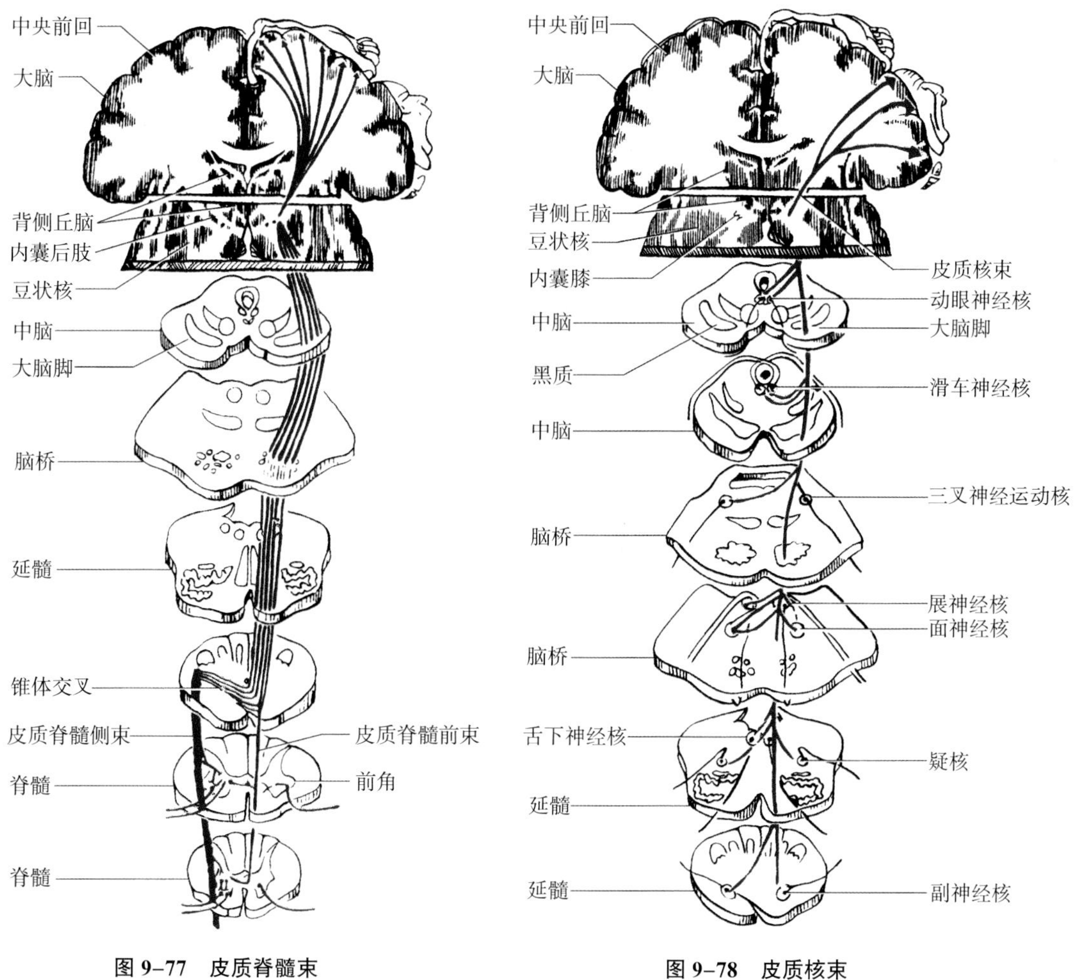

图 9–77　皮质脊髓束　　**图 9–78　皮质核束**

（一）锥体系

锥体系管理骨骼肌的随意运动，主要由上运动神经元和下运动神经元组成。**上运动神经元**为位于大脑皮质中央前回和中央旁小叶前部的巨型锥体细胞（Betz 细胞），其轴突聚集形成锥体束，其中下行至脊髓的纤维束称皮质脊髓束，止于脑干躯体运动核的纤维束称皮质核束。**下运动神经元**是脑干躯体运动核神经元和脊髓前角运动细胞，其胞体和轴突构成传导运动冲动的**最后公路**，接受锥体系和锥体外系纤维的终止，管理头颈部、躯干和四肢骨骼肌的随意运动。

1. 皮质脊髓束　管理躯干、四肢骨骼肌的随意运动。主要由中央前回上 2/3 和中央旁小叶前部的锥体细胞轴突聚集而成，下行经内囊后肢、中脑大脑脚和脑桥基底部至延髓形成锥体。在锥体下部大部分纤维（75% ～ 90%）交叉至对侧，形成**锥体交叉**。交叉后的纤维在对侧脊髓外侧索内下行，称**皮质脊髓侧束**。此束沿途发出侧支止于同侧脊髓各节段的前角运动细胞，主要支配四肢肌。少部分未交叉纤维在同侧脊髓前索内下行，称**皮质脊髓前束**。此束一般只达上胸节，沿途发出侧支经白质前连合交叉至对侧，终止于前角运动细胞，支配躯干和四肢骨骼肌，也有部分纤维不交叉，终止于同侧的前角运动细胞，主要支配躯干肌（图 9–77）。脊髓前角运动细胞发出的轴突组成脊神经躯体运动纤维，分布于躯干和四肢骨骼肌，管理其随意运动。因躯干肌受双侧大脑半球皮质支配，故而一侧上运动神经元损伤后，对侧上、下肢骨骼肌瘫痪比较显著，而躯干肌瘫痪并不明显。

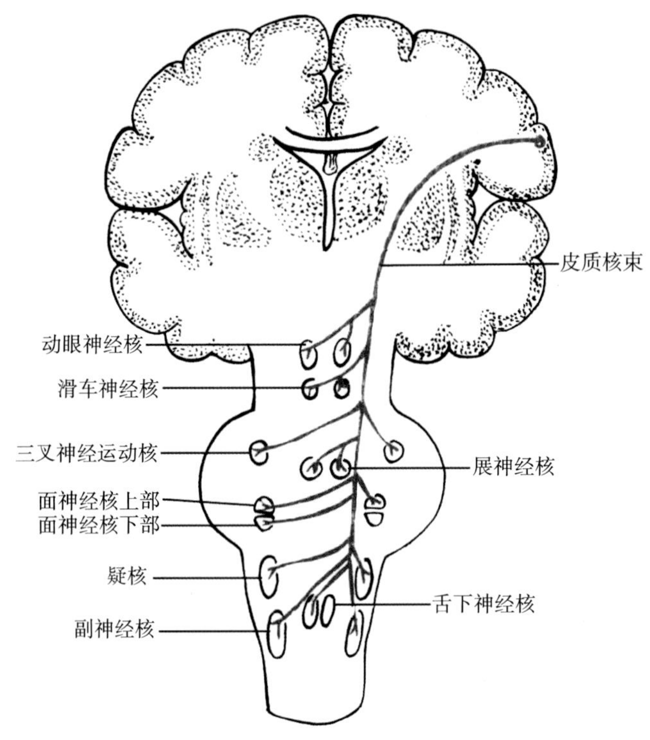

图 9–79　皮质核束与脑干躯体运动核联系示意图

2. 皮质核束　管理头面部骨骼肌的随意运动。主要由中央前回下 1/3 的锥体细胞轴突聚集而成，下行经内囊膝至脑干，在脑干下行过程中陆续分出纤维，大部分终止于双侧脑干躯体运动核（动眼神经核、滑车神经核、三叉神经运动核、展神经核、面神经核上部、疑核和副神经核），小部分完全交叉至对侧，终止于对侧面神经核下部和舌下神经核。这些脑干躯体运动核细胞发出的轴突组成脑神经的躯体运动纤维，随相应的脑神经分布于眼球外肌、面肌、咀嚼肌、咽喉肌、舌肌以及胸锁乳突肌和斜方肌（图 9–78、79）。因此，除支配面下部肌的面神经核下半

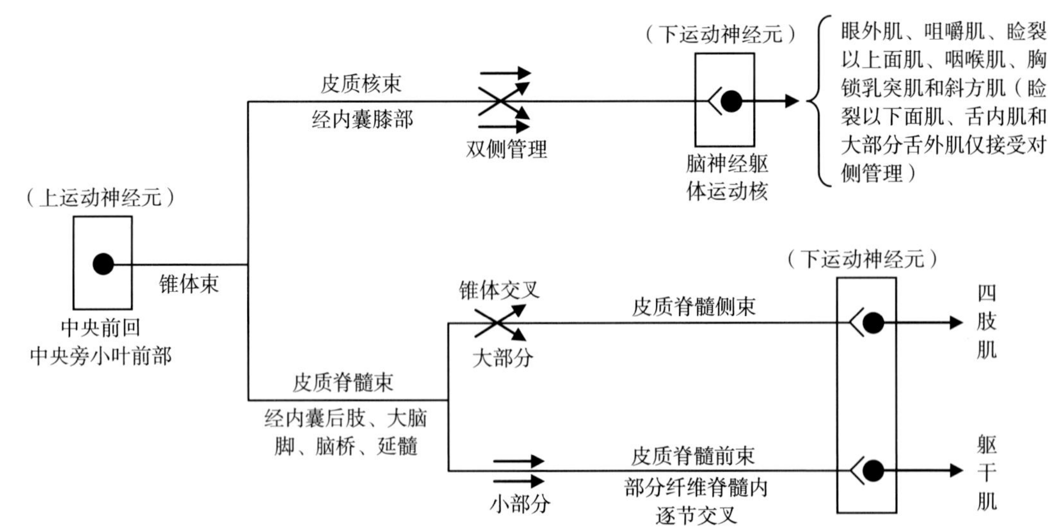

锥体系

和舌下神经核为单侧（对侧）支配外，其余脑神经躯体运动核均接受双侧支配。故而，一侧皮质核束损伤后，对侧面下部面肌和舌肌瘫痪，其余脑干躯体运动核支配的骨骼肌则无功能障碍。

锥体系任何部位损伤都可引起其支配区的随意运动障碍——瘫痪。但上运动神经元损伤和下运动神经元损伤表现的体征不同（表 9–4）。

表 9–4　上、下运动神经元损伤后临床表现的比较

症状和体征	上运动神经元损伤	下运动神经元损伤
肌张力	增高	降低
深反射	亢进	减弱或消失
浅反射	减弱或消失	减弱或消失
病理反射	出现（阳性）	不出现（阴性）
肌萎缩	不明显	明显
瘫痪	痉挛性瘫痪（硬瘫）	弛缓性瘫痪（软瘫）

上运动神经元损伤（如大脑皮质躯体运动中枢或锥体束损伤）时，由于下运动神经元失去了上运动神经元对其的抑制作用，表现出功能释放和活动增强，导致肌张力增高，腱反射亢进，同时出现病理反射（如 Babinski 征阳性），瘫痪的肌呈痉挛状态，故称中枢性瘫痪（硬瘫）。

下运动神经元损伤（如脊髓前角、脑干躯体运动核、脊神经或脑神经损伤）时，由于骨骼肌失去了神经直接支配，出现肌张力降低，深、浅反射均消失，肌肉萎缩，松弛变软，也不出现病理反射，故称周围性瘫痪（软瘫）。

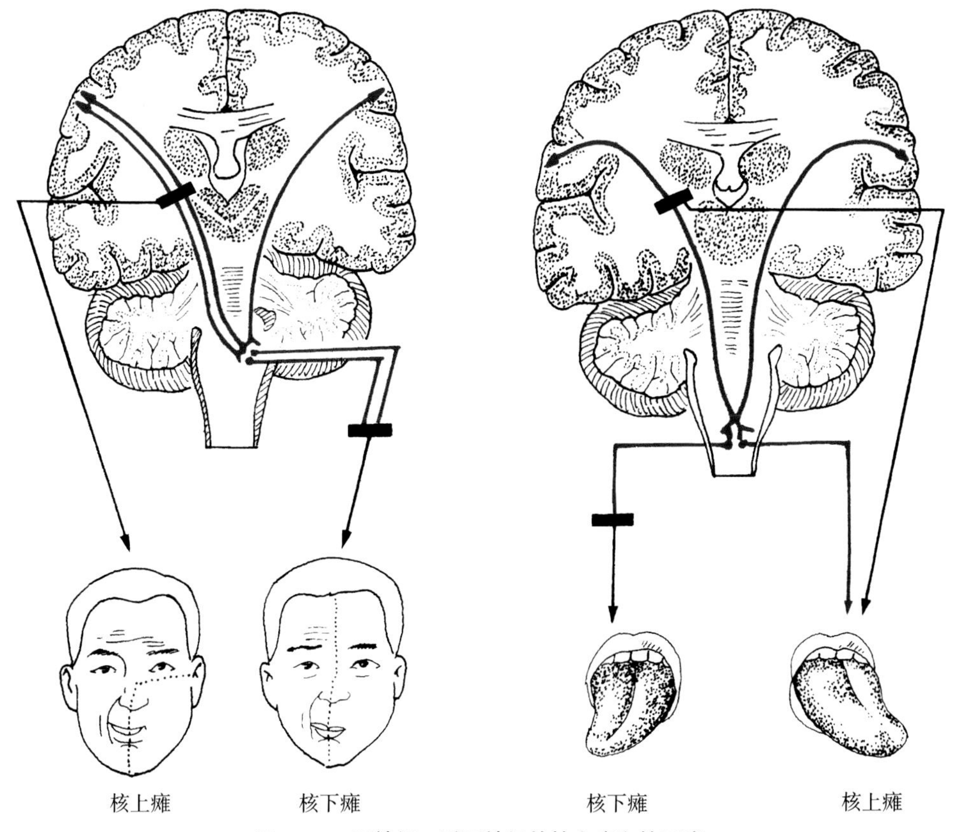

图 9–80　面神经、舌下神经的核上瘫和核下瘫

一侧大脑皮质中央前回下部或皮质核束损伤时，可引起对侧面下部表情肌和舌肌的瘫痪，临床上称**核上瘫**。面神经核上瘫表现为病灶对侧鼻唇沟变浅或消失，作笑时口角向病灶侧歪斜，两侧额纹存在，眼睑闭合正常。舌下神经核上瘫表现为伸舌时舌尖偏向病灶的对侧，舌肌不萎缩（图 9–80）。

脑干躯体运动核或脑神经损伤导致的瘫痪称**核下瘫**。面神经核下瘫表现为患侧额纹消失，眼睑不能闭合，鼻唇沟变浅或消失，以及口角偏向病灶对侧。舌下神经核下瘫表现为伸舌时舌尖偏向病灶侧，舌肌萎缩（图 9–80）。

（二）锥体外系

锥体外系 extracorticospinal tract 是指锥体系以外的影响和控制骨骼肌运动的传导路径。其结构十分复杂，主要包括大脑皮质、纹状体、背侧丘脑、红核、黑质、脑桥核、前庭神经核、脑干网状结构、小脑等结构，以及它们之间的纤维联系。锥体外系纤维通过多种复杂的回路联系，最后经红核脊髓束、网状脊髓束、前庭脊髓束等传导束，止于下运动神经元，协调锥体系发动的随意运动。锥体外系的主要功能是调节肌张力、协调肌肉活动和保持体态姿势等。锥体系和锥体外系在支配骨骼肌运动的功能上互相协调，不可分割。只有锥体外系保持肌张力稳定协调，锥体系才能完成精确的随意运动。

[附] 中枢神经系统若干部位损伤的临床表现

1. 大脑皮质躯体运动中枢损伤 常见于中央前回或中央旁小叶前部某一局部病变，出现对侧上肢或下肢单个瘫痪，临床上称单瘫。

2. 一侧内囊损伤 表现为：①对侧半身偏瘫，包括面下部表情肌、舌肌瘫痪（皮质核束受损），以及上、下肢肌痉挛性瘫痪（皮质脊髓束受损）。②对侧偏身感觉障碍（丘脑皮质束受损）。③两眼对侧视野同向性偏盲（视辐射受损），即所谓的“三偏”症状。

3. 中脑一侧大脑脚损伤 如小脑幕切迹疝压迫大脑脚底，可使一侧锥体束及动眼神经根受损，表现为患侧动眼神经麻痹，对侧肢体中枢性瘫痪、面神经核上瘫及舌下神经核上瘫。

4. 脊髓半横断损伤 表现为：①损伤平面以下同侧肢体中枢性瘫痪（一侧皮质脊髓侧束受损）。②损伤平面以下同侧肢体深感觉和精细触觉丧失（一侧薄束、楔束损伤）。③损伤平面 1 ～ 2 个节段以下对侧身体痛、温觉丧失（一侧脊髓丘脑束受损）。④同侧损伤节段周围性瘫痪和感觉障碍、反射消失（损伤节段灰质受损）。⑤两侧粗触觉仍保存（粗触觉可经两侧脊髓丘脑束及薄束、楔束传导）。

复习思考题

1. 叙述躯干四肢意识性本体觉的传导通路。

2. 什么是上、下运动神经元？临床上如何鉴别上、下运动神经元损伤？

3. 针刺右侧合谷穴（手背虎口区）时，感觉手背皮肤疼痛，请问此痛觉如何到达大脑皮质躯体感觉中枢？

NOTE

第四节　内脏神经系统

学习目标

1. 内脏神经的区分及分布，内脏运动神经与躯体运动神经的区别。
2. 交感神经和副交感神经低级中枢部、周围部。
3. 灰、白交通支，交感神经节前纤维和节后纤维的去向。
4. 内脏感觉的特点和牵涉性痛的概念。

内脏神经系统 visceral nervous system 是神经系统的一个重要组成部分，其中枢部位于脑和脊髓内，周围部主要分布于内脏、心血管和腺体（图 9-81）。内脏神经包括内脏运动神经和内脏感觉神经。

内脏运动神经调节内脏、心血管的运动和腺体的分泌，通常不受人的意志控制，故又称为自主神经系统 autonomic nervous system；又因其主要是控制和调节动、植物共有的物质代谢活动，并非支配动物所特有的骨骼肌运动，所以也称之为植物神经系统 vegetative nervous system。内脏感觉神经与躯体感觉神经相似，其初级感觉神经元为假单极神经元，胞体位于脑神经节和脊神经节内，周围突分布于内脏和心血管等处的内感受器，中枢突把感受到的刺激传递到各级中枢。内脏感觉神经传来的信息经中枢整合后，通过内脏运动神经调节这些器官的活动，从而在维持机体内外环境的动态平衡、保持机体正常生命活动中发挥重要作用。

一、内脏运动神经

内脏运动神经 visceral motor nerve 和躯体运动神经一样，都受大脑皮质和皮质下各级中枢的控制和调节。两者在功能上互相依存、互相协调，但在形态结构和分布范围等方面存在较大差异。现将其主要差异归纳如下：

（1）支配的器官不同：躯体运动神经支配骨骼肌，一般受意志控制；内脏运动神经支配平滑肌、心肌和腺体，在一定程度上不受意志控制。

（2）纤维成分不同：躯体运动神经只有一种纤维成分；内脏运动神经则有交感和副交感两种纤维成分，分别构成交感神经和副交感神经。人体的多数内脏器官同时接受交感和副交感神经的双重支配。

（3）神经元数目不同：躯体运动神经自脑干和脊髓的中枢发出后直达骨骼肌，中途不交换神经元，而内脏运动神经自脑干和脊髓的中枢发出后，要在周围部的内脏神经节交换神经元，由节内神经元再发出纤维到达效应器。因此，内脏运动神经从脑干和脊髓的中枢到达所支配的器官经过两级神经元。第 1 级神经元为节前神经元，胞体位于脑干和脊髓内，其轴突称节前纤维；第 2 级神经元为节后神经元，胞体位于周围部的内脏神经节内，其轴突称节后纤维。节后神经元的数量较多，一个节前神经元可以与多个节后神经元构成突触。

（4）分布形式不同：躯体运动神经以神经干的形式分布；内脏运动神经的节后纤维则常攀附于脏器或血管的表面形成神经丛，由丛再发出分支至所支配的器官。

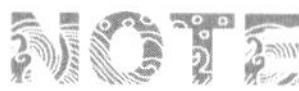

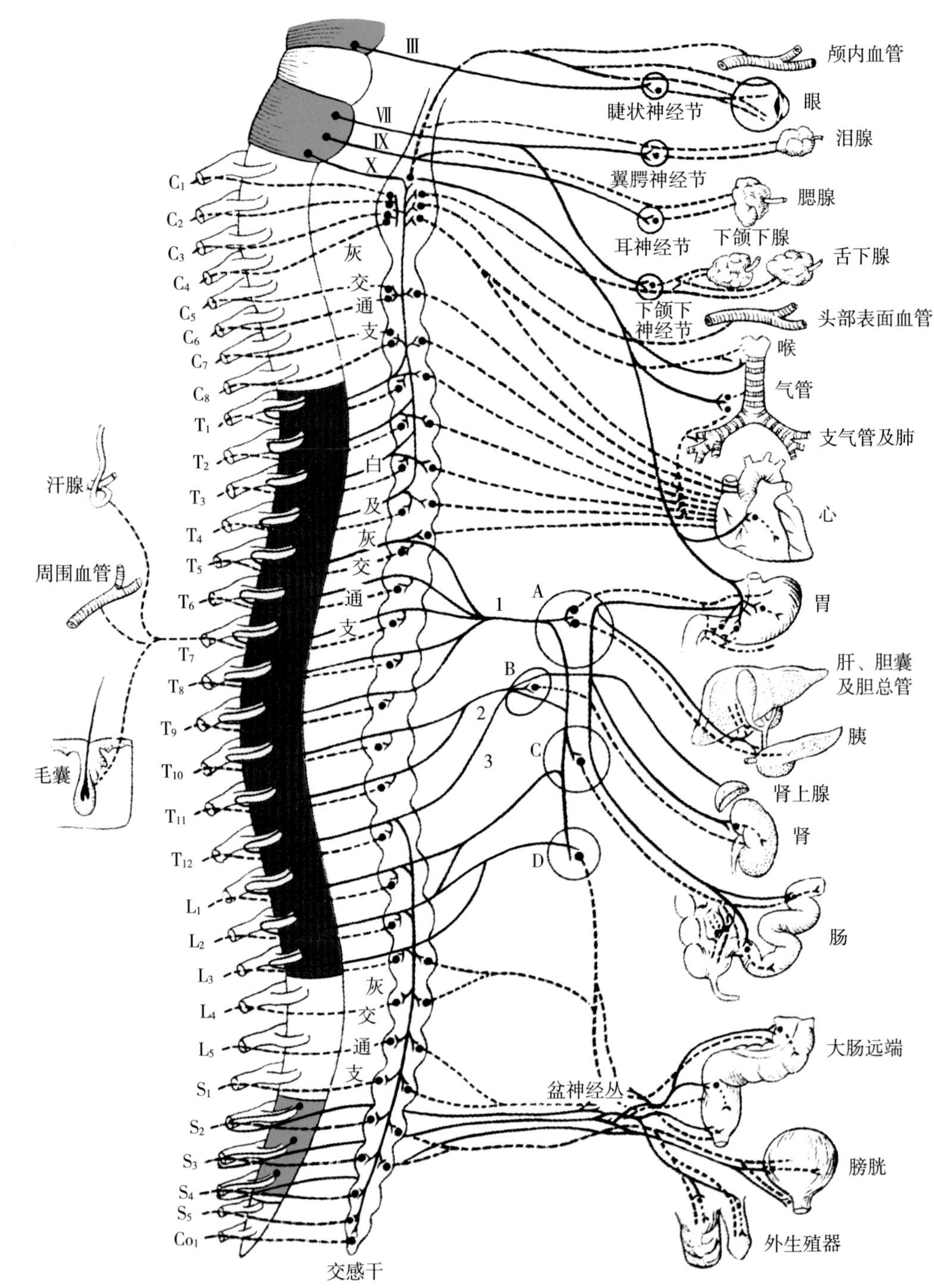

图 9–81　内脏神经系统

根据形态和机能的特点，内脏运动神经分为交感神经和副交感神经两部分，它们都有各自的中枢部和周围部。

（一）交感神经

1. 中枢部　交感神经 sympathetic nerve 的低级中枢位于脊髓 $T_1 \sim L_3$ 节段的侧角内。侧角细胞是交感神经节前神经元，发出的轴突为交感神经节前纤维。

2. 周围部　包括交感神经节以及进出交感神经节的节前纤维和节后纤维等。

（1）交感神经节　为交感神经节后神经元胞体所在处，发出的轴突为交感神经节后纤维。依其所在位置不同，可分为椎旁神经节和椎前神经节（图 9–82）。

1）**椎旁神经节** paravertebral ganglia：位于脊柱两旁，借节间支分别连成左、右**交感干** sympathetic trunk，故椎旁神经节又称**交感干神经节** ganglia of sympathetic trunk。交感干上自颅底，下至尾骨，两干下端合于单个的奇神经节。

颈部交感干神经节有3对，分别称**颈上神经节** superior cervical ganglion、**颈中神经节** middle cervical ganglion 和**颈下神经节** inferior cervical ganglion；胸部有10～12对，第1胸交感干神经节常与颈下神经节结合，称**颈胸神经节** cervicothoracic ganglion（亦称**星状神经节**）；腰部有4～5对，骶部有2～3对，尾部为1个单节（**奇神经节**）。

2）**椎前神经节** prevertebral ganglia：位于脊柱前方，腹主动脉脏支根部。主要有腹腔神经节、主动脉肾神经节、肠系膜上神经节和肠系膜下神经节等。

①**腹腔神经节** celiac ganglia：1对，位于腹腔干根部两旁。

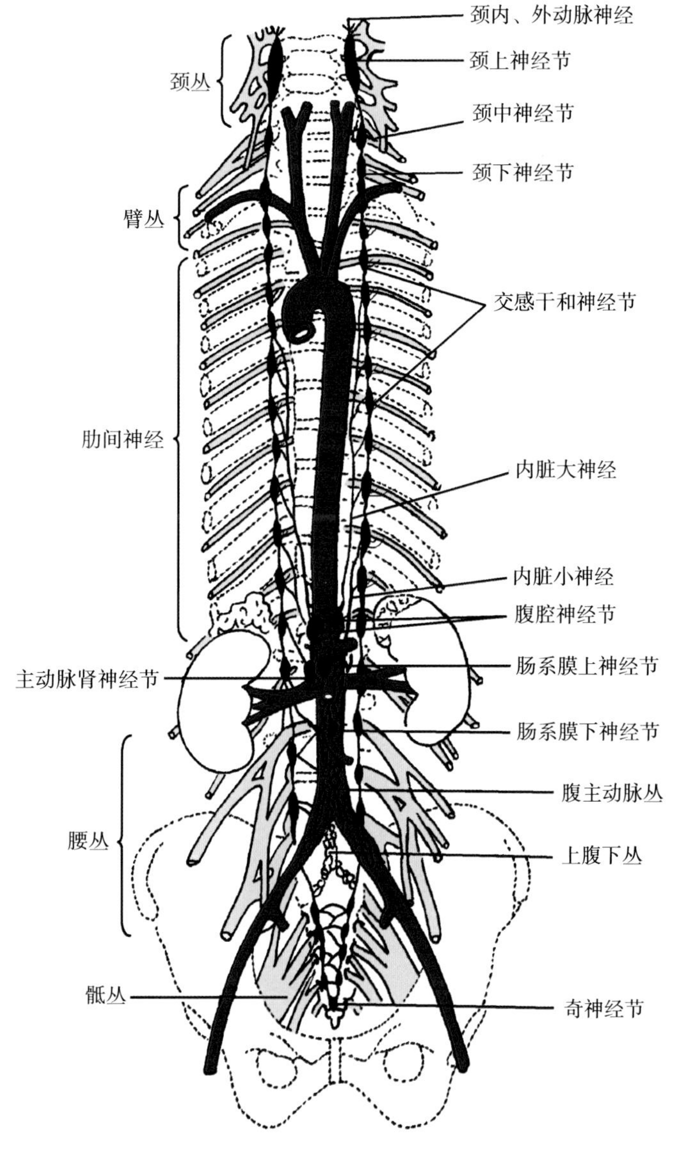

图 9-82　交感干全貌

②**主动脉肾神经节** aorticorenal ganglia：1对，位于肾动脉根部。

③**肠系膜上神经节** superior mesenteric ganglion 和**肠系膜下神经节** inferior mesenteric ganglion：均为单个，分别位于肠系膜上、下动脉根部。

（2）**交通支** communicating branches　交感干神经节借交通支与相应的脊神经相连。交通支分为白交通支和灰交通支（图9-83）。**白交通支**是脊髓侧角细胞发出的节前纤维离开脊神经进入交感干神经节的通路，只见于全部胸神经和上3对腰神经与交感干神经节之间。因纤维有髓鞘，色泽亮白，故称白交通支。**灰交通支**是交感干神经节发出的节后纤维进入脊神经的通路，存在于全部交感干神经节与全部脊神经之间。因纤维无髓鞘，色泽灰暗，故称灰交通支。

（3）**交感神经节前纤维和节后纤维的去向**　交感神经节前纤维自脊髓侧角发出，经脊神经前根、脊神经、白交通支进入交感干后有3种去向（图9-83）：①终止于相应的交感干神经节，并交换神经元。②在交感干内上升或下降，然后终止于上方或下方的交感干神经节，并交换神经元。一般认为，来自脊髓上胸段侧角的节前纤维在交感干内上升至颈部，在颈部交感干神经

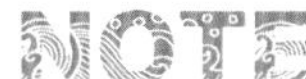

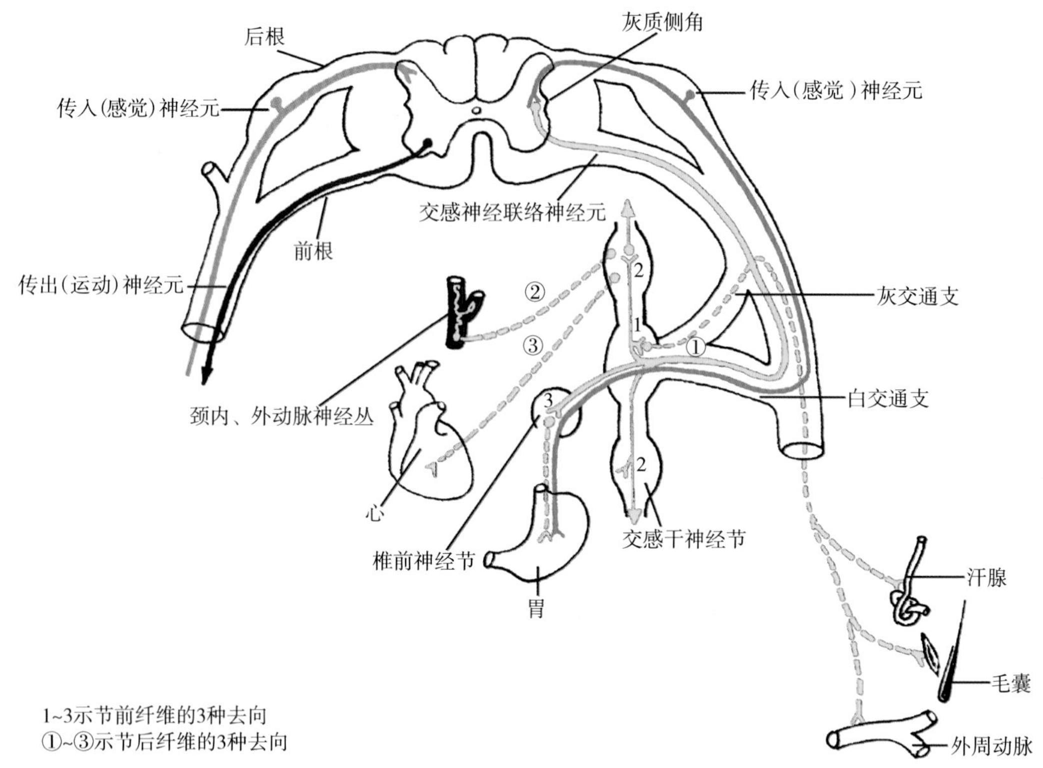

图 9-83　交感神经纤维走行模式图

节交换神经元；中胸段者在交感干内上升或下降，至其他胸部交感干神经节交换神经元；下胸段和腰段者在交感干内下降，在腰骶部交感干神经节交换神经元。③穿过交感干神经节后，至椎前神经节交换神经元。

由交感神经节发出的节后纤维也有 3 个去向：①由交感干神经节发出的节后纤维经灰交通支返回脊神经，随脊神经分布至头颈部、躯干部和四肢的血管、汗腺和立毛肌等。31 对脊神经与交感干神经节之间都有灰交通支联系，故脊神经分支内一般都含有交感神经的节后纤维。②攀附动脉形成神经丛，并随动脉及其分支到达所支配的器官。③由交感神经节直接分支分布到所支配的器官。

自椎前神经节发出的节后纤维主要是形成神经丛攀附动脉，分布到腹、盆腔器官。

（4）**交感神经的分布**（图 9-81，表 9-5） 交感神经的分布大致如下：自脊髓 $T_{1\sim5}$ 节段侧角细胞发出的节前纤维交换神经元后，其节后纤维支配头、颈、胸腔脏器和上肢的血管、汗腺及立毛肌。自脊髓 $T_{5\sim12}$ 节段侧角细胞发出的节前纤维交换神经元后，其节后纤维支配肝、脾、肾等实质性器官和腹腔内结肠左曲以上的消化管。自脊髓上腰节段侧角细胞发出的节前纤维交换神经元后，其节后纤维支配结肠左曲以下的消化管、盆腔脏器和下肢的血管、汗腺及立毛肌。

表 9-5　交感神经和副交感神经支配表

器官	神经	节前神经元	节后神经元	功能
眼球	交感神经 副交感神经	$T_{1\sim2}$ 节段侧角 动眼神经副核	颈上神经节 睫状神经节	瞳孔开大 瞳孔缩小，控制睫状肌

续表

器官	神经	节前神经元	节后神经元	功能
心脏	交感神经 副交感神经	$T_{1\sim4}$ 或 $T_{1\sim5}$ 节段侧角 迷走神经背核	颈上、中、下（颈胸）神经节和上胸部神经节心神经节	心跳加强加快，冠状动脉扩张心跳减弱减慢，冠状动脉收缩
主支气管、肺	交感神经副交感神经	$T_{2\sim6}$ 节段侧角迷走神经背核	颈下（颈胸）神经节和上胸部神经节 肺丛内小神经节	支气管扩张，抑制腺体分泌 支气管收缩，促进腺体分泌
胃、小肠、盲肠、升结肠、横结肠	交感神经 副交感神经	$T_{5\sim12}$ 节段侧角 迷走神经背核	腹腔神经节、主动脉肾神经节、肠系膜上神经节 器官内节	抑制蠕动和分泌 促进蠕动和分泌
从降结肠到直肠	交感神经 副交感神经	$T_{11}\sim L_3$ 节段侧角 $S_{2\sim4}$ 节段副交感核	可能主要为肠系膜下神经节 盆神经节或器官内节	抑制蠕动和分泌 促进蠕动和分泌
肝、胰	交感神经 副交感神经	$T_{5\sim10}$ 节段侧角 迷走神经背核	腹腔神经节、主动脉肾神经节 器官内节	抑制分泌 促进分泌
膀胱	交感神经 副交感神经	$T_{11}\sim L_3$ 节段侧角 $S_{2\sim4}$ 节段副交感核	可能主要为上腹下丛内神经节 盆神经节或器官内节	膀胱三角肌收缩，尿道内口关闭 膀胱逼尿肌收缩

（二）副交感神经

1. 中枢部　**副交感神经** parasympathetic nerve 的低级中枢位于脑干内脏运动核和脊髓 $S_{2\sim4}$ 节段副交感核，是副交感神经节前神经元胞体所在处，发出的轴突为副交感神经节前纤维。

2. 周围部　包括副交感神经节及进出节的节前纤维和节后纤维。副交感神经节位于器官的近旁或器官的壁内，分别称器官旁节和器官内节，节内的神经元为副交感神经节后神经元。

（1）**颅部副交感神经**　其节前纤维行于动眼神经、面神经、舌咽神经和迷走神经内。

1）随动眼神经走行的副交感神经节前纤维由中脑动眼神经副核发出，进入眼眶后在视神经外侧的睫状神经节内交换神经元，其节后纤维穿入眼球壁，分布于瞳孔括约肌和睫状肌。

2）随面神经走行的副交感神经节前纤维由脑桥上泌涎核发出，一部分经岩大神经至翼腭神经节交换神经元，其节后纤维至泪腺和鼻腔黏膜腺；另一部分纤维通过鼓索加入舌神经，再到下颌下神经节交换神经元，其节后纤维分布于下颌下腺和舌下腺。

3）随舌咽神经走行的副交感神经节前纤维由延髓下泌涎核发出，至卵圆孔下方的耳神经节交换神经元，其节后纤维分布到腮腺。

4）随迷走神经走行的副交感神经节前纤维由延髓迷走神经背核发出，随迷走神经分支到胸、腹腔的器官旁节或器官内节交换神经元，其节后纤维随即分布于胸、腹腔脏器（除结肠左曲以下的消化管）。

（2）**骶部副交感神经**　其节前纤维由脊髓 $S_{2\sim4}$ 节段副交感核发出，随骶神经前根、前支出骶前孔至盆腔，然后离开骶神经前支，组成盆内脏神经参加盆丛，随盆丛分支到降结肠、乙状结肠和盆腔脏器，在器官旁节或器官内节交换神经元，节后纤维支配这些器官平滑肌的运动和腺体的分泌（图 9-84，表 9-5）。

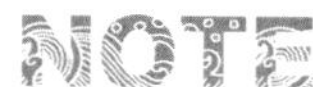

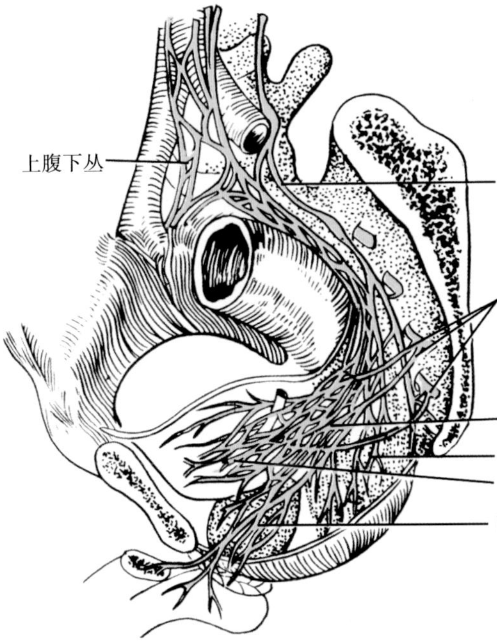

图 9–84　盆内脏神经

（三）交感神经与副交感神经的主要区别

1. 低级中枢的部位不同　交感神经低级中枢位于脊髓 T_1 ～ L_3 节段侧角；副交感神经低级中枢则位于脑干内脏运动核和脊髓 $S_{2\sim4}$ 节段副交感核。

2. 周围神经节的位置不同　交感神经节位于脊柱的两旁（椎旁神经节）和脊柱的前方（椎前神经节）；副交感神经节位于所支配的器官近旁（器官旁节）和器官壁内（器官内节）。因此，副交感神经节前纤维比交感神经节前纤维长，而节后纤维则较短。

3. 分布范围不同　交感神经在周围的分布范围较广，除至头颈部、胸腹盆腔脏器外，还遍及全身的血管、腺体、立毛肌等。副交感神经的分布不如交感神经广泛，一般认为大部分血管、汗腺、立毛肌和肾上腺髓质均无副交感神经支配。

4. 节前神经元与节后神经元的比例不同　一个交感神经节前神经元的轴突可与许多节后神经元联系；而一个副交感神经节前神经元的轴突则与较少的节后神经元联系。所以，交感神经的作用较广泛，而副交感神经的作用较局限。

5. 对同一器官所起的作用不同　交感神经与副交感神经对同一器官的作用是互相拮抗又互相统一的。例如：当机体处于运动或精神紧张状态时，交感神经兴奋性增强，副交感神经兴奋性相对减弱，于是出现心跳加快、血压升高、支气管扩张、瞳孔开大、消化活动受抑制等现象。而当机体处于安静或睡眠状态时，副交感神经兴奋性增强，交感神经相对抑制，因而可出现与上述相反的现象。

二、内脏感觉神经

人体各内脏器官除有交感和副交感神经支配外，还有感觉神经分布，它们在到达所分布器官的过程中，常互相交织构成内脏神经丛，再由这些神经丛发出分支分布于内脏、血管和腺体。如同躯体感觉神经一样，内脏感觉神经元的胞体亦位于脊神经节和脑神经节内，而且也是假单极神经元。其周围突随交感神经和副交感神经（主要是迷走神经和盆内脏神经）分布；中枢突进入脊髓和脑干，分别止于脊髓后角和脑干孤束核。内脏感觉纤维一方面借中间神经元与内脏运动神经元联系，形成内脏-内脏反射，或与躯体运动神经元联系，形成内脏-躯体反射；另一方面经过较复杂的传导途径将冲动传至大脑皮质，产生多种内脏感觉。

由于内脏感觉纤维数量较少，纤维较细，痛阈较高，故一般强度的刺激不引起主观感觉。又因内脏感觉的传入途径比较分散，故内脏痛往往是弥散的，定位也不准确。

当某些内脏器官发生病变时，常在体表的一定区域产生疼痛或痛觉过敏，这种现象称**牵涉性痛**。牵涉性痛有时发生在患病内脏邻近的皮肤区，有时发生在距患病内脏较远的皮肤区。例如，心绞痛时，胸前区及左臂内侧皮肤感到疼痛（图 9-85）；肝胆疾患时，右肩部感到疼痛等。关于牵涉性痛的发生机制，目前尚未完全清楚。一般认为，发生牵涉性痛的体表部位与病变器官往往受同一节段脊神经的支配，体表部位和病变器官的感觉神经进入同一脊髓节段，并在后角内密切联系。因此，从患病内脏传来的冲动可以扩散或影响邻近的躯体感觉神经元，从而产生牵涉性痛（图 9-86）。近年来神经解剖学研究表明，一个脊神经节神经元的周围突分叉到躯体部和内脏器官，并认为这是牵涉性痛机制的形态学基础。

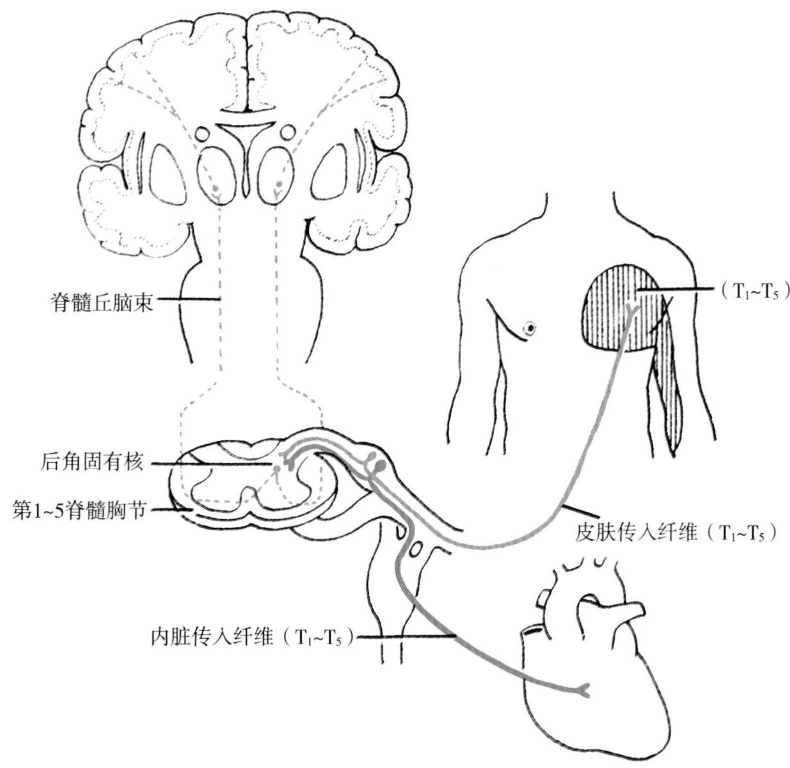

图 9-85　心传入神经与皮肤传入神经的中枢投射关系

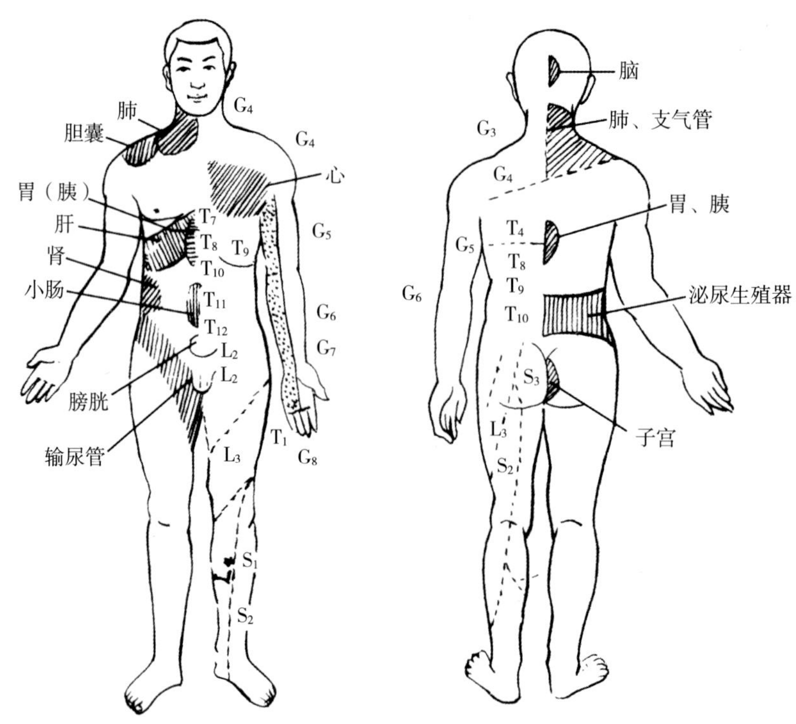

图 9-86 内脏疾病时的牵涉痛区

复习思考题

1. 试比较躯体运动神经与内脏运动神经的不同之处。
2. 试比较交感神经与副交感神经的不同之处。

第五节 脑和脊髓的被膜、血管及脑脊液循环

学习目标

1. 脑和脊髓被膜的层次、名称。
2. 脑室的名称、位置，脑脊液的循环途径。
3. 大脑动脉环的位置和组成。

一、脊髓和脑的被膜

脊髓和脑的表面包有三层被膜，由外向内依次为硬膜、蛛网膜和软膜，对脊髓和脑有支持及保护作用。

（一）脊髓的被膜

脊髓的被膜由外向内依次为硬脊膜、脊髓蛛网膜和软脊膜。

1. 硬脊膜 spinal dura mater 由致密结缔组织构成，厚而坚韧，呈囊状包被脊髓（图 9-87、88）。其上端附于枕骨大孔的边缘，并与硬脑膜相连续。下部从第 2 骶椎水平向下逐渐

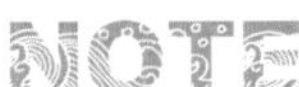

变细，包裹终丝，末端附于尾骨。硬脊膜在椎间孔与脊神经的外膜相延续。硬脊膜与椎管内壁之间有一间隙，称**硬膜外隙** epidural space，内含静脉丛、淋巴管、疏松结缔组织和脂肪。此隙略呈负压，有脊神经根通过，且向上不与颅内相通。临床上进行硬膜外麻醉，就是将药物注入此隙，以阻滞脊神经根内的神经传导。

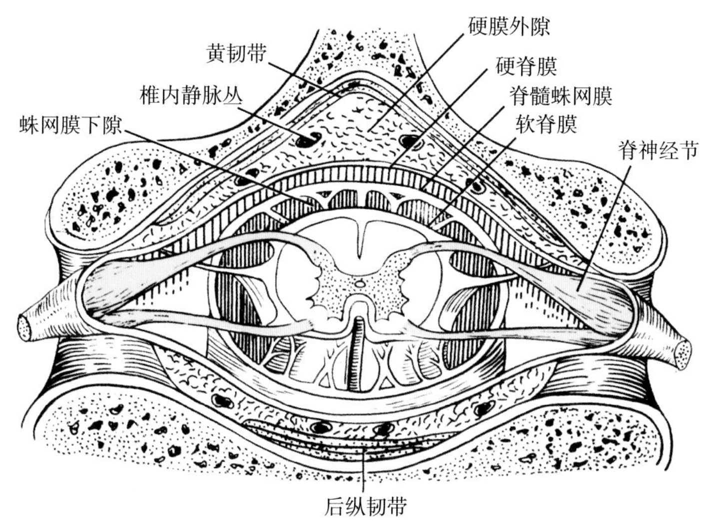

图 9–87　脊髓的被膜

2. 脊髓蛛网膜 spinal arachnoid mater　为半透明的薄膜，位于硬脊膜与软脊膜之间，在枕骨大孔处与脑蛛网膜直接延续。脊髓蛛网膜与软脊膜之间有较宽阔的间隙，称**蛛网膜下隙** subarachnoid space，两层膜之间有许多结缔组织小梁相连，间隙内充满脑脊液。蛛网膜下隙在某些部位特别宽大，即为**蛛网膜下池** subarachnoid cisterns。在脊髓下端至第 2 骶椎水平蛛网膜下隙特别宽大，称**终池** terminal cistern，内有马尾与终丝通过。临床上常在第 3、4 或 4、5 腰椎间进行蛛网膜下隙穿刺（腰穿），以抽取脑脊液或注入药物，或行腰麻，而不会伤及脊髓。脊髓蛛网膜下隙与脑蛛网膜下隙相通。

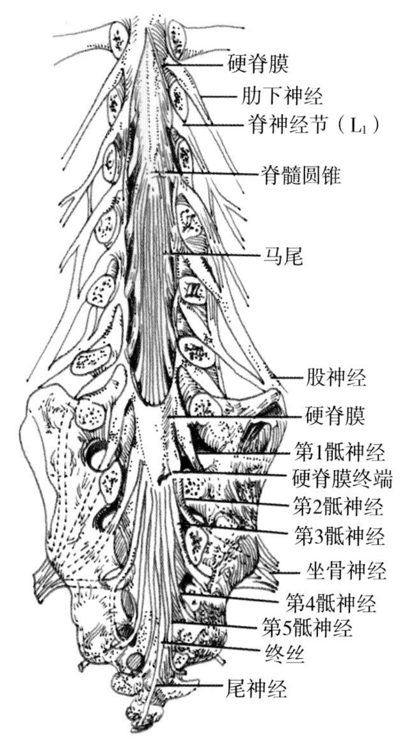

图 9–88　脊髓下段的被膜

3. 软脊膜 spinal pia mater　薄而富有血管，紧贴脊髓表面，并伸入脊髓的沟裂中，在脊髓下端移行为终丝。

（二）脑的被膜

脑的被膜自外向内依次为硬脑膜、脑蛛网膜和软脑膜。

1. 硬脑膜 cerebral dura mater　坚韧而有光泽，与硬脊膜不同，它由两层构成，其外层相当于颅骨内面骨膜，内层较外层坚厚。在颅盖，硬脑膜与颅骨结合疏松，当外伤时，常因硬脑膜血管损伤而在硬脑膜与颅骨之间形成硬膜外血肿。硬脑膜与颅底内面结合紧密，颅底骨折时，易将硬脑膜与脑蛛网膜同时撕裂，致脑脊液外漏，如颅前窝骨折时，脑脊液可流入鼻腔，形成鼻漏。硬脑膜在脑神经出颅处移行为神经外膜，在枕骨大孔的边缘与硬脊膜相延续。

硬脑膜不仅包被脑的外面，而且内层还褶叠形成若干板状突起，分别伸入脑的裂隙之中以更好地保护脑（图 9-89）。其中伸入大脑纵裂的突起，呈矢状位，形似镰刀，称**大脑镰** cerebral falx；伸入大脑横裂的突起，呈水平位，形似幕帐，称**小脑幕** tentorium of cerebellum。小脑幕前缘游离形成一切迹，称**幕切迹** tentorial incisure，幕切迹与颅底内面斜坡上缘之间有中脑通过。小脑幕将颅腔不完全地分隔成上、下两部分，当上部颅脑病变引起颅内压力增高时，位于小脑幕切迹上方的海马旁回和钩可能被挤入小脑幕切迹，形成小脑幕切迹疝而压迫大脑脚和动眼神经，出现肢体瘫痪、瞳孔散大等症状。

硬脑膜在某些部位两层分开，形成腔道，内含静脉血，称**硬脑膜窦** sinuses of dura mater（图 9-89、90）。窦壁内面衬有内皮细胞，但窦壁无平滑肌，不能收缩，故硬脑膜窦损伤时出血难止，易形成颅内血肿。主要的硬脑膜窦有：

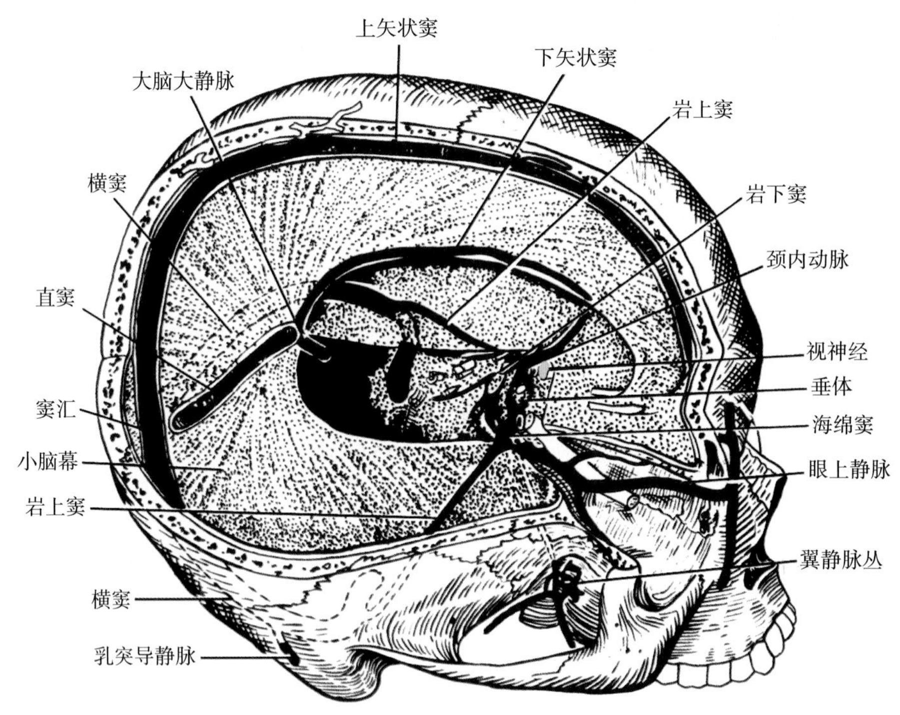

图 9-89　硬脑膜和硬脑膜窦

（1）上矢状窦 superior sagittal sinus　位于大脑镰上缘内，其后端与直窦及横窦在枕内隆凸处会合，此会合处称**窦汇**。

（2）**直窦** straight sinus　位于大脑镰与小脑幕连接处，向后通窦汇。

（3）**横窦** transverse sinus　成对，在小脑幕后缘内，沿颅后窝的横窦沟走行，连于窦汇与乙状窦之间。

（4）**乙状窦** sigmoid sinus　成对，位于乙状窦沟内，是横窦的延续，在颈静脉孔处移行为颈内静脉。

（5）**海绵窦** cavernous sinus　位于垂体窝及蝶骨体两侧，左、右海绵窦之间，以数条横支相连。海绵窦前方接受眼静脉，向后注入横窦或乙状窦。由于面部静脉与眼静脉间有交通，眼静脉向后注入海绵窦，所以面部感染时，有可能波及海绵窦，引起海绵窦的炎症和血栓的形成。

NOTE

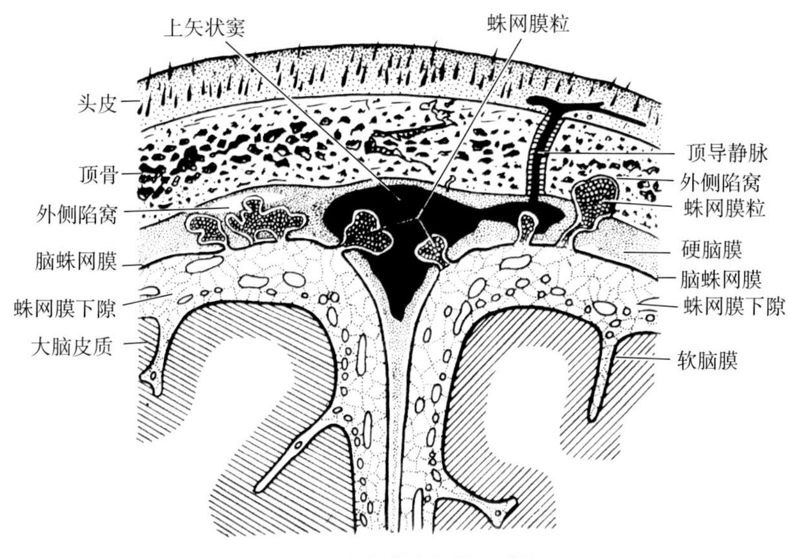

图 9–90　上矢状窦与蛛网膜粒

2. 脑蛛网膜 cerebral arachnoid mater　薄而透明，无血管和神经，与软脑膜间有**蛛网膜下隙** subarachnoid space，内含脑脊液，此隙向下与脊髓的蛛网膜下隙相通。脑蛛网膜除在大脑纵裂和大脑横裂处以外，均跨越脑的沟裂，故蛛网膜下隙的大小不一，较扩大处称**蛛网膜下池** subarachnoid cisterns，在小脑与延髓间有**小脑延髓池** cerebellomedullary cistern，临床上可在此进行穿刺，抽取脑脊液进行检查。

脑蛛网膜在上矢状窦两旁形成许多小的“颗粒”状突起，突入上矢状窦内，称**蛛网膜粒** arachnoid granulations。蛛网膜下隙内的脑脊液经过蛛网膜粒渗入上矢状窦内，最终回流入颈内静脉（图 9–90）。

3. 软脑膜 cerebral pia mater　薄而富有血管，覆盖于脑的表面并伸入沟裂内，对脑的营养起重要作用。在脑室的一定部位，软脑膜上的毛细血管形成毛细血管丛，与脑室壁上的室管膜上皮一起突入脑室，形成**脉络丛** choroid plexus，是产生脑脊液的主要结构。

二、脑室和脑脊液

（一）脑室

脑室是脑中的腔隙，包括左侧脑室、右侧脑室、第三脑室和第四脑室（图 9–91、92）。脑室壁内衬以室管膜上皮，脑室腔内充满脑脊液，每个脑室内均有脉络丛。

1. 侧脑室 lateral ventricle　左、右各一，分别位于左、右大脑半球内。侧脑室分为四部分：①**中央部** central part，位于顶叶内。②**前角** anterior horn，伸入额叶内。③**后角** posterior horn，伸入枕叶内。④**下角** inferior horn，伸入颞叶内。左、右侧脑室各自经左、右室间孔与第三脑室相通。

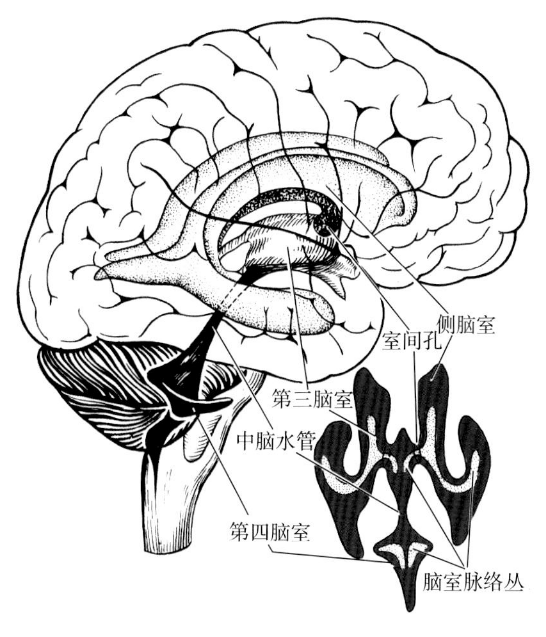

图 9–91　脑室投影图

2. 第三脑室 third ventricle　是左、右间脑之间呈矢状位的裂隙，位于两侧背侧丘脑及下丘脑之间，向上外方经室间孔与侧脑室相通，向后下方借中脑水管与第四脑室相通。

3. 第四脑室 fourth ventricle 位于延髓、脑桥与小脑之间。室底即前述的菱形窝，室顶形如帐篷，朝向小脑。在第四脑室顶下部，靠近菱形窝下角处有一孔，称**第四脑室正中孔** median aperture of fourth ventricle，靠近菱形窝两个侧角处各有一孔，称**第四脑室外侧孔** lateral aperture of fourth ventricle（图 9–92）。它们皆与蛛网膜下隙相交通。第四脑室向上通中脑水管，向下通脊髓中央管。

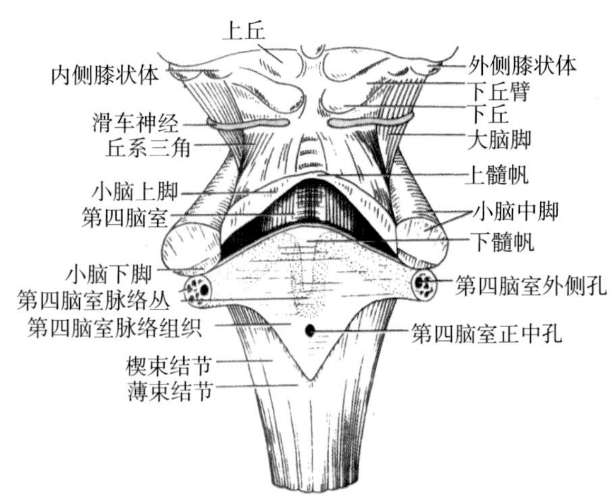

图 9–92 第四脑室正中孔和外侧孔

（二）脑脊液

脑脊液 cerebral spinal fluid（CSF） 由脉络丛产生，一般认为约 95% 的脑脊液由侧脑室脉络丛产生。脑脊液是无色透明的液体，充满于脑室、脊髓中央管和蛛网膜下隙中，对中枢神经

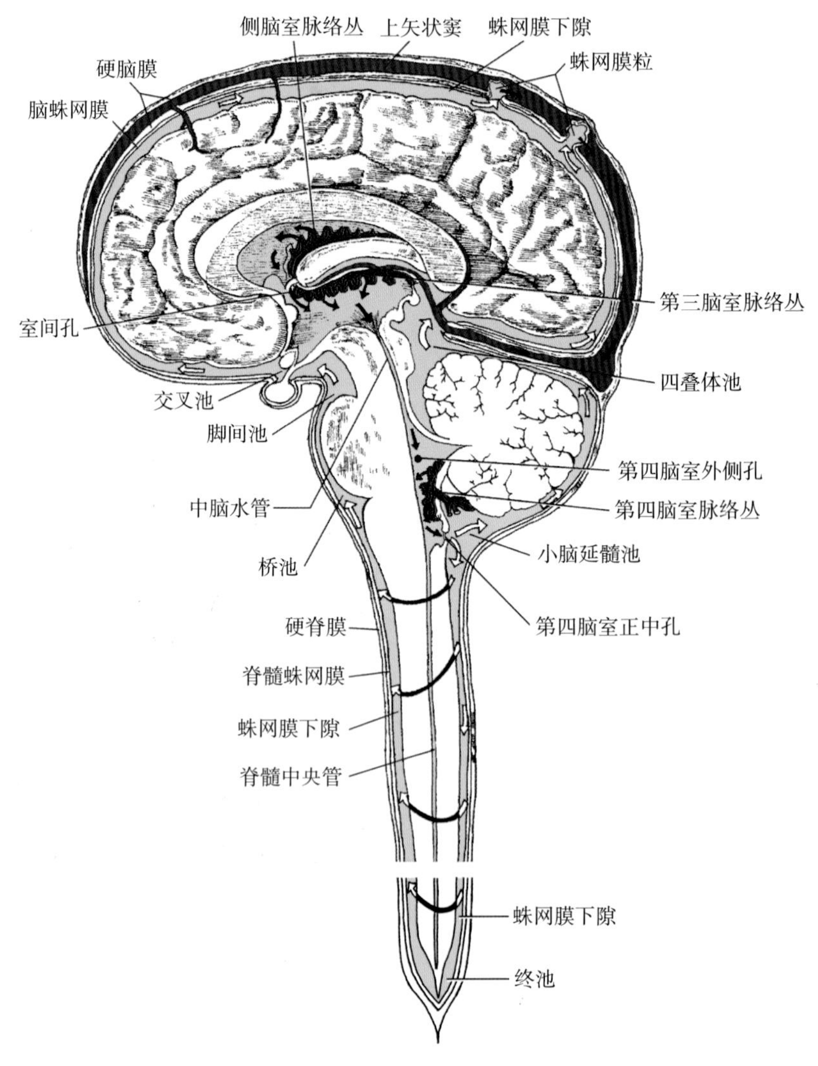

图 9–93 脑脊液循环模式图

NOTE

系统起缓冲、保护、营养、运输代谢产物以及维持正常颅内压的作用。脑脊液总量在成人约为150mL，它处于不断产生、循环和回流的平衡状态。其循环途径为（图 9-93）：由左、右侧脑室脉络丛产生的脑脊液经左、右室间孔流入第三脑室，与第三脑室脉络丛产生的脑脊液一起经中脑水管流入第四脑室，再与第四脑室脉络丛产生的脑脊液一起经第四脑室正中孔和两个外侧孔流入蛛网膜下隙。然后，脑脊液沿蛛网膜下隙流向大脑背面，经蛛网膜粒渗透到硬脑膜窦（主要是上矢状窦）内，回流入血液中。如果脑脊液循环途径中发生阻塞，可导致脑积水和颅内压升高，使脑组织受压迫发生移位，甚至形成脑疝而危及生命。

知识链接

腰穿：是腰椎穿刺术的简称，是将腰穿针从腰椎弓板间隙中穿刺，穿破硬脊膜，进入蛛网膜下隙，抽取脑脊液进行化验，并释放脑脊液缓解颅内压力增高，减少脑脊液中炎症介质刺激的治疗方法，是神经内科和外科很重要的治疗手段。

腰穿一般选择 L_{3-4} 间隙，如果这一间隙太窄也可向上或者向下选择一个间隙，依次经过的结构有：皮肤、皮下组织、棘上韧带、棘间韧带、黄韧带，穿过黄韧带就到达了硬膜外隙。通过往硬膜外隙注入药物即可进行硬膜外麻醉，再往前进针穿破硬脊膜和蛛网膜就到达了蛛网膜下隙。

三、脑和脊髓的血管

（一）脑的血管

1. 脑的动脉　脑的动脉来源于颈内动脉和椎动脉（图 9-94、95）。颈内动脉分支营养大脑半球的前 2/3 和间脑前部。椎动脉营养大脑半球的后 1/3、间脑后部、脑干和小脑。营养大脑半球的动脉分支可分为皮质支和中央支。皮质支主要分布于大脑的皮质和其深面的浅层髓质，中央支穿入实质内，营养深部的髓质（包括内囊）、间脑和基底核等处（图 9-96）。

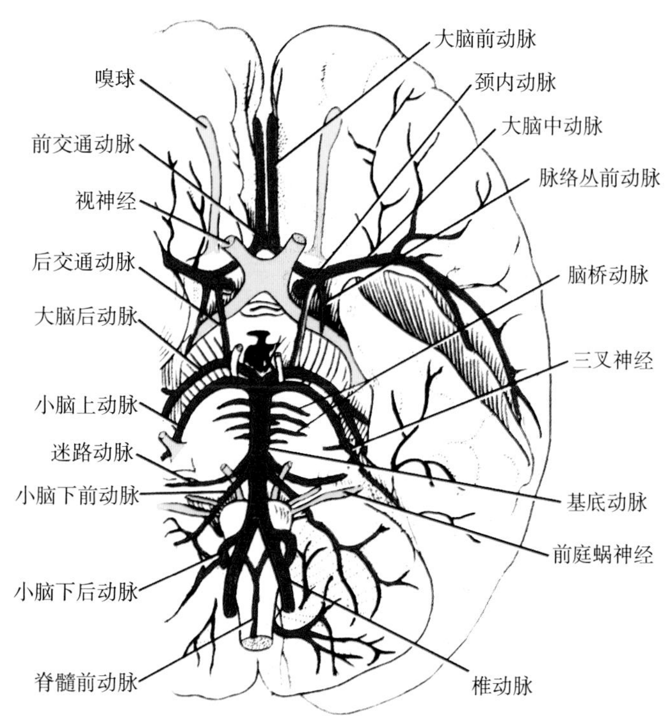

图 9-94　脑底的动脉

（1）**颈内动脉** internal carotid artery　起自颈总动脉，经颈部上行至颅底，穿颈动脉管入颅腔。颈内动脉主要分支如下：

1）**眼动脉** ophthalmic artery：穿视神经管入眶内，分布于眼球及其周围结构。

2）**大脑前动脉** anterior cerebral artery：自颈内动脉发出后向前内方进入大脑纵裂内，然后沿胼胝体的背侧向后行，途中分出皮质支分布于额、顶叶的内侧面及两叶上外侧面的边缘部。两侧大脑前动脉在发出处不远，与对侧的同名动脉借**前交通动脉**相连。大脑前动脉近段发出中央支穿入脑实质，主要营养尾状核和豆状核前部（图 9–94、95）。

3）**大脑中动脉** middle cerebral artery：是颈内动脉的直接延续，向外进入外侧沟行向后上，发出数支皮质支，分布于大脑半球上外侧面的大部分和岛叶，其中包括躯体运动、躯体感觉和语言中枢，该动脉若发生阻塞，将产生严重的机能障碍。大脑中动脉的起始部发出数支细小的中央支垂直向上穿入脑实质深部，分布于尾状核、豆状核及内囊等处。若这些中央支被阻塞或破裂出血，可累及内囊纤维，引起“三偏症”（图 9–95、96）。

4）**后交通动脉** posterior communicating artery：较小，向后与大脑后动脉吻合。

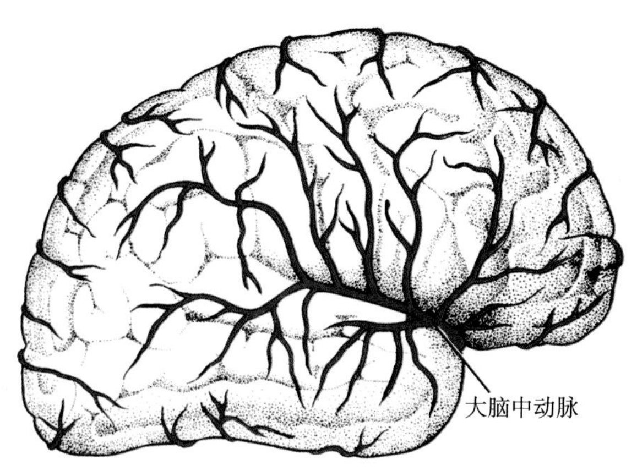

外侧面

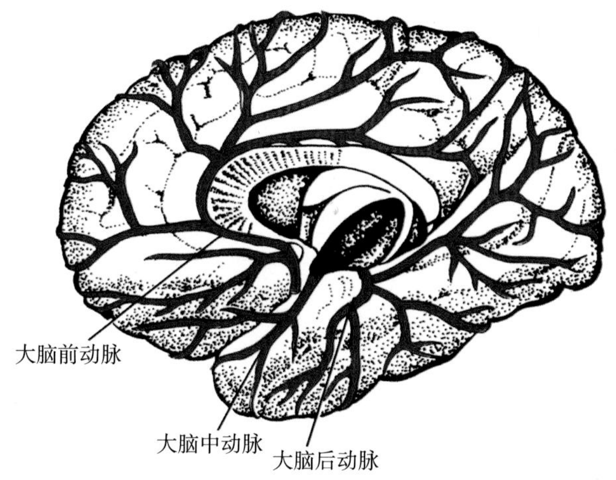

内侧面

图 9–95　大脑半球的动脉

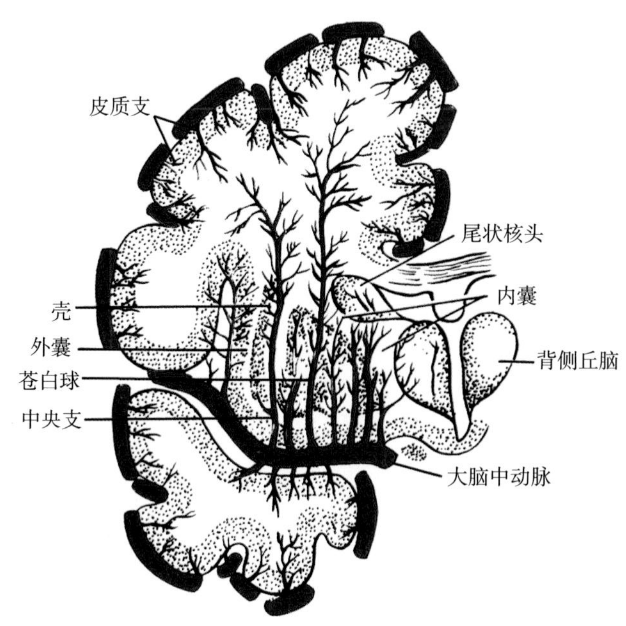

图 9–96　大脑中动脉的皮质支和中央支

（2）椎动脉 vertebral artery　起自锁骨下动脉，向上穿第 6 ～ 1 颈椎横突孔，经枕骨大孔入颅腔行于延髓腹侧。在脑桥下缘，左、右椎动脉合成一条**基底动脉**。基底动脉沿脑桥基底沟上行至脑桥上缘，分为两条大脑后动脉。

大脑后动脉 posterior cerebral artery 是基底动脉的终末分支，绕大脑脚向后，其皮质支主要分布于颞叶下面和枕叶内侧面，以及两叶上外侧面的边缘部。中央支起自根部，分布于背侧丘脑，内、外侧膝状体及下丘脑等处。此外，椎动脉和基底动脉还发出分支，分布于脊髓、小脑、脑桥和内耳等处（图 9–94）。

（3）大脑动脉环 cerebral arterial circle 又称 **Willis 环**，由前交通动脉、两侧大脑前动脉起始段、两侧颈内动脉末端、两侧后交通动脉和两侧大脑后动脉起始段共同组成，位于脑底中央的下方，使颈内动脉与椎－基底动脉沟通。当构成此环的某一动脉血流减少或阻塞时，通过此环可使血液重新分配和代偿，以维持脑的血液供应（图 9–94）。

2. 脑的静脉 脑的静脉不与动脉伴行，可分为浅、深两组，两组之间互相吻合。浅静脉位于脑的表面，收集皮质及皮质下髓质的静脉血；深静脉收集大脑深部的静脉血。两组静脉均注入附近的硬脑膜窦（图 9–97）。

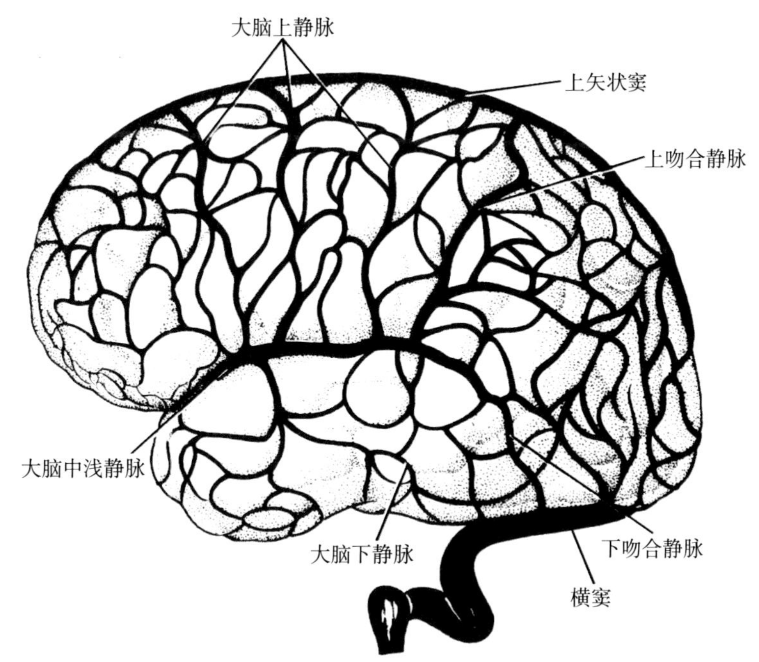

图 9–97 大脑浅静脉

（二）脊髓的血管

1. 脊髓的动脉 脊髓的动脉血液供应有两个来源：一是来自椎动脉发出的脊髓前、后动脉，另一个是来自一些节段性动脉（肋间后动脉和腰动脉等）的脊髓支（图 9–98）。

脊髓前动脉 anterior spinal artery 自椎动脉发出后，沿延髓腹侧下降，常在枕骨大孔上方汇成一干，沿脊髓前正中裂下行至脊髓末端。**脊髓后动脉** posterior spinal artery 自椎动脉发出后，向后行，沿两侧脊神经后根内侧平行下降。有的两侧脊髓后动脉下降到颈髓中部合成一条纵干，再下行至脊髓末端。

脊髓前、后动脉在下行的过程中有来自肋间后动脉和腰动脉的脊髓支补充。

2. 脊髓的静脉 脊髓的静脉在脊髓表面形成软膜静脉丛和许多纵行的静脉干，最后集中于脊髓前、后静脉，再经前、后根静脉注入硬膜外隙内的椎内静脉丛。

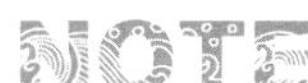

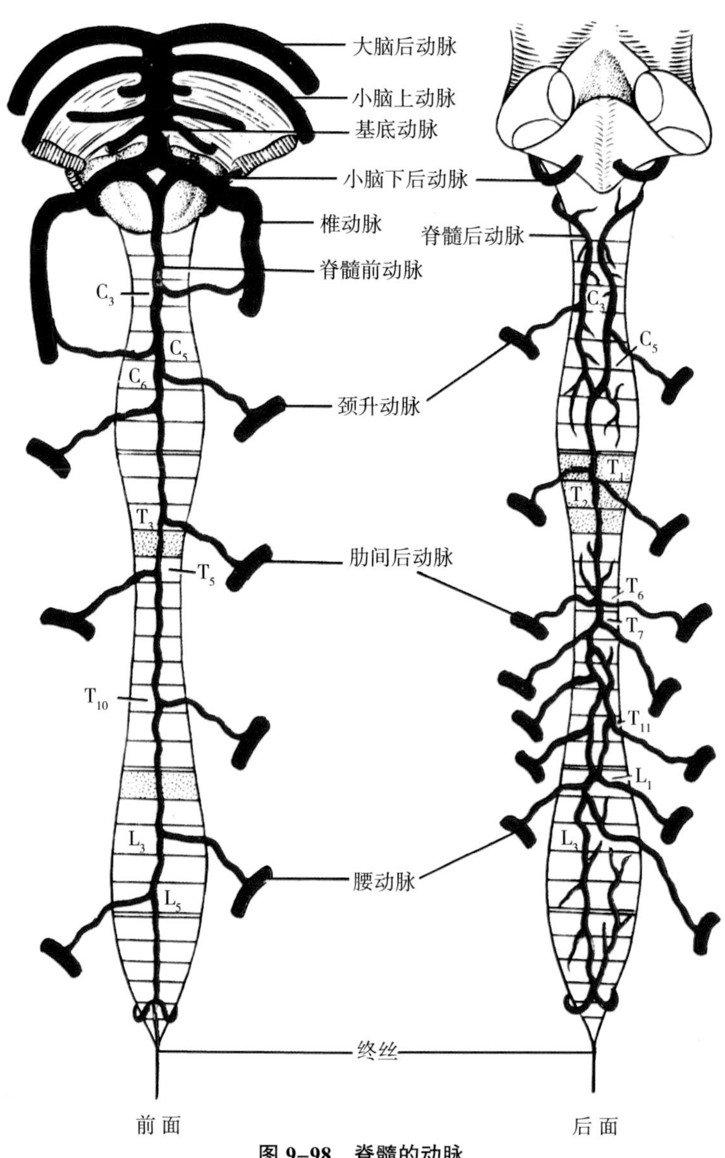

图 9-98 脊髓的动脉

知识链接

脑出血（cerebral hemorrhage）：又称脑溢血，系指非外伤性脑实质内的出血。绝大多数是高血压病伴发脑小动脉病变，在血压骤升时病变动脉破裂所致，称为高血压性脑出血。它起病急骤、病情凶险、死亡率非常高，是急性脑血管病中最严重的一种，为目前中老年人致死性疾病之一。中老年人是脑出血发生的主要人群，以 40 ～ 70 岁为最主要的发病年龄，脑出血的原因主要与脑血管的病变、硬化有关。血管的病变与高血脂、糖尿病、高血压、血管的老化、吸烟等密切相关。通常所说的脑溢血是指自发性原发性脑出血。患者往往在情绪激动、费劲用力时突然发病，表现为失语、偏瘫，重者意识不清，半数以上患者伴有头痛、呕吐。

［附］脑屏障

中枢神经系统内，神经细胞的正常活动需要其周围有一个非常稳定的微环境，维持这种微环境稳定性的结构称脑屏障。它能选择性地允许某些物质通过，而不允许另一些物质通过。脑屏障由三部分组成（图 9–99）。

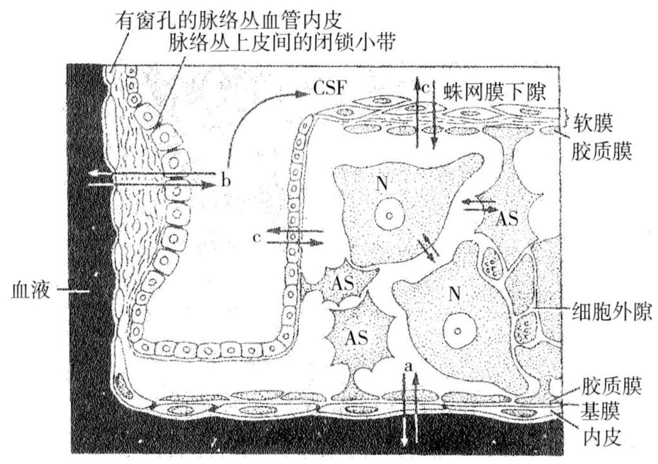

a.血–脑屏障　b.血–脑脊液屏障　c.脑脊液–脑屏障
AS.星状胶质细胞　N.神经元　CSF.脑脊液

图 9–99　脑屏障的结构和位置关系

1. 血 – 脑屏障　位于血液与脑、脊髓的神经细胞之间。其结构基础是：①脑和脊髓毛细血管内皮细胞无窗孔，内皮细胞之间为紧密连接；②毛细血管基膜完整；③毛细血管基膜外有星形胶质细胞终足围绕，形成胶质膜。故仅允许水和某些离子通过而限制大分子物质通过。

2. 血 – 脑脊液屏障　位于脑室脉络丛的血液与脑脊液之间，其结构基础主要是脉络丛上皮细胞之间有闭锁小带相连。但脉络丛的毛细血管内皮细胞上有窗孔，故该屏障仍有一定的通透性。

3. 脑脊液 – 脑屏障　位于脑室和蛛网膜下隙的脑脊液与脑、脊髓的神经细胞之间，其结构基础为室管膜上皮、软脑膜和软膜下胶质膜。但室管膜上皮没有闭锁小带，不能有效地限制大分子物质通过，软脑膜和它下面的胶质膜屏障作用也很低。因此，脑脊液的化学成分与脑组织细胞外液的成分大致相同。

由于有脑屏障的存在，特别是血 – 脑屏障和血 – 脑脊液屏障的存在，在正常情况下，能使脑和脊髓免受内、外环境各种物理、化学因素的影响，而维持相对稳定的状态。

复习思考题

1. 试述脑室的名称及位置。
2. 脑脊液是如何产生和循环的？
3. 试述大脑动脉环的位置、组成及其意义。

NOTE

第十章　内分泌系统

学习目标

1. 内分泌系统的组成与功能。
2. 甲状腺、甲状旁腺、肾上腺的位置、形态。
3. 垂体的位置、形态、分部及各部功能。
4. 松果体、胸腺的位置和功能。

内分泌系统是神经系统以外的另一个重要调节系统，是由全身的内分泌腺构成的。内分泌腺无排泄管，又称无管腺。其分泌物称**激素** hormone，直接进入血液或淋巴，借循环系统输送至全身。

内分泌系统按内分泌腺存在的形式，可分为两大类：①**内分泌器官**：为形态结构上独立存在的、肉眼可见的器官，包括甲状腺、甲状旁腺、肾上腺、垂体、胸腺和松果体（图 10-1）。②**内分泌组织**：指分散在其他器官内的内分泌细胞团块，如胰腺内的胰岛、卵巢内的卵泡细胞和黄体细胞、睾丸内的间质细胞、胃肠道及肾等处的内分泌细胞和组织。

内分泌腺所分泌的激素对机体的新陈代谢、生长发育、生殖功能，以及维持机体内环境的稳定等有重要的调节作用。

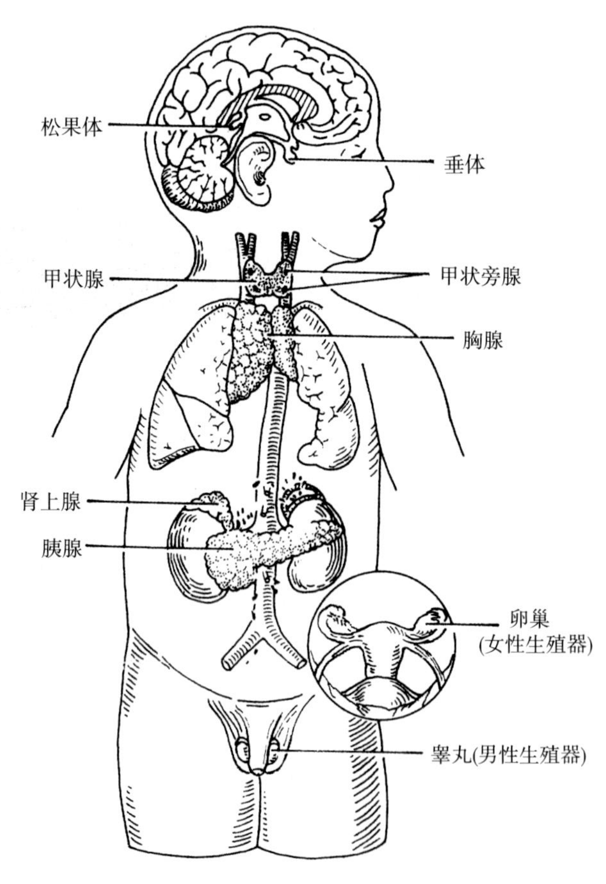

图 10-1　全身内分泌腺

一、甲状腺

甲状腺 thyroid gland 呈“H”形，分左、右两叶和中间连接两叶的甲状腺峡。有时自甲状腺峡向上伸出一锥状叶。

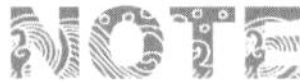